Aus dem Programm Huber: Psychologie Forschung

Wissenschaftlicher Beirat:
Prof. Dr. Theo Herrmann, Mannheim
Prof. Dr. Kurt Pawlik, Hamburg
Prof. Dr. Meinrad Perrez, Freiburg (Schweiz)
Prof. Dr. Hans Spada, Freiburg i. Br.

Herta Flor

Psychobiologie des Schmerzes

Empirische Untersuchungen
zur Psychobiologie, Diagnostik und Therapie
chronischer Schmerzsyndrome
der Skelettmuskulatur

Verlag Hans Huber
Bern Göttingen Toronto

Für meine Eltern

Dr. Herta Flor
Abteilung für Klinische und Physiologische Psychologie
Psychologisches Institut
Gartenstrasse 29
D-7400 Tübingen

Deutsche Bibliothek – CIP-Einheitsaufnahme

Flor, Herta:
Psychobiologie des Schmerzes / Herta Flor. – 1. Aufl. Bern;
Göttingen; Toronto: Huber, 1991
 ISBN 3-456-82061-5

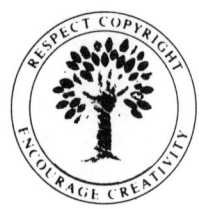

1. Auflage 1991
© 1991 Verlag Hans Huber, Bern
Druck: Lang Druck AG, Liebefeld/Bern
Printed in Switzerland

Inhaltsverzeichnis

		Seite
0.	Vorwort und Danksagung	X
1.	Einleitung	1
1.1.	Entwicklung der Schmerzforschung	1
1.2.	Prävalenz chronischer Schmerzen	3
1.3.	Was ist Schmerz?	4
2.	Neuronale Schmerzmechanismen	9
2.1.	Einleitung	9
2.2.	Nociceptoren	10
2.3.	Übertragung von nociceptivem Input	12
2.4.	Spinale und supraspinale Mechanismen	13
2.5.	Schmerzmodulation	15
2.6.	Neurochemische Aspekte der Schmerzverarbeitung	17
2.7.	Pathophysiologie chronischer Rücken- und Kiefergelenkschmerzen	19
3.	Psychologische Modellvorstellungen zum chronischen Schmerz	25
3.1.	Nichtbehaviorale psychologische Modelle des chronischen Schmerzes	25
3.2.	Das operante Modell	28
3.3.	Respondentes Lernen	32
3.4.	Modellernen	33
3.5.	Kognitiv-Behavioraler Ansatz	34
4.	Verhaltensmedizinische Perspektive	37
4.1.	Einführung	47
4.2.	Grundlage eines psychobiologischen Modells des chronischen Schmerzes	38
4.3.	Die Rolle prädisponierender Variablen	40
4.4.	Auslösende Faktoren: Aversive interne oder externe Stimulation	44
4.5.	Physiologie der behavioral vermittelten Schmerzreaktionen	46
4.6.	Auslösende Reaktionen: Inadequate Spannungswahrnehmung und der Mangel an Bewältigungsfertigkeiten	49
4.7.	Aufrechterhaltende Variablen: Die Rolle von Lernprozessen	56
4.8.	Zusammenfassung und Ausblick	60
5.	Die Psychophysiologie chronischer Schmerzen	62
5.1.	Einleitung	62
5.2.	Theoretische Überlegungen	63

5.3.	Methodologische Erwägungen bei empirischen Studien zur Psychophysiologie chronischer Schmerzen	65
5.4.	Ergebnisse von Studien zur Psychophysiologie chronischer Schmerzen	83
5.5.	Forschungsausblick	88
6.	Schmerzdiagnostik	91
6.1.	Allgemeine Einführung	91
6.2.	Experimentelle Methoden	92
6.3.	Klinische Schmerzdiagnostik	97
6.4.	Medizinisch-somatische Aspekte	103
6.5.	Erfassung des Schmerzverhaltens	104
6.6.	Psychophysiologische Schmerzdiagnostik	107
6.7.	Interdisziplinäre Schmerzdiagnostik	108
6.8.	Beschreibung des Vorgehens an der Psychophysiologischen Schmerzambulanz	109
7.	Verhaltensmedizinische Behandlung chronischer Schmerzsyndrome der Skelettmuskulatur	111
7.1.	Operante Schmerzbehandlung	111
7.2.	Biofeedback	114
7.3.	Entspannungstraining	120
7.4.	Der kognitiv-verhaltenstherapeutische Ansatz	121
7.5.	Verhaltensmedizinische Behandlung chronischer Schmerzen: Ein Ausblick	125
8.	Empirische Untersuchungen zum verhaltensmedizinischen Modell chronischer Schmerzzustände der Skelettmuskulatur	127
8.1.	Hintergrund	127
8.2.	Hypothesen	127
8.3.	Methoden	129
8.3.1.	Patienten und Versuchspersonen	130
8.3.2.	Vorgehen	132
8.3.3.	Psychophysiologische Untersuchung	132
8.3.4.	Psychophysiologische Ableitungen und Geräte	137
8.4.	Datenanalyse und Datenreduktion	139
9.	Ergebnisse zur Streßreagibilität	140
9.1.	Baselinewerte	140
9.2.	EMG-Reagibilität	141
9.3.	Streßerleben und Streßbewältigung der Patienten im Vergleich zu den Gesunden	149
10.	Ergebnisse zur EMG-Dysregulation, -Diskrimination und -Kontrolle sowie zur Symptomspezifität	151
10.1.	EMG-Dysregulation am relevanten Muskel	151

10.2.	Symptomspezifität der psychophysiologischen Reaktionen	154
10.3.	EMG-Diskrimination am relevanten und irrelevanten Muskel	158
10.4.	EMG-Kontrolle am relevanten und irrelevanten Muskel	162
11.	Daten zu Angst, Schmerz und EMG-Veränderungen bei der Antizipation von Bewegungsschmerz sowie zum Zusammenhang der Schmerzebenen	168
11.1.	EMG-Veränderungen bei der Bewegungsantizipation	168
11.2.	Zusammenhang der physiologischen Daten und subjektiven Ratings	172
11.3.	Zusammenhang der psychophysiologischen und medizinischen Daten	177
11.4.	Zusammenfassung und Diskussion	179
12.	Exkurs: Entwicklung und Überprüfung von Instrumenten zur klinischen Schmerzdiagnostik	180
12.1.	Beschreibung des Vorgehens	180
12.2.	Diagnostik der medizinisch-somatischen Ebene	180
12.2.1.	Orthopädischer Befundbogen	180
12.2.2.	Zahnmedizinischer Befundbogen	181
12.3.	Diagnostik verbal-subjektiver Schmerzaspekte	182
12.3.1.	Schmerztagebuch	182
12.3.2.	Entwicklung einer deutschen Version des West Haven-Yale Multidimensionalen Schmerzfragebogens (MPI-D)	183
12.3.3.	Entwicklung von Fragebögen zur Erfassung schmerzbezogener Kognitionen	187
12.3.4.	Sonstige Instrumente zur Erfassung subjektiv-verbaler Schmerzdimensionen	194
12.4.	Erfassung von Streß und Bewältigung	195
12.4.1.	Daily-Hassles-Skala	195
12.4.2.	Kurzer Fragebogen zur Erfassung von Belastungen (KFB)	196
12.4.3.	"Ways of Coping Check List" (WCCL)	197
12.5.	Erfassung des Schmerzverhaltens	198
12.5.1.	Der Tübinger Bogen zur Erfassung von Schmerzverhalten (TBS)	198
12.5.2.	Sonstige Maße	201
12.6.	Psychophysiologische Maße	202
12.6.1.	Baselinewerte	202
12.6.2.	Streßreagibilität	203
12.6.3.	Wahrnehmung von Spannung	203
12.7.	Empirische Gruppierung der gesamten Patientenstichprobe	203
12.7.1.	Theoretischer Hintergrund	203
12.7.2.	Methodisches Vorgehen	204
12.7.3.	Ergebnisse	205
12.8.	Schlußfolgerungen	208
13.	Therapiestudie: Vergleich von EMG-Biofeedback, kognitiver Verhaltenstherapie und medizinischer Behandlung	211
13.1.	Fragestellung	211
13.2.	Versuchsplan	213
13.2.1.	Patienten	213
13.2.2.	Diagnoseinstrumente	216

13.2.3.	Behandlung	218
13.2.4.	Datenanalyse	223
13.3.	Ergebnisse	224
13.3.1.	Bewertung der Therapien und der Therapeuten ("Placeboeffekt") und Ausgangswerte der Erfolgsmaße	224
13.3.2.	Veränderung der Schmerzwerte	225
13.3.3.	Veränderung der schmerzbezogenen Affektivität	227
13.3.4.	Veränderung der kognitiven Variablen	228
13.3.5.	Körperliche Beschwerden	230
13.3.6.	Verhaltensebene	231
13.3.7.	Ergebnisse auf der psychophysiologischen Ebene	232
13.3.8.	Zusammenfassende Bewertung der therapeutischen Effizienz der Verfahren	235
13.3.9.	Therapeutische Veränderungen in Abhängigkeit vom somatischen Befund	236
13.3.10.	Prädiktoren der therapeutischen Veränderung	312
13.3.11.	Differentielle Effekte der therapeutischen Interventionen	241
13.3.12.	Analyse der Abbrecher	242
13.3.13.	Therapeutische Veränderung in Abhängigkeit von der Diagnosegruppe	243
13.4.	Zusammenfassung und Diskussion	247
14.	Diskussion aller empirischer Befunde	249
14.1.	Symptomspezifische Reagibilität	249
14.2.	EMG-Diskrimination	253
14.3.	EMG-Kontrolle	254
14.4.	Antizipation von Schmerz	255
14.5.	Durchführung einer physisch belastenden Aufgabe	255
14.6.	Streßbelastung	256
14.7.	Ergebnisse der diagnostischen Vorstudien	256
14.8.	Ergebnisse der Therapiestudie	257
14.9.	Bezug der psychophysiologischen, der Diagnostik und der Therapiedaten zum psychobiologischen Modell	260
14.10.	Schlußfolgerungen	262

Anhang

15.	Fragebögen	
15.1.	West Haven-Yale Multidimensionaler Schmerzfragebogen (MPI-D)	267
15.2.	Fragebogen zur Erfassung schmerzbezogener Selbstinstruktionen (FSS)	274
15.3.	Fragebogen zur Erfassung schmerzbezogener Kontrollüberzeugungen (FSK)	275
15.4.	Kurzer Fragebogen zu Belastungen (KFB)	276
15.5.	Schmerzfragebogen für Bezugspersonen	277
15.6.	Interview	291
15.7.	Schmerztagebuch	297
15.8.	Tübinger Bogen zur Erfassung von Schmerzverhalten (TBS)	300
15.8.1.	Verhaltensbeobachtung	300

15.8.2.	Definition der TBS-Kategorien	301	
15.9.	Funktionsprüfung	302	
15.10.	Therapiebewertung	303	
15.11.	Einstufung der Patientenmotivation durch den Therapeuten	303	
15.12.	Fragebogen zu den Sitzungen: Bewertung des Therapeuten	304	
15.13.	Fragebogen zur Bewertung des Arztes	305	
15.14.	Nachinterview	306	
15.15.	Patienten-Fragebogen zum Therapieerfolg	308	
15.16	Therapeuten-Fragebogen zum Therapieerfolg	308	
15.17.	Arzt-Fragebogen zum Therapieerfolg	309	
15.18.	Telefonische Befragung zur Katamnese	310	
16.	Therapiemanual Streß- und Schmerzbewältigungstraining	313	
17.	Therapiemanual EMG-Biofeedbacktherapie	355	
18.	Literaturverzeichnis	372	
19.	Autorenindex	408	
20.	Sachindex	412	

0. Vorwort und Danksagung

Ziel dieses Buches ist die Darstellung einer psychobiologischen Perspektive des chronischen Schmerzes und seiner Behandlung. Im Mittelpunkt der Darstellung steht die Interaktion psychologischer und physiologischer Prozesse bei zwei spezifischen Schmerzsyndromen: chronischen Rückenschmerzen und chronischen Myoarthropathien des Kiefergelenks.

In den letzten Jahren setzte sich die Überzeugung durch, daß weder somatische noch psychologische Modelle allein den chronischen Schmerz erklären können. Es hat sich überdies gezeigt, daß interdisziplinäre Ansätze in der Diagnose und Therapie des Schmerzes fruchtbarer sind als traditionelle, deren Interventionen an einem eindimensionalen Schmerzmodell orientiert sind.

Auf der Basis dieser Erkenntnisse soll der Versuch unternommen werden, psychologisches und biomedizinisches Wissen zu integrieren, um das Problem Schmerz besser zu verstehen. Obwohl der Schwerpunkt auf psychologischen Faktoren liegen wird, sollen durchgängig die physiologischen Mechanismen, die mit den psychologischen Faktoren interagieren, angesprochen werden. In der Arbeit werden die Grundlagen des Schmerzes, die Diagnose chronischer Schmerzen und deren Behandlung sowohl theoretisch als auch empirisch behandelt. Wir beabsichtigen nicht, einen vollständigen Überblick über die vorliegende Literatur zu geben, sondern betonen, auf der Basis eines lerntheoretisch orientierten Modells, die gegenwärtig am besten abgesicherten Ansätze.

Zunächst geben wir einen Überblick über Modelle und empirische Untersuchungen zur Entstehung des chronischen Schmerzes und bewegen uns dabei von der Rolle biologischer Variablen bis zu psychologischen und sozialen Faktoren und fassen schließlich die diversen Ansätze zu einem psychobiologischen Modell zusammen.

Weiterhin werden, nach einer Darstellung der Psychophysiologie des Schmerzes, unterschiedliche Konzepte und Verfahren der Schmerzdiagnostik beschrieben und kritisch gewürdigt. Wir werden Möglichkeiten diskutieren, diagnostische Informationen auf unterschiedlichen Ebenen zu integrieren und daraus Behandlungsvorschriften abzuleiten.

Schließlich werden verschiedene Möglichkeiten der verhaltensmedizinisch orientierten Intervention bei chronischen Schmerzpatienten diskutiert und illustriert. Die Effektivität psychologischer und kombinierter Verfahren wird evaluiert, und ein verhaltensmedizinischer Behandlungsansatz wird besprochen.

Im empirischen Teil werden zunächst in Kapitel 8 vier Teilstudien zu unterschiedlichen Aspekten der Psychophysiologie chronischer Schmerzen beschrieben. In Kapitel 9 sind in einem Exkurs Arbeiten zur Validierung schmerzdiagnostischer Instrumente zusammengefaßt, die notwendige Vorarbeiten zur Therapiestudie darstellen. Die Datenintegration wird anhand eines clusteranalytischen Verfahrens demonstriert. Daten zur Effektivität von EMG-Biofeedback und Schmerzbewältigungstraining im Vergleich zu medizinischer Behandlung werden in Kapitel 10 präsentiert, und Prädiktoren für die Wirksamkeit dieser unterschiedlichen Behandlungsansätze werden evaluiert. In Kapitel 11 findet sich eine Diskussion aller Studienergebnisse und in Kapitel 12 eine Zusammenfassung der empirischen Befunde. Ein Anhang mit Instruktionen zum psychophysiologischen Experiment, Diagnose- und Therapiematerialien ergänzt die Darstellung.

Die Durchführung der hier beschriebenen Untersuchungen wäre ohne die großzügige Unterstützung der Deutschen Forschungsgemeinschaft in Form einer Sachbeihilfe (Fl 156/1) sowie eines Habilitandenstipendiums (Fl 156/2) nicht möglich gewesen.

Der Leiter der Abteilung Klinische und Physiologische Psychologie, Herr Prof. Dr. Niels Birbaumer, stellte mir nicht nur Arbeitsmöglichkeiten zur Verfügung, sondern unterstüzte auch großzügig den Aufbau der psychophysiologischen Schmerzambulanz, die die Durchführung der diagnostischen Untersuchungen und der Therapiestudie erst ermöglichte. Seine wissenschaftlichen Arbeiten und sein Enthusiasmus waren immer ein Vorbild für meine eigene Arbeit. Ihm möchte ich auch für die Diskussionen und Kritik bei der Durchführung dieser Arbeit danken.

Mein besonderer Dank gilt den Mitarbeitern des Schmerzlabors, die die meisten der hier berichteten Daten erhoben, Aufnahme- und Analyseprogramme erstellten, Therapien durchführten und die umfangreichen Schreibarbeiten erledigten: Deborah Behle, M.S., Dipl.-Psych. Karin Heimerdinger, Dipl.-Psych. Barbara Streit, Dr. Markus Schugens, Zhuang Ping sowie Dr. Harald Rau, Dr. Karl Schweizer, Dr. Sybille Rockstroh, Dipl.-Psych. Eva Jäck, Dipl.-Psych. Markus Friedl, Dipl.-Psych. Maria Acker, Dipl.-Psych. Majka Mazurkewicz, Ulrike Junger, Dipl.-Psych. Rotraut Müller, Gabriele Hunger, Birgit Madle-Kreitlein, Matthias Müller, Annette Beutler, Christiane Hermann, Caterina Breitenstein, Beate Karch, Dipl.-Psych. Stefan Richter, Ingrid Brüssel, Gudrun von Berg und Jens Dieckmann. Christiane Hermann, Caterina Breitenstein und Gabriele Hunger halfen bei der Erstellung des Manuskriptes für den Verlag. Dafür besonders herzlichen Dank.

Besonders danken möchte ich auch dem Leiter der Abteilung für Zahnärztliche Chirurgie und Parodontologie der Universität Tübingen Herrn Prof. Dr. W. Schulte sowie seinen Mitarbeitern Dr. Roos und Dr. Wagner, die die Studien zu den Kiefergelenk-Myoarthropathien mit uns gemeinsam durchführten. An den Studien zu den chronischen Rückenschmerzen waren eine große Zahl von Orthopäden und Allgemeinärzten beteiligt, denen ich herzlich für ihre Kooperation danke.

Die Mitarbeiter der Abteilung Klinische und Physiologische Psychologie haben die hier berichteten Arbeiten in vielfältiger Weise unterstützt und zu Verbesserungen im Versuchsaufbau und der Darstellung beigetragen. Besonders danken möchte ich PD Dr. Werner Lutzenberger, PD Dr. Brigitte Rockstroh, PD Dr. Thomas Elbert, Prof. Dr. W. Larbig sowie Dr. W. Miltner.

Von Herrn Professor Dr. Dennis Turk habe ich das meiste, was ich über Schmerz weiß, gelernt. Er war eine ständige Quelle der Inspiration und der Unterstützung.

1. Einleitung

Trotz Fortschritten in der modernen Medizin ist der Schmerz, insbesondere der chronische Schmerz, noch relativ unerforscht und hat sich als eine besonders therapieresistente Störung erwiesen (Hilgard, 1969; Melzack & Wall, 1983; Basler, Franz, Kröner-Herwig, Rehfisch & Seemann, 1990). In diesem Kapitel soll kurz der Umfang des Problems des chronischen Schmerzes dargestellt, die historische Entwicklung des Feldes der Schmerzforschung nachgezeichnet und schließlich die Definition des Schmerzes und die Klassifikation chronischer Schmerzsyndrome diskutiert werden.

1.1 Entwicklung der Schmerzforschung

Historische Perspektive. Schmerz ist der **prävalenteste** Stressor des Menschen (Bonica, 1983; Turk, Meichenbaum, & Genest, 1983). Die Ubiquität des Phänomens Schmerz läßt sich schon in den frühesten erhaltenen Schriften der Menschheit nachweisen. Referenzen zum Schmerz finden sich in den **Papyri der Ägypter** wie auch in babylonischen Schiefertafeln. In dieser Zeit wurde der Schmerz als von bösen Geistern verursacht oder als Strafe Gottes dargestellt. Die **Griechen**, wie z.B. Aristoteles, sahen den Schmerz als emotionale Reaktion, als "Leidenschaft der Seele". Mit der Ausbreitung des **Christentums** wurde der Schmerz eher als eine Prüfung der Guten und als ein Schicksalsschlag, der zu ertragen sei, betrachtet. Erst mit **Descartes** entwickelte sich eine mechanistische Perspektive des Schmerzes, der als Signal einer Verletzung gesehen wurde, eine Sichtweise, die bis heute erhalten blieb. So wurde der Schmerz in den letzten Jahrhunderten vornehmlich als eine **Begleiterscheinung körperlicher Erkrankungen** oder Verletzungen betrachtet. Damit einher ging die Sicht des Schmerzes als sensorische Erfahrung ähnlich dem Geruchssinn oder dem Tastsinn. So ergab es sich, daß der Schmerz im Rahmen der Sinnesphysiologie untersucht wurde. In der Medizin war der Schmerz nur im Zusammenhang mit anderen Erkrankungen von Interesse und wurde deshalb als eigenständiges Phänomen vernachlässigt. Dabei wurde von der Annahme ausgegangen, daß mit der Heilung der Erkrankung auch der Schmerz beseitigt sei.

Neue Entwicklungen. Der Schmerz wurde erst vor etwa einem Vierteljahrhundert als ein eigener Forschungsgegenstand "entdeckt". In den sechziger und siebziger Jahren ergaben sich eine Reihe von wichtigen Entwicklungen auf dem Gebiet der Schmerzforschung und der Schmerzbehandlung. In der **"Gate Control"-Theorie**

des Schmerzes vertraten Melzack und Wall (1965) die Annahme, daß Schmerz sich von anderen Empfindungen unterscheidet, da die Schmerzerfahrung eine große Modifizierbarkeit aufweist. Schmerz wurde als multidimensionales Phänomen gesehen, das durch eine Vielzahl afferenter und efferenter Mechanismen beeinflußbar ist. Ein wichtiger Fortschritt in der Grundlagenforschung war die **Entdeckung des Opiatrezeptors** durch Pert und Snyder (1973). Dies führte zur Bestimmung einer Anzahl von endogenen Opioiden - den körpereigenen analgetischen Stoffen - und zu einem Aufschwung der Forschung, die sich mit Nociception und Analgesie befaßte. Weitere Fortschritte wurden im Bereich der Schmerzdiagnostik gemacht, als eine Reihe von Verfahren entwickelt wurden, um das subjektive Schmerzerleben meßbar zu machen. Es handelte sich um Fragebögen, aber auch um psychophysische Methoden und psychophysiologische Messungen (z.B. die Erfassung evozierter Potentiale).

Verhaltensmedizin. Eine weitere wichtige Entwicklung war die **behaviorale Perspektive** des chronischen Schmerzes, die von Fordyce (1976) vorgeschlagen wurde. Fordyce hielt es für sinnvoll, sich bei der Behandlung von Schmerzpatienten auf die beobachtbaren Zeichen des Schmerzes und des Leidens, das "Schmerzverhalten", zu konzentrieren. Er ging von der Annahme aus, daß Schmerzverhalten lange nach der Heilung einer Verletzung aufgrund von Lernprozessen fortbestehen kann. Die beste Art, mit chronischem Schmerz umzugehen, ist seiner Meinung nach die systematische Löschung von Schmerzverhalten und die Verstärkung gesunden, also schmerzinkompatiblen, Verhaltens. Die Formulierung dieses Modells, das eine große Breitenwirkung bei der Schmerzbehandlung hatte, ist in engem Zusammenhang mit dem Aufschwung der Verhaltenstherapie in den sechziger Jahren und der Etablierung der Verhaltensmedizin als eigenem Forschungsgebiet zu sehen, die dabei ist, die Psychosomatik, die wenig an greifbaren Behandlungsmöglichkeiten hervorgebracht hatte, abzulösen.

In der Yale-Konferenz zur Verhaltensmedizin (Schwartz & Weiss, 1978) wurde die **Verhaltensmedizin** als ein interdisziplinäres Gebiet definiert, dem es um die Integration der Verhaltens- und der biomedizinischen Wissenschaft bei der Erforschung von Krankheit und Gesundheit und der Behandlung von Krankheiten geht. Die Verhaltensmedizin führte zu einem großem Aufschwung von verhaltenswissenschaftlicher Forschung bei vielen, bisher als ausschließlich organisch betrachteten, Erkrankungen und damit auch zu einem Anstieg von Arbeiten zur verhaltensorientierten Schmerzforschung. In der Zeit von 1970 bis 1990 entstanden in den USA mehr als 2000 Schmerzkliniken, die meisten davon sind interdisziplinär orientiert.

Im Jahr 1975 wurde **Pain** als offizielle Zeitschrift der 1973 gegründeten Internationalen Gesellschaft zum Studium des Schmerzes (International Association for the Study of Pain, IASP) ins Leben gerufen. Der alle drei Jahre stattfindende Weltkongreß der Gesellschaft und ebenso die Tagungen der lokalen Ländervereinigungen konzentrieren sich auf die Erforschung von Schmerzmechanismen. Obwohl in den letzten Jahren große Fortschritte in der Schmerzforschung gemacht wurden, gibt es in diesem jungen Gebiet noch viele Wissensdefizite.

1.2. Prävalenz chronischer Schmerzen

USA und Skandinavien. Epidemiologische Untersuchungen zur Verbreitung chronischer Schmerzen wurden vor allem in den USA und in den skandinavischen Ländern durchgeführt.

Daten aus den USA weisen auf eine hohe Anzahl von chronischen Schmerzpatienten hin. So schätzt z.B. Bonica (1986), daß 25-30% der Bevölkerung an chronischen Schmerzen leiden und davon 33-50% teilweise oder ganz für kürzere Zeiträume oder permanent invalide sind. Weiterhin schätzt er die jährlichen volkswirtschaftlichen Kosten des chronischen Schmerzes in den USA auf 60 Milliarden Dollar. Im sogenannten Nuprin Pain Report berichteten Taylor und Curran (1986), daß 73% der Bevölkerung über Kopfschmerz klagen, 56% über Rückenschmerzen, 53% über Muskelschmerz und 51% über Gelenkschmerzen. An chronischen Schmerzen litten nach dieser Statistik 12.8% der Bevölkerung mit etwa 101 Schmerztagen und 23 verlorenen Arbeitstagen pro Jahr.

In einer kürzlich erstellten Statistik des US-amerikanischen Ministeriums für Gesundheit und Sozialwesen (Danchik & Drury, 1986) über die ambulante Behandlung chronischer Schmerzen waren chronische Rückenschmerzen die häufigste Schmerzursache und machten 17.8% aller schmerzbezogenen Arztbesuche aus. Diese Zahl ist jedoch sicher eine Unterschätzung, da nur solche Besuche gezählt wurden, bei denen Rückenschmerzen die primäre Ursache waren und auch keine Besuche in von der Regierung finanzierten Einrichtungen registriert wurden. Deyo et al. (1986) berichteten für die USA eine jährliche Belastung von 8 Milliarden Dollar durch Rückenschmerzen.

Deutschland. Schätzungen zur Prävalenz des chronischen Schmerzes in Deutschland gehen davon aus, daß etwa 5% der Bevölkerung betroffen sind (Zimmermann & Seemann, 1986). Die ersten Daten einer derzeit an der Medizinischen Hochschule Hannover durchgeführten epidemiologischen Untersuchung zur Prävalenz chronischer Rückenschmerzen (Raspe et al., 1989) zeigen, daß zum Befragungszeitpunkt 53% der Stichprobe an Rücken-, Nacken- oder Gelenk-

...erzen litten. Dabei waren Frauen häufiger als Männer betroffen und die Altersgruppe der 45-64-Jährigen war besonders belastet. Interessant an dieser Studie ist, daß von diesen Patienten 39% in der letzten Woche vor der Befragung antirheumatische Medikamente eingenommen hatten und 77% im vergangenen Jahr einen Arzt aufgesucht hatten. Ein besonderes Problem ist der chronifizierte Rückenschmerz, da er die häufigste Ursache von vorzeitiger Berentung ist. Chronische Schmerzsyndrome haben somit eine hohe Prävalenz, sind teuer, verursachen viel menschliches Leid und sind gleichzeitig schwer behandelbar.

1.3. Was ist Schmerz?

IASP-Definition. Schmerz wurde von vielen Autoren unterschiedlich definiert je nach der spezifischen Sicht - als Sinnesempfindung, als Emotion oder als Verhalten. In einem Versuch, eine gemeinsame Sprachregelung zu finden, beschrieb die IASP Schmerz als "unpleasant sensory and emotional experience associated with actual or potential tissue damage or described in terms of such damage" (Merskey, 1986, S.217). Im Gegensatz zu früheren Definitionen erkennt diese Terminologie die psychologischen Komponenten der Schmerzerfahrung an und entfernt sich von einer rein sensorischen Sichtweise. Diese Definition weist auch darauf hin, daß - obwohl eine Gewebeschädigung oft ein wesentlicher Teil der Schmerzerfahrung ist - Schmerz nicht notwendigerweise darauf beruht. Die emotionale Komponente wird als integraler Bestandteil der Schmerzerfahrung gesehen und nicht als bloße Reaktion auf den Schmerz. Diese Sicht hatte z.B. noch Beecher (1959) vertreten. Die IASP-Definition berücksichtigt jedoch nicht die Verhaltenskomponente des Schmerzes. Schmerz führt, je nach Umgebungsbedingungen, zu Rückzugs- oder aggressiven Reaktionen. Die Definition wurde auch von Wolff (1984) kritisiert, der feststellte, daß Schmerz nicht immer eine unangenehme Erfahrung ist (Masochismus) und nicht immer einen Bezug zu Gewebeverletzungen hat.

Drei-Ebenen-Modell. *Wir betrachten den Schmerz als eine Reaktion, die man auf der verbal-subjektiven, der motorisch-verhaltensbezogenen und der organisch-physiologischen Ebene beschreiben kann. Schmerz kann, muß aber nicht mit nociceptivem Input zusammenhängen, hat aber immer physiologische Antezendenzen und Konsequenzen* (vgl. Birbaumer, 1984; Birbaumer & Flor, im Druck; Flor, Birbaumer & Turk, 1990c). Schmerz manifestiert sich immer in diesen drei Reaktionssystemen. Diese Ebenen können ein unterschiedliches Ausmaß an Übereinstimmung aufweisen, je nach der Art des Schmerzes und seines Kontextes.

Deshalb ist ein multidimensionaler Ansatz zur Schmerzdiagnostik unabdingbare Voraussetzung der Schmerztherapie.

Schmerztypen. Die Unterscheidung von akutem und chronischem Schmerz hat sich als klinisch sinnvoll erwiesen (vgl. Sternbach, 1989). Es ist jedoch schwierig, eine exakte Definition der Chronizität zu finden. Schmerz wird im allgemeinen als **chronisch** bezeichnet, wenn er über die für die Heilung als angemessen betrachtete Zeit hinaus anhält. Da bei vielen Schmerzsyndromen jedoch kein konkreter Anlaß vorzufinden ist, d.h. der Schmerz oft allmählich entsteht, ist diese Festlegung problematisch. Die meisten Autoren betrachten deshalb eine Schmerzdauer von 4 bis 6 Monaten als chronisch. Es gibt grundsätzliche Unterschiede in der Bewertung und der Reaktion auf akuten und chronischen Schmerz. **Akuter Schmerz** ist oft nicht pathologisch wie z.B. Geburtsschmerz oder der Schmerz, der nach anstrengender körperlicher Betätigung auftritt. Er wird als Bedrohung der körperlichen Integrität verstanden und löst meist autonome Erregung und Angst aus. Akuter Schmerz, der im Labor induziert wurde, hat eine wichtige Rolle bei der Erforschung grundlegender Schmerzmechanismen gespielt.

Im Gegensatz zum akuten Schmerz sind **chronische Schmerzen** oft nicht gut lokalisiert, können trotz der Bemühung, sie zu reduzieren, andauern und lassen sich nicht immer durch eine Organpathologie erklären. Auch führen sie meist weniger zu Angstzuständen, sondern vielmehr zu Gefühlen der Hilflosigkeit, Depression und Irritabilität. Oft treten als Folgen Inaktivität, Medikamentenmißbrauch und schließlich Invalidität auf. Bei den chronischen Schmerzsyndromen lassen sich unterschiedliche **Typen** differenzieren (vgl. Turk et al., 1983). So gibt es **persistierende "gutartige"** Schmerzsyndrome mit wenig Fluktuationen, wie zum Beispiel bei manchen Arten von chronischen Rückenschmerzen, die nicht auf eine fortschreitende Erkrankung zurückgehen. Chronischer Schmerz kann als **Begleiterscheinung einer fortschreitenden Erkrankung bösartigen**, wie z.B. Tumoren, oder **gutartigen Charakters**, wie z.B. bei der chronischen Polyarthritis, auftreten. Diese Schmerzen können auch **fluktuierend** sein. Davon werden allgemein Schmerzsyndrome abgegrenzt, die **episodisch auftreten, regelmäßig** wie z.B. Menstruationsbeschwerden oder **unregelmäßig** wie z.B. Migräneanfälle. Es ist nicht geklärt, ob diese unterschiedlichen zeitlichen Charakteristika auch eine andere Schmerzverarbeitung und andere Schmerzauswirkungen nach sich ziehen. Dies ist aber wahrscheinlich.

Klassifikation. Bezüglich der Klassifikation chronischer Schmerzsyndrome hat es viel Verwirrung gegeben. In einem Versuch, eine einheitliche Terminologie zu schaffen, hat die IASP (Merskey, 1986) eine vorläufige Klassifikation von Schmerzsyndromen vorgeschlagen, die auf fünf Achsen basiert. Zu ihnen gehören:

der betroffene Körperteil, die betroffenen Systeme, die zeitliche Charakteristik der Schmerzen, die Schmerzintensität und die vermutete Ätiologie (s. Tab. 1-1).

Erste Analysen der Reliabilität von zwei dieser Achsen wurden von Turk und Rudy (1987a) durchgeführt. Diese Autoren stellten fest, daß sich die meisten Items reliabel klassifizieren ließen. Jedoch ergaben sich bei bestimmten Ätiologien, z.B. der Einordnung "dysfunktional", Probleme bezüglich der Übereinstimmung von unabhängigen Beurteilern. Eine weitere empirische Überprüfung der Klassifikation und eine Überarbeitung des Systems sind notwendig.

Die kürzlich formulierten multidimensionalen (z.B. Melzack & Wall, 1965) und behavioralen Modelle (z.B. Fordyce, 1976) haben unser Verständnis der vielen Faktoren, die zur Erfahrung und zum Bericht chronischer Schmerzen beitragen, erweitert. Oft wurden biomedizinische und psychologische Ansätze zur Erklärung chronischer Schmerzen einander gegenübergestellt, ohne die vielen Interaktionen von biologischen und psychologischen Prozessen zu berücksichtigen. Es hat nur wenige Versuche gegeben, zu untersuchen, wie physiologische und psychologische Daten sich in einem umfassenderen Modell ergänzen könnten (s. Price, 1987). In der Praxis hat es trotz des Zuwachses an physiologischer und psychologischer Forschung wenig Berührungspunkte zwischen den relativ isoliert voneinander ablaufenden Forschungsansätzen gegeben. Es gab insbesondere in der Grundlagenforschung wenig Zusammenarbeit zwischen den biomedizinischen und den Verhaltenswissenschaften.

Hauptziel dieses Buches wird es sein, die Interaktion psychologischer und physiologischer Faktoren, die zur Schmerzerfahrung und -behandlung beitragen, an ausgewählten Schmerzsyndromen darzustellen.

Tabelle 1-1: Kodierungsschema chronischer Schmerzsyndrome der International Association for the Study of Pain (aus Pain, Suppl. 3, 1986, S10-S11)

Allen Diagnosen kann u.U. eine spezielle Nummer oder ein spezieller Buchstabe vorangehen, der willkürlich gewählt wird und ansonsten nicht zum System der International Classification of Diseases (ICD) gehört, z.B. P oder Y. Dieser Buchstabe würde darauf hinweisen, daß es sich um eine Schmerzklassifikation handelt. Der wichtigste Schmerzort sollte in erster Linie vermerkt werden.

Achse I: Region - Kodieren Sie zuerst den Hauptschmerzort. Kodieren Sie zwei wichtige Schmerzgebiete getrennt. Mehr als 3 wichtige Schmerzorte können wahlweise kodiert werden.

Kopf, Gesicht, Mund	000
Halsregion	100
Oberer Schulterbereich, obere Gliedmaßen	200
Thoraxregion	300
Bauchregion	400
unterer Rücken, Lumbalregion, Sakral- und Coccyxregion	500
untere Gliedmaßen	600
Hüftregion	700
Anal-, Perianal-, Genitalregion	800
mehr als 3 Hauptschmerzorte	900

Achse II: Körpersysteme

Nervensystem (zentral, peripher, autonom) und spezifische Sinne; somatische Störung oder Dysfunktion	00
Nervensystem (psychologisch, sozial)	10
respiratorisches, kardiovaskuläres System	20
muskuloskeletales System, Bindegewebe cutane, subcutane und damit verbundene	30
Drüsen (Brust, apokrine, etc.)	40
Gastrointestinales System	50
Urogenitalsystem	60
andere Organe oder Eingeweide (z.B. Schilddrüse, Lymphorgane, hämopoetische Organe)	70
mehr als ein Körpersystem	80

Anmerkung:
Es wird das System kodiert, dessen abnorme Funktion den Schmerz verursacht, z.B. Gefäßverschluß = vaskulär. Ähnlich wird das Nervensystem nur dann kodiert, wenn eine pathologische Störung für den Schmerz verantwortlich ist, d.h. Schmerz aufgrund eines Pankreascarcinoms = gastrointestinal; Schmerz durch knochenangreifende Metastasen = muskuloskeletal.

Achse III: Zeitliche Charkakteristik des Schmerzes: Auftretensmuster

nicht aufgezeichnet, nicht anwendbar oder unbekannt	.0
einzelne, zeitlich begrenzte Episode (z.B. Verzerrung, Aneurysmaruptur)	.1
kontinuierlich oder beinahe kontinuierlich, nicht fluktuierend (z.B. Rückenschmerzen - in einigen Fällen)	.2
kontinuierlich oder beinahe kontinuierlich, fluktuierend (z.B. Bandscheibenruptur)	.3
wiederholt	
unregelmäßig (z.B. Kopfschmerzen)	.4
regelmäßig (z.B. prämensruelle Schmerzen)	.5
krampfartig (z.B. Tic douloureux)	.6

Tabelle 1-1 (Forts.):

Achse III (Forts.):
überdauernd mit Krampfüberlagerungen	.7
andere Kombinationen	.8
keine der obigen Kategorien	.9

Achse IV: Subjektive Schmerzintensität: Dauer seit Beginn*

	nicht aufgezeichnet, nicht anwendbar, oder nicht bekannt	.0
leicht	- 1 Monat oder weniger	.1
	- 1 bis 6 Monate	.2
	- mehr als 6 Monate	.3
mittel	- 1 Monat oder weniger	.4
	- 1 bis 6 Monate	.5
	- mehr als 6 Monate	.6
schwer	- 1 Monat oder weniger	.7
	- 1 bis 6 Monate	.8
	- mehr als 6 Monate	.9

Achse V: Ätiologie

genetische oder angeborene Störungen (z.B. kongenitale Dislokation)	.00
Trauma, Operationen, Verbrennungen	.01
infektiös, parasitär	.02
entzündlich (unbekannter Infekt), Immunreaktion	.03
Neoplasmen	.04
toxisch, metabolisch (z.B. Anoxie, Alkoholneuropathie, vaskulär, endokrin, nutritiv)	.05
** degenerativ, mechanisch	.06
*** dysfunktional (inkl. Psychophysiologie)	.07
unbekannt oder sonstige	.08
psychologischer Ursprung (z.B. Konversionshysterie, depressive Halluzination). Bemerkung: Es sollte keine physische Ursache vorliegen oder ein pathophysiologischer Mechanismus)	.09

* Bestimmen Sie retrospektiv den Zeitpunkt, der als Beginn des Schmerzes genannt wird, auch wenn der Schmerz nur gelegentlich auftritt. Die Intensität sollte in Beziehung zur aktuellen Ausprägung des Schmerzproblemes bewertet werden.

** z.B. Gallenkolik, Kopfschmerzen nach Lumbalpunktion würden als mechanisch kodiert werden.

*** z.B. Migräne, Spannungskopfschmerz, Colon irritabile;. Beachten Sie: Syndrome mit pathophysiologischen Veränderungen sind eingeschlossen. Emotionale Ursachen können, müssen aber nicht vorliegen .

2. Neuronale Schmerzmechanismen

2.1. Einleitung

Wir haben im vorhergehenden Abschnitt Schmerz als multidimensionale Erfahrung beschrieben, die physiologische, behaviorale und subjektive Komponenten beinhaltet. In diesem Kapitel wird ein kurzer Überblick über die physiologischen Grundlagen chronischer Schmerzsyndrome gegeben. Es kann sich nicht um eine umfassende Übersicht handeln, da die kontroversen Positionen und vielen Forschungsergebnisse hier nicht in genügender Breite darstellbar sind. Jedoch ist eine Diskussion psychologischer Aspekte des Schmerzes ohne Wissen um die wichtigen physiologischen Mechanismen, die die Schmerzerfahrung steuern, unvollständig. Ausführliche Darstellungen der hier zusammengefaßten physiologischen Grundlagen finden sich unter anderem bei Fields (1987), Wall und Melzack, (1989), Willis (1985) sowie Zimmermann und Handwerker (im Druck).

Nociception versus Schmerz. Vor der Diskussion der Physiologie von Schmerzmechanismen sind einige terminologische Klärungen vonnöten. Es ist wichtig, **Nociception**, d.h. die Aufnahme, Weiterleitung und Verarbeitung noxischer Reize, von **Schmerz** zu unterscheiden, der ein psychophysiologisches Phänomen ist und auf der Integration und Modulation afferenter und efferenter neuronaler Prozesse beruht (vgl. Birbaumer & Schmidt, 1990). Das komplexe Zusammenspiel der Aktivitäten von Receptoren, afferenten und efferenten Neuronen, spinalen und supraspinalen Prozessen bestimmt die Schmerzerfahrung, die sich nicht mit der Nociceptionen gleichsetzen läßt. So schreibt z.B. Melzack (1986, S.1):

However, it is essential to remember that stimulation of receptors does not mark the beginning of the pain process. Rather, stimulation produces neural signals that enter an active nervous system which (in the adult organism) is already the substrate of past experience, culture, anxiety, and so forth. These brain processes actively participate in the selection, abstraction, and synthesis of information from the total sensory input;. Pain, then, is not simply the end product of a linear sensory transmission system. Rather, it is a dynamic process that involves continuous interactions among complex ascending and descending systems.

Der akute Schmerz ist im allgemeinen durch eine Gewebeschädigung verursacht und hat eine wichtige Schutzfunktion für den Organismus. Bei akuten Schmerzzuständen fungiert der Schmerz als Signal für eine notwendige Handlung und hat eine protektive Funktion im Genesungsprozeß (Wall, 1979). Bei chronischen Schmerzzuständen ist diese adaptive Funktion meist nicht mehr erkennbar. Chronischer Schmerz kann ein eigenständiges Krankheitsbild ohne einen den Schmerz erklärenden organischen Befund sein. Da aber Schmerz oft in der Peripherie entsteht, beschreiben wir zunächst physiologische Prozesse der Nociception und diskutieren dann psychologische Variablen, die die Schmerzwahrnehmung und Schmerzreaktion beeinflussen.

2.2. Nociceptoren

Definition. Die erste Übertragungsstation in der Nociception ist der periphere Receptor oder Nociceptor. Nociceptoren sind freie Nervenendigungen, die auf noxische Stimulation reagieren. Burgess und Perl (1973, S. 29) haben ihre Reaktion durch die *"ability of the sensory unit to effectively and reliably distinguish between noxious and innocuous events in the signals it provides to the central nervous system"* beschrieben. Obwohl es Fortschritte in der Erforschung der Wirkungsweise der Nociceptoren gegeben hat, gibt es noch viele Unklarheiten über die Arten und Anzahl der Nociceptoren, wie sie gereizt werden sowie die Art der Impulsübertragung. Price und Dubner (1977) und Price (1987) haben vier grundlegende Bedingungen für die Identifikation von Nociceptoren beschrieben. Ihre selektive Stimulation sollte zu einer Schmerzwahrnehmung führen, sie sollten ausschließlich oder differentiell auf noxische Reize reagieren, eine verminderte neuronale Aktivität sollte mit eine reduzierten Schmerzwahrnehmung korrelieren, und sie sollten Teil eines neuronalen Regelkreises sein, der an der Nociception beteiligt ist. Zur Identifikation von Nociceptoren wurden eine Reihe von Methoden verwendet, die von der Ableitung von einzelnen Nervenfasern über die Anwendung selektiver Nervenblockaden bis zum psychophysischen Experiment und zur Mikroneurographie reichen.

C-Faser Nociceptoren. Derzeit besteht das meiste Wissen über die cutanen Nociceptoren, jedoch wurden Nociceptoren auch im Muskel, in den Gelenken und den Viscera identifiziert. Es lassen sich myelinisierte (A-delta) und unmyelinisierte (C) Nervenfasern unterscheiden, in denen nociceptiver Input fortgeleitet wird. Die Zellkörper dieser Receptoren sind in den Hinterhörnern des Rückenmarks lokalisiert. Die meisten **C-Faser Nociceptoren** sind *polymodal*, d.h. sie reagieren auf unterschiedliche Stimuli, z.B. thermale, chemische oder mechanische Reize (z.B. LaMotte et al., 1982; Torebjörk, Ochoa & Schady, 1984). Sie weisen kleine punktförmige receptive Felder auf und besitzen langsam leitende unmyelinisierte Axone mit einem Durchmesser von 0.3 bis 3 Micrometern. Diese polymodalen Receptoren bilden etwa 90% der freien Nervenendigungen des Menschen.

Hochschwellige Mechanoreceptoren. Ein zweiter Typ von Nociceptoren sind die **hochschwelligen Mechanoreceptoren** (high threshold mechanoreceptors, HTMs, Burgess & Perl, 1967; Dubner et al., 1986). HTMs haben große, überlappende receptive Felder. Ihre Signale werden in A-delta-Fasern mit einem Durchmesser von 2-5 Mikrometern übertragen. Sie reagieren vor allem auf intensive, nociceptive Stimuli mechanische Stimuli und können auch durch die wiederholte Applikation von gewebeschädigender Hitze erregt werden (Meyer & Campbell, 1981).

Mechanothermale, sonstige Nociceptoren. Weiterhin wurden **mechanothermale** A-delta-Afferenzen identifiziert, die auf thermale und intensive (aber nicht notwendigerweise noxische) mechanische Stimuli reagieren (Beck, Handwerker & Zimmermann, 1974; Burgess & Perl, 1973). Sie haben meist kleine receptive Felder. Auch sind einige A-delta-Fasern hitzesensitiv und einige C-Fasern reagieren maximal auf mechanische Stimulation (s. LaMotte et al., 1982). Manche A-delta und C-Fasern scheinen auch selektiv auf Kältereize zu reagieren (LaMotte & Thalhammer, 1982). LaMotte et al. (1988) haben zwei weitere Klassen von chemosensitiven Nociceptoren postuliert.

Charakterisika der Nociceptoren. Im Gegensatz zu anderen Receptoren, die bei wiederholter Stimulation schnell habituieren, erhöhen die meisten Nociceptoren ihre Signalfrequenz mit repetitiver Stimulation, d. h. sie werden **sensibilisiert** (Besson et al., 1982). Es kann auch zur Erregung benachbarter Nociceptoren kommen, die ursprünglich nicht in die Signalübertragung involviert waren (Fitzgerald, 1979; s. aber auch Reeh et al. (1987) für widersprechende Ergebnisse). Die Übertragung des nociceptiven Inputs wird wahrscheinlich von Substanz P mediiert, das wegen seiner langsamen Kinetik für die langanhaltende Entladung des Neurons verantwortlich sein könnte (Jessell, 1983). Nociceptoren sind auch charakterisiert durch eine **erhöhte Reaktionsschwelle**, d.h. sie reagieren nur bei hoher Stimulationsintensität und können ihre Schwellensensitivität ändern. Es gibt jedoch auch Nociceptoren, die bei wiederholter Stimulation weniger sensitiv werden (LaMotte et al., 1982). Es hat sich gezeigt, daß oft sehr schwache Reize intensive Schmerzen verursachen können. Guilbaud, Iggo und Tegner (1985), berichteten, daß arthritische Ratten im Vergleich zu gesunden Ratten eine deutlich erniedrigte Schwelle für Gelenkkapselnociceptoren haben, so daß sogar leichter Druck nociceptive Nerventätigkeit auslösen kann. Ähnliche Befunde gibt es von Heppelmann et al. (1987) zum Kniegelenk der Katze.

Muskelnociceptoren, viscerale Nociceptoren. Die meisten Muskel- und Gelenknociceptoren scheinen unmyelinisierte Afferenzen (Gruppe IV-Fasern); zu sein, obwohl es auch Anhaltspunkte für eine Beteiligung myelinisierter Fasern (Gruppe III-Fasern) gibt. Die Muskelnociceptoren reagieren besonders gut, wenn Kontraktionen und **Ischämie** gleichzeitig auftreten (Kniffki et al., 1977; Mense & Stahnke,

1983). Es gibt zusätzliche Receptoren mit kleinen myelinisierten Axonen in der Cornea, dem Zahnschmelz und dem Peridontium. Über viscerale Nociceptoren existiert wenig gesichertes Wissen (Cervero, 1988). Visceraler Schmerz ist im allgemeinen schlecht lokalisiert und zeigt sich meist als übertragenener Schmerz in der darüberliegenden Hautregion.

2.3. Übertragung von nociceptivem Input

Erregung der Nociceptoren. Über die Mechanismen, die die Aktivierung von Nociceptoren bewirken, ist wenig bekannt. Es gibt deutliche Hinweise darauf, daß die **Transduktion** mit der Ausschüttung chemischer Substanzen in Zusammenhang steht, die direkt die Nociception einleiten oder die Schwelle des Nociceptors senken. Es ist nicht bekannt, ob das Axon des afferenten Terminals direkt stimuliert wird, oder ob es intervenierende Receptorzellen gibt, die dann die primären Nervenendigungen aktivieren.

Des weiteren weiß man bisher nur wenig über die Art der algetischen Substanzen, die den Nociceptor aktivieren. Mikroinjektionen unterschiedlicher Substanzen gaben Hinweise auf wirksame Stoffe. Bradykinin, Adenosintriphosphat (ATP), Substanz P, 5-Hydroxytryptamin (5-HT, Serotonin), Acetylcholin und Kalium wurden als mögliche Überträgersubstanzen der Nociception genannt (Chapman et al., 1961; Fields, 1987). Es wird angenommen, daß algetische Stoffe ihren Ursprung in den verletzten Zellen haben, daß sie aber auch durch Enzyme produziert werden können und durch die Aktivität der Nociceptoren selbst ausgeschüttet werden. Zur Zeit gibt es die überzeugendsten Belege für die Rolle des Bradykinin, einem Peptid, das sowohl bei der Entzündung als auch der Verletzung der Haut beteiligt ist. Prostaglandine und Leukotriene spielen möglicherweise ebenfalls bei der Hyperalgesie, die auf Hautschädigungen folgt, eine Rolle (Levine, Coderre & Basbaum, 1988).

Transmission. Der Prozeß der Transmission involviert den Transport von Information vom Receptor am Neuron entlang zu Synapsen mit anderen Neuronen. Nociceptive Signale werden zu den Hinterhörnern des Rückenmarks durch die schon beschriebenen **myelinisierten (A-delta-) und unmyelinisierten (C-) Nervenfasern** geleitet. Diese Fasern unterscheiden sich in ihrer Übertragungsgeschwindigkeit. Während die Leitungsgeschwindigkeit der A-delta-Fasern bei 5 bis 30 Meter pro Sekunde liegt, beträgt die Leitungsgeschwindigkeit der C-Fasern nur 0.2 bis 2 Meter pro Sekunde (Besson; et al., 1982). Die myelinisierten A-delta Fasern vermitteln einen scharfen, schneidenden, gut zu lokalisierenden Schmerz. Die C-

Fasern übertragen einen sekundären, schwer zu lokalisierenden Schmerz, der eher als brennend und dumpf beschrieben wird ("zweiter Schmerz").

2.4. Spinale und supraspinale Mechanismen

Hinterhorn. Die afferenten Fasern, die von den Nociceptoren kommen, treten durch das Hinterhorn in das Rückenmark ein. Im Hinterhorn gibt es verschiedene Arten von Neuronen: eine Klasse von Neuronen, **die Übertragungsneurone**, leitet den nociceptiven Input weiter zu supraspinalen Zentren (Hirnstamm, Thalamus); eine zweite Klasse von Neuronen sind **Interneurone**, die die Information auf andere Rückenmarksneurone übertragen. Weiter gibt es synaptische Kontakte zu somatischen Motoneuronen und den präganglionären Neuronen des vegetativen Nervensystems im Vorderhorn.

Das Hinterhorn läßt sich in mehrere Schichten unterteilen (Laminae I bis VI, Rexed, 1952), die bei der weiteren Verarbeitung des nociceptiven Inputs eine unterschiedliche Rolle spielen. Die meisten nociceptiven Neurone enden in den Laminae I und II (der sogenannten **Substantia gelatinosa**), einige A-delta-Fasern auch in Lamina V. Dort erfolgt eine Umschaltung des Inputs auf Interneurone sowie auf Übertragungsneurone. Während die Neurone in Lamina I selektiv von nociceptiven Neuronen erregt werden, gibt es Neurone in Lamina V, die von vielen unterschiedlichen Receptoren Inputs erhalten.

Hinterhorn-Neurone. Im Hinterhorn findet man zwei Arten von Übertragungsneuronen: **spezifische nociceptive Neurone** (Dubner & Bennett, 1983) und **"wide dynamic range"** oder **multireceptive Neurone**. Die spezifischen nociceptiven Neurone der Lamina I scheinen selektiv durch nociceptive Reize erregt zu werden. Ihre Axone enden in den spezifischen Projektionsfeldern des Thalamus. Sie übertragen vermutlich die Feinlokalisation des Schmerzes. Die multireceptiven Neurone, die vor allem in Lamina V lokalisiert sind, werden von nociceptiven, aber auch thermalen und mechanischen Stimuli aktiviert (daher der Name multireceptive oder "wide dynamic range" Neurone (Maixner et al., 1986). Sie zeigen eine kurze Reaktion auf nicht-nociceptive Reize und hemmen den Output von Lamina V. Wenn sie nicht aktiv sind, kommt es bei C-Faser Input zur Fazilitation und wiederholten Entladungen. Diese Neurone tragen wohl zu dem in der "Gate-Control"-Theorie implizierten Tormechanismus (s. Kap. 2.5.) bei. Die Axone dieser Zellen bilden den paleospinothalamischen Trakt und übertragen möglicherweise den eher diffusen und klinisch relevanten Schmerz (Price, 1987).

Ascendierende Bahnen. Der wichtigste aufsteigende Trakt ist der **spinotha-**

lamische (und der korrespondierende trigemino-thalamische) Trakt, der seinen Input vom contralateralen Hinterhorn bekommt. Der spinothalamische Trakt besteht aus dem **neospinothalamischen** und dem **paleospinothalamischen** Trakt;. Während der erstere sensorische Aspekte der Schmerzerfahrung mediieren soll, seinen Input vor allem von Lamina I erhält und zum ventrobasalen und den posterioren Thalamus projiziert, erhält der letztere seinen Input primär von Lamina V. Er soll die motivational-affektive Erfahrung vermitteln und endet in den intralaminaren Kernen des Thalamus. Es bestehen auch Projektionen zur Formatio reticularis, dem periaquäduktalen Grau und dem limbischen System. Melzack und Dennis (1978) haben die beiden Bahnen unterschieden, indem sie die Information der ersten phasisch und die der zweiten tonisch nannten. Diese sensorisch-affektive anatomische Differenzierung ist nicht unumstritten und wurde z.B. von Price (1987) kritisiert, der von einer integrierten Verarbeitung affektiver und sensorischer Schmerzaspekte ausgeht. Abbildung 2-1 zeigt die wichtigsten Verarbeitungsstationen des nociceptiven Inputs.

Eine Reihe von supraspinalen Mechanismen sind an der Schmerzwahrnehmung und der Verarbeitung nociceptiven Inputs beteiligt. Die aufsteigenden nociceptiven Bahnen bilden Synapsen mit der Formatio reticularis, dem Tegmentum, den Colliculi superiores und inferiores und dem Thalamus. Viele Fasern, vor allem die des anterolateralen Traktes, enden im periaquäduktalen Grau, das eng mit dem periventrikulären Diencephalon, dem Hypothalamus und dem limbischen System verknüpft ist. Diese Gebiete spielen wahrscheinlich eine Rolle bei der Integration der Information aus dem limbischen Vorderhirn und der sensorischen Information - also bei der Mediation emotionaler Aspekte des Schmerzes.

Thalamus. Ein Teil der anterolateral aufsteigenden Fasern endet im Thalamus - dem ventrobasalen Komplex, dem ventrocaudalen Nucleus parvocellularis und den posterioren Nuclei. Der ventrobasale Komplex ist der am meisten somatotopisch organisierte Teil der thalamischen Projektionen mit Verbindungen zu Area S-I und S-II des somatosensorischen Cortex. Jedoch reagieren nur wenige Fasern auf somatosensorischen Input - die meisten verarbeiten proprioceptive und taktile Reize, die bei der Lokalisation des Schmerzes im Körper helfen. Eine wichtige Rolle bei der Schmerzlokalisierung spielt der Nucleus parvocellularis. Die posterioren Nuclei des Thalamus haben große receptive Felder, die wohl eine untergeordnete Rolle in der Lokalisation spielen. Die Fasern des paleospinothalamischen Traktes enden in den unspezifischen intralaminaren Kernen des Thalamus. Diese sind bei der Übertragung des langsamen, brennenden Schmerzes wichtig. Ihre Projektionen zum Cortex sind diffus, Input erhalten sie aus vielen subcorticalen Arealen, insbesondere dem Cerebellum, den Basalganglien und dem Tegmentum.

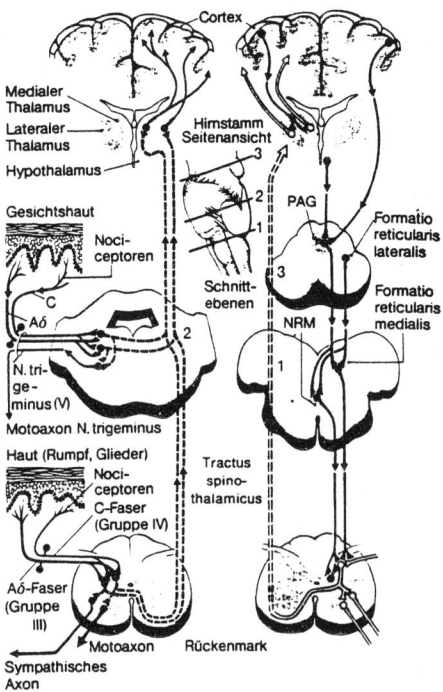

Abb. 2-1. Aufsteigende (links) und descendierende (rechts) nociceptive Bahnen. Von den aufsteigenden Bahnen sind nur der Tractus spinothalamicus und die trigeminothalamischen Afferenzen eingezeichnet. Zur besseren Übersicht fehlen andere nociceptive Bahnen wie z.B. Tractus spinoreticularis. Die Einsatzfigur zeigt in lateraler Perspektive die Lage der Hirnstammschnitte: *1* cranialer Rand der unteren Olive, *2* Mitte der Pons, *3* unteres Mesencphalon. *PAG* = periaquaeductales Grau, *NRM* = Ncl. raphé magnus (aus R. Schmidt & G. Thews, 1987, S. 242).

2.5. Schmerzmodulation

Endogene analgetische Mechanismen. Im ZNS existiert eine Vielfalt schmerzmodulierender Mechanismen. So führt z.B. die Stimulation bestimmter Regionen des Mittelhirns der Ratte zur Analgesie. Ähnliche Mechanismen wurden auch beim Menschen identifiziert. Diese sogenannte **stimulationsinduzierte Analgesie** (SIA) aktiviert einen schmerzhemmenden Regelkreis, der von der Medulla zu den Hinterhörnern des Rückenmarks führt. Dieser absteigende analgetische Mechamismus wird auch durch Morphininjektionen oder in Streßsituationen aktiviert (Frenk et al., 1986; Terman et al., 1984).

Schmerztheorien. Melzack und Wall (1965) entwickelten die **"Gate-Control"-**

Theorie des Schmerzes, um zu erklären, warum es keine lineare Beziehung zwischen dem nociceptiven Input und der Schmerzerfahrung gibt. Vorhergehende Theorien hatten entweder ein **Spezifitäts-** oder ein **Mustererkennungs-Konzept** der Schmerzverarbeitung verfolgt. Die **Spezifitätstheorie** ging davon aus, daß die Schmerzerfahrung durch die Stimulation spezifischer Receptoren und spezifischer Schmerzzentren mediiert wird (Müller, 1837; von Frey, 1896). Die **Mustererkennungstheorie** entwickelte sich, als sich zeigte, daß die peripheren Receptoren weder die hohe morphologische Spezifität haben, die angenommen wurde, noch sehr spezifisch auf Reize reagieren. Das Konzept der Mustererkennung, wie es z.B. von Goldscheider (1894), Sinclair (1955) und anderen postuliert wurde, schlug vor, daß die räumliche und zeitliche Integration des Inputs wichtiger ist als die Erregung spezifischer Nociceptoren.

Die Gate-Control-Theorie des Schmerzes. Nach Melzack und Wall (1965) kommt es auf vielen Ebenen zu einer Modulation des nociceptiven Inputs, insbesondere auf der Ebene des Rückenmarks. Sie postulierten, daß die Substantia gelatinosa (Laminae I und II) wie ein Tor für ankommende nociceptive Impulse fungiert. Die nicht-nociceptiven A-beta-Fasern, die einen großen Durchmesser besitzen, sollen einen hemmenden Effekt auf die ankommenden nociceptiven C- und A-delta-Faser Impulse haben. Ein zentraler Intensitätsmonitor soll den spinalen Output überwachen, und die Schmerzempfindung soll erst entstehen, wenn der Output eine bestimmte Schwelle überschreitet. Die Autoren gingen weiter davon aus, daß eine Modulation durch corticale und subcorticale Strukturen erfolgt, die auf den spinalen Tormechanismus einwirken. Diese sollen durch ein System schnelleitender Fasern, den "central control trigger", aktiviert werden. Das periaquäduktale Grau soll eine zentrale Position in den absteigenden hemmenden Mechanismen einnehmen. Ebenso sollen der Nucleus coeruleus und die Raphé-Kerne involviert sein. Das zentrale Hemmsystem soll insbesondere auch durch sensorischen Input von anderen Körperregionen aktiviert werden. Bei Wegfall dieses normalen Inputs soll nach Melzack und Wall auch die schmerzhemmende Wirkung dieses Schmerzkontrollsystems reduziert sein. Abbildung 2-2 zeigt die wesentlichen Komponenten des von Melzack und Wall angenommenen Tor-Mechanismus sowie zusätzliche Annahmen über wichtige Schmerzdimensionen.

Kritik der "Gate-Control"-Theorie. Das Gate-Control-Modell hatte eine große Wirkung auf die Schmerzforschung, obwohl viele Befunde gegen einige physiologische Annahmen dieses Modells sprechen (vgl. Schmidt, 1972). So fanden z.B. Whitehorn und Burgess (1973), daß es keine präsynaptische Hemmung durch die A-beta-Fasern gibt. Zimmermann und seine Mitarbeiter (z.B. Gregor & Zimmermann, 1973) konnten zeigen, daß die A-delta- und die C-Fasern auch präsynaptische Hemmung aufweisen. Die Theorie war trotzdem wichtig, da sie die verschiedenen Dimensionen des Schmerzes integrierte, die Wichtigkeit der Modulation des nociceptiven Inputs auf allen Ebenen betonte und zu klinisch relevanten Entwicklungen führte. Trotz problematischer Aspekte des physiologischen Teils der Theorie erwies sich die neue Konzeption der Multidimensionalität der Schmerzerfahrung als wichtig und wegweisend. So schreibt z.B. Nathan (1978, zitiert nach Zimmermann, 1984a, S.61): *"Die Gate-Control-Theorie ... war ein Weg, einige der beobachteten Fakten zu erklären. Aber wie es glücklicherweise immer wieder geschieht, haben ... weitere Forschungen erbracht, daß das Geschehen weit komplizierter ist, als man zunächst annahm. Ideen müssen fruchtbar sein, sie müssen nicht stimmen."*

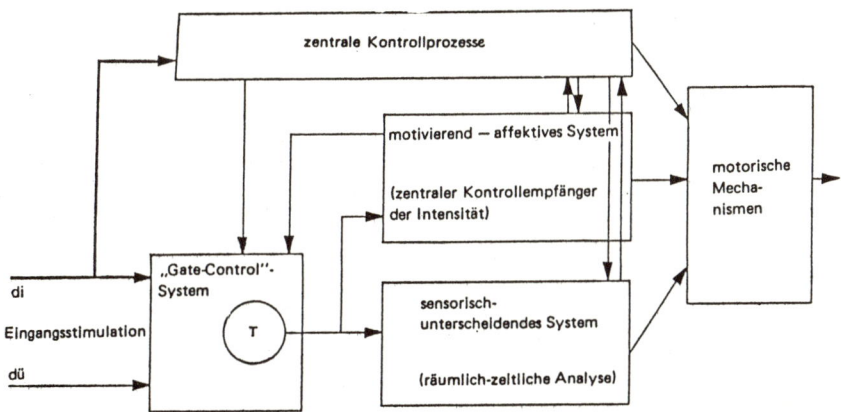

Abb. 2-2. Modellvorstellungen der sensorischen, motivierenden und zentralen Kontrollfaktoren beim Schmerz. Die Ausgangsreize der T-Zellen des Gate-Control-Systems werden (über spinothalamische Fasern) an das sensorisch-unterscheidende System und an das motivierend-affektive System (über das paramediane aufsteigende System) weitergeleitet. Der "central control trigger" ist durch eine Verbindungslinie vom dicken Fasersystem zu den zentralen Kontrollprozessen dargestellt; diese wiederum geben ihre Impulse an das Gate Control System, das sensorisch-unterscheidende und an die motivierend-affektiven Systeme zurück. Alle drei Systeme stehen miteinander in Verbindung und wirken auf das motorische System ein (aus Melzack & Casey, 1968, nach Melzack, 1978, S. 163)

2.6. Neurochemische Aspekte der Schmerzverarbeitung

Algetische Substanzen. Es gibt eine große Anzahl von körpereigenen algetischen Substanzen, die sich aus nichtopioiden Neuropeptiden oder biogenen Aminen rekrutieren wie z.B. Serotonin, die Prostaglandine der E-Gruppe, Substanz P oder

Bradykinin. Diese Substanzen stimulieren entweder den Nociceptor direkt oder erniedrigen die Schmerzschwellen (Levine et al., 1988) und sind so bei der Transduktion beteiligt. Sie werden bei nociceptiver Stimulation im Gewebe freigesetzt und wirken dann auf die Nociceptoren ein. Unklar ist bislang, welche Substanzen bei der Transmission nociceptiver Impulse beteiligt sind. Diskutiert werden in diesem Zusammenhang Substanz P, vasoaktives intestinales Polypeptid und Somatostatin (Lynn & Hunt, 1984; Jessell & Jahr, 1985).

Analgetische Substanzen. Eine wichtige Rolle bei der Schmerzmodulation spielen die endogenen Opioide, die als endogene Analgetika wirken, aber auch eine Reihe von Funktionen haben, die mit der Schmerzwahrnehmung nichts zu tun haben. Man hat eine Reihe von endogenen Opioiden entdeckt, als erste das Methionin- und Leucin-Enkephalin (Hughes et al., 1975; Terenius, 1975), dann Beta-Endorphin und weitere Endorphine und Enkephaline. Die endogenen Opioide sind Peptide, die durch die Aminosäuresequenz Tyr-gly-gly-phe gekennzeichnet sind und aus unterschiedlichen Vorläufermolekülen gebildet werden (s. Tab. 2-1).

Tabelle 2-1: Endogene opioide Peptide und Vorläufermoleküle

Proenkephalin A:
—— > Methionin-Enkephalin: Tyr-Gly-Gly-Phe-Met-OH
—— > Leucin-Enkephalin: Tyr-Gly-Gly-Phe-Leu-OH

Pro-Opiomelanocortin:
—— > Beta-Endorphin: Tyr-Gly-Gly-Phe-Met-Tyr-Ser-Glu-
Lys-Ser-Gln-Thr-Pro-Leu-Val-Thr-Leu-Phe-Lys-Asn-
Ala-Ile-Val-Lys-Asn-Ala-His-Lys-Gly-Gln-OH

Pro-Enkephalin B (Prodynorphin):
—— > Dynorphin Tyr-Gly-Gly-Phe-Leu-Arg-Arg-Ile-Arg-Pro-
Lys-Leu-Lys-Tyr-Asp-Asn-Gln-OH
—— > Alpha-Neoendorphin Tyr-Gly-Gly-Phe-Leu-Arg-Lys-
Tyr-Pro-Lys

Es gibt gute Belege dafür, daß es ein **zentrifugales opioid-mediiertes schmerzhemmendes System** gibt (Basbaum & Fields, 1984; Fields & Basbaum, 1989). Stimulation oder Mikroinjektionen von Opioiden im periventrikulären oder periaquäduktalen Grau führt bei Tieren und auch beim Menschen zu tiefgreifender Analgesie (s. Herz et al., 1970; Young et al., 1984). Neben dem periventrikulären und periaquäduktalen Grau spielen unterschiedliche Kerne der Medulla, z.B. der Nucleus raphé magnus, eine Rolle. Von dort gibt es absteigende Verbindungen im dorsolateralen Funiculus zum Hinterhorn, wo möglicherweise eine präsynaptische Hemmung auftritt. Die Stimulation des Frontalcortex aktiviert diese Verbindungen. Dies und die engen Verbindungen des schmerzhemmenden Systems mit dem limbischen System können den Einfluß emotionaler Aspekte auf die Schmerzmodulation erklären. Opiatreceptoren befinden sich im äußeren Bereich des Hinterhorns (Dubner et al., 1984), ebenso wie im Hirnstamm, dem Diencephalon, dem Thalamus und dem Telencephalon (z.B. Amygdala, Caudatum, Putamen, Globus Pallidus). Die Opioide haben neben zentralen Effekten auch Wirkungen auf den peripheren Nociceptor (Ferreira, 1986). Das endogene opioide System wird bei nociceptiver Reizung, aber auch durch andere Stressoren aktiviert und ist durch psychologische Faktoren beeinflußbar (s. Kap. 4).

Man hat eine Reihe verschiedener Opiatreceptoren identifiziert (mu, gamma, kappa), die von den hauptsächlichen Opioiden wie Beta-Endorphin, den Enkephalinen und Dynorphin besetzt werden. Weitere Receptoren und Opioide werden diskutiert (s. Millan, 1986). Serotonin spielt eine wichtige Rolle im absteigenden, in der rostroventralen Medulla beginnenden schmerzhemmenden System, aber auch Norepinephrin und andere Transmitter sind involviert (Basbaum & Fields, 1984; Cannon et al., 1982). Insbesondere Norepinephrin und Dopamin scheinen die Antwort der multireceptiven Neurone im Hinterhorn auf nociceptive Reizung hin zu unterdrücken (Fleetwood-Walker et al., 1985). Weiterhin gibt es wichtige serotonerge und noradrenerge Verbindungen im Hirnstamm, die in die Schmerzmodulation involviert sind.

2.7. Pathophysiologie chronischer Rücken- und Kiefergelenkschmerzen

Da in den folgenden Kapiteln Schmerzsyndrome der Skelettmuskulatur im Vordergrund stehen werden, soll hier schwerpunktmäßig auf die pathophysiologischen Mechanismen von Schmerzen der Skelettmuskulatur und der Gelenke eingegangen werden. Zimmermann (1988) unterscheidet fünf Typen pathophysiologischer Mechanismen bei chronischem Schmerz: Nociceptorschmerz, neuropathischer Schmerz, Deafferentierungsschmerz, reaktiver Schmerz und psychosomatischer Schmerz.

Einführung. Bei Muskel- und Gelenkschmerzen sind ebenso wie bei cutanem Schmerz myelinisierte und unmyelinsisierte Fasern involviert (Schaible & Schmidt, 1983). Nociceptiver Input kommt dabei von den Muskeln, dem Bindegewebe, den Sehnen und den Gelenken. Die unmyelinisierten Gruppe III-Fasern haben eine Nervenleitgeschwindigkeit von 2.5 bis 20 m/sec, die unmyelinisierten Gruppe IV-Fasern eine Nervenleitgeschwindigkeit von weniger als 2.5 m/sec (vgl. Langford & Schmidt, 1983; Mense & Schmidt, 1974; Paintal, 1960). Man nimmt an, daß ca. 30-40% dieser Fasern Nociceptoren sind, wobei einige Fasern, die nomalerweise nicht zur Nociception beitragen, bei abnormen Gelenkveränderungen (z.B. rheumatische Entzündungen) auf nicht-noxische Reize mit Entladung reagieren, die den nociceptiven Input verstärken (Heppelmann et al., 1987). Muskelnociceptoren enden primär in den Laminae I, V und VI (Craig & Mense, 1983). Muskel- und Gelenknociceptoren reagieren besonders stark auf Gelenkbewegungen und Druck. Der Muskelschmerz wird primär auf einen überhöhten Tonus der Skelettmuskulatur zurückgeführt, durch den Muskel- und Sehnennociceptoren erregt werden, wodurch wiederum eine reflektorische Tonuserhöhung in Gang gesetzt werden kann (vgl. Zimmermann, 1984b).

Emotionale Faktoren können v.a. über gamma-motorische Verbindungen wirken, die vom extrapyramidal-motorischen System ausgehen, das besonders enge Verbindungen zu limbischen Arealen aufweist. Nociceptive Impulse der Skelettmuskulatur sind unter ischämischen Bedingungen besonders stark (Mense & Meyer, 1985). Weiterhin kommt es vor allem bei nociceptivem Input aus tieferen Schichten zu reflexhaften Muskelkontraktionen, die mit einer Überempfindlichkeit der betroffenen Muskulatur einhergehen (Head, 1893; Sinclair;, Weddell & Feindel, 1948). Auch eine Sympathicusfehlsteuerung kann zum Schmerzgeschehen beitragen. Nociceptiver Input aktiviert den Sympathicus, der wiederum über seine Efferenzen nociceptive Afferenzen sensibilisieren kann. So kann ein Circulus vitiosus entstehen (Livingston, 1943), in dem sich nociceptiver Input, muskuläre und sympathische Reflexe gegenseitig verstärken bis zu dem Punkt, an dem der ursprüngliche nociceptive Input aufgehört hat, Schmerz aber durch neu entstandene Regelkreise weiterbestehen bleibt (vgl. Zimmermann, 1984a,b). Dabei dürfte insbesondere eine catecholaminbedingte Vasokonstriktion, die lokal zu einer Ischämie und Hypoxie führt, die dann die Freisetzung algetischer Substanzen bewirkt, von Bedeutung sein.

Chronische Wirbelsäulensyndrome (CWSS). Bis zu 80% der Bevölkerung klagen bei Umfragen über Rückenschmerzen, bei etwa 10-20% der Betroffenen chronifiziert der Schmerz. Der Begriff der CWSS wird für solche Schmerzsyndrome des Bewegungsapparat es verwendet, die länger als 4-6 Monate andauern, sich im cervikalen, thorakalen oder lumbosakralen Bereich manifestieren (dementsprechend HWS-, BWS-, oder LWS-Syndrom genannt werden) und nicht auf einen fortschreitenden Krankheitsprozeß zurückzuführen sind (Finneson, 1980; Jayson, 1987). Typischerweise ist bei diesen Schmerzsyndromen ein Dauerschmerz der betroffenen Region vorhanden. Es bestehen Myogelosen, Fehlhaltungen, Bewegungseinschränkungen sowie Druckempfindlichkeit (Cailliet, 1986).

Chronische Rückenschmerzen können eine große Anzahl von Ursachen haben. Waddell (1982) unterscheidet pathologische Rückenschmerzen von Rückenschmerzen, die mit mechanischen Veränderungen zusammenhängen. Zu den pathologischen Ursachen gehören u.a. Tumore, Infektionen, Stoffwechselstörungen oder entzündliche Erkrankungen (z.B. Spondylitis ankylosans), die mit systemischen Störungen einhergehen. Diese Erkrankungen werden erfolgreich mit den indizierten medizinischen Behandlungsverfahren therapiert.

Bei den mechanischen Störungen lassen sich degenerative und muskuläre Formen unterscheiden, die sich nicht immer klar trennen lassen und deshalb meist unter dem Begriff chronische Wirbelsäulensyndrome zusammengefaßt werden. Im allgemeinen lassen sich bei diesen Rückenschmerzen nur schwer eindeutige Ursachen des Schmerzes finden. So schreibt z.B. Kirwan (1989), daß nur in 20% der CWSS-Fälle eine klare Diagnose möglich ist. Eine wichtige Schmerzursache sind **degenerative** Veränderungen der Wirbelsäule, z.B. Diskopathien mit und ohne Diskushernie, Spondylosen und Spondylarthrosen. Spondylolisthesen (Abgleiten von Wirbelkörpern) können degenerativ oder congenital bedingt sein. Spinale Stenosen (Verengungen) sind ebenfalls eine mögliche Schmerzursache und können Nervenirritationen involvieren. Auch angeborene oder erworbene Verkrümmungen der Wirbelsäule (Skoliosen, Kyphosen) können eine Rolle spielen. Wie schon in Kapitel 1 beschrieben, wird eine Fülle von diagnostischen Kategorien für diese degenerativen Veränderungen verwendet, ohne daß es bislang eine einheitliche Nomenklatur gibt. Es hat sich gezeigt, daß die Korrelationen zwischen strukturellen bzw. degenerativen Veränderungen der Gelenken und der Schmerzwahrnehmung bei Patienten mit chronischen Rückenschmerzen gering sind (z.B. Magora & Schwartz, 1976). Röntgenologische und computertomographische (CT) Untersuchungen haben ergeben, daß degenerative Veränderungen der Wirbelsäule einen natürlichen Alterungsprozeß darstellen und bei Gesunden ebenso häufig sind wie bei Erkrankten (s. Hussar & Guller, 1956; Magora & Schwartz, 1976, 1978, 1980a,b; Phillips et al., 1986). Wynn Parry (1989) berichtete eine große Studie, die bei 35.4 % der asymptomatischen Patienten abnorme CT-Befunde nachwies. Weitere Untersuchungen zur Rolle dieser Veränderungen der Wirbelsäule bei der Entstehung von CWSS sind deshalb notwendig.

Neben degenerativen und strukturellen Ursachen wurden von vielen Autoren auch **muskuläre** bzw. extraartikuläre Ursachen der CWSS beschrieben (vgl. Jayson, 1987; Simons & Travell, 1983). Eine besonders häufige Schmerzursache sollen myofasciale Schmerzsyndrome sein, die auf Triggerpunktaktivitäten im Muskel bzw. dem umgebenden Bindegewebe und Sehnen zurückgehen sollen. Unter einem Triggerpunkt versteht man einen Schmerzpunkt mit Hyperirritabilität in einem Muskel oder in **Fascien**, der latenten oder auch übertragenen Schmerz verursacht. Die Abgrenzung von Triggerpunkten und Druckpunkten ist problematisch, ebenso die Abgrenzung myofascialer Schmerzsyndrome von Fibromyalgien, die man zunehmend als systemische Erkrankung versteht, andererseits aber auch aufgrund von Triggerpunkten definiert hat. Wir haben die Probleme dieser Definition an anderer Stelle ausführlich diskutiert (Turk & Flor, 1989c).

Bei diesen muskulären Schmerzsyndromen wird von der Entstehung eines Schmerz-Spannung-Teufelskreises ausgegangen, der durch motorische und sympathische Reflexkreise und damit einhergehender lokaler Ischämie, Hypoxie, ATP-Mangel, und andauernder Reizung der Nociceptoren bedingt ist (s. Kap. 4). Bei den meisten CWSS dürften wohl degenerative **und** muskuläre Prozesse eine Rolle spielen, die wiederum durch zentralnervöse Prozesse beeinflußt sein können. Wir haben diese Probleme der CWSS-Diagnose in einer anderen Arbeit ausführlich diskutiert (Flor; & Turk, 1984; Turk; & Flor, 1984). In letzter Zeit werden deshalb zunehmend multifaktorielle Modelle der chronischen Wirbelsäulensyndrome postuliert, die von einer Interaktion somatischer und psychologischer Faktoren bei der Entwicklung und Aufrechterhaltung der CWSS ausgehen (vgl. Feuerstein et al., 1987; Jayson, 1987).

Chronische Myoarthropathien des Kiefergelenks. Eine weitere hier zu diskutierende Schmerzproblematik der Skelettmuskulatur sind die chronischen Kiefergelenk-Myoarthropathien. Es wird geschätzt, daß etwa 0,5 bis 1% der Bevölkerung an Kiefergelenkschmerzen leiden (Pöllmann, 1983). Kiefergelenkschmerzen können durch eine Reihe von Erkrankungen bedingt sein, die von Funktionsstörungen des stomatognathen Systems abzugrenzen sind. Nach Schulte (1981) machen die primären Erkrankungen des Kiefergelenks jedoch nur etwa 5% der Erkrankungen aus. Dazu gehören entzündliche Veränderungen (Arthritis, Arthritiden), Tumore, traumatische Gelenkerkrankungen sowie Entwicklungsstörungen der Kiefergelenke. Die Funktionsstörungen des stomatognathen Systems können durch eine Reihe von Allgemeinerkrankungen, lokale und psychomotorische Faktoren bedingt sein; am häufigsten handelt es sich jedoch um schmerzhafte, funktionelle Myoarthropathien (s. Schulte, 1981). Chronische Kiefergelenk-Myoarthropathien, die hier durch den weniger ätiologische Implikationen aufweisenden Begriff der temporomandibulären Schmerzsyndrome (TMSS), bezeichnet werden sollen, sind durch zumeist unilaterale Schmerzen gekennzeichnet, die sich in der Region des Kiefergelenks manifestieren, aber auch in die Ohren, den Kopf oder den Nacken ausstrahlen können (Rugh & Solberg, 1985). Weiter ist diese Störung durch Druckempfindlichkeit der Kaumuskulatur, Gelenkgeräusche und Bewegungseinschränkung sowie Deviationen des Kiefers gekennzeichnet.

Auch bei diesem Schmerzsyndrom wurden strukturelle und degenerative Veränderungen sowie muskuläre Störungen als wesentliche **pathogene Mechanismen** diskutiert. Im angloamerikanischen Sprachraum werden zumeist myofasciale

Schmerzsyndrome der Kiefermuskulatur von solchen mit Gelenkbeteiligung (Griffith, 1983) unterschieden. Insbesondere wurden okklusionsbedingte Fehlstellungen der Kondylen und damit verbundene Nerven- und Gefäßirritationen als schmerzauslösende Faktoren diskutiert (Graber, 1971; Weinberg, 1979). Auch hier hat sich jedoch gezeigt, daß viele Patienten mit TMSS keine Veränderungen im Kiefergelenk aufweisen. Darüberhinaus fand man auch bei Gesunden strukturelle Veränderungen der Kiefergelenke (Laskin, 1969; Posselt et al., 1971; Solberg et al., 1972.). Es wird deshalb zunehmend die psychophysiologische Natur dieses Schmerzsyndroms diskutiert (Schulte, 1981, 1988). Insbesondere Schulte hat immer wieder darauf hingewiesen, daß unterschiedliche funktionelle Formen der Myoarthropathie ineinander übergehen und hat deshalb für eine multifaktorielle Sicht der TMSS plädiert. So meint er (Schulte, 1981; Schulte, Lukas & Sauter, 1981), daß eine umfassende Definition der Erkrankung zu der Bezeichnung "Arthro-Myo-Neuro-Okkluso-Psychopathie" führen müßte. Demnach können Gelenkveränderungen sowie okklusale Veränderungen sekundär auch muskuläre Veränderungen nach sich ziehen; umgekehrt können sich aber auch muskuläre Verspannungen auf die Gelenke und die Okklusion auswirken. Zusätzlich können sich psychische Belastungen in Form von Muskelverspannungen und Parafunktionen manifestieren, die wiederum zu den oben genannten Störungen beitragen. Ist eine solche Erkrankung chronifiziert, ist es schwer, eine einzelne Ursache für die Schmerzaufrechterhaltung zu finden, sondern es wirken dann meist mehrere Faktoren zusammen. Statt der fraglichen Trennung in muskuläre und gelenkbedingte TMSS hat Schulte (1983, 1988; s.a. Schwartz & Chayes, 1969) eine Unterscheidung der Patienten in eine Gruppe mit Diskoordination und eine Gruppe mit Limitationen sowie eine Gruppe mit gemischten Formen vorgeschlagen. Diese diagnostische Unterscheidung hat auch therapeutische Konsequenzen.

Nach Schulte leiden etwa 70-80% der TMSS-Patienten an einer **Diskoordination** mit den Hauptsymptomen Hypermobilität (Subluxation), exzentrische Okklusion, terminales Knacken, normale Mundöffnung und S-förmige Abweichung. Die Patienten sind im allgemeinen jung, weiblich und die Schmerzdauer ist kurz. Hörstörungen sind häufig und der mediale M. Pterygoideus ist besonders involviert.

Bei der **Limitation**, die bei 20-30% der Patienten auftritt, ist der reduzierte Schneidezahnkanten-Abstand (meist <30 mm) besonders charakteristisch. Es zeigt sich eine Hypomobilität, initiales und intermediäres Klicken, eine unilaterale Abweichung oder Scharnierbewegungen sowie eine okklusale Störung der posterioren Zähne. Diese Patienten sind meist älter als 30 Jahre. Die Schmerzdauer ist lang. Die am meisten betroffenen Muskeln sind der oblique M. Masseter und die subocciptiale Muskulatur. Hörprobleme sind selten. Wie Schulte (1983) festgestellt hat, kann Limitation aus der Diskoordination entstehen.

Zusammenfassend läßt sich feststellen, daß bislang zur Pathogenese chronischer Schmerzsyndrome der Skelettmuskulatur wenig gesicherte Kenntnisse vorliegen. Besonders wenig ist über das Zusammenspiel somatischer und psychologischer Faktoren bei diesen Schmerzsyndromen bekannt.

3. Psychologische Modellvorstellungen zum chronischen Schmerz

3.1. Nichtbehaviorale psychologische Modelle des chronischen Schmerzes

Erste psychosomatisch orientierte Erklärungen chronischer Schmerzen gingen davon aus, daß in bestimmten Fällen ausschließlich psychische Faktoren für das Auftreten chronischer Schmerzen verantwortlich zu machen sind. So wurde der "psychogene" oder "funktionelle" Schmerz vom "somatogenen" oder "organischen" Schmerz abgegrenzt. Diese psychogenen Schmerzmodelle werden zunächst kritisch diskutiert, da sie in der klinischen Praxis noch häufig Verwendung finden.

Analytische Konzepte. Freud (1952) betrachtete den psychogenen chronischen Schmerz als Konversionsneurose, die sich aus dem Kompromiß zwischen der Erfüllung eines verbotenen Wunsches und seiner Bestrafung ergibt. Spätere Autoren von Alexander (1950) über Engel (1959) bis zu Blumer und Heilbronn (1982) bauten auf diesen Annahmen auf und diskutierten chronische Schmerzsyndrome als Konversionsneurosen, depressives Äquivalent oder als hypochondrische Reaktion (s. Hoffmann & Egle, 1990). Viel Beachtung fand der Ansatz von Engel (1959), der den "pain-prone" Charakter (Persönlichkeit mit einer Neigung zu Schmerzen) als eine Persönlichkeitsstruktur beschrieb, die Schmerz als "psychischen Regulator" zum Ausgleich von Schuldgefühlen, Aggression oder Verlust nutzt, also sadomasochistisch orientiert ist.

Obwohl im klinischen Alltag der Schmerztherapie insbesondere in Deutschland psychoanalytisch orientierte Therapieansätze weit verbreitet sind, gibt es dazu kaum empirische Forschung (vgl. Egle & Hoffmann, 1989). Dies mag zum Teil an der mangelhaften Operationalisierbarkeit psychoanalytischer Modelle liegen, aber auch durch eine Skepsis gegenüber der experimentellen Therapieforschung bedingt sein. Dessen ungeachtet haben psychoanalytisch orientierte Autoren wichtige Aspekte chronischer Schmerzen wie des Ausdrucks psychischer Konflikte in körperlicher Spannung diskutiert (vgl. Dorpat & Holmes, 1962), die von behavioral orientierten Autoren aufgegriffen und präzisiert wurden.

Familientherapeutische und systemische Konzepte. Eine Reihe von Autoren (Minuchin, 1974; Roy, 1988; Waring, 1977) erklären die Entstehung chronischer Schmerzen aus einer systemischen Perspektive. Sie gehen davon aus, daß Schmerz der Ausdruck einer Dysfunktion des familiären Systems sein kann. So postulierten z.B. Minuchin et al. (1975), daß eine physiologische Vulnerabilität zusammen mit vier systemische Konzepte transaktionalen Charakeristika der Familie (Verschmelzung, Überfürsorglichkeit, Rigidität und eine Unfähigkeit zur Konfliktlösung) dazu führen können, daß bei einem Kind als Mechanismus der Konfliktvermeidung ein chronisches Schmerzproblem entsteht. Die Wahl des Symptoms ergibt sich nach Minuchin et al. aus der Familiengeschichte. Es wird angenommen, daß das Symptom in einer familiären Krise auftritt und durch seine stabilisierende Wirkung auf das familiäre System aufrechterhalten wird. Eine ausführliche Darstellung diverser systemischer und familienbezogener Erklärungsansätze findet sich bei Payne und Norfleet (1986), Turk, Flor und Rudy (1987) sowie Flor und Fydrich (1990d). Die im systemischen Ansatz postulierten Zusammenhänge sind wenig untersucht worden, insbesondere ist die Verknüpfung von systemischen Variablen und physiologischen Vorgängen gänzlich ungeklärt. Es gibt jedoch eine Reihe von Hinweisen, daß familiäre Faktoren bei der Entstehung chronischer Schmerzen eine Rolle spielen. So berichteten z.B. Flor et al. (1987d) wie auch Gentry, Shows und Thomas (1974) von einem erhöhten Auftreten von Schmerzproblemen bei Verwandten oder Partnern chronischer Schmerzpatienten. Diese Befunde lassen sich jedoch auch im Rahmen von Modellernen (s. Kap. 3.4.) erklären.

Transaktionale Perspektive. In diesem Zusammenhang ist auch die von Sternbach (1974) vorgeschlagene transaktionale Perspektive des Schmerzes zu erwähnen. Ausgehend von Annahmen der Transaktionsanalyse (Berne, 1964) wird postuliert, daß Schmerzpatienten in der Interaktion mit dem medizinischen Personal und Bezugspersonen typische "Schmerzspiele" (Transaktionen, die bestimmten Zielen der Person dienen) eingehen, die die effektive Diagnose und Behandlung der Schmerzen erschweren. So beschreibt Sternbach z.B. den "Haustyrann" als jemanden, der den Schmerz einsetzt, um unangenehmen Verpflichtungen zu entgehen und gleichzeitig Sympathie zu erhalten. Viele der von Sternbach erläuterten Transaktionen lassen sich jedoch behavioral interpretieren. Empirisch wurde dieser Ansatz nicht weiter untersucht.

Schmerz und Persönlichkeit. Die Persönlichkeit des Schmerzpatienten wurde von vielen Autoren als wichtiger schmerzauslösender und -aufrechterhaltender Faktor gesehen (vgl. Gentry et al., 1974; Weisenberg, 1977). Der Minnesota Multiphasic Personality Inventory (MMPI) wurde deshalb häufig zur Diagnose der "Schmerzpersönlichkeit" eingesetzt (s. Bradley, 1988). Generell läßt sich sagen, daß sich eine schmerztypische Persönlichkeit empirisch nicht belegen ließ, da Unterschiede in Persönlichkeitsfragebögen von Schmerzpatienten und Gesunden meist durch die chronische Erkrankung und die damit einhergehenden Symptome bedingt sind (vgl. Kröner-Herwig, 1990; Love & Peck, 1987; Pincus et al., 1986).

Somatoformer oder psychogener Schmerz. Auch die Diagnose des somatoformen Schmerzes, die die des psychogenen Schmerzes in DSM III-R (American Psychiatric Association, 1987) ablöste, ist problematisch. So wird im DSM III-R der somatoforme Schmerz als ein Schmerzproblem definiert, bei dem es in Abwesenheit von somatischen Befunden, die das Auftreten des Schmerzes oder seine Intensität erklären könnten, zu einer übermäßigen Beschäftigung mit Schmerz kommt. Somatische Befunde fehlen, wenn die Symptome mit den anatomischen Gegebenheiten des Nervensystems inkonsistent sind oder wenn auch nach extensiver Diagnostik keine organische Pathologie gefunden werden kann. Dabei werden auf pathophysiologischen Mechanismen wie Muskelverspannungen beruhende Schmerzen ausgeschlossen. Diese Definition hat jedoch eine Reihe von Problemen. Es ist so wenig über die Ursachen chronischer Schmerzen bekannt, daß es auch mit modernster medizinischer Technik nicht immer möglich ist, jede potentielle Organpathologie zu ermitteln. So wird bei einer Reihe von Schmerzsyndromen angenommen, daß zentrale neuronale Aktivitätsmuster die Schmerzen aufrechterhalten können, ohne daß man das anatomische Substrat immer nachweisen kann (vgl. Casey, 1988; Tasker & Dostrovsky, 1989). Weiterhin ist es derzeit nicht möglich, festzustellen, welches die einer spezifischen Erkrankung "angemessene" Schmerzintensität ist und ab wann die Schmerzwahrnehmung exzessiv ist. Interessant ist auch der Ausschluß des Spannungskopfschmerzes aus dieser Kategorie, da in den meisten Fällen bei Patienten mit Spannungskopfschmerz keine tonisch erhöhten EMG-Werte und damit keine Pathophysiologie im Sinne der Spannungskopfschmerz-Diagnose nachgewiesen werden konnte (vgl. Chapman, 1986).

Auch die IASP-Klassifikation von Schmerzsyndromen enthält eine Kategorie des psychogenen Schmerzes mit den Untergruppen "Muskelspannungsschmerz", "wahnhafter oder halluzinierter Schmerz" sowie "hysterischer oder hypochondrischer Schmerz", deren Definition gleichermaßen problematisch ist. Aus dem in Kapitel 1 dargestellten Drei-Ebenen-Modell des Schmerzes ergibt sich, daß eine Unterscheidung psychogener und somatogener Schmerzen weder theoretisch noch klinisch sinnvoll ist, da es sich um keine Entweder-Oder-Entscheidung handeln kann. Vielmehr sollten im Rahmen einer umfassenden Schmerzdiagnostik die psychologischen und physiologischen Anteile einer spezifischen Schmerzproblematik ermittelt werden (s. Kap. 6).

Schmerz und Depression. Der Zusammenhang von Schmerz und Depression ist ein seit Jahren immer wiederkehrender Diskussionspunkt, da die Übergänge zwischen Schmerz und Depression fließend sind (vgl. Beutler et al., 1986; Blumer & Heilbronn, 1982; Roy, Thomas & Matas, 1984). In ihrem einflußreichen Übersichtsartikel berichten Romano und Turner (1985) eine Reihe von Daten zur Koprävalenz von Schmerz und Depression. Bei depressiven Patienten wurden in 13 bis 100% der Fälle Schmerzsymptome berichtet. Schätzungen depressiver Symptome bei Schmerzpatienten reichen ebenfalls von 0 bis 100%. Turner und

Romano meinen, daß Probleme bei der Erfassung depressiver Symptome sowie die große Heterogenität der untersuchten Stichproben für diese extrem unterschiedlichen Zahlenangaben verantwortlich sein dürften.

Zum Zusammenhang von Schmerz und Depression gibt es eine Reihe von theoretischen Annahmen. So gehen z.B. Blumer und Heilbronn (1982) oder Merskey und Spear (1967) davon aus, daß chronische Schmerzen in vielen Fällen eine Variante einer depressiven Erkrankung (larvierte Depression) sind. Eher biologisch orientierte Autoren (z.B. Ward et al., 1982; France, Krishnan & Trainor, 1986) haben eine dem Schmerz und der Depression gemeinsame zugrundeliegende Störung der biogenen Amine postuliert. Kognitiv-verhaltenstherapeutisch orientierte Autoren vermuten Depression eher als Folge einer Schmerzerkrankung (s. Hendler, 1982; Keefe, Wilkins, Cook & Crisson, 1986; Rudy, Kerns & Turk, 1988). Es mangelt bislang an Längsschnittstudien, die mehr Informationen darüber liefern könnten, ob Schmerz oder Depression als primäres Symptom zu sehen sind, oder ob sie beide auf einen gemeinsamen biologischen und/oder psychologischen Mechanismus zurückzuführen sind.

Bewertung. Trotz interessanter Anregungen haben die nicht-behavioralen Modelle des chronischen Schmerzes wenig wissenschaftliche Untersuchungen generiert, während in den letzten Jahren behaviorale Ansätze, die im nächsten Abschnitt näher dargestellt werden, große Verbreitung gefunden und zahlreiche empirische Studie angeregt haben. Die nicht-behavioralen Modelle haben jedoch die Erforschung von Faktoren, die chronische Schmerzsyndrome bedingen, beeinflußt und eine Reihe wichtiger Arbeiten zur Entstehung chronischer Schmerzen initiiert. Den behavioralen Modellen ist gemeinsam, daß sie nicht länger von einer Schmerzpersönlichkeit oder intrapsychischen Mechanismen der Schmerzentstehung ausgehen, sondern Lernprozesse, das heißt Umweltfaktoren, als wesentliche Bedingungen der Chronifizierung diskutieren.

3.2. Das operante Modell

Grundlagen. Der operante Ansatz zur Erklärung chronischer Schmerzsyndrome war das erste psychologische Modell, das weite Verbreitung und Anwendung fand. Das Paradigma des operanten Lernens geht auf B.F. Skinner (z.B. 1953) zurück, der im Anschluß an Thorndikes (1935) Arbeiten zur instrumentellen Konditionierung davon ausging, daß Verhalten primär durch seine Konsequenzen gesteuert wird. Wenn regelmäßig (kontingent) auf eine Reaktion eine positive Konsequenz folgt oder eine negative Konsequenz entfernt wird, so steigt die Wahrscheinlichkeit, daß die Reaktion in der Zukunft wieder auftritt. Eine auf eine Reaktion kontingente negative Konsequenz oder die Entfernung einer positiven Konsequenz führt zu einer Reduktion der Reaktionshäufigkeit. Birbaumer (1984) hat die unterschiedlichen Möglichkeiten der instrumentellen Verstärkung in einem Schema (s. Tab. 3-1) zusammengefaßt.

Tabelle 3-1: Konsequenzen (vertikale Spalten) operanter Verstärkungsprozeduren (horizontale Reihen); p(R)>: Konsequenz der Prozedur ist ein Anstieg der Reaktionswahrscheinlichkeit jener Reaktion, auf die ein verstärkender Reiz folgt; p(R)<: Konsequenz der Prozedur ist ein Abfall der Reaktionswahrscheinlichkeit jener Reaktion, auf die ein verstärkender Reiz folgt. Verstärkende Reize, die bei den hier doppelt umrandeten Prozeduren zu den angezeigten Konsequenzen führen, werden als positive Verstärker (S^{R+}) bezeichnet. Verstärkende Reize, die bei den einfach umrandeten Prozeduren zu den angezeigten Konsequenzen führen, werden als negative Verstärker (S^{R-}) bezeichnet (nach Birbaumer & Schmidt, 1990, S. 537).

	Konsequenz	
Prozedur	p(R)>	p(R)<
Darbietung (presentation)	Belohnung (Annäherung)	Bestrafung (passives Vermeiden)
Beenden (termination)	Bestrafung Typ I (Flucht)	Belohnung Typ I (Auszeit, time out)
Aubleiben (ommision)	Bestrafung Typ II (aktives Vermeiden)	Belohnung Typ II (Extinktion)

Die Abhängigkeit des Verhaltens von seinen Konsequenzen bildete den Mittelpunkt des operanten Schmerzmodells von Fordyce (1976; 1988). Er unterschied die subjektive Schmerzerfahrung vom **beobachtbaren "Schmerzverhalten"** und stellte letzteres in den Mittelpunkt der psychologischen Analyse. Fordyce nahm an, daß "Schmerzverhalten", der beobachtbare Ausdruck von Schmerz und Leiden wie z.B. Stöhnen, Humpeln, Klagen durch Lernprozesse modifizierbar ist. Er postulierte, daß bei chronischen Schmerzen ohne erkennbaren organischen Befund Schmerzverhalten durch kontingente Verstärkung aufrechterhalten wird. Das traditionelle Konzept des psychogenen Schmerzes sollte damit durch ein lerntheoretisch begündetes Modell ersetzt werden.

Nach Fordyce kann Schmerzverhalten durch positive Verstärkung (z.B. Zuwendung durch den Partner), negative Verstärkung (z.B. Wegfall ungeliebter Tätigkeiten) oder durch mangelnde Verstärkung gesunden Verhaltens (z.B. keine Zuwendung oder Lob bei aktivem Verhalten) aufrechterhalten werden. Obwohl ursprünglich das Schmerzverhalten durch nociceptiven Input bedingt gewesen sein mag, kann es nach der operanten Auffassung bei chronischen Schmerzen gänzlich unter die Kontrolle von verstärkenden Umweltereignissen kommen. Mit zunehmender Dauer des Schmerzproblems schränken Patienten ihre Aktivität immer mehr ein, und es können dadurch sekundär physische Probleme wie Muskelverspannungen und Immobilität auftreten.

Empirische Befunde. Trotz der Verbreitung, die der operante Ansatz gefunden hat, gibt es recht wenig direkte experimentelle Belege für seine Validität. Block et al. (1980) stellten fest, daß Patienten mit einem zuwendenden Partner mehr Schmerzverhalten; (Angabe höherer Schmerzintensität) zeigten, wenn der Partner anwesend war und weniger Schmerzverhalten, wenn ein Klinikangestellter sie beobachtete. Der Partner fungierte hier als diskriminativer Stimulus für den Ausdruck von Schmerzverhalten. Jedoch ist es fraglich, ob die Angabe von Schmerzintensität als Schmerzverhalten zu werten ist. Ebenso berichteten Flor et al. (1987b), daß Patienten mit chronischen Schmerzen mehr Schmerzen angeben und auch inaktiver sind, wenn sie Partner haben, die auf Schmerzverhalten mit deutlicher Zuwendung und mit wenig "Bestrafung" reagieren. In einer Laborstudie zeigten Linton und Götestam (1985), daß verbale Verstärkung für Schmerzverhalten bei akutem Schmerz (Cold Pressor Test) zu einer erhöhten, und verbale Verstärkung für Schmerzunterdrückung zu einer erniedrigten Schmerzäußerung führte. Dies sind Anhaltspunkte für die Validität des operanten Ansatzes, jedoch fehlen experimentelle Nachweise dieser Entwicklung bei Patienten.

Es gibt eine Reihe von Studien, die die therapeutische Effizienz des operanten Modells nachwiesen. Fordyce et al. (1968, 1973) demonstrierten erstmals Veränderungen im Schmerzverhalten durch ein operantes Vorgehen. Cairns und Pasino (1977) zeigten in einem ABA Design, daß verbale Verstärkung zu einer systematischen Veränderung der Aktivität der Patienten führte. Doleys, Crocker und Patton (1982) wiesen ebenfalls nach, daß die Setzung von Quoten und verbale Verstärkung Anstiege in der Aktivität der Patienten bewirkte. White und Sanders (1985) berichteten die Effizienz von zeit- statt schmerzkontingenter Medikamentengabe. In einer Reihe von Experimenten zeigten Wooley und Mitarbeiter (Wooley & Blackwell, 1975; Wooley, Blackwell & Winget, 1978; Wooley, Epps & Blackwell, 1975), daß die Schmerztoleranz von gesunden Versuchspersonen wie auch das Krankheitsverhalten von Schmerzpatienten durch externe Verstärkung modifizierbar ist. Die auf dem operanten Schmerzmodell basierenden Therapieprogramme haben ebenfalls deutliche Verbesserungen im Aktivitätsniveau, der Medikamenteneinnahme sowie dem Schmerzverhalten bei einer Reihe chronischer Schmerzsyndrome berichtet (z.B. Guck et al., 1985; Roberts & Reinhart, 1980; Turner & Clancy, 1988). Fordyce et al. (1986) zeigten, daß sich durch operante Verfahren auch die Chronifizierungsrate akuter Rückenschmerzen reduzieren läßt. Jedoch sind therapeutische Verbesserungen für den Nachweis operanter Mechanismen bei Schmerzpatienten von fraglicher Relevanz (s. A. Schmidt, 1987).

Erweiterung und Modifikation. Ein interessanter Beitrag zum Problem des operanten Konditionierens von Schmerzverhalten stammt von Rachlin (1985). Er unterscheidet zunächst eine sensorische von einer psychologischen oder aversive Schmerzkomponente. Nach seiner Meinung ist es das Ziel psychologischer Behandlung, die reaktive oder aversive Komponente zu verändern, wenn die physische oder sensorische Komponente schwer oder nicht modifizierbar ist. Diese Trennung des Schmerzes in zwei serielle Komponenten ist - wie bereits vorher angedeutet - problematisch. Rachlin identifiziert alle Theorien, die Schmerz unter einer funktionellen Perspektive beschreiben und physiologisch unspezifisch sind, als kognitiv und prinzipiell nicht untersuchbar und plädiert für ein radikales operantes Modell. Jedoch hat dieser radikale behavioristische Ansatz Rachlins kaum Resonanz gefunden. In den letzten Jahren hat Fordyce das operante Modell auch auf Patienten mit organischem Befund angewandt (s. Fordyce, 1988), sofern die Art der Störung nicht ein operantes Aktivierungsprogramm ausschließt und nachweisbar ist, daß Schmerzverhalten auftritt, das nicht auf Nociception beruht.

Kritik. Problematisch an dem ursprünglichen von Fordyce entwickelten Modell ist, daß Konditionierungsprozesse anstelle von physiologischen Prozessen als Auslöser von beobachtbarem Schmerzverhalten postuliert werden, ohne daß auf die Interaktion physiologischer und behavioraler Parameter eingegangen wird. Die Verhaltensanalyse beschränkt sich nur auf einen Teilbereich, nämlich das motorische Verhalten. Auch verdecktes Verhalten (kognitiver oder physiologischer Art) ist durch Lernprozesse modifizierbar und kann in die Verhaltensanalyse miteinbezogen werden (vgl. McGuigan, 1979). Kognitiv-behavioral orientierte Autoren (Turk & Flor, 1987; Turk et al., 1983) haben überdies die mangelnde Beachtung kognitiv-affektiver Aspekte des Schmerzerlebens kritisiert, die bei vielen nicht-invaliden Patienten im Mittelpunkt stehen. Auch bietet das Modell in der von Fordyce präsentierten Form nur eine Erklärung für Schmerzen, die sich aus einer akuten Schmerzepisode entwickelt haben, nicht aber für allmählich entstehende Schmerzsyndrome. Das operante Modell war eine Antwort auf die mangelnde Effizienz rein organmedizinischer Intervention bei der Behandlung chronischer Schmerzen. Ein positiver Aspekt des Modells ist sicher, daß Schmerz als ein Problem der ganzen Person gesehen wird und nicht nur als Nebenerscheinung einer Erkrankung. Der operante Ansatz hat überdies zu sehr effizienten Interventionen geführt (s. Linton, 1986, und Kap. 13).

3.3. Respondentes Lernen

Grundlagen. Schmerzverhalten ist auch in einem respondenten oder gemischt respondent-operanten Paradigma diskutiert worden (vgl. Flor et al., 1987a; Linton, Melin & Götestam, 1985; Philips, 1987; Sanders, 1985). Das Modell des respondenten Lernens beruht auf den Untersuchungen Pawlows (1941). Er zeigte, daß ein neutraler Reiz (z.B. ein Ton, der konditionierte Stimulus, CS) durch mehrfache Paarung mit einer reflexhaften Reaktion (unkonditionierte Reaktion, UR, z.B. Speichelfluß) die Eigenschaften des auslösenden unkonditionierten Stimulus (US, z.B. Essen) erwerben kann. So tritt nach mehreren Versuchsdurchgängen auch auf den neutralen Stimulus ein Teil der unkonditionierten Reaktion (jetzt konditionierte Reaktion, CR, genannt) auf.

Gentry und Bernal (1977) diskutierten erstmals ein "respondentes" Modell des chronischen Schmerzes, in dem sie jedoch lediglich auf die Rolle eines **Circulus Vitiosus von Schmerz und Spannung** verwiesen. Sie nahmen an, daß bei akutem Schmerz eine reflexhafte generalisierte Verspannung und sympathische Aktivierung auftritt, die den Schmerz weiter verstärken kann. Lethem et al. (1983) postulierten, daß viele chronische Schmerzpatienten eine "exaggerated pain perception" aufweisen, eine subjektive Schmerzerfahrung oder Schmerzverhalten, das disproportional zur organischen Pathologie bzw. dem nociceptiven Input ist. Sie definieren diese übertriebene Schmerzwahrnehmung über eine Diskrepanz von Pathologie und Symptomen. Die zentrale Komponente dieses Modells ist die Annahme, daß Patienten Angst vor Schmerz entwickeln und dann viele Aktivitäten vermeiden und einschränken, um antizipiertem Schmerz zu entgehen. Dies soll zu Immobilität und dem Rückzug aus vielen Tätigkeiten führen. Die Reduktion physischer und sozialer Aktivitäten soll schließlich Muskelatrophie, Beeinträchtigungen im Alltag und Invalidität sowie Depressivität bewirken. Dieses Modell wurde auch von Philips (1987) aufgegriffen, die insbesondere auf die Vermeidung sozialer Aktivität bei Schmerzpatienten hinwies.

Linton et al. (1985) haben eine detailliertere Schilderung der Rolle des klassischen Konditionierens bei chronischen Schmerzen gegeben. Sie betrachten Schmerz als einen unkonditionierten Stimulus, der zu einer unkonditionierten Reaktion in Form von sympathischer Aktivierung und Muskelspannung führt. Durch die Assoziation von Schmerz mit neutralen Stimuli (z.B. Klinikumgebung) soll als konditionierte Reaktion Angst, sympathische Aktivierung und erhöhte Muskelanspannung entstehen, die bei genügender Frequenz, Dauer und Intensität zu Schmerzen führen soll. Dieses Modell geht ebenso wie der operante Ansatz von der Entwicklung chronischer Schmerzen auf der Basis eines akuten Schmerzproblem aus. Wir (Flor et al., 1990c) haben postuliert, daß Schmerz auch allmählich über die Kombination respondenter und operanter Mechanismen entstehen kann (s. Kap. 4).

Empirische Belege. Es gibt noch immer einen Mangel an empirischer Forschung bezüglich respondenter Erklärungen des chronischen Schmerzes. Einige Laborexperimente weisen jedoch auf die Rolle von Spannung und Angst bei der Schmerzerfahrung hin. So berichteten Flor, Turk und Birbaumer (1985) wie auch Pope et al. (1980) eine negative Korrelation zwischen der Höhe der situativen Angst und dem Bewegungsausmaß der Wirbelsäule bzw. zwischen Angst und Schmerztoleranz bei Patienten mit chronischen Rückenschmerzen. Dolce et al. (1986) und Schmidt und Brand (1986) demonstrierten, daß die Schmerztoleranz nicht von der derzeitigen Schmerzintensität abhängt, sondern von Erwartungen über den kommenden Schmerz und Erwartungen bezüglich der eigenen Toleranz. Weitere Befunde zum respondenten Modell werden in Kapitel 4 diskutiert. Auf dem respondenten Modell basierende therapeutische Interventionen wie EMG-Biofeedback oder Entspannungstraining haben sich bei vielen Schmerzsyndromen als wirksam erwiesen (s. Turner & Chapman, 1982a; Kröner-Herwig & Sachse, 1989).

Bewertung. Das respondente Modell betont die mit Schmerz einhergehende Muskelspannung und Angst und beachtet die zusätzliche Bedeutung von Umweltvariablen. So sollen der mit Schmerz einhergehende reflektorische "Hartspann" und Angst vor Bewegung auch konditionierbar sein. Damit erweitert das Modell die rein physiologische Sichtweise des Schmerzes und postuliert Mechanismen für die Interaktion psychologischer und physiologischer Prozesse. Problematisch ist, daß auch dieses Modell von einem akuten Trauma ausgeht, auf dem die Konditionierungsprozesse aufbauen sollen. Auch gibt es bislang nicht genügend Nachweise, daß Vermeidung von Angst und Anstieg der Muskelspannung bei Schmerzpatienten tatsächlich schmerzverstärkend wirken. Weiterhin bleibt unklar, ob es sich um einen lokalen oder generalisierten Angst-Schmerz-Spannungs-Zyklus handeln soll.

3.4. Modellernen

Grundlagen. Personen können Verhalten, das nicht Bestandteil ihres Verhaltensrepertoires ist, durch Beobachtung anderer erwerben. Bandura (1969, 1977a) hat die wichtige Rolle des Beobachtungslernens in vielen Lebensbereichen dokumentiert. Durch Modellernen werden nicht nur neue Verhaltensweisen erworben, sondern schon bestehende Verhaltensmuster können gehemmt oder enthemmt werden. Schmerzäußerungen erwecken in besonderem Maße die Aufmerksamkeit von Beobachtern. Phylogenetisch betrachtet kann man davon ausgehen, daß die teilnehmende Beobachtung von Schmerzverhalten Überlebenswert hat, da sie Schmerzvermeidung fördern und Reaktionsmöglichkeiten für ähnliche Situationen vermitteln kann. Es wird angenommen, daß auch bei chronischen Schmerzsyndromen die Beobachtung anderer zur Entstehung oder Aufrechterhaltung beitragen kann. So können Modelle den Schmerzausdruck, die Schmerzlokalisation sowie die schmerzbewältigenden Maßnahmen beeinflussen (Craig, 1986, 1987).

Empirische Befunde. Craig (1986, 1987) hat in einer Reihe von Arbeiten aufgezeigt, daß die angegebene Schmerzintensität und die Schmerztoleranz durch die Beobachtung des Verhaltens anderer beeinflußbar sind. Modellernen spielt wahrscheinlich beim Phänomen der **"Schmerzfamilien"** (Familien, in denen Schmerzprobleme überzufällig häufig auftreten) eine Rolle. So berichteten Christensen und Mortensen (1975), daß Kinder eher die Schmerzsyndrome zeigen, die ihre Eltern zum gegenwärtigen Zeitpunkt selbst aufweisen als solche, die die Eltern in ihrer eigenen Kindheit hatten. Letzteres würde eher für genetische Faktoren sprechen. Auch Gentry et al. (1974) und eine Reihe anderer Autoren (vgl. Turk et al., 1987) berichten ein erhöhtes Auftreten von Schmerzsyndromen bei Partnern und Verwandten von Schmerzpatienten. Weitere Befunde werden in Kapitel 4 diskutiert. Auch die Berichte über kulturelle Unterschiede im Schmerzausdruck (z.B. Zborowski, 1969) sind hier von Bedeutung. Im klinischen Alltag hat der Erwerb bzw. der Abbau von Schmerzverhalten über Modellernen bislang wenig Beachtung gefunden. Es finden sich jedoch vereinzelt Hinweise auf den Einsatz von Modellen bei der Behandlung von Schmerz bei Kindern (vgl. Ross & Ross 1988) sowie bei der Behandlung postoperativer Schmerzen (Flor & Birbaumer, 1990a).

Bewertung. Obwohl es eine Fülle von Daten zur Veränderung experimentell induzierten Schmerzverhaltens durch Modelle bei gesunden Versuchspersonen gibt, liegen kaum experimentelle Befunde zu chronischen Schmerzpatienten vor, noch gibt es Längsschnittstudien, die die Entwicklung von Schmerzsyndromen in "Schmerzfamilien" untersuchen. Erst weitere Forschung kann die Rolle des Modellernens bei der Entwicklung chronischer Schmerzen belegen.

3.5. Kognitiv-Behavioraler Ansatz

Grundlagen. In jüngerer Zeit haben kognitive Faktoren eine immer stärkere Beachtung bei der Erklärung der Entwicklung und Aufrechterhaltung chronischer

Schmerzen gefunden. Der kognitiv-behaviorale Ansatz geht davon aus, daß bei chronischen Schmerzpatienten negative Erwartungen bezüglich ihrer eigenen Fähigkeit, mit dem Schmerz umzugehen, auftreten, die zu Gefühlen der Hilflosigkeit und zu Passivität führen (vgl. Turk et al., 1983). Diese hilflose Einstellung und die negativen Erwartungen sollen zur Aufrechterhaltung des chronischen Schmerzproblems beitragen, da die Patienten keine ausreichenden Bewältigungsmöglichkeiten entwickeln und einsetzen. Hilflosigkeit führt zu Depression, Inaktivität, erhöhter Schmerzempfindlichkeit, und reduzierter Schmerztoleranz (Schmidt, 1985a; Bandura et al., 1987). Das von Bandura (1977b) eingeführte Konzept der Selbsteffizienz, der Erwartung bezüglich der eigenen Fähigkeit, erfolgreich mit spezifischen Problemen umzugehen, ist als weiterer wichtiger kognitiver Mechanismus bei chronischen Schmerzpatienten diskutiert worden. Ein noch stärker ausschließlich kognitiv geprägtes Modell wurde von Ciccone und Gresziak (1984) beschrieben, in dem sie kognitive Fehler und irrationale Annahmen als Ursache chronischer Schmerzen postulieren.

Empirische Befunde. Zur Rolle kognitiver Variablen bei der Schmerzwahrnehmung gibt es eine Reihe von Befunden. In vielen Laborexperimenten wurde aufgezeigt, daß diverse Ablenkungsverfahren ebenso wie Manipulationen der Schmerzerwartung zu konsistenten Veränderungen der subjektiven Schmerzerfahrung wie auch der Schmerztoleranz führen (zusammenfassend vgl. McCaul & Malott, 1984). Bei Patienten mit chronischer Polyarthritis berichteten z.B. Brown und Nicassio (1987), daß bei einer aktiven Auseinandersetzung mit der Erkrankung im Vergleich zu passivem Umgang mit der Erkrankung eine bessere Krankheitsanpassung auftritt. Flor und Turk (1988) demonstrierten, daß bei Patienten mit chronischen Rückenschmerzen und Patienten mit chronischer Polyarthritis schmerzbezogene Kognitionen bessere Prädiktoren der erlebten Schmerzintensität und der Einschränkungen im Alltag waren als das Ausmaß der Grunderkrankung. Dabei zeigte sich, daß Hilflosigkeit ausdrückende Selbstinstruktionen ebenso wie passive Einstellungen zum Schmerz mit stärkeren Schmerzen und Beeinträchtigungen zusammenhingen. Positive Einstellung und aktive Bewältigung gingen mit weniger Behinderung einher. In Laborexperimenten konnten Litt (1988) und Dolce et al. (1986) nachweisen, daß die erlebte Selbsteffizienz ein besserer Prädiktor der Schmerztoleranz ist als das derzeitige Schmerzniveau. Weiterhin hat sich gezeigt, daß kognitiv-behaviorale Interventionen bei der Behandlung chronischer Schmerzpatienten zu sehr guten Therapieerfolgen führen (Turk et al., 1988).

Kritik. Ein Mangel des kognitiv-behavioralen Modells ist der geringe Bezug zu den Modellen und Ergebnissen der kognitiven Psychologie (Anderson, 1986) und zu Verhaltens- sowie physiologischen Reaktionen. Die kognitive Psychologie hat in den letzten Jahren sowohl theoretische Konzepte als auch experimentelle Verfahren zur Erfassung kognitiver Prozesse entwickelt, die stärker in die kognitiv-verhaltenstherapeutische Forschung einbezogen werden sollten. Trotz der vielfältigen Untersuchungen mit experimentellen Schmerzreizen fehlt es auch hier an aussagekräftigen Längsschnittstudien, die die Rolle von Kognitionen bei der Chronifizierung bestimmen könnten.

4. Verhaltensmedizinische Perspektive

4.1. Einführung

Die verhaltensmedizinische Betrachtung des chronischen Schmerzes geht davon aus, daß Schmerz eine Reaktion auf der psychologisch-subjektiven, der motorisch-verhaltensmäßigen und der physiologisch-organischen Ebene ist (Birbaumer, 1984; Flor et al., 1990c; Sanders, 1979). Grundlage der Erklärung chronischer Schmerzen ist ein **multifaktorielles Modell**, das somatische und psychologische Faktoren berücksichtigt. Es wird angenommen, daß Lernprozesse bei der Entstehung und Aufrechterhaltung chronischer Schmerzsyndrome eine entscheidende Rolle spielen. Die Wahrnehmung, Bewertung und Bewältigung des Schmerzes soll entscheidend den Verlauf der Erkrankung und das Maß der Beeinträchtigung im Alltag bestimmen. Die Veränderung von maladaptiven Verhaltensweisen und Kognitionen soll zu Veränderungen im Schmerzerleben und Schmerzverhalten führen. Effektive Diagnostik und Therapie sollten alle diese Reaktionsebenen berücksichtigen. Eine Reihe von Autoren haben verhaltensmedizinisch orientierte Modelle chronischer Schmerzen postuliert, die jedoch wenig spezifisch und kaum empirisch untersucht sind (z.B. Feuerstein, Papciak & Hoon, 1987). Bischoff und Traue (1983) haben ein **verhaltensmedizinisches Modell** des myogenen Kopfschmerzes postuliert. Sie gehen davon aus, daß ein myogener Kopfschmerz dann entsteht, wenn innerhalb einer gewissen Zeitspanne - in Streß- oder Entspannungssituationen - die Netto-Anspannung gewisser Muskeln im Kopf- und Nackenbereich bis zu einem kritischen Punkt erhöht ist. Sie postulieren eine Reihe psychophysiologischer Mechanismen, die diese Kopfschmerzinduktion erklären sollen und präsentieren Daten, die einzelne Aspekte des Modells stützen (vgl. Traue et al., 1985, 1986; s. a. Bakal, 1982).

Flor et al. (1985; 1987a) haben im Rahmen eines **Diathese-Streß Modells** eine psychobiologische Perspektive chronischer Schmerzen postuliert und folgende Komponenten einbezogen:
(1) eine physiologische Diathese zur Reaktion in einem spezifischen Körperbereich,
(2) das Auftreten von aversiver interner oder externer Stimulation, die Reaktionen auf der physiologischen, motorischen und verbal-subjektiven Ebene auslöst,
(3) inadäquate Bewältigungsfertigkeiten des Individuums, und
(4) instrumentelles Lernen, das zur Aufrechterhaltung beiträgt.

Die dort formulierte heuristische Perspektive soll hier präzisiert werden.

...undlage eines psychobiologischen Modells des chronischen Schmerzes

...ulieren eine multifaktorielle dynamische Perspektive des chronischen ..., die die wechselseitige Interaktion physiologischer und psychologischer Faktoren sowie die Veränderung dieser Beziehungen über die Zeit betont (vgl. Flor et al., 1990c). Die bereits beschriebene Drei-Ebenen-Konzeption des Schmerzes geht davon aus, daß die Organpathologie keine notwendige Voraussetzung des Schmerzes ist, daß es jedoch immer physiologische Antezedenzen und Konsequenzen des Schmerzes gibt. Verhalten hat eine physiologische Basis und physiologische Prozesse manifestieren sich auch im Verhalten. Zur physiologischen Grundlage gehören aufsteigende und absteigende neuronale Prozesse, supraspinale und corticale Mechanismen sowie biochemische Abläufe auf allen Ebenen des Organismus. Die verbal-subjektive Modalität beinhaltet Wahrnehmungen, Gedanken, Gefühle und Vorstellungsbilder. Auf der Ebene des motorischen Verhaltens ist Schmerzverhalten in der Form von Medikamenteneinnahme bis hin zum verbalen und nichtverbalen Schmerzausdruck oder der Inanspruchnahme des Gesundheitssystems zu untersuchen (s. Turk & Flor, 1987). Interaktionen zwischen diesen Ebenen sind ständig vorhanden. So kann Schmerzverhalten durch physiologische, behaviorale und kognitive Antezedenzen und Konsequenzen motiviert sein. Wir gehen davon aus, daß folgende Grundkomponenten bei der Entwicklung chronischer Schmerzen eine Rolle spielen (s. Abb. 4-1).

Prädisponierende Faktoren. Wir postulieren die Existenz einer physiologischen Prädisposition oder Diathese, die sich auf ein spezifisches Körpersystem bezieht. Diese Prädisposition besteht aus einer reduzierten Schwelle für nociceptive Aktivierung, die mit genetischen Variablen, einem vorhergehenden traumatischen Ereignis oder sozialem Lernen zusammenhängt und in einer **physiologischen Reaktionsstereotypie** eines spezifischen Systems mündet, wenn weitere Voraussetzungen gegeben sind.

Auslösende Stimuli. Hier geht es um die Existenz aversiver externer und/oder interner subjektiv als negativ empfundener Stimuli (die schmerzbezogen sind oder andere Stressoren involvieren können). Diese Stimuli können als unkonditionierte oder konditionierte Stimuli das sympathische Nervensystem oder das nociceptive System sowie muskuläre Prozesse aktivieren und Vermeidungsverhalten provozieren.

Aversive Stimuli lassen sich physikalisch durch excessive Intensität, Dauer oder Frequenz einer externen oder internen Stimulation charakterisieren und psychologisch durch ihre potentielle Gefährdung vitaler oder sozialer Gleichgewichtszustände.

Auslösende Reaktionen. Ein "inadäquates" oder "unangepaßtes" Verhaltensrepertoire auf der subjektiven, behavioralen oder physiologischen Ebene, das die Auswirkungen dieser aversiven Umweltreize oder internen Reize nicht reduzieren kann, hat ebenfalls eine Auslösefunktion. Eine wichtige Rolle spielt dabei die kognitive Verarbeitung der externen und internen Stimuli, die mit der Streß- und Schmerzerfahrung verbunden sind, z.B. erhöhte Beschäftigung mit und Überinterpretation von körperlichen Symptomen oder die inadäquate Wahrnehmung interner Stimuli wie z.B. der Muskelspannung. Weiterhin spielt die Art der Bewältigungsreaktion in Form von aktiver Vermeidung, passiver Toleranz oder depressivem Rückzug eine Rolle bei der Art der Störung, die sich entwickelt, ebenso wie für den Verlauf der Erkrankung. Unangepaßte physiologische Reaktionen, die sich daraus ergeben, wie z.B. erhöhte sympathische Aktivierung oder erhöhte muskuläre Reagibilität, können Schmerzepisoden induzieren oder exazerbieren.

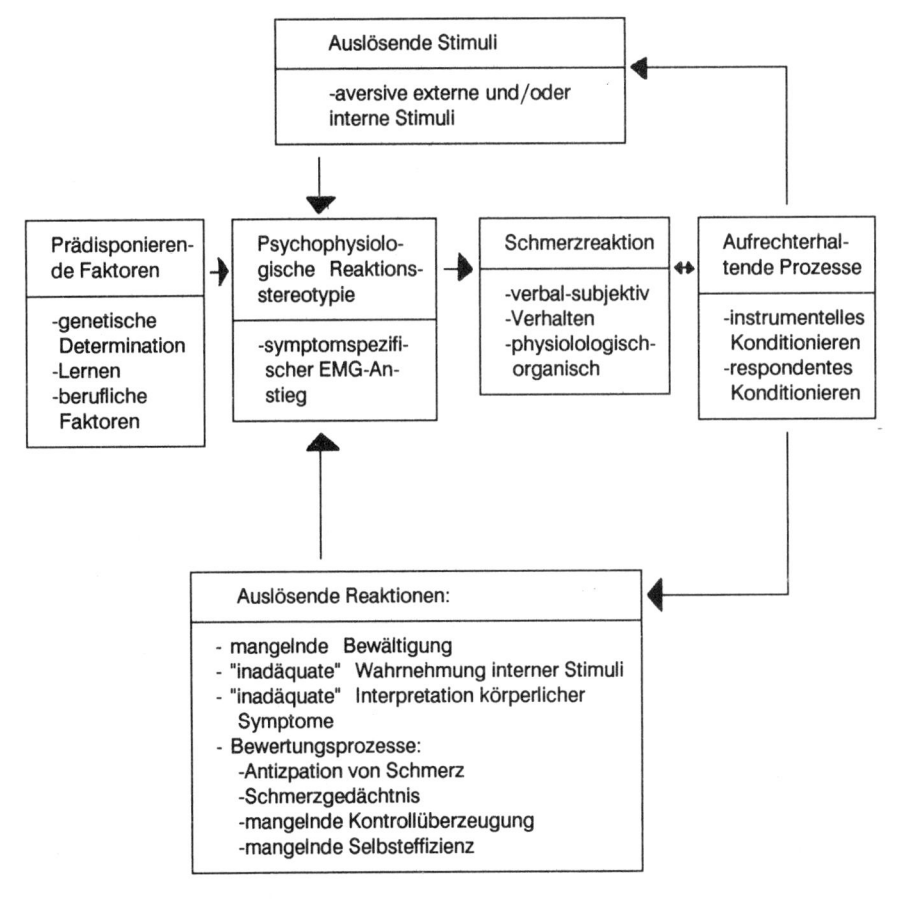

Abb. 4-1. Psychobiologisches Modell chronischer Schmerzsyndrome der Skelettmuskulatur

Aufrechterhaltende Prozesse. Lernprozesse in der Form von klassischer Konditionierung von Angst vor Aktivitäten (die soziale, motorische und kognitive Aktivitäten umfassen können) und/oder muskulärer Hyperaktivität sowie operantem Lernen von offenem Schmerzverhalten können zur Chronifizierung beitragen. Es können darüber hinaus auch schmerzbezogene verdeckte und physiologische Prozessen durch Lernen modifiziert und pathogenetisch bedeutsam werden.

Wir haben in Abbildung 4-1 die wesentlichen Faktoren zusammengefaßt, die unserer Meinung nach zur Entwicklung und Aufrechterhaltung chronischer Schmerzen der Skelettmuskulatur beitragen. Diese Faktoren werden in den folgenden Abschnitten detailliert beschrieben. Es ist wichtig, festzustellen, daß diese vier Komponenten zur Erleichterung der Diskussion getrennt wurden, sie aber de facto interagieren und sich nicht wechselseitig ausschließen oder eine lineare Sequenz darstellen sollen. Wir werden im folgenden Mechanismen darstellen, die bei der Entstehung von Schmerzen, die auf eine traumatische Verletzung folgen, eine Rolle spielen und auf Schmerzen eingehen, die allmählich, ohne identifizierbare Ursache auftreten.

Das hier beschriebene verhaltensmedizinische Modell befaßt sich mit typischen muskulären Schmerzsyndromen wie z.B. Rückenschmerzen, Kiefergelenkschmerzen und rheumatischen Schmerzen, die alle Schmerzsyndrome mit großer Prävalenz sind (Burrows et al., 1987; Fields, 1987).

4.3. Die Rolle prädisponierender Variablen

Genetische Faktoren. In sich allmählich entwickelnden Schmerzsyndromen dürfte die genetische Prädisposition eine Rolle bei der "Wahl" der Schmerzlokalisation spielen. Bei einigen Arten der Migräne sind genetische Faktoren als bestimmend für eine Prädisposition zur Gefäßlabilität genannt worden (s. Bille, 1981). Es gibt auch Hinweise aus der Tierforschung, daß es z.B. Rattenstämme mit natürlicher, wohl genetisch determinierter, Variation in der Autotomie (Selbstverstümmelung) gibt, die auf Nervenverletzung folgt (z.B. Inbal et al., 1980) und daß sich Stämme mit unterschiedlicher Sensibilität für Schmerz züchten lassen (Devor, Inbal & Govrin-Lippman, 1982). Tiermediziner haben festgestellt, daß einige Hunderassen oder Pferde eine Prädisposition für Rückenschmerzen haben. Angeborene Schmerzunempfindlichkeit wurde oft berichtet, obwohl uns keine Berichte angeborener Überempfindlichkeit bekannt sind (Comings & Amronin, 1963).

Droste und Roskamm (1983) haben vorgeschlagen, daß es möglicherweise genetisch determinierte individuelle Unterschiede in endorphinergen Mechanismen geben könnte, die eine Rolle in der differentiellen Schmerzempfindlichkeit bei Patienten mit Myocardischämie spielen könnten. Diese Autoren verglichen Patienten mit symptomatischer und asymptomatischer Myocardischämie und fanden im Eiswasser-Schmerztest bei den asymptomatischen Patienten signifikant höhere elektrische und chemische Schmerzschwellen sowie höhere Toleranzen. Symptomatische Patienten hatten eine reduzierte Stoffwechselaktivität der Endorphine (vgl. Droste, Greenbee & Roskam, 1986).

Lernen als prädisponierender Faktor. Kinder erlernen Einstellungen über Gesundheit und Gesundheitsversorgung, die Wahrnehmung und Interpretation von körperlichen Symptomen von ihren Eltern und anderen Modellen (Baranowski & Nader, 1985). Sie erlernen auch angemessene Reaktionen auf Verletzungen und werden so mehr oder weniger geneigt sein, Symptome, die sie erfahren, zu ignorieren oder überzubetonen. Diese Wahrnehmung und Interpretation von Symptomen bestimmt, wie der Einzelne mit seiner Erkrankung umgeht (s. Nerenz & Leventhal, 1983).

So fand z.B. Rickard (1988), daß Kinder von Schmerzpatienten mehr schmerzbezogene Reaktionen auf Szenarios zeigten, die ihnen dargeboten wurden, und eine eher externale Kontrollüberzeugung bezüglich ihrer Gesundheit hatten, als Kinder von Gesunden oder Diabetikern. Darüberhinaus gaben Lehrer an, daß diese Kinder mehr Krankheitsverhalten zeigten (z.B. Klagen, Weinen, Vermeidung, Abhängigkeit, Fehlzeiten, Besuche bei der Schulkrankenschwester) und stuften sie als abweichender im Verhalten ein. Christensen und Mortensen (1975) berichteten, daß Kinder mit höherer Wahrscheinlichkeit die Art von Schmerzsyndrom bekommen, die ihre Eltern im Erwachsenenalter haben als die Schmerzsyndrome, die die Eltern in ihrer eigenen Kindheit hatten. Diese Daten weisen zumindest darauf hin, daß Beobachtungslernen als ätiologischer Faktor eine Rolle spielen dürfte.

Wie schon im vorhergehenden Kapitel erwähnt wurde, hat Craig (1986) eine große Anzahl von Untersuchungen durchgeführt, die die Rolle des Modellernens bei der Schmerztoleranz, der erlebten Schmerzstärke und dem nichtverbalem Schmerzausdruck belegen. Auch Vaughan und Lanzetta (1980; 1981) berichteten, daß physiologische Reaktionen auf Schmerzreize durch die Beobachtung anderer in Schmerzsituationen stellvertretend konditioniert werden können. Block (1981) zeigte, daß die Partner von Schmerzpatienten mit physiologischer Aktivierung auf den Anblick ihrer von Schmerz geplagten Partner reagieren. Diese physiologische Aktivierung könnte später zu Symptomen beim Partner führen. Es gibt eine Reihe von Befunden zu erhöhten Schmerzsymptomen und anderen körperlichen Beschwerden bei Partnern von Schmerzpatienten (s. Turk et al., 1987c). So berichteten z.B. Flor et al. (1987c), daß Partner von Schmerzpatienten selbst über mehr Schmerz klagen als Partner von Diabetikern.

Weiter gibt es Hinweise darauf, daß eine Prädisposition zur Hyperreagibilität auf nociceptiven Input mit mangelnder Erfahrung im Umgang mit Schmerzstimuli früh im Leben zusammenhängen könnte. Dies zeigt sich insbesondere in ethnomedizinischen Untersuchungen bestimmter Völker. So scheint die frühe Erfahrung mit sozial kontrollierten traumatischen Verletzungen wie die Durchstechung der Ohrläppchen oder der Nase die Jugendlichen weniger empfänglich für spätere traumatische Verletzungen zu machen. Solche Hinweise ergeben sich aus den Beobachtungen Schiefenhövels (1980) zur Schmerztoleranz und zum Schmerzverhalten bei den Eipo. Sargents (1984) Studien der Bariba in Benin weisen darauf hin, daß die frühe Erfahrung mit schmerzhafter Stimulation den Ausdruck und möglicherweise die Erfahrung von Schmerz und Leiden bei den Erwachsenen im Vergleich zu westlichen Kulturen reduziert. Es gibt auch Hinweise darauf, daß Hunde und Katzen, die nicht nociceptiver Stimulation ausgesetzt waren, insensitiv auf Schmerzstimuli reagierten und nicht fähig waren, Vermeidungsverhalten auf nociceptive Stimuli hin zu lernen (Lichstein & Sackett, 1971; Melzack & Scott, 1957).

Traumatische Erfahrungen. Das Auftreten schmerzhafter traumatischer Ereignisse kann andererseits die Wahrscheinlichkeit einer physiologischen Überreaktion in einem bestimmten Körperbereich erhöhen. So wiesen z.B. Harvey und Greer (1982) darauf hin, daß unvorhersehbarer Schock zu einer antizipatorischen Versteifung des betroffenen Körperteils führt, um die Auswirkung der aversiven Stimulation zu reduzieren. Ähnliche Reaktionen könnten auftreten, wenn Kinder körperlicher Mißhandlung ausgesetzt werden. So wurde bei bestimmten Arten von chronischen Schmerzen eine höhere Prävalenz von Kindesmißhandlung berichtet (vgl. Violon, 1985). Die Studie von Morpurgo et al. (1983) ergab experimentelle Hinweise für diese Annahme. Die Autoren zeigten, daß die Gehirne junger und erwachsener Katzen, die Schmerzstimuli ausgesetzt waren, viel größere rezeptive Felder im Thalamus und Cortex für die betroffene Körperregion aufwiesen. Dies könnte eine physiologische Grundlage für die Vulnerabilität verschiedener Körperbereiche sein, die auf frühen traumatischen Erfahrungen beruht.

Diese Ergebnisse scheinen die oben genannte Annahme zu widerlegen, daß frühe Erfahrung mit Schmerzstimuli nötig ist, um eine adäquate Schmerzreaktion entwickeln zu können. Es ist jedoch möglich, daß diese widersprüchlichen Ergebnisse mit der Kontrollierbarkeit und Intensität der schmerzhaften Stimulation in Bezug stehen. Mittlere Stärken noxischer Stimulation in einer kontrollierbaren Situation, kombiniert mit sozialer Verstärkung für den Ausdruck von Schmerz sowie

Verstärkung für aktive Bewältigung, wie sie für die Kinder des Eipo-Stammes berichtet wurden, könnten in anderen physiologischen und psychologischen Konsequenzen resultieren als die der unkontrollierbaren noxischen Stimulation, die mißhandelte Kinder erfahren. Es gibt eine breite tierexperimentelle Forschung zur unterschiedlichen Wirkung kontrollierbarer und unkontrollierbarer nociceptiver Reizung (s. Maier et al., 1984). Bei Untersuchungen an chronischen Schmerzpatienten wird immer wieder berichtet, daß vorhergehende Schmerzepisoden ein guter Prädiktor späterer Schmerzen sind (vgl. Fordyce, 1988; Main, 1987). Es ist anzunehmen, daß Traumata der Muskulatur, Sehnen und Gelenke zu Veränderungen führen, die eine Vulnerabilität nach sich ziehen.

Arbeitsbezogene Faktoren. Ein weiterer Mechanismus, der im späteren Leben relevant werden kann und zur Entwicklung chronischer Schmerzen prädisponiert, sind berufliche Faktoren. So macht z.B. die ständige Überbelastung einer Körperregion die Muskulatur und die Gelenke empfänglicher für nociceptive Reaktionen (Schüldt et al., 1987). Von Musikern wird häufig die Entwicklung instrumentspezifischer Schmerzsyndrome berichtet (Newmark & Hochberg, 1987) und am Computer tätige Arbeitskräfte klagen oft über arbeitsbezogene Rücken- und Schulterprobleme (Stone, 1983; Kiesler & Finholt, 1988). Diese Überlastung in Kombination mit der Nichtbeachtung ansteigender Spannung (weil die Beendigung der Arbeit in negativen Konsequenzen enden könnte) kann zu chronischen Verspannungen und als Folge davon zu Schmerzinduktion oder Schmerzverstärkung führen. Rimehaug und Svebak (1987) haben gezeigt, daß hohe Motivation und damit einhergehende negative Stimmung aufgabenbezogene EMG-Werte erhöhen. Dies könnte eine Erklärung dafür sein, warum eine Reihe epidemiologischer Studien die höchste Inzidenz von Schmerzsyndromen bei Arbeitern fanden, die über physische Belastung der betroffenen Körperregion klagten und gleichzeitig Unzufriedenheit mit der Arbeit und andere Stressoren berichteten (s. Damkot et al., 1982; Frymoyer et al., 1987; Magora & Schwartz, 1973; Schaepe, 1982).

Bei Schmerzsyndromen mit akutem Beginn kann es eine vorhergehende Vulnerabilität geben, die zur akuten Episode beitrug und/oder jetzt die Chronifizierung fördert. So gibt es z.B. Berichte, daß Patienten mit Amputationen eher Phantomschmerzen entwickeln, wenn schon vor der Amputation Schmerzen auftraten (Sherman, Sherman & Bruno, 1987). Es könnten dadurch zentralnervöse Veränderungen entstanden sein, die nach der Amputation fortbestehen (z.B. rezeptive Feldvergrößerung). Es ist auch möglich, daß konstante Überaktivität der Muskulatur die Gelenke und Bandscheiben, die sich nahe an diesen Muskeln befinden, schädigen. Andersson, Örtengren und Nachemson (1977) zeigten eine hohe Korrelation zwischen Muskelspannung (gemessen bei bestimmten Bewegungen) und Druck auf die Bandscheiben, was darauf hinweist, daß hohe Muskelspannung zu erhöhtem Druck auf die Bandscheiben führen und so zum Diskusprolaps beitragen könnte.

Mechanismen. Eine Prädisposition für Schmerzerleben könnte somit mit einer Reihe genetischer Faktoren und Lernerfahrungen zusammenhängen. Mehr Forschung ist nötig, um diese zumeist noch spekulativen Mechanismen, die zur Vulnerabilität beitragen, zu untersuchen. Tierexperimente wären besonders hilfreich, um die Rolle des Lernens bei der Entwicklung verschiedener chronischer Schmerzsyndrome zu untersuchen. Eine gemeinsame Endstrecke zur Chronizität könnte die Entwicklung einer **Reaktionsstereotypie** sein, eines konsistenten Musters physiologischer Reaktionen auf Stimulation hin, das individuell spezifisch ist und auf einer erworbenen oder bereits bestehenden Diathese beruht (Lacey & Lacey, 1958). Dies werden wir im Kapitel zur Psychophysiologie des Schmerzes noch näher erläutern. Eine physiologische Prädisposition ist eine notwendige, jedoch nicht hinreichende Bedingung für das Auftreten chronischer Schmerzen.

4.4. Auslösende Faktoren: Aversive interne oder externe Stimulation

Definition von Streß. Aversive interne oder externe Stimuli, die allgemein "Stressoren" genannt werden, können als auslösende Faktoren in der Entwicklung chronischer Schmerzsyndrome gelten. Streß ist ein problematisches und unklares Konzept. Wir verwenden den Begriff in der Definition von Lazarus und seinen Kollegen (Lazarus, 1966; Lazarus & Folkmann, 1984), die Streß als Resultat der andauernden Transaktion potentiell aversiver Stimulation (Stressoren) und der Bewertung und Bewältigung des Individuums sehen. Um die Diskussion zu vereinfachen, werden wir die Situationsbewertung und Bewältigung getrennt von der aversiven Stimulation im nächsten Abschnitt behandeln, obwohl sie integrale Bestandteile der Definiton von Streß sind. Man kann davon ausgehen, daß Streß zunächst von unkonditionierten Stimuli ausgelöst wird, die zu vielen physiologischen und biochemischen sowie Verhaltensreaktionen führen, die dann mit der Zeit durch Lernprozesse mit konditionierten Reizen assoziiert werden.

Traumatische Schmerzsyndrome. Zunächst werden wir die chronifizierenden Prozesse für Schmerzsyndrome mit akutem Schmerzbeginn diskutieren. Bei akuten Schmerzzuständen können viele Aktivitäten, die neutral oder angenehm waren, Schmerzen hervorrufen oder verstärken und folglich vermieden werden.

Angst vor Schmerz kann auf eine Reihe von Situationen konditioniert werden (s. Linton et al., 1985). Die vermiedenen Aktivitäten können einfaches motorisches Verhalten, aber auch Arbeit, Freizeitbeschäftigungen oder sexuelle Aktivität beinhalten (vgl. Philips, 1987). Zusätzlich zum Vermeidungslernen kann Schmerz in diesen potentiell schmerzerregenden Situationen durch angstbezogene sympathische Aktivierung und Anstiege in der Muskelspannung, die bei der Antizipation von Schmerz und auch als Konsequenz auf Schmerz entstehen können, verstärkt und aufrechterhalten werden. So haben z.B. Devor und Jänig (1981) gezeigt, daß es in Neuromen zu einem Anstieg alpha-adrenerger Rezeptoren kommt, die teilweise die erhöhte Erregbarkeit von Körperregionen, die Nervenverletzungen erlitten, erklären können. Mit der Zeit kann es wegen des Anstiegs an Inaktivität und Immobilität, welche mit dem Vermeidungsverhalten einhergehen, zu zusätzlichen physiologischen Veränderungen kommen. Diese physiologischen Veränderungen sind spezifisch, wie z.B. die Immobilisierung eines Fingers oder Beines.

Am betroffenen Ort könnte dann eine **symptom-spezifische Reaktionsstereotypie** entstehen, d.h. eine Tendenz der Person, auf streßhafte Stimulation mit Hyperaktivität der betroffenen Körperregion zu reagieren. Die Forschungsarbeiten von Traue und seinen Kollegen an der Universität Ulm (Traue, 1989; Traue et al., 1985, 1986) haben gezeigt, daß bei Patienten mit Spannungskopfschmerz in einer Reihe von belastenden Situationen eine muskuläre Hyperaktivität bzw. verzögerte Rückkehr zum Ruhewert insbesondere der Trapeziusmuskulatur besteht. Unsere eigenen Untersuchungen zum chronischen Rückenschmerz (Flor et al., 1985) ergaben ebenfalls, daß eine Hyperreagibilität und/oder eine verzögerte Rückkehr zum Ruhewert auf Streßstimulation hin an der betroffenen Muskelgruppe charakteristisch für viele Schmerzpatienten sind. Walker & Sandman (1977) haben ähnliche Ergebnisse für Patienten berichtet, die an rheumatoider Arthritis leiden. So gibt es einen direkten Effekt dieser Lernprozesse auf die Physiologie durch den Anstieg in der physiologischen Aktivierung, der an der Stelle der Verletzung ausgeprägter ist, da dieser Ort durch die Verletzung erregbarer ist. Das darauf folgende Vermeidungsverhalten kann durch Bezugspersonen, aber auch durch die erfolgreiche Vermeidung unangenehmer Aktivitäten oder antizipierten Schmerzes verstärkt werden. Das Gesundheitssystem kann in diesem Prozeß - durch die Betonung von Bettruhe und Arbeitsunfähigkeit - ebenfalls eine Rolle spielen. Diese mag in den frühen Phasen der Erkrankung angemessen sein, kann später aber krankheitsfördernd wirken (s. Fordyce et al., 1986).

Nichttraumatische Schmerzsyndrome. Hagberg (1984) hat postuliert, daß langanhaltende Aktivität in einem System ohne Möglichkeit, die Anspannung zu reduzieren, die Wahrscheinlichkeit erhöhen kann, daß dieses System auf Streßstimuli reagiert. Diese physiologische Vulnerabilität kann die Basis für die Entwicklung streßbezogener, sich allmählich entwickelnder Schmerzsyndrome wie z.B. temporomandibulärer Dysfunktionen, Rückenschmerzen oder Kopfschmerz sein. Der akute Anstieg in der Muskelspannung und die damit einhergehende Vasokonstriktion können als antizipierte, mit einer Catecholaminausschüttung einhergehende, Kampf-Flucht-Reaktion interpretiert werden, die einmal adaptiv gewesen sein mag (Hollis, 1982). Bei anderen Patientengruppen dürften nicht Kampf-Flucht-Reaktionen, sondern eher Rückzugsreaktionen auftreten, die zu Depression und Inaktivität als Schmerzreaktionen führen (Henry & Stephens, 1981). Diese maladaptiven Bewältigungsstrategien werden später detaillierter diskutiert.

Anstiege in der Muskelanspannung können als unkonditionierte Streßreaktionen gesehen werden, sind aber auch konditionierbar. Frühe Arbeiten von Fink (1954) und Hefferline (1956), aber auch Arbeiten von Solberg (1970) und McGuigan und Bertera (1973) sowie Arbeiten unseres Labors (Fürst, Schugens, & Flor, 1991) haben die Konditionierbarkeit des EMGs auf verbale oder visuelle Reize hin demonstriert. Gerade auf dem Gebiet der nichttraumatischen Schmerzsyndrome gibt es kaum Erklärungsansätze zur Rolle psychologischer Faktoren. Sowohl der operante als auch der respondente und der kognitiv-behaviorale Ansatz gehen von der Chronifizierung akuter Schmerzsyndrome aus und erklären primär den Prozeß der Chronifizierung. Bei allmählich - ohne äußere Einwirkungen oder eine fortschreitende Erkrankung - entstehenden Schmerzsyndromen sind unseres Erachtens psychophysiologische Mechanismen von besonderer Bedeutung.

4.5. Physiologie der behavioral vermittelten Schmerzreaktionen

Muskelspannung. Wie schon im vorhergehenden Abschnitt betont wurde, können Schmerzepisoden ebenso wie andere Stressoren eine Reihe von autonomen und skelettmuskulären Reaktionen involvieren, die sich insbesondere als sympathische Reaktionen und erhöhte Muskelspannungsniveaus manifestieren. Wenn streß- oder schmerzbezogene Muskelverspannungen häufig auftreten und/oder über lange Zeit aufrechterhalten werden, kommt es zur Stimulation von Mechanoreceptoren. Diese Information wird zum Rückenmark geleitet und bei Überschreiten einer kritischen Schwelle werden neben zentripetalen Fasern auch efferente Fasern wie z.B. die Gamma-Motoneurone oder sympathische Efferenzen aktiviert, die z.B. mit den glatten Blutgefäßen im Muskel verbunden sind. Diese muskulären und sympathischen Reflexe führen zu Anstiegen in der Muskelspannung durch das gammamotorische System und auch durch sympathisch mediierte Vasokonstriktion (Kraft, 1986; R.F. Schmidt, 1985). Wenn die Muskelkontraktionen von genügender Intensität, Frequenz und Dauer sind, entwickeln sich Ischämie und Hypoxie im betroffenen Muskel, und es kommt schließlich zur Ausschüttung algetischer Substanzen wie z.B. Bradykinin (Fields, 1987). Als Folge werden chemosensitive Nociceptoren direkt aktiviert bzw. die Schwellen mechanosensitiver Rezeptoren gesenkt (Mense, 1986; Mense & Stahnke, 1983). Die nachfolgende Schmerzwahrnehmung erhöht die Muskelspannung und sympathische Aktivierung noch mehr, und es kommt zu einem Circulus vitiosus von Schmerz und Spannung (Mark et al., 1985). Christensen (1971; 1986a,b) hat gezeigt, daß langanhaltende Muskelspannungsanstiege zu Muskelschmerz führen, der dem klinischen Schmerz an der Skelettmuskulatur vergleichbar ist.

Sympathische Aktivierung. Der nociceptive Input kann weiterhin durch "überfließende" Erregung der sympathischen Ganglien am Rückenmark verstärkt werden. Eine andauernde Stimulation des sympathischen Nervensystems führt zur Ausschüttung von Adrenalin und Noradrenalin, Substanzen, die die Sensibilität der Chemo-Nociceptoren weiter erhöhen (Glynn, Basedow & Walsh, 1981; Wall & Gutnick, 1974). So zeigten z.B. Morishima, Pedersen und Finster (1978), daß es während des Geburtsstresses zu Erhöhung der peripheren Catecholamine und Reduktion der Uterusdurchblutung kommt. Langandauernde Muskelkontraktionen können letzendlich zu einer Zerstörung der Muskelfasern, chronischer lokaler Hypoxie und einem Mangel an Adenosintriphosphat und Phosphocreatinase führen (vgl. Henriksson & Bengtsson, 1988).

Endogene Opioide. Die endogenen Opioide spielen bei akuten Streßreaktionen ebenfalls eine Rolle. Bei unbewältigbaren Streßreaktionen steigen die ß-Endorphinwerte im Plasma drastisch an (Howlett et al., 1984). Akute Stressoren erzeugen gewöhnlich eine reduzierte Sensibilität für schmerzhafte Stimuli, eine sogenannte Streßanalgesie. Grau et al. (1981) berichteten eine auf Streß erfolgende anfängliche opioidunabhängige Hypoalgesie, wenn Labortiere schmerzhafte Schocks erhielten (Trials 5-20), dann eine zunehmende Algesie und einen zweiten opioid-vermittelten hypoalgetischen Gipfel bei mehr als 80 Durchgängen. Dieser zweite Gipfel hängt von der Unkontrollierbarkeit der Schocks ab, da kontrollierbare Schocks diese zweite Hypoalgesie nicht produzieren. Der zweite Gipfel hängt auch von der vorherigen Erfahrung mit dem Stressor ab. Es scheint demnach zwei Arten der streßinduzierten Analgesie zu geben, zum einen eine **hormonelle opioide SIA**, die von der Hypophysen-Nebennierenrinden-Achse abhängt und eine **nicht-hormonelle SIA** (Watkins & Mayer, 1982). Während die initiale nichtopioide Hypoalgesie in Streßsituationen nicht lernabhängig zu sein scheint, hängt die opioide Hypoalgesie wohl davon ab, daß man lernt, daß der Schock unkontrollierbar ist (Maier et al., 1984; Maier & Keith, 1987). Die Frage der Kontrollierbarkeit wird im Abschnitt über kognitive Verarbeitung nochmals ausführlicher diskutiert.

Auf dem Hintergrund von Wagners (1981) Modell von Gedächtnisprozessen beim Konditionieren hat Grau (1987) vorgeschlagen, daß auch bei der streßbezogenen opioiden Hypoalgesie Gedächtnisprozesse eine Rolle spielen. Er geht davon aus, daß die Erinnerung an das aversive Ereignis die Opioidausschüttung generiert. Grau et al. (1986) haben erste Daten berichtet, die die Vermutung nahelegen, daß die Auschüttung der endogenen Opioide mehr mit der kognitiven Verarbeitung der aversiven Stimulation zu tun hat als mit ihrer Dauer und Intensität.

Mechanismen der Chronifizierung. Bei chronischen Schmerzpatienten stellen Schmerzepisoden einen konstanten Stressor dar, und die Existenz des chronischen Schmerzes kann die Belastbarkeit durch viele normalerweise nicht streßhafte Stimuli senken. So berichten z.B. chronische Schmerzpatienten oft negative Konsequenzen des chronischen Schmerzes auf die Stimmung, Partnerschaft und Sexualität, Arbeitsfähigkeit und den finanziellen Status (s. Turk et al., 1987; Turner & Romano, 1984). Feuerstein, Sult und Houle (1985) berichteten mehr belastende Lebensereignisse sowie problematischere Familien- und Arbeitsbeziehungen bei Patienten mit chronischen Schmerzen im Vergleich zu Gesunden. Andrasik et al. (1982) fanden bei Kopfschmerzpatienten ebenso mehr belastende Lebensereignisse und Kearney, Wilson & Haralambous (1987) stellten bei ihnen im Vergleich zu Gesunden mehr maladaptive Kognitionen und mehr streßbezogene Kognitionen fest. In einer Laborstudie zeigten Flor et al. (1985), daß Patienten, die an chronischen Rückenschmerzen leiden, mit Anstiegen im paravertebralen EMG auf Gespräche über Streß und Schmerz reagieren. Ein Mangel an Selbsteffizienz und wahrgenommener Kontrolle ist für chronische Schmerzpatienten charakteristisch (s. Dolce, 1987; Flor & Turk, 1988). Es ist zu vermuten, daß dieser Mangel an Kontrolle über aversive Stimulation die Opioidausschüttung beeinflussen und so zu der Prädisposition im Sinne eines weniger effizienten Opioidsystems beitragen könnte.

Empirische Befunde. Es gibt Hinweise darauf, daß bei chronischen Schmerzpatienten sowie bei Tiermodellen chronischer Schmerzen die Funktion des algetischen und auch des endogenen analgetischen Systems verändert sind. So fanden z.B. Guilbaud und ihre Kollegen (Guilbaud, 1988; Guilbaud et al., 1981), daß thalamische Neurone bei arthritischen Ratten bei nociceptiver Stimulation anders reagierten als die Neurone gesunder Tiere. Darüberhinaus wurden durch Stimulation Hirnareale, die normalerweise auf nociceptiven Input nicht reagieren, aktiviert. Diese zentralen Mechanismen verändern die Art, in der nociceptive Stimuli verarbeitet werden und können sich in einem weniger effizienten endogenen analgetischen System zeigen. Mehrere Autoren (s. Almay et al., 1978; Duban et al., 1985) haben erniedrigte ß-Endorphin-Spiegel in der cerebrospinalen Flüssigkeit von bestimmten chronischen Schmerzpatienten gefunden. Dies stimmt überein mit den Befunden Drostes (1988), der zeigen konnte, daß mit zunehmender Schmerzdauer die Reduktion der Endorphinmenge im Plasma von symptomatischen Myocardischämie-Patienten zunimmt. Es ist jedoch nicht geklärt, inwieweit Plasma-Endorphin und CSF-Endorphin-Spiegel zusammenhängen und inwieweit sie ähnliche Prozesse widerspiegeln.

Bandura et al. (1987) berichteten Anstiege in der Schmerztoleranz nach einem Training in kognitiven Bewältigungsstrategien bei Gesunden, die zumindest teilweise opioid-mediiert sein könnten, da sie durch Naloxon reversibel sind. So ist es z.B. möglich, daß langandauernder Streß die Reagibilität des endogenen opioiden Systems verändert und so die Schmerzschwelle erniedrigt und dann zur Entwicklung streßbedingter Schmerzsyndrome beiträgt. Dies kann durch die Erfahrung von wenig Selbsteffizienz und Kontrollverlust noch verstärkt werden. Darüberhinaus kann die exzessive Einnahme algetischer opiathaltiger Medikation weiterhin die Wirkung der endogenen Opioide beeinflussen. So nimmt man z.B. eine Endorphinsuppression bei langandauernder Einnahme von schmerzreduzierenden alkaloid-verwandten Substanzen wie den Ergotaminen an (Meltzer, 1987).

Längsschnittstudien, die Patienten vom akuten Stadium zur Chronizität folgen oder Risikopopulationen untersuchen (z.B. Kinder von Schmerzpatienten) wären hilfreich, um zu entscheiden, in welchem Umfang diese Streßreaktionen eine Ursache oder Konsequenz der Schmerzen sind.

4.6. Auslösende Reaktionen: Inadäquate Spannungswahrnehmung und der Mangel an Bewältigungsfertigkeiten

Wahrnehmung interner Stimuli. Die Wahrnehmung und Interpretation physischer Symptome und physiologischer Prozesse ist bei allen psychophysiologischen Störungen ein wichtiger Mechanismus (Birbaumer, 1975; Pennebaker, 1982). Die Reaktion auf streßhafte Stimulation hängt (a) von der Bewertung der Situation ab, d.h. wie bedrohlich sie wahrgenommen wird; und (b) von der kognitiven und verhaltensbezogenen Versuchen, die Anforderungen aus der Umwelt und dem internen Milieu zu erfüllen, also dem Ausmaß an Hilflosigkeit bzw. Kontrollüberzeugung, das die Situation hervorruft (Cohen & Lazarus, 1979; Lazarus & Folkman, 1984).

Die Wahrnehmung körperlicher Symptome und Stimuli führt zu bestimmten **Interpretationen** (bewußt und unbewußt) und dient als Antrieb zum Handeln (Nerenz & Leventhal, 1983; Pennebaker & Epstein, 1983). Bei chronischen Erkrankungen tritt oft das Problem auf, daß die Patienten ein "akutes Krankheitsmodell" vertreten: das Modell, das ihnen am vertrautesten ist. Sie suchen daher oft weiter nach einer eindeutigen und faßbaren Ursache des Problems, auch wenn sie darüber informiert wurden, daß die ursprüngliche Ursache behoben ist. Patienten interpretieren Schmerzsyndrome oft als Resultat eines zugrundeliegenden Krankheitsprozesses, der, wenn der Schmerz andauert, als Zeichen einer fortschreitenden Erkrankung wahrgenommen wird, und sie tun alles, um Anstiege im Schmerzniveau zu unterbinden, meist durch Ruhe und Inaktivität.

Bei akutem Rückenschmerz wird tatsächlich oft Bettruhe verschrieben (s. Deyo, Diehl & Rosenthal, 1986). Die Patienten leiten daraus die Annahme ab, daß sich der Zustand ihres Rückens verschlechtern könnte, wenn sie ihn bewegen und behalten diesen Glauben auch zu einem Zeitpunkt bei, an dem Untätigkeit nicht nur unnötig, sondern sogar schädlich ist. Wie Pennebaker et al. (1985) aufzeigten, bleiben Einstellungen und Meinungen über eine Krankheit stabil und sind, wenn sie sich einmal gebildet haben, schwer zu verändern. Patienten tendieren dazu, Erfahrungen, die ihre Überzeugungen invalidieren könnten, zu vermeiden, und sie verhalten sich nach diesen Überzeugungen auch in Situationen, in denen diese nicht mehr valide sind. Folglich erhalten sie kein korrektives Feedback. Bei Schmerzsyndromen der Skelettmusulatur, wie z.B. Rückenschmerzen, kann dies das Schmerzproblem sogar verschlechtern, da es bei langandauernder Inaktivität zu einer Schwächung und weiteren Schmerzen in der Muskulatur kommen kann.

Interpretation physischer Symptome. Ein weiterer wichtiger Faktor, der zur Aufrechterhaltung chronischer Schmerzen beiträgt, kann in der Fehlinterpretation körperlicher Empfindungen gesehen werden. So berichteten z.B. Anderson und Pennebaker (1980), daß Versuchspersonen einen uneindeutigen, aber affektiv neutralen vibrierenden Reiz als schmerzhaft oder angenhm interpretierten, je nachdem, welche Information sie über die Art des Reizmaterials erhielten (schmerzhaft oder angenehm). Die Probanden behaupteten sogar noch, nachdem sie über die Absicht des Experiments aufgeklärt waren, diese Empfindung tatsächlich verspürt zu haben. So ist es möglich, daß Patienten normalerweise nicht schmerzhafte Symptome als schmerzhaft interpretieren, wenn sie dies gelernt haben, und sie für den Ausdruck dieser Schmerzen belohnt werden. Hölzl et al. (1988), Ritchie (1973) und Whitehead (1980) zeigten, daß Patienten, die an Colon Irritabile leiden, im Vergleich zu gesunden Kontrollpersonen, schon bei sehr geringer Colondehnung Schmerz berichten. Whitehead postulierte, daß die physiologischen Reaktionen, die eine niedrigere Schwelle für die bewußte Wahrnehmung haben, eher verstärkt werden als diejenigen, die schlechter wahrnehmbar sind. Die bewußte Wahrnehmung von Veränderungen in der Muskelspannung ist wahrscheinlich eine besser entwickelte Fertigkeit als die viszerale Wahrnehmung (vgl. Hefferline, Keenan & Harford, 1958; Hefferline & Perera, 1963). Unglücklicherweise unterschieden Whitehead und seine Kollegen (1979) jedoch die Wahrnehmung physiologischer Reaktionen nicht von der Wahrnehmung körperlicher Symptome, zwei Prozesse, die nicht hoch miteinander korrelieren (s. Pennebaker, 1982; Pennebaker et al., 1985).

Mechanismen. Es ist möglich, daß chronische Schmerzpatienten sich übermäßig mit körperlichen Symptomen beschäftigen, sie überbewerten und als schmerzhaft interpretieren, obwohl sie weniger als Gesunde in der Lage sein mögen, Spannungsniveaus zu differenzieren. Dies ist möglicherweise insbesondere bei Patienten mit einem geringen organischen Befund der Fall, die vorzeigbare Zeichen brauchen, um ihre Erkrankung zu rechtfertigen. Studien, die bei Kopfschmerzpatienten hohe Spannungsniveaus induzierten, berichten, daß diese Patienten schon bei viel geringeren Spannungsniveaus als gesunde Kontrollpersonen Schmerz verspüren (Borgeat et al., 1984). Bischoff (1988) fand ebenfalls eine schlechtere EMG-Diskriminationsleistung bei Patienten mit chronischem Spannungskopfschmerz.

Es ist möglich, daß Schmerzpatienten durch die dauernde Beschäftigung mit Schmerz bei Auftreten einer hohen Verstärkungswahrscheinlichkeit für den Ausdruck von Schmerzverhalten (s. Apley & Hale, 1973) auch nicht schmerzhafte Symptome als schmerzhaft bezeichnen. Es ist jedoch nicht geklärt, ob diese Bereitschaft, z.B. Muskelspannung als schmerzhaft zu bezeichnen, mit veränderten physiologischen Prozessen einhergeht, oder ob diese Patienten nur jegliche Empfindung als schmerzhaft erleben und so eine global abgesenkte Schmerzschwelle besteht (Tunks et al., 1988). Diese Frage muß noch experimentell untersucht werden.

Auch bei nichtmuskulären Schmerzzuständen kann die Interpretation schmerzhafter Stimulation wichtig sein. So haben z.B. Bloom und Spiegel (1983) berichtet, daß die erlebte Schmerzstärke von Krebspatienten ebenso wie die Verwendung von Analgetika auch durch den affektiven Zustand und die Interpretation der Schmerzen vorhersagbar sind. Patienten, die ihre Schmerzen auf eine Verschlechterung des zugrundeliegenden Krankheitsprozesses attribuierten, erlebten mehr Schmerzen als - bei vergleichbarer Progredienz der Erkrankung - Patienten mit einer positiveren Interpretation der Schmerzen.

Antizipation von Schmerz. Bei akuten Schmerzzuständen, die im Labor induziert werden, kann eine Warnung über die schmerzhafte Stimulation die aversive Wirkung reduzieren, insbesondere wenn Kontrolle über die aversive Stimulation möglich ist (Averill, 1973). Es gibt jedoch ebenso viele Hinweise darauf, daß die explizite Erwartung unkontrollierbarer schmerzhafter Stimulation den folgenden nociceptiven Input schmerzhafter macht (s. Leventhal & Everhart, 1979). So haben möglicherweise Patienten, die Aktivität mit Schmerz assoziiert haben, die Erwartung erhöhter Schmerzstärke, wenn sie versuchen, eine Aktivität aufzunehmen und erleben dann tatsächlich mehr Schmerz oder vermeiden Aktivität überhaupt. A. Schmidt (1985a) und A. Schmidt und Brand (1986) haben gezeigt, daß Patienten, die Aktivität mit Schmerz assoziiert haben, schlechter auf dem Laufband arbeiten und weniger Toleranz im Eiswasserschmerztest aufweisen. Die schlechte Leistung hängt nicht mit dem Schmerz oder der physischen Erschöpfung zusammen, sondern mit dem vorhergehenden Schmerzniveau. Die Leistung im Cold Pressor Test konnte durch die Überzeugung der Patienten, daß sie die Aufgabe gut durchführen könnten, vorhergesagt werden.

Das Vorhandensein von Schmerz kann die Art und Weise, in der Personen schmerzbezogene und andere **Information verarbeiten**, verändern. So kann z.B. die Anwesenheit von Schmerz die Aufmerksamkeit auf alle Arten von Körpersignalen lenken. Man weiß, daß chronische Schmerzpatienten über den Schmerz hinaus über eine Vielzahl von körperlichen Symptomen klagen (Sternbach, 1974). Demjen & Bakal (1986) zeigten, daß sich Schmerzpatienten mit zunehmender Schmerzdauer mehr und mehr mit dem Schmerz beschäftigen. Die hohen Werte chronischer Schmerzpatienten in der Hysterie- und Hypochondrieskala des MMPI könnten ein Ausdruck dieser Überbeschäftigung mit körperlichen Vorgängen sein, da diese Skalen Items aufweisen, die mit körperlichen Abläufen zu tun haben (s. Bradley & Van der Heide, 1984; Turk, Rudy & Stieg, 1988).

Umgekehrt kann die Erwartung einer Schmerzabnahme Schmerzwahrnehmung und Vermeidung reduzieren. So paarten z.B. Nottermann, Schoenfield und Bersh (1952) in einem Konditionierungsexperiment schmerzhafte elektrische Schocks mit einem Ton und erfaßten in den Konditionierungsdurchgängen die Herzfrequenz. Sie berichteten, daß die Versuchspersonen, die über den Beginn der Extinktionsdurchgänge informiert waren, schnellere Extinktion zeigten als uninformierte Versuchspersonen. Die Erwartung von Schmerzreduktion reduzierte die Vermeidung unabhängig vom tatsächlichen Ereignis. Bei chronischen Schmerzpatienten könnten Medikamente wie auch Bettruhe durch die damit verbundenen positiven Effekte der antizipierten Schmerzreduktion zusätzliche Verstärkereigenschaften erwerben.

Zustandsabhängiges Lernen. Die Erwartung schmerzhafter Stimulation kann auch dadurch erhöht werden, daß die Patienten sich eher an Schmerz erinnern, wenn sie gerade Schmerzen haben (Linton & Melin, 1982; Eich et al., 1985). Stimuli, die Schmerz signalisieren, könnten so von Schmerzpatienten selektiv wahrgenommen werden und damit übermäßiges Vermeidungsverhalten induzieren. Darüberhinaus können Vorstellungen und Gedanken über antizipierten Schmerz oder Schmerzverstärkung sympathische Aktivierung hervorrufen und selbst zu Auslösern für die Aktivierung nociceptiven Inputs werden. So zeigten Rimm und Litvak (1969), daß Personen erhöhte physiologische Erregung aufwiesen, wenn sie über schmerzhafte Erfahrungen nachdachten oder sie sich vorstellten. Flor et al. (1985, 1990c) stellten ebenfalls fest, daß schon die Diskussion oder Vorstellung von schmerzhaften Situationen bei Patienten und Gesunden Anstiege in der Herzrate, der Hautleitfähigkeit und dem EMG erzeugt.

Die Aktivierung einer Erinnerung an ein schmerzhaftes oder streßhaftes Ereignis löst somit periphere physiologische Reaktionen, die Teil des propositionellen Netzwerkes des Ereignisses im Sinne Langs (1979) sind, aus. Eine Studie von Barber und Hahn (1964) liefert zusätzliche Belege für diese Annahme. Die Autoren zeigten, daß das subjektive Unbehagen und die physiologischen Reaktionen (Herzrate, Hautleitfähigkeit) erhöht waren, wenn sich Versuchspersonen nur vorstellten, an einem Eiswasserschmerztest teilzunehmen. Bei Patienten, die an wiederkehrenden Migränekopfschmerzen litten, beobachteten Jamner und Tursky (1987) Anstiege in der Hautleitfähigkeit bei der kognitiven Verarbeitung von Worten, die den Migränekopfschmerz beschrieben.

Kontrollierbarkeit. Eine Reihe von Laborstudien, haben aufgezeigt, daß die "Kontrollierbarkeit" aversiver Stimulation ihre Wirkung deutlich reduziert (s. Averill, 1973; Thompson, 1981). Unter Kontrollierbarkeit versteht man die Wahrnehmung einer Kontingenz von Verhalten und Reaktion, also z.B. die Möglichkeit, Schocks durch einen Knopfdruck zu vermeiden (vgl. Seligman, 1975). Dabei genügt die subjektive Wahrnehmung der Kontrolle, sie muß nicht objektiv gegeben sein. Bei chronischen Schmerzpatienten wird typischerweise vom Patienten ein Mangel an Kontrolle wahrgenommen, der wahrscheinlich auf den andauernden, aber nicht erfolgreichen Versuchen, den Schmerz zu kontrollieren, beruht (vgl. Turk & Rudy, 1986). Diese Unkontrollierbarkeit erhöht die Wahrnehmung der Schmerzintensität (s. Miller, 1981).

Dieser Zusammenhang wurde bei verschiedenen Schmerzsyndromen aufgezeigt. Brown und Nicassio (1987) berichteten, daß aktives Coping im Sinne von Schmerzkontrolle zu besserer und passives Coping zu schlechterer Anpassung bei Patienten mit chronischer Polyarthritis führt. In einer kürzlich durchgeführten diesen Ergebnissen, daß der körperliche Mechanismus, durch den die Selbsteffizienz die Schmerzwahrnehmung beeinflußt, zumindest teilweise durch die endogenen Opioide vermittelt ist. Dieser Schluß ergänzt sich gut mit den Daten von Maier et al. (1984), die in Tierversuchen zeigten, daß die Unkontrollierbarkeit des Stressors eine opioid-mediierte Hypoalgesie auslöst, das heißt, daß die Opioidausschüttung eng mit psychologischen Faktoren zusammenhängt, hier: der Unkontrollierbarkeit der Situation.

Bewältigung. Der Prozeß der Schmerzentstehung, der in den vorhergehenden Kapiteln beschrieben wurde, wird beschleunigt, wenn eine Person wenig Möglichkeiten hat, mit Streß und insbesondere Schmerz umzugehen. Die Art der Bewältigung aversiver Stimuli kann für die Entwicklung spezifischer Schmerzsyndrome wichtig sein. Man kann eher aktive, aggressive Auseinandersetzungen mit Streß von eher passiven unterscheiden, die zur Aufgabe und einem Syndrom des Rückzugs- und der Kräftekonservierung führen (s. Henry & Meehan, 1981). Diese Unterschiede in der Art der Bewältigung könnten auch mit unterschiedlichen Schmerztypen zusammenhängen, da diese Bewältigungsstrategien auch unterschiedliche Arten physiologischer und hormoneller Reaktionen nach sich ziehen. So berichteten Traue et al. (1986) und Bischoff und Traue (1983), daß Patienten mit Muskelspannungskopfschmerz in ihrer **nonverbalen Kommunikation weniger expressiv** sind als Gesunde. Sie schlagen vor, daß sie einen Bewältigungsstil gegenüber Streß entwickelt haben, der zur Unterdrückung des Ausdrucks von Emotionen mit gleichzeitiger muskulärer Hyperaktivität neigt. Dies steht im Einklang mit Ergebnissen von Martin und Nathan (1987) und Woods et al. (1984). Diese Autoren berichteten eine hohe Prävalenz von Typ A Verhalten bei Patienten mit chronischen Kopfschmerzen und umgekehrt eine höhere Frequenz von Kopfschmerzen bei Versuchspersonen mit Typ A Verhalten. Es ist möglich, daß Schmerzpatienten auf Streß habituell mit Überaktivität und häufigen Anstiegen in der Muskelspannung sowie der sympathischen Aktivierung reagieren, die mit der Zeit zu den oben beschriebenen Veränderungen im nociceptiven Input führen.

Das alternative Reaktionsmuster, das der Aufgabe und des Rückzugs zur Konservierung von Kräften, führt zu zunehmender Inaktivität und Immobilität mit ansteigender tonischer Muskelspannung und kann so auch das muskuläre System involvieren. Inaktivität kann zu einer verstärkten Focussierung und Beschäftigung mit dem Körper und dem Schmerz und zu einer Überbetonung von Symptomen führen. Darüberhinaus führen lange Phasen körperlicher Immobilität zur Schwächung der Muskulatur und einer Reduktion der stabilisierenden Funktion der Muskeln. Dieser Prozeß der Dekonditionierung kann dann zu degenerativen Veränderungen in den Muskeln und Gelenken beitragen und kann die schon bestehenden Mängel akzentuieren (s. Andersson et al., 1977). Ein verstärkender Partner oder "wohlmeinender" Verwandter kann die Inaktivität noch weiter steigern und Bewegungseinschränkung fördern.

4.7. Aufrechterhaltende Variablen: Die Rolle von Lernprozessen

Bislang wurde immer wieder die Rolle des Lernens beim Erwerb der Diathese sowie im Umgang mit Schmerz und Streß betont. In diesem Abschnitt werden diese Prozesse im Hinblick auf ihre Relevanz für die Aufrechterhaltung von chronischem Schmerzverhalten noch detaillierter besprochen.

Instrumentelles Lernen. Der sehr einflußreiche operante Konditionierungsansatz bei Schmerz von Fordyce (1976) wurde bereits diskutiert. Das Modell postuliert die Aufrechterhaltung von Schmerzverhalten durch instrumentelles Lernen. Es wird davon ausgegangen, daß Schmerzverhalten andauert, nachdem der ursprüngliche Schmerzauslöser schon längst nicht mehr existiert oder stark reduziert ist, da das Verhalten durch spezifische Umweltkontingenzen aufrechterhalten wird. Wir haben in Kapitel 3 beschrieben, wie die positive und negative Verstärkung von Schmerzverhalten oder der Mangel an Verstärkung zur Schmerzaufrechterhaltung beitragen kann.

Linton et al. (1985) haben einige Punkte der Chronifizierung durch instrumentelles Lernen noch näher ausgeführt. Sie beschreiben den Erwerb von Schmerzverhalten als einen Prozeß, bei dem zunächst **Fluchtverhalten** auftritt. In der akuten Schmerzphase soll demnach Schmerz ein auslösender Reiz (diskriminativer Stimulus) für Handlungen werden, die Schmerz reduzieren, wie z.B. Bettruhe, Haltungsveränderungen oder die Einnahme von Analgetika. Allmählich entsteht dann **Vermeidungsverhalten**, bei dem bestimmte schmerzauslösende Situationen von Anfang an umgangen werden. So kann es dazu kommen, daß bestimmte schmerzauslösende Bewegungen überhaupt nicht mehr ausgeführt werden. Da der Patient die potentiell schmerzauslösende Situation von Anfang an vermeidet, tritt der noxische Reiz nie auf. Vermeidungslernen ist besonders extinktionsresistent, weil die Erfahrung des Nichtauftretens des negativen Stimulus nicht gemacht werden kann (s. Birbaumer, 1977).

Da negative Stimuli oft auch konditionierte Stimuli sind, kann das Vermeidungsverhalten noch zusätzlich durch Angstreduktion verstärkt werden. Mit der Zeit kann eine Generalisierung auf viele potentiell schmerzauslösende Stimuli erfolgen und das Verhaltensrepertoire des Patienten immer mehr eingeschränkt werden. Linton et al. (1985) diskutierten zusätzlich die Verstärkung passiven Verhaltens und eines inaktiven Lebensstils als wesentliche Faktoren in der zunehmenden Beeinträchtigung des Patienten. Sie weisen darauf hin, daß ein Großteil des alltäglichen Verhaltens von Schmerzpatienten weniger als Vermeidungsverhalten zu sehen ist, das von spezifischen diskriminativen Stimuli gesteuert ist, sondern daß es vielmehr von positiven Konsequenzen wie mehr Zeit für Hobbies, den Partner usw. aufrechterhalten werden kann.

Respondentes Lernen. Ein wichtiger Lernprozeß beim Erwerb chronischer Schmerzen kann die klassische Konditionierung von Angst vor Aktivität und die darauffolgende Vermeidung von Aktivität sein (s. Kap. 2.4.). Die Rolle des respondenten Konditionierens hat beim chronischen Schmerz bislang nicht genügend Beachtung gefunden, obwohl es ein Lernvorgang ist, der oft vor der instrumentellen Konditionierung auftritt (s. Brener, 1986). Besonders wenig ist über die Rolle des respondenten Lernens bei sich allmählich entwickelnden Schmerzen bekannt, während bei Schmerzen mit akuter Genese diese Möglichkeit zumindest gelegentlich erwähnt wurde.

Faktoren, die zur Chronizität beitragen, wurden schon im Rahmen der operanten und kognitiven Modelle diskutiert. Sie können auch mit respondenten Konditionierungsprozessen zusammenhängen. So kann es bei akuten Schmerzzuständen nützlich sein, jegliche Bewegung einzuschränken, um den Heilungsprozeß zu beschleunigen. Mit der Zeit kann sich jedoch eine antizipatorische Angst vor Bewegungsschmerz entwickeln, die möglicherweise zu einer konditionierten Vermeidungsreaktion führt. In Fällen, in denen kein traumatischer Beginn der Schmerzen festzustellen ist, könnten Spannungsanstiege und sympathische Aktivierung als unkonditionierte Stimuli (US) gesehen werden, die bei genügend langem Auftreten und genügender Intensität zu Schmerzen (UR) führen können (s. Christensen, 1986a,b). Diese US könnten wiederum mit vielen neutralen Stimuli assoziiert werden, so daß eine Reihe von Situationen Verspannungen und letztlich Schmerz auslösen.

Sanders (1985) hat darauf hingewiesen, daß die klassische Konditionierung nociceptiver Reize eine **Pawlowsche B-Typ Konditionierung** ist, was seine Persistenz zusätzlich erklären könnte. Bei der Pawlowschen Typ-B Konditionierung ist der US ein aversives Ereignis, während es sich beim Typ A um die Konditionierung angenehmer Stimuli handelt. Bei B-Prozessen ist die UR im allgemeinen weniger diskret und sehr intensiv und die CR in ihrer Dauer und Intensität sehr ähnlich der UR. Typ-B-CRs erweisen sich als besonders extinktionsresistent und machen so das Andauern von Vermeidungsreaktionen wahrscheinlich.

Das Nichtauftreten von Schmerz ist eine negative Verstärkung für die Vermeidung einer Reihe von Aktivitäten. Dies führt dazu, daß zum ursprünglichen respondent konditionierten Spannungsanstieg eine ansteigende Inaktivität und Immobilität hinzukommt, die immer mehr generalisieren kann. So postuliert dieses Konditionierungsmodell, daß der Patient lernt, eine Reihe von Aktivitäten mit Schmerzanstieg in Verbindung zu bringen, von körperlichen Tätigkeiten bis zur sozialen Interaktion und bestimmten Arbeitsabläufen. Schon der Gedanke an diese Situationen kann zu antizipatorischer Angst und Erregung und entsprechenden physiologischen und biochemischen Begleiterscheinungen führen (s. Flor et al., 1985; Philips, 1987). Viele Probleme, die bei chronischen Schmerzpatienten auftreten, wie z.B. die reduzierte Beweglichkeit oder die eingeschränkten Sozialkontakte, könnten sekundär auf diese Konditionierungsprozesse hin erfolgen.

Auch die Einnahme von Medikamenten kann von der Schmerzantizipation gesteuert sein und als Vermeidungsverhalten betrachtet werden. Exzessive Medikamenteneinnahme kann selbst wiederum zu medikamenteninduziertem Schmerz führen (s. Diener et al., 1986). So können Erwartungen zu Verhalten führen, das zu somatischen Problemen, vor allem Schäden an der Muskulatur und den Gelenken, beiträgt. Bei chronischem Schmerz kann die Antizipation von Schmerz und die Annahme der Prävention von weiteren Schmerzen ausreichen, um langanhaltendes Vermeidungsverhalten zu induzieren.

Das respondente Modell geht weiterhin davon aus, daß Anstiege in der Muskelspannung und der sympathischen Aktivierung eine konditionierte Reaktion in einem Schmerz-Spannungs-Zirkel werden können. Dies könnte die oft beobachteten Desynchronisation der drei Schmerzebenen (Physiologie, motorisches Verhalten, subjektiv-psychologische Ebene) erklären (s. Lethem et al., 1983; Philips, 1987; Rachman, 1987). Obwohl die ursprüngliche Verletzung abgeklungen ist, klagt der Patient noch über Schmerzen und zeigt Schmerzverhalten, das jetzt durch Inaktivität, residuale Verspannungen oder Medikamenteneinnahme bedingt sein kann und mit der ursprünglichen Verletzung (soweit diese je existierte) nichts mehr zu tun haben braucht. Lethem et al. schlugen vor, die Trennung in funktionalen und organischen Schmerz aufzugeben und stattdessen Patienten bezüglich der Desynchronisation der emotionalen und sensorischen Schmerzkomponente zu unterscheiden. Uns erscheint diese Unterscheidung einer sensorischen und emotionalen Schmerzkomponente zu vereinfachend. Wir schlagen stattdessen die differenzierte Erfassung der Schmerzerfahrung und des Schmerzverhaltens einschließlich auftretender Desynchronisationen auf allen drei oben diskutieren Ebenen des Schmerzes vor (s. Kap. 6).

Fallbeispiele. Der Fall einer Patientin mit chronischen Kiefergelenk-Myoar-thropathie mag das Gesagte verdeutlichen. Die Patientin hatte eine Reihe von Kronen Kronen und Brücken anfertigen lassen, die nicht sorgfältig angepaßt wurden und zu Schmerzen und Mißempfindungen im Mund und im Kiefergelenksbereich führten. In dieser Zeit erlebte die Patientin auch ein Reihe von belastenden Lebenssituationen, die zu Verkrampfung und massiven emotionalen Reaktionen führten. Die Schmerzen, die erst durch den problematischen Zahnersatz entstanden waren, blieben auch nach einer zahnärztlichen Behandlung und der Beseitigung der Irritation bestehen und verschlimmerten sich in den nächsten Monaten zu einem chronischen Schmerzsyndrom, das zu einem zentralen Problem im Leben der Patientin wurde. Die psychophysiologische Untersuchung zeigte, daß diese Patientin auf belastende Situationen mit Anspannungen der Kiefermuskulatur reagierte, deren sie sich selbst aber nicht bewußt war.

Die zahnmedizinische Untersuchung ergab zum Zeitpunkt der Chronifizierung keine Anhaltspunkte für eine okklusale Störung mehr. Sehr wahrscheinlich wurde das ursprünglich gänzlich somatische Problem von einer psychophysiologischen, streßbezogenen Funktionsstörung abgelöst.

Krankheitsverläufe wie der hier geschilderte sind typisch und durch verhaltensmedizinisch orientierte Verfahren wie Biofeedback oder kognitive Verhaltenstherapie gut zu behandeln (s. Kap. 7 und 13).

Bischoff und Traue (1983) berichten ein Beispiel, aus dem ersichtlich ist wie die hier genannten Lernprozesse in der frühen Lerngeschichte eine Rolle spielen und in einer Reihe von Streßsituationen zu intensiven emotionalen Reaktionen führen können. Sie beschreiben den Fall eines Patienten mit chronischen Kopfschmerzen, der als Kind Mißhandlungen ausgesetzt war und möglicherweise in der Folge Angst und Muskelverspannungen in sozialen Situationen entwickelte und diese zu vermeiden suchte. Domino und Haber (1987) wie auch Violon (1985) beschreiben eine erhöhte Inzidenz körperlicher Mißhandlungen und sexuellen Mißbrauchs bei chronischen Schmerzpatienten. Leider handelt es sich hier nur um anekdotische Berichte.

Empirische Befunde. Wir haben bereits in den vorhergehenden Abschnitten Hinweise auf die Rolle klassischer Konditionierungsprozesse bei chronischen Schmerzpatienten diskutiert. Flor et al. (1985) berichteten eine hohe Korrelation ($r = .59$) zwischen Zustandsangst und mangelnder Bewegungsfähigkeit (Schober-Maß) des Rückens, wenn Patienten sich in einer anstrengenden Versuchssituation befanden. Weiterhin zeigten Flor und Birbaumer (1988), daß Schmerzpatienten im Vergleich zu Gesunden deutliche Anstiege in der Zustandsangst aufwiesen, wenn sie die Ausführung einer potentiell schmerzhaften Bewegungsaufgabe antizipierten (s. Kap. 11).

Einige Studien untersuchten den Zusammenhang von Erwartungen bezüglich der Schmerzen und damit zusammenhängender Performanz. So berichteten Dolce et al. (1986), daß die Toleranzzeit chronischer Schmerzpatienten nicht von den derzeitigen Schmerzwerten abhing, sondern den Ratings der Selbsteffizienzerwartung, die man als Indikatoren schmerzbezogener Erwartungen sehen könnte. Der Zusammenhang von schmerzbezogenen Erwartungen und dem Aktivitätsniveau wurde auch von Linton (1986) untersucht. Er konnte zeigen, daß die derzeitigen Schmerzwerte die derzeitige Aktivität nicht vorhersagten, jedoch die Erwartungen, die die Patienten über schmerzauslösende Aktivitäten hatten. Pope et al. (1981) berichten einen engen positiven Zusammenhang zwischen der Beweglichkeit des Rückens und der Schmerztoleranz bei Patienten mit chronischen Rückenschmerzen. Diese erniedrigte Toleranz und Beweglichkeit waren prädiktiv für einen schlechten Krankheitsverlauf.

Diese enge Beziehung zwischen Vermeidungsverhalten, antizipatorischer Angst und Immobilität gibt erste Hinweise auf die Validität der Annahmen des respondenten Modells. Ob kognitive Faktoren separat zu analysieren oder im Rahmen des respondenten Modells zu untersuchen sind, ist strittig (vgl. Davey, 1987). Instrumentelle und respondente Lernprozesse dürften bei den meisten Schmerzsyndromen interagieren. Die Analyse der Bedeutung des respondenten Konditionierens und des Vermeidungslernens bei chronischen Schmerzen sollte des Ziel weiterer Forschungsbemühungen sein.

4.8. Zusammenfassung und Ausblick

In diesem Kapitel wurden die unseres Erachtens wichtigsten psychobiologischen Interaktionen bei chronischen Schmerzzuständen beschrieben. Wir haben postuliert, daß bei Vorliegen einer Diathese psychophysiologische Variablen eine entscheidende Rolle bei der Entstehung und Aufrechterhaltung chronischer Schmerzen spielen können. Vorläufige empirische Daten für die Annahme, daß chronische Schmerzpatienten empfänglicher für Streß sind und weniger gut damit umgehen können als Gesunde, wurden berichtet.

Es wurde darüberhinaus diskutiert, welche Rolle die bewußte und vorbewußte Wahrnehmung und die kognitive wie auch behaviorale Bewältigung von Stressoren (einschließlich des Schmerzes) hat. Weiterhin haben wir postuliert, daß Lernprozesse eine wichtige Rolle bei der Aufrechterhaltung chronischer Schmerzen spielen, sei es in der Form von Modellernen oder instrumentellen bzw. respondenten Konditionierungsprozessen. Wir glauben, daß diese Mechanismen in der Schmerzforschung bislang nicht genügend diskutiert und experimentell überprüft wurden. Obwohl z.B. der operante Ansatz eine Flut von psychologischen Interventionsverfahren für den chronischen Schmerz nach sich gezogen hat, mangelt es noch immer an Grundlagenforschung, die Aufschluß darüber geben könnte, wie psychologische Prozesse bei chronischen Schmerzsyndromen ihre Wirkung entfalten. Es ist deshalb besonders wichtig, die Forschung auf die Untersuchung dieser Wirkmechanismen zu konzentrieren. Die Verwendung von Tiermodellen chronischer Schmerzen sowie Längsschnittstudien an Tiermodellen sind notwendig. Prospektive Studien, die die Chronifizierung akuter Schmerzsyndrome beim Menschen untersuchen, sind ebenfalls indiziert. Die Entwicklung chronischer Schmerzsyndrome ließe sich auch gut an Kindern und Jugendlichen untersuchen.

Die Unterscheidung **ätiologischer und aufrechterhaltender Faktoren** ist wichtig. Wir haben postuliert, daß unangemessene Streßverarbeitung bei der Entwicklung chronischer Schmerzsyndrome der Skelettmuskulatur eine wichtige Rolle spielt, während operante Faktoren bei verletzungsbezogenen Problemen von grösserer Relevanz sein dürften. Der Zusammenhang von Schmerz und Kontrollierbarkeit wird je nach dem Schmerztyp ebenfalls unterschiedlich sein (s. z.B. Schmerz bei Tumoren versus chronische Kopfschmerzen). Die Unterscheidung von Untergruppen von Schmerzpatienten mit ähnlichen Schmerzreaktionsmustern innerhalb unterschiedlicher diagnostischer Kategorien ist deshalb eine wichtige Aufgabe (vgl. Kap. 12).

Welche Schlußfolgerungen lassen sich aus dieser psychobiologischen Sicht für die Diagnose und Therapie chronischer Schmerzen ziehen? Turk und Rudy (1987b) haben eine multiaxiale Diagnostik chronischer Schmerzen vorgeschlagen (s. Kap. 6), die als ein erster Schritt zur Integration psychologischer und somatischer Befunde zu sehen ist, und uns zu einem besseren Verständnis chronischer Schmerzsyndrome bringen sollte. Auf der Grundlage eines verhaltensmedizinischen Modells sollte der Beitrag respondenter, operanter und kognitiver Antezedenzen und Konsequenzen chronischer Schmerzen untersucht werden. Nur die sorgfältige Analyse des Beitrages relevanter Variablen bei einem spezifischen Schmerzsyndrom kann einen mehr als nur symptomatischen Behandlungsansatz generieren.

Wir haben eine Reihe behavioraler und kognitiver Variablen berichtet, die in der Verarbeitung und Bewältigung chronischer Schmerzen eine Rolle spielen. Obwohl die meisten der Interaktionen, die wir diskutiert haben, spekulativ sind, haben wir den Versuch unternommen, einige der unterschiedlichen Modelle, und Daten zu integrieren, um einen umfassenderen Forschungsansatz zu stimulieren. Neben dem Mangel an Grundlagenforschung, die die genaue Rolle dieser Variablen spezifiziert, wurden diese psychologischen Faktoren auch ungenügend mit ihrem physiologischen Substrat in Beziehung gesetzt. Die Forschungen zur Psychobiologie von Angst und Furcht (z.B. Gray, 1988) könnten als Modell für die Erforschung der Psychobiologie des Schmerzes dienen.

5. Die Psychophysiologie chronischer Schmerzen[1]

Im vorhergehenden Kapitel wurden die Mechanismen der psychobiologischen Interaktionen bei chronischem Schmerz diskutiert. Hier soll im Detail auf die Psychophysiologie chronischer Schmerzsyndrome der Skelettmuskulatur eingegangen werden, die im Mittelpunkt in den Kapiteln 8-12 beschriebenen empirischen Untersuchungen stehen.

5.1. Einleitung

Es besteht keine Einigkeit über die für chronische Schmerzen relevanten psychophysiologischen Parameter (s. Keefe, 1982). So ist nicht geklärt, ob Schmerzpatienten insgesamt psychophysiologische Charakteristika teilen, die zur Schmerzaufrechterhaltung beitragen, oder ob unterschiedliche Schmerzsyndrome spezifische psychophysiologische Veränderungen aufweisen. Chronische Schmerzpatienten könnten allgemein physiologisch hyperreagibel sein, ganz unabhängig vom Schmerzproblem, allein aufgrund der Tatsache, daß sie ein chronisches Leiden haben. Unspezifische Veränderungen, die mit Schmerz einhergehen, könnten z.B. Anstiege in der Herzrate oder der Hautleitfähigkeit sein, Reaktionen, die ein erhöhtes Erregungsniveau repräsentieren. Alternativ oder gleichzeitig könnten Schmerzpatienten auch spezifische psychophysiologische Reaktionsmuster zeigen, wie z.B. erhöhte EMG-Reagibilität am Schmerzort (s. Flor et al., 1985).

Obwohl "kausale", schmerzauslösende psychophysiologische Mechanismen postuliert wurden, gibt es bislang keine longitudinalen Untersuchungen, die diese angenommenen Kausalbeziehungen direkt analysierten. Darüberhinaus ist der natürliche Verlauf der Entwicklung verschiedener chronischer Schmerzsyndrome unbekannt. Es ist deshalb derzeit wohl angemessener, diese psychophysiologischen Reaktionen Antezendenzen chronischer Schmerzzustände zu nennen oder sie als Konsequenzen, die den Schmerz aufrechterhalten oder exazerbieren, zu sehen, anstatt ihnen ätiologische Bedeutung zuzuschreiben.

Einige Schmerzsyndrome, wie z.B. Migräne und Spannungskopfschmerz, Kiefergelenk-Myoarthropathien, sowie eine generische Kategorie des chronischen Rücken- bzw. Kreuzschmerzes haben mehr als andere die Aufmerksamkeit von psychophysiologisch orientierten Forschern erhalten. Bei diesen Schmerzsyndromen geht man von einer **pathogenetischen Bedeutung der Skelettmuskulatur** aus, und man hat insbesondere das Elektromyogramm (EMG) zur Untersuchung der

---

[1] Dieses Kapitel basiert auf dem Beitrag: "The psychophysiology of chronic pain", H. Flor & D.C. Turk (1989b), Psychological Bulletin, 105, 215-259.

muskulären Aktivität verwendet. Bei diesen Schmerzsyndromen, die eine hohe Prävalenz aufweisen, läßt sich oft keine zugrundeliegende organische Störung ermitteln, was zu der Annahme führte, daß psychophysiologischen Mechanismen hier besonders relevant sind. Wir haben diese Schmerzsyndrome andernorts besprochen (Flor & Turk, 1989b) und beschränken uns hier auf die Diskussion der Psychophysiologie der chronischen Rückenschmerzen sowie der chronischen Kiefergelenk-Myoarthropathien als Prototypen von Schmerzsyndromen der Skelettmuskulatur.

5.2. Theoretische Überlegungen

Bevor wir die Psychophysiologie der chronischen Wirbelsäulensyndrome (CWSS) sowie der chronischen temporomandibulären Schmerzsyndrome (TMSS) diskutieren, sollen einige Ausführungen zu den theoretischen Grundlagen der psychophysiologischen Forschung bei chronischem Schmerz gemacht werden.

Frühe psychophysiologische Forschung ging von einem **allgemeinen Aktivierungsmodell** aus, wie es von Duffy (1972), Gellhorn (1957) oder Selye (1957) vorgeschlagen wurde. Die Grundanahme dieses Ansatzes ist, daß psychophysiologische Störungen als eine Konsequenz von unspezifischer Übererregung des autonomen Nervensystems entstehen. So nahm man bei chronischen Schmerzpatienten eine allgemeine physiologische Hyperaktivität an, die mit hoher sympathischer Erregung gekoppelt sei und zur Entwicklung, Verstärkung und Aufrechterhaltung chronischer Schmerzen führen soll. Dies sei insbesondere dann der Fall, wenn eine Person häufig emotional fordernden Streßsituatuionen ausgesetzt sei, die neben anderen physiologischen Reaktionen langandauernde muskuläre Kontraktionen bewirke (s. Holmes & Wolff, 1952). Diese Modelle der allgemeinen Erregung können jedoch nicht erklären, warum ein Schmerzproblem anstatt einer anderen psychophysiologischen Störung entsteht oder warum ein spezifisches Organsystem betroffen ist.

Um die individuellen Unterschiede bei den psychophysiologischen Reaktionen erklären zu können, wurden **Spezifitätsmodelle** postuliert, die idiosynkratische physiologische Reaktionen mit der Entstehung bestimmter psychophysiologischer Störungen in Zusammenhang bringen. Diese Annahmen lassen sich auch auf den chronischen Schmerz anwenden. Zwei wichtige Konzepte kennzeichnen diese Modelle - das der individuellen Reaktionsspezifität oder **Reaktionsstereotypie** (Lacey & Lacey, 1958; Engel, 1960) und das der **Symptomspezifität** (Malmo et al., 1949), daher der Name Spezifitätsmodelle. Das Lacey'sche Konzept der Reaktionsstereoypie postulierte, daß Individuen auf Reize hin ein spezifisches psychophysiologisches Reaktionsmuster zeigen, das über die Zeit stabil ist und genetisch bedingt oder erworben sein kann. Die Autoren schlugen weiter vor, daß Personen eine maximale Reaktion in einem bestimmten System zeigen. Lacey und Lacey (1958) stellten diesem Reaktionstyp dem der **Situationsstereotypie** gegenüber, bei der sie stimulusspezifische Reaktionen beobachteten. Auch Engel (1960) unterschied eine individuelle Reaktionsspezifität von einer Stimulus-Reaktionsspezifität, um das Konzept eines physiologischen Reaktionsmusters, das individualspezifisch ist, von Reaktionsmustern zu unterscheiden, die von bestimmten Stimuli ausgelöst werden. Man geht hier davon aus, daß bestimmte Umweltreize bei allen Individuen ähnliche Reaktionsmuster hervorrufen. So zeigten z.B. Ax (1953), aber auch Ekman et al. (1983) oder Schwartz et al. (1981), daß spezifische Emotionen (wie Ärger oder Furcht) mit spezifischen physiologischen Reaktionsmustern einhergehen.

Für die Entstehung psychophysiologischer Störungen wurde die individuelle Reaktionsspezifität als wesentlicher erachtet, da sie die häufige Aktivierung ein und desselben Systems, und damit schließlich den Zusammenbruch der homöostatischen Regulation des betroffenen Systems, impliziert. So ging z.B. Sternbach (1966) bei der Entwicklung psychophysiologischer Störungen von der folgenden Sequenz aus: (a) wenn eine Person eine idiosynkratische Reaktion auf einen Stressor hin zeigt und auf eine Anzahl von Stressoren mit genügender Intensität trifft, könnte eine Dysregulation des Systems auftreten; (b) diese homöostatische Dysregulation führt mit der Zeit zu Symptomen im betroffenen System.

Erste Hinweise für das Bestehen einer Dysregulation bestimmter physiologischer Parameter bei klinischen Fällen wurden von Malmo und seinen Kollegen (Malmo & Shagass, 1949; Malmo, Shagass & Davis, 1949; Malmo et al., 1950) berichtet. Diese Studien zeigten, daß psychiatrische Patienten, die über eine Reihe von somatischen Problemen klagten, auf emotional belastende Reize hin mit dem physiologischen System am deutlichsten reagierten, das mit ihrer Störung zu tun hatte. So zeigten z.B. Patienten mit Nacken-Schulter-Syndrom unter Stressoreinwirkung eine maximale EMG-Reaktion in der betroffenen Muskulatur. Malmo et al. (1950) gingen davon aus, daß diese "symptomspezifischen Reaktionen" die Symptome aufrechterhalten und verschärfen können. Es gibt bei einer Reihe von psychophysiologischen Störungen Hinweise auf symptomspezifische Reaktionen, z.B. bei der rheumatoiden Arthritis (Walker & Sandman, 1977), dem Asthma bronchiale (Levenson, 1979) oder bei kardiovaskulären Störungen (Glass et al., 1980).

Der Spezifitätsgesichtspunkt wurde von Ax (1964) und Fahrenberg (1967) dahingehend erweitert, daß sie von zusätzlichen, "motivationsspezifischen" Reaktionen ausgingen. Das Konzept der **motivationsspezifischen Reaktionen** bezieht sich auf eine transaktionale Sicht von Stimulus-Person Interaktionen. Es weist darauf hin, daß nicht alle Stimuli von allen Individuen und zu jedem Zeitpunkt gleich gesehen werden oder gleich darauf reagiert wird. Es wird also auf die subjektive Interpretation der Situation durch das Individuum eingegangen, wie es in den sozial-kognitiven Lerntheorien postuliert wurde (s. Förster, Schneider & Walschburger, 1983; Lazarus & Launier, 1978). Fahrenberg (1986) hat betont, daß idealerweise alle drei Reaktionsmuster - stimulusspezifische Reaktionen, individualspezifische Reaktionen und motivationsspezifische Reaktionen - in der psychophysiologischen Forschung berücksichtigt werden sollten.

Der Mangel an adäquaten theoretischen Modellen über die Rolle psychologischer Variablen bei chronischen Schmerzen und der Mangel an Spezifität bei der Beschreibung der psychophysiologischen Interaktionen bei chronischen Schmerzen sind die Hauptprobleme bei der Erforschung der Psychophysiologie chronischer Schmerzsyndrome. Ein weiteres, ebenso großes Problem ist der Mangel an methodischer Klarheit in den Studien, die die Rolle psychophysiologischer Variablen bei chronischen Schmerzen untersuchten. In den folgenden Abschnitten sollen Studien berichtet werden, anhand derer sich einige der Forschungsprobleme dieses Gebietes aufzeigen lassen. Es sind leider keine Studien durchgeführt worden, die das transaktionale Modell direkt getestet haben, d.h. stimulus-, individuum- und motivationsspezifische Aspekte gemeinsam untersucht haben.

5.3. Methodische Erwägungen bei empirischen Studien zur Psychophysiologie chronischer Schmerzen

Diese Übersicht beschränkt sich auf Studien zu chronischen Wirbelsäulensyndromen und chronischen Kiefergelenk-Myoarthropathien aus den Jahren 1969 bis 1989. Auf frühere Studien wurde wegen der methodischen Probleme verzichtet. Ebenso wurden unkontrollierte Studien sowie Therapiestudien ausgeschlossen. Insgesamt fanden sich 15 Studien, die die Einschlußkriterien erfüllten, davon 10 zu CWSS und 5 zu TMSS. In den Tabellen 5-1 und 5-2 sind die wichtigsten Charakteristika dieser Studien dargestellt.

Auf der Basis der genannten theoretischen Überlegungen wurde eine Gruppe von Methodenkriterien ausgewählt, die bei der Evaluation der Literatur zur Psychophysiologie chronischer Schmerzzustände helfen sollen. Sie umfassen: die Auswahl der Versuchspersonen, diagnostische Kriterien, die Art der Kontrollgruppe, den Schmerzstatus, die Medikation, die Erfassung multipler Ableitorte, die Auswahl von Zielvariablen, die Art der experimentellen Stimuli, die Messung zusätzlicher Variablen, die Validität der Streßinduktion, das Vorhandensein und die

Tabelle 5-1: Studien zur Psychophysiologie chronischer Wirbelsäulensyndrome

Studie	Design	Versuchspersonen	Einschluß-/Ausschlußkriterien	Physiologische Maße	Versuchsanordnung
Hoyt et al., 1981	gesunde Kontrollgruppenstudie	LWS: N = 40, 22 w, Alter: M = 34,6 J; G: N = 40, 18 w, Alter: M = 30,6 J; parallelisiert nach Alter und Geschlecht	LWS: Dauer > = 1 J, weitere Kriterien benannt, aber nicht spezifiziert; G: keine LWS-Krankengeschichte oder akute Rückenverletzung	EMG: linker und rechter Rectus abdominis, linker und rechter Erector spinae	3 Haltungen: Semi-Fowler, Sitzen, Stehen
Kravitz, Moore & Glaros, 1981	gesunde Kontrollgruppenstudie	LWS: N = 22, 14 w, Alter: Alter: M = 40 J, Dauer: M = 9,1 J; G: N = 17, 13 w, M = 36 J, Freiwillige	LWS: > = 6 J Dauer, Diagnose von LWS-Spasmen, keine zentralnervöse Störung, G: keine LWS-Schmerzen	EMG: mittlerer lumbaler Rücken (rechter und linker Mittelwert)	Entspannung, Kokontraktion in entspanntem Zustand (Kontraktion verschiedener Muskeln bei gleichzeitiger Entspannung der Rückenmuskeln
Collins, Cohen, Naliboff &, Schandler 1982	gesunde Kontrollgruppenstudie	LWS: N = 12, 2 w, Alter: M = 45 J; G: N = 11, 4 w, M = 42,5 J, Zeitungsanzeigen, Freunde, 15 $ Bezahlung	LWS: > = 6 Mon. medizinische Behandlung für LWS, 20-60 J alt, keine größere medizinische oder psychiatrische Problematik; G: keine vorherige LWS-Behandlung, kein LWS in den letzten 12 Mon.	EMG: bilateraler Frontalis, bilateraler Erector spinae; HR SRL	7 Körperpositionen, 45 Grad Flexion, Kopfrechnen, Eiswasserschmerztest
Cram & Steger, 1983	Patienten Kontrollgruppenstudie	LWS: N = 9, Nacken-/Schulterschmerz: N = 6; Kopf-Schmerz: N = 14; gemischter Schmerz: N = 21; Klinikptn, Alter: M = 39,7 J, 62% w	keine multiplen Schmerzorte außer in der gemischten Schmerzgruppe	EMG: Frontalis, Temporalis, Masseter, Sternocleidomastoideus, Trapezius, cervikaler/T1/T6/T10/L3 Paraspinalis, Abdominalis, bilaterale Aufzeichnungen	Sitzen ohne Stütze, Stehen
Soderberg & Barr, 1983	gesunde Kontrollgruppenstudie	LWS: N = 25 stationäre Ptn, ? w, Alter: M = 45 J; G: N = 20, Alter: M = 36,9 J, 5 w	LWS: > = 3 Mon. Verlust an Produktivität wegen LWS jeglicher Art	EMG: rechter Erector spinae; T10, L1, L3; rechter Rectus abdominis	mehrere Positionen, z.B. Berühren der Zehen mit durchgestreckten Knien

Vorgehen	Meßzeit-punkte	Zusätzliche Maße	Datenaufnahme	Datenanalyse
15 min Adaptation in jeder Position 3 x 10s, nicht ausbalanciert	---	---	Biofeedbackapparat, Widerstand < 20 kOhm, 100-200 Hz, 42-mm Elektroden, 10s-Mittelwerte aufgenommen	ANOVA der Mittelwerte
in liegender Position: 5 min Entspannung, 64s Kokontraktion, 32s Entspannung für rechte, linke Arme, Beine usw.	---	---	Biofeedbackgerät 100-1000 Hz Bereich, Widerstand < 20 kOhm, Fehler = .32 Mikrovolt, 8s-Mittelwerte zu verschiedenen Zeitpunkten	ANOVA der letzten 40 s der Baseline und von 64 s der Kokontraktionswerte (korrigiert für Präspannungsniveaus)
10 min Baseline, 3 12s Trials Bewegungen, 5 min Kopfrechnen, 3 12s Trials Eiswasserschmerztest, 10 min Baseline; nicht ausbalanciert	---	Ratings der Fähigkeit, die verschiedenen Positionen einzunehmen	Polygraph, computerisierte Datenaufnahme, keine weiteren Details über die Datenaufnahme, 12s-Stichproben zu verschiedenen Zeitpunkten aufaufgenommen	ANOVA mit Meßwiederholung, Newman-Keuls post-hoc Tests
2 min Stichproben an jedem Ort in sitzender und stehender Position	---	---	Elektromyograph ohne feste Elektroden, der für die Aufnahmen konstruiert wurde, digitale Darstellung von über 2s integrierten Daten	ANOVA mit Meßwiederholung, Tukey Tests
Positionen wurden in einer zufallsverteilten Abfolge eingegenommen	---	---	Polygraph, EMG-Aktivität wurde auf dem Oszilloskop eingestuft, Widerstand <10 kOhm, Bereich 10-1000 Hz	chi^2-Analyse der EMG-Ratings

Tabelle 5-1 (Forts.): Studien zur Psychophysiologie chronischer Wirbelsäulensyndrome

Studie	Design	Versuchspersonen	Einschluß-/Ausschlußkriterien	Physiologische Maße	Versuchsanordnung
Fischer & Chang, 1985	gesunde Kontrollgruppenstudie	LWS: N= 9 stationäre Ptn, Dauer: M= 7,7 J (1-25 J), Alter: M= 44 J; G: N= 12, davon 7 stationär, 5 gesund, keiner mit LWS oder Spasmen im unteren Rücken, Alter: M= 49 J	LWS: Ptn mit palpablen paraspinalen Spasmen, einige mit Medikamenten, keine weiteren Kriterien, 5 Ptn mit myofascialen Schmerzen, 4 Ptn mit "lower back strain", 3 mit Laminektomien	EMG: bilateraler Paraspinalis am Ort des Spasmus, uni-/bilateral am anderen Schmerzort z.B. Gluteus medius; Aufzeichnung der mechanischen Aktivität bei LWS-Ptn und 4 Gesunden	24-hr Aufzeichnung
Flor, Turk & Birbaumer, 1985	Patienten und gesunde Kontrollgruppenstudie	CWSS: N= 17 (14 LWS, 3 HWS); gemischte Schmerzgruppe: N= 17; G: N= 17, parallelisiert nach Alter und Geschlecht, Ehestand, Erziehung, Arbeitsstatus; Alter: M= 47 J, 22% w, Dauer: M= 11 J (CWSS), 9 J (gemischte Schmerzgruppe), Operationen bei 8 Ptn	Auschluß von Patienten mit entchen, neurologischen und psychiatrischen Störungen, Denervierungspotentialen; Dauer: > =6 Mon., lumbale, cervikale oder degenerative Störungen	EMG: rechter und linker M. erector spinae oder M. trapezius, M. frontalis, HR, SCL	Aufsagen des Alphabets (neutral), Kopfrechnen (allgemeiner Streß), Erzählen einer Streß- und Schmerzepisode (beides persönliche Stressoren)
Cohen, Swanson, Naliboff, Schandler & McArthur, 1986	gesunde Kontrollgruppenstudie	LWS: N= 13, 4 w, Alter: M= 46 J; G: N= 13, 5 w, Alter: M= 42 J, parallelisiert nach Alter und Geschlecht, bezahlt	LWS: > = 6 Mon. Behandlung für LWS; keine andere bedeutsame medizinische oder psychiatrische Erkrankung, 20-60 J alt	EMG: rechter und linker lumbaler Paraspinalis, abdominale Muskeln, Oberschenkel; HR, SCL	7 Positionen z.B. Stehen, 45 Grad Flexion; Kopfrechnen, Eiswasserschmerztest
Ahern, Follick, Council, Laser-Walston & Litchman, 1988	gesunde Kontrollgruppenstudie	LWS: N= 40, 16 w, Alter: M= 38,5 J, Dauer: M= 33,6 Mon., 37,5 % mit >1 Operation; G: N= 40 ohne LWSS, 16 w, Alter: M= 34,5 J; nach Alter,	LWS: > =6 Mon., keine spinale Erkrankung oder operationsbedürftige Organpathologie	EMG: bilateral, L3, L5	Sitzen, Stehen, Flexion, Extension, Rotation

Vorgehen	Meßzeit-punkte	Zusätzliche Maße	Datenaufnahme	Datenanalyse
Ptn trugen Aufzeichnungsgeräte für 24 hr und führten allgemeine tägliche Aktivitäten durch	---	---	tragbares 4-Kanal-Bandgerät mit EMG-Verstärkern, keine weitere Information, Handauswertung	Analyse der Aktivität während des Schlafes, graphische Darstellung?
15 min Adaptation, 5 min Baseline, 1 min prä-Baseline, 1 min Neutral, Rechnen, Streß- oder Schmerzaufgabe (beides balanciert), 5 min post-Baseline, alle Trials sitzend	---	Schmerz-, Streß-, Spannungs- und Anstrengungsratings; MPQ, BDI, DACL zur Erfassung von Schmerz, Stimmung, etc; spinale Mobilität, Röntgenbefund	computerisierte Polygraphie, 10-Hz-Abtastrate, gemittelte 2-s-Stichproben, 100-250 Hz Filter, Widerstand <10 kOhm, 15-mm Elektroden	MANOVA oder Geisser-Greenhouse korrigierte ANOVA der Veränderungswerte oder der Rückkehr zur Baseline (in Sekunden), Bonferroni-korrigierte post-hoc Tests, Korrelation, Regression
10 min Adaptation, 10 min Baseline, 3 15s Wiederholungen von 7 Körperhaltungen, 5 min Kopfrechnen, 3 15s Eiswasserschmerztest	---	Ratings der Genauigkeit der eingenommenen Körperhaltung	computerisierter Polygraph, selektive Aufnahmen, weil zu einem Zeitpunkt nur 3 Kanäle verfügbar waren, 3 mm Elektroden, .03-35 kHz-Bereich	ANOVAs und MANOVAs der Mittelwerte der einzelnen Durchgänge
5 min Adaptation pro Halgung/Bewegung 20 s Baseline, 10 s Durchführung mit Stabilisator, zufallsverteilte Reihenfolge	---	goniometrische Überwachung der Bewegungen, Messung der Beweglichkeit der Wirbelsäule	EMG-Verstärker Integration mit 500 ms Zeitkonstante, 3-2500 Hz-Bereich, computerisierte Aufnahme, 1-cm-Goldelektroden	t-Tests, Diskriminanzanalyse

Tabelle 5-1 (Forts.): Studien zur Psychophysiologie chronischer Wirbelsäulensyndrome

Studie	Design	Versuchspersonen	Einschluß-/Ausschlußkriterien	Physiologische Maße	Versuchsanordnung
Ahern et al., 1988 (Forts.)		Geschlecht, Grösse und beruflicher Stellung, Gewicht signifikant verschieden			
Arena, Sherman, Bruno & Young, 1989	Patienten und gesunde Kontrollgruppenstudie	SA: N= 20, 16 w, Alter: M= 52,3 J; DP: N= 52, 14 w, Alter: M= 41,6 J; CWSS(UC): N= 66, 31 w, Alter: M= 33,8 J; CWSS (UC):17, 9 w, Alter: M= 46,3 J; CWSS(AC): N= 23, 10 w, Alter: M= 35,4 J; G: N= 29, 13 w, Alter: M= 30,7 J, AAOS-Kriterien, signifikante Unterschiede im Alter, nicht im Geschlecht	keine spezifischen Ein-/Ausschlußkriterien, diagnostische Kriterien nur für die Untergruppen	EMG: rechter linker M. paraspinalis L3-L5-Bereich	10 s Messungen in 5 Positionen: Stehen, Flexion, nach vorne und Rückkehr zum Stehen, Sitzen mit Hüft- und Rückenstütze, Sitzen ohne Stütze, Liegen (auf dem Bauch)

Liste der Abkürzungen: CWSS= chronisches Wirbelsäulensyndrom; CWSS(UC)= unspezifisches Lendenwirbelsäule; LWSS= Lendenwirbelsäulensyndrom; SA= Spondylarthritis; ANOVA= Vari-EMG= Elektromyogramm; HR= Herzrate; SCL= Hautleitfähigkeitsniveau; SRL= Hautwiderpression Adjective Checklist; AAOS= American Academy of Orthopedic Surgery; J= Jahre; Mon.=

die Dauer von Adaptation und Baseline, das experimentelle Vorgehen, die Datenaufnahme und die Strategien zur Datenanalyse. Alle hier aufgeführten Studien wurden auf der Basis dieser Kriterien bewertet und die Schlußfolgerungen auf die methodisch besten Studien gestützt. Wegen der Heterogenität der Daten und großen qualitativen Unterschieden zogen wir dieses Verfahren einer meta-analytischen Beschreibung (s. Glass et al., 1981) vor. Jede der Studien wurde auf die 12 Kriterien hin untersucht und bewertet. Eine Bewertung von +1 wurde vergeben, wenn die Studie das jeweilige Kriterium erfüllte, eine -1, wenn die Studie das Kriterium nicht erfüllte, und 0, falls die Studie das Kriterium nur teilweise erfüllte oder das Kriterium für die Studie nicht relevant war (s. Tab. 5-3). Aus diesem Verfahren ergab sich für jede Studie ein Wert zwischen -12 und +12, der auf der methodologischen Qualität der Studie sowie ihrer Relevanz für die Untersuchung symptomspezifischer Reaktionen beruhte. Hier sollen kurz die wichtigsten methodischen Probleme erörtert werden.

Vorgehen	Meßzeit-punkte	Zusätzliche Maße	Datenaufnahme	Datenanalyse
keine Adaptation, 10 s Messungen der Bewegungen, keine Angaben zu Pausen oder Ausbalancierung	---	keine	Coulbourn Verstärker, 90-1000 Hz-Bereich, .61 in Elektroden, kumulativer Integrator, 5-s-Zeitkonstante	ANOVAs der 10s-Mittelwerte, chi^2-Analysen der Abnormität der EMGs der einzelnen Ptn

CWSS; CWSS(CC) = kombiniertes CWSS; CWSS(AC) = andere CWSS; DP = Diskopathie; LWS = anzanalyse; MANOVA = multivariate Varianzanalyse; G = Gesunde; Ptn = Patienten; w = weiblich; standsniveau; MPQ = McGill-Schmerzfragebogen; BDI = Beck-Depressionsinventar; DACL = De-Monat(e).

Patientenbeschreibung. Leider hat die Zusammensetzung der Patienten-Stichproben bislang in der Literatur zu wenig Beachtung gefunden. Oft wurden keine (Yemm, 1969) oder nur minimale (Dahlström et al., 1985) Patientenbeschreibungen gegeben. Stichprobencharakteristika variieren oft erheblich von Studie zu Studie. So wählten Moss und Adams (1984) z.B. nur TMSS-Patienten aus, die in der Woche vor der Untersuchung nicht über Schmerzen geklagt hatten. Da viele TMSS-Patienten unter chronischen, nicht aber episodischen Schmerzen leiden, könnte dies zu einer spezifischen, wenig repräsentativen Stichprobe geführt haben.

Diagnostische Kriterien. Die Kriterien, die bei der Definition der Patientenstichprobe verwendet werden, sind für Schlußfolgerungen über symptomspezifische physiologische Reaktionen von großer Bedeutung. Wenn die Symptome einer Störung nicht genau definiert und abgegrenzt werden, kann es zu einer heterogenen Gruppenzusammensetzung kommen, die die Suche nach symptomspezifischen Re-

Tabelle 5-2: Studien zur Psychophysiologie der Kiefergelenk-Myoarthropathien

Studie	Design	Versuchspersonen	Einschluß-/Ausschlußkriterium	Physiologische Maße	Versuchsanordnung
Yemm, 1969	Patienten und gesunde Kontrollgruppenstudie	TMSS: N = 10 mit Muskelstörung, TMSS: N = 10 ohne muskuläre Störung; G: N = 10, aus der Zahnklinik, 19-50 J alt, 50% w	---	Masseter (am nicht betroffenen Ort, wenn eine Muskelstörung vorlag)	Vigilanzaufgabe mit Feedback über die Reaktionszeit und Genauigkeit
Mercuri, Olson & Laskin, 1979	gesunde Kontrollgruppenstudie	MPD: N = 20, Alter: M = 30 J, 18 w; G: N = 20, Alter: M = 30 J, 18 w	> 1 Schmerzsymptom in der präauriculären Gegend oder den Kaumuskeln, Einschränkung der Mandibularbewegung, Druckempfindlichkeit des Masseters, Kiefergelenkgeräusche; Ausschluß: Ptn nur mit Gelenkgeräuschen, Ptn mit organischen Läsionen	EMG: linker und rechter Masseter, Frontalis, Gastrocnemius; HR, SCL;	75-dB weißes Rauschen, Kartensortieraufgabe, Wortassoziationstest, Dolorimetertest (bis zur Toleranz)
Thomas, Tiber & Schireson, 1973	gesunde Kontrollgruppenstudie	TMSS: N = 10, 6 w; G: N = 10, parallelisiert nach Alter und Geschlecht	TMSS: ambulante Ptn einer Zahnklinik; G: keine TMSS-Krankengeschichte	EMG: Masseter, Temporalis (Seite?), Unterarm	"Angst" (Serie von elektrischen Schocks (bis zu 3mA), "Frustration" (Puzzle mit verbundenen Augen, hohe Demand-Instruktion (IQ-Test), Unterbrechungen, negatives Feedback)
Moss & Adams, 1984	Patienten und gesunde Kontrollgruppenstudie	(a) TMSS: N = 10, Alter: M = 29 J, 8 w; (b) TMSS: N = 10 ohne Schmerz, Alter: M = 28 J, 8 w; (c) G: N = 10, Alter: M = 26 J, 8 w; parallelisiert nach Alter und Geschlecht	(a) Schmerz > 6 Mon., Knack- und Knirschgeräusche beim Öffnen und Schließen, kein Schmerz 1 Woche vor dem Test; (b) gleiche Kriterien, aber kein Schmerz, keine Limitation der Mund-	EMG: rechter und linker Masseter; HR, SRL	Startle (100 dB Geräusch), Antizipation von Lärm, Lärm (10 2s-Töne, 10s ISI), Kopfrechnen, ischämischer Schmerztest

Vorgehen	Meßzeit-punkte	Zusätzliche Maße	Datenaufnahme	Datenanalyse
5 min Übung, 4 2 min Aufgaben mit 2 min ITIs	---	---	differentieller Verstärker, integrierte Oberflächenableitung, Bandaufnahme, keine weitere Information	Baseline-korrigierte 10s-Intervalle pro Phase in Prozent, graphische Darstellung
1 min prä-Test, 2 min weißes Rauschen, 1 min Ruhe, ? min Karten sortieren, 1 min Ruhe, ? min Wortassoziationen, 1 min Ruhe, ? min Schmerztest, 1 min post-Test, 30 min insgesamt	---	---	Polygraph, EMG pro Phase gemittelt	multiple t-Tests des logarithmierten EMGs
? min Baseline, ? min .5s-Schocks in zufallsverteilten Intervallen 90 s Aufnahme, ? min Puzzle 90 s Aufnahme	---	unspezifizierte Verhaltensbeobachtung, Vpn berichten Reaktionen	---	EMG-Maße: (a) absolute Zeit über der Baseline, (b) mittlere Zeit über der Base-pro Aufgabe, (c) Maximum der Amplitude über der Baseline; ANOVAs, Newman-Keuls Tests
10 min Adaptation, 2 min Baseline, 2 s Startle, 2 min Baseline, 2 min Lärmantizipation, 2 min Baseline, ? min Lärm, 2 min Baseline, 2 min Post-Instruktionsbaseline	---	---	Polygraph, IEMG, Widerstand < 10 kOhm, 5 s Stichproben zu ausgewählten Zeiten gemessen	ANOVAs des logarithmierten EMG, Duncan Tests, gemittelte Daten

Tabelle 5-2 (Forts.): Studien zur Psychophysiologie der Kiefergelenk-Myoarthropathien

Studie	Design	Versuchs-personen	Einschluß-/Aus-schlußkriterium	Physiologische Maße	Versuchs-anordnung
Moss & Adams, 1984 (Forts.)		Zeitungsannon-cen und Über-weisungen; bezahlt	Mundöffnung; (c) keine der oben genann-ten Kriterien		
Dahlström, Carlsson, Gale & Jansson, 1985	Patienten und gesunde Kontroll-gruppen-studie	akute TMSS: N= 10, Dauer < 6 Mon., keine vor-herige Behand-lung; chronische TMSS: N= 10, Dauer > 6 Mon.; G: kein TMSS; parallelisiert nach Alter und Geschlecht; TMSS: 17 w, Alter: M= 32 J	unilateraler Schmerz	EMG: linker und rechter Masseter	Streß 1: Hand-dynamometer; Streß 2: Nadel-einfädeln; Streß 3: unlös-bares Puzzle mit verbunde-nen Augen

Liste der Abkürzungen: TMSS= Temporomandibluäres Schmerzsyndrom; MPD= Myofasciales sunde; ITI= Inter-Trial-Intervall; (I)EMG=(integriertes) Elektromyogramm; IQ= Intelligenzquo-

aktionen problematisch und Generalisierungen über die Stichprobe hinaus unmöglich macht. So ist z.B. die Diagnose "chronische Rückenschmerzen" oder "chronische Wirbelsäulensyndrome" eine generische Diagnose, die eine Reihe von recht unterschiedlichen Syndromen umfassen kann (s. Flor & Turk, 1984). Eine präzise Stichprobenbeschreibung ist folglich essentiell. Die **Stichprobenzusammensetzung** wurde jedoch in den meisten Studien vernachlässigt. Oft werden überhaupt keine diagnostischen Kriterien genannt (s. Kravitz et al., 1981; Yemm, 1969). Unter der Diagnose "chronische Rückenschmerzen" finden sich meist eine Reihe von unterschiedlichen Syndromen wie z.B. Spondylosen, Spondylolisthesen, psychogene Rückenschmerzen, Fibromyalgien. Pathogenetische Modelle chronischer Rückenschmerzen nehmen muskuläre Veränderungen als primäre Ursache der Schmerzen bei einigen und spezifische strukturelle oder degenerative Veränderungen bei anderen Patienten an (s. Flor & Turk, 1984). Eine umfassendere Beschreibung der Patienten im Hinblick auf die Beziehung von medizinisch-somatischer Befunde zu psychophysiologischen Reaktionen ist deshalb erforderlich. Trotz der häufigen Kritik an unspezifischen Diagnosen und trotz des Vorschlages, spezifische Kriterien anzuwenden, hat sich an dieser Praxis bislang wenig geändert. Möglicherweise wird die neue **Taxonomie chronischer Schmerzsyndrome**, wie sie von der International Association for the Study of Pain (Merskey, 1986) empfohlen

Vorgehen	Meßzeit-punkte	Zusätzliche Maße	Datenaufnahme	Datenanalyse
2 min Kopfrechnen, 2 min Baseline, 2 min Post-Instruktionsbaseline, < = 20 min Schmerztest				
5 min Adaptation, 3 min Baseline, 1 min Streß 1, 2 min Ruhe, 2 min Streß 2, 2 min Ruhe, 2 min Streß 3	---	Rating des Unbehagens, Manifest Anxiety Scale	Polygraph, EMG pro Minute berechnet, 5s Zeitkonstante	Nicht-parametrische Verfahren

Schmerzsyndrom; ANOVA = Varianzanalyse; Ptn = Patienten; Vpn = Versuchspersonen; G = Getient; J = Jahr(e); Mon. = Monat(e); mA = Milli-Ampère.

wurde, einige der Probleme der diagnostischen Heterogenität, die sich derzeit in den Studien zur Psychophysiologie chronischer Schmerzsyndrome finden, beheben.

Kontrollgruppen. Der Mangel an adäquaten Kontrollgruppen ist ein weiteres Hindernis für das Verstehen psychophysiologischer Reaktionen chronischer Schmerzpatienten. Um die Frage der Symptomspezifität adäquat anzugehen, sollte zumindest eine gesunde und eine Patientenkontrollgruppe verwendet werden. Der Einbezug einer **gesunden Kontrollgruppe** würde Schlußfolgerungen über die normale Variation der Zielreaktion zulassen. So zeigten z.B. Dahlström et al. (1985) wie auch Mercuri et al. (1979), daß die Masseter-Reaktionen der Kontrollgruppe von vergleichbarer Stärke wie die der TMSS-Gruppe waren. Der gefundene signifikante Unterschied zwischen den Gruppen war vermutlich durch die absoluten EMG-Werte bedingt, die wegen der höheren Baseline auch in der Streßphase höher waren. Die **Patienten-Kontrollgruppe** benötigt man, um die Symptomspezifität der Reaktion zu bestimmen. Es ist möglich, daß erhöhte physiologische Reaktionen durch die Existenz einer chronischen Erkrankung per se bedingt sind und nicht durch das spezifische Schmerzsyndrom. Nur eine der Studien zu den CWSS (Flor et al., 1985) und eine der Studien zu den TMSS (Moss & Adams, 1984) erfüllten das Kriterium einer gesunden und einer Patientenkontrollgruppe.

Tabelle 5-3: Bewertungskriterien für die psychophysiologischen Untersuchungen zum chronischen Schmerz

Rating	Beschreibung
Diagnose	
+ 1	Alle diagnostischen Kriterien sowie Aus- und Einschlußkriterien sind eindeutig definiert, Daten zur Reliabilität und Validität der Diagnose sind vorhanden
0	Diagnostische Kriterien sowie Einschluß- und Ausschlußkriterien werden genannt, sie sind aber unspezifisch oder nicht reliabel und valide
- 1	Ungenügende Information über diagnostische Kriterien
Kontrollen	
+ 1	Zumindest eine gesunde und eine Patientenstichprobe werden verwendet; die Gruppen sind vergleichbar im Alter und Geschlecht
0	Eine gesunde Kontrollgruppe wird verwendet oder mehrere Gruppen werden verwendet, doch ist die Parallelisierung problematisch
- 1	Nur eine Patientenkontrollgruppe wird verwendet oder keine Parallelisierung wird angegeben oder die Information fehlt
Stichprobenbeschreibung	
+ 1	Sowohl Patienten als auch Kontrollen sind adäquat beschrieben, um die Art der Stichprobe, die Parallelisierung und die externe Validität zu bestimmen
0	Es gibt einige Beschreibungen der Stichprobe, jedoch fehlen wichtige Variablen (z.B. Schmerzdauer)
- 1	Nicht adäquate Stichprobenbeschreibung, grundlegende Variablen fehlen (z.B. Alter, Geschlecht, Stichprobenauswahl)
Schmerzstatus	
+ 1	Der derzeitige Schmerzzustand ist experimentell kontrolliert (z.B. die Patienten wurden nach dem Vorhandensein von Schmerz gruppiert oder sie wurden in schmerzfreien und schmerzhaften Phasen untersucht)
0	Der Schmerzzustand wurde aufgezeichnet und in der Analyse verwendet, aber nicht explizit kontrolliert
- 1	Der Schmerzzustand wurde nicht erfaßt oder erwähnt
Medikation	
+ 1	Die Patienten mußten vor dem Experiment medikamentenfrei sein
0	Die Medikamenteneinnahme wurde erfaßt und in der Analyse berücksichtigt
- 1	Die Medikamenteneinnahme wurde nicht als separate Variable berücksichtigt oder wurde nicht erwähnt
Multiple Ableitungsorte	
+ 1	Ableitungen erfolgten von 2 oder mehr proximalen Orten sowie zumindest einem distalen Ort
0	Ableitungen erfolgten von zumindest einem proximalen und einem distalen Ort
- 1	Ableitungen erfolgten von lediglich einem proximalen Ort oder multiplen distalen Orten
Relevante Maße	
+ 1	Die für die Störung wichtigsten Maße wurden erfaßt (z.B. proximales EMG und vaskuläre Maße bei Kopfschmerz; paraspinales EMG für chronische Rückenschmerzen; Masseter- oder Temporalis-EMG für TMSS; ein Maß der allgemeinen Erregung)
0	Zumindest ein Maß, das für die Störung relevant ist, wurde erfaßt
- 1	Kein relevantes Maß wurde erfaßt

Tabelle 5-3 (Forts.): Bewertungskriterien für die psychophysiologischen Untersuchungen zum chronischen Schmerz

Rating	Beschreibung
	Ökologische Validität des Stressors
+ 1	Stressoren, die einen Bezug zum Leben der Versuchsperson hatten, wurden verwendet (idealerweise von der Person selbst gewählte Stressoren)
0	Allgemeine Stressoren wurden verwendet, die jedoch relevant sein könnten (z.B. kognitiv beanspruchende Aufgaben, streßhafte soziale Interaktionen)
- 1	Stressoren, die sehr wahrscheinlich irrelevant sind, wurden gewählt (z.B. Kopfrechnen)
	Validität der Streßinduktion
+ 1	Die Streßinduktion wurde durch zumindest 1 physiologisches und 1 subjektives Maß erfaßt und wurde in der statistischen Analyse berücksichtigt
0	Die Streßhaftigkeit der Stimulation wurde entweder durch nur 1 Maß erfaßt oder wurde in der statistischen Analyse nicht berücksichtigt
- 1	Die Streßhaftigkeit wurde nicht erfaßt
	Adaptation/Baseline
+ 1	Zumindest 10 min Adaptation und 5 min Baseline wurden verwendet
0	Kürzere Baseline und Adaptation wurden verwendet
- 1	Keine Adaptation wurde verwendet
	Statistische Auswertung
+ 1	Adäquate statistische Auswertungsmethoden wurden verwendet, die für multiple Tests, heterogene Varianzen, nicht normale Verteilung und variierende Baselinewerte korrigierten (z.B. ANOVA, MANOVA, Bonferroni-Korrekturen)
0	Die statistische Auswertung war im allgemeinen akzeptabel, jedoch problematisch (z.B. keine Alpha-Korrektur, ANOVA mit Meßwiederholung ohne Kontrolle für heterogene Varianzen)
- 1	Statistische Probleme (z.B. multiple t-Tests, viele Analysen)
	Vorgehen
+ 1	Es wurden adäquate Datenaufnahme- und Datenverarbeitungsmethoden verwendet (z.B. bevorzugt computerisierte und kontinuierliche Datenaufnahme, hohe Abtastfrequenz, gute Vorbereitung des Ableitortes, Artefaktkontrolle, Ausbalancierung von Stressoren)
0	Datenaufnahme und -verarbeitung waren akzeptabel, aber ermöglichten Irrtümer und Probleme (z.B. von Hand ausgewertete Daten ohne Kenntnis der Reliabilität)
- 1	Inadäquate Datenaufnahme und Datenverarbeitung oder Mangel an essentieller Information

ANOVA = Varianzanalyse (analysis of variance); CWSS = Chronische Wirbelsäulensyndrome; EMG = Elektromyogramm; MANOVA = Multivariate Varianzanalyse (multivariate analysis of variance); MANCOVA = Multivariate Kovarianzanalyse (multivariate analysis of covariance); TMSS = Temporomandibuläre Schmerzsyndrome

Zielvariablen. Frühe Studien zur Psychophysiologie des Schmerzes ignorierten das Spezifitätskonzept. Sie untersuchten vielmehr Ruhewerte (meist des Frontalismuskels als allgemeinen Spannungsindikator) und diese zumeist bei Patienten mit chronischen Kopfschmerzen. Diese ersten Studien berichteten über erhöhte Frontalis-EMG-Werte bei Patienten mit Spannungskopfschmerz und deren effiziente Therapie durch EMG-Biofeedback (s. Budzinsky et al., 1973). In den letzen Jahren gab es aber immer mehr Berichte, die bei Spannungskopfschmerzpatienten keine erhöhten EMG-Werte fanden oder feststellten, daß Veränderungen in der Symptomatologie nicht notwendigerweise mit Veränderungen in den Spannungsniveaus einhergingen (s. Holroyd et al., 1984).

Diese Befunde könnten mit der **Auswahl der Variablen** für die psychophysiologische Ableitung zusammenhängen. Das Frontalis-EMG wurde häufig gemessen, um die psychophysiologische Aktivität bei chronischen Kopfschmerzpatienten zu registrieren. Jedoch hat man in letzter Zeit festgestellt, daß andere Muskelgruppen relevanter sein könnten wie z.B. der M. Trapezius oder der M. Masseter. Darüberhinaus wurde die Generalisierbarkeit der Aktivität einer Muskelgruppe auf benachbarte Muskelgruppen in Frage gestellt (s. Alexander, 1975).

Für TMSS wurden allgemein das Masseter- und das Temporalis-EMG als relevante Maße betrachtet. Obwohl die lateralen Pterygoideus-Muskeln möglicherweise eine noch wichtigere Rolle bei TMSS spielen, kann man sie durch Oberflächen-EMGs nicht erfassen. Bei CWSS hat man den lumbalen Erector spinae und die Trapezius-Muskulatur als relevante Ableitorte betrachtet. Es ist jedoch wichtig, festzustellen, daß Oberflächenmessungen recht ungenau sein können, und daß überspringende Potentiale von anderen Muskeln an den Ergebnissen beteiligt sein können. Eine besondere Frage, vor allem bei Ableitungen vom Rücken ist, ob Nadelelektroden nicht bessere Ergebnisse liefern (Basmajian, 1984). Derzeit scheinen jedoch Oberflächenableitungen bevorzugt zu werden. Sie haben den Vorteil, daß die Ableitung nicht schmerzhaft und wenig invasiv ist, während bei der Ableitung mit Nadelelektroden die Ableitprozedur selbst die Ableitungen beeinflussen kann. Eine Studie von Cobb et al. (1975) zeigte darüberhinaus, daß bei EMG-Ableitungen von größeren Muskelgruppen Nadelelektroden weniger sensitiv als Oberflächenelektroden sind.

Experimentelles Design. In der frühen psychophysiologischen Forschung untersuchte man Baselinewerte unter der Annahme, daß Schmerzpatienten generell erhöhte Ruhewerte aufweisen sollten. Während einige Studien dies bestätigten, kamen andere nicht zu diesem Ergebnis (vgl. Chapman, 1986). Die Resultate waren zum großen Teil abhängig von der Länge der Adaptationsphase, der Kontrolle von Artefakten in der Baseline oder den Instruktionen. In einer Studie (Cohen et al., 1983) zeigte sich z.B., daß es keine EMG-Unterschiede zwischen Kopfschmerzpatienten und Gesunden gab, wenn die Kontrollpersonen die Instruktion erhielten, ruhig zu sitzen. Signifikante Unterschiede ergaben sich erst, als die Versuchspersonen die Anweisung erhielten, sich zu entspannen.

Derzeitige Theorien zu Schmerz und Muskelspannung legen die Annahme nahe, daß es wenig wahrscheinlich ist, daß Schmerz und Muskelspannung zu einem gegebenen Zeitpunkt hoch korreliert sind. So diskutierte z.B. Christensen (1986a,b), daß anhaltende Muskelkontraktionen und die darauf folgende Ischämie zur Abgabe chemischer Substanzen wie z.B. von biogenen Aminen führen. Diese Substanzen erregen die Nociceptoren mit einer gewissen Verzögerung und wirken auch nach Abnahme der Maximalkontraktion noch weiter. Durch diese Zeitverschiebung zwischen Kontraktionen, chemischer Reaktion und dem Schmerzbeginn würde man zu einem bestimmten Zeitpunkt keine 1:1 Beziehung zwischen EMG-Niveau und Schmerz annehmen. Diese zeitlich verschobene Funktion impliziert multiple Messungen über ausgedehnte Zeiträume.

Im Rahmen der Forschung zu psychophysiologischen Streßreaktionen ergibt sich ein wichtiges Problem hinsichtlich der Natur und der Manipulation von **Streß** (Philips, 1977). Stimuli wie z.B. "weißes Rauschen" oder "Kopfrechnen" wurden unter der Annahme verwendet, daß sie für jeden belastend sein sollten. Diese Studien berücksichtigten nicht die transaktionale Natur von Streß (Lazarus & Folkman, 1985) bzw. die motivationsspezifischen Aspekte physiologischer Reaktionen. Das Konzept der Motivationsspezifität, das vorne beschrieben wurde, geht davon aus, daß es unwahrscheinlich ist, daß alle Patienten gleichermaßen auf physikalisch identische Stressoren reagieren. Es wurde selten der Versuch unternommen nachzuweisen, daß eine Streßinduktionsmethode für alle Versuchspersonen belastend war. Zusammenfassend läßt sich sagen, daß es in den publizierten Studien wenig Überprüfungen der Streßinduktion gab und daß die meisten Studien ein naives Streßkonzept verwendeten.

Die Messung zusätzlicher Variablen. Eines der wichtigsten Probleme in der psychophysiologischen Schmerzforschung ist die Vernachlässigung des Wissens über chronischen Schmerz allgemein. Dies wird besonders deutlich bei der Forschung zum chronischen Kopfschmerz, wo man das Auftreten spezifischer physiologischer Prozesse annimmt, ohne die multifakorielle Natur des chronischen Schmerzes zu berücksichtigen. Dieses unidimensionale Vorgehen wurde von einer Reihe von Autoren kritisiert (Bakal, 1982; Philips, 1977). Jedoch werden umfassende schmerzdiagnostische Verfahren noch nicht überall eingesetzt. So ist unseres Wissens in keiner einzigen Studie zur Psychophysiologie chronischer Kopfschmerzen die Relevanz operanter Faktoren untersucht worden.

Die Bedeutung der operanten Konditionierung nimmt insbesondere dann zu, wenn eine Störung chronifiziert ist (s. Traue et al., 1985). Operante Faktoren können über die Zeit neben den psychophysiologischen Mechanismen eine wesentliche Rolle spielen. Es ist plausibel, daß nicht alle Patienten in einer heterogenen Gruppe eine erhöhte psychophysiologische Reagibilität auf Streß zeigen, wenn operante Faktoren bei der Aufrechterhaltung eine Rolle spielen. Die hohen Varianzen psychophysiologischer Reaktionen, die oft bei Gruppen chronischer Schmerzpatienten berichtet wurden, legen diese Hypothese nahe. Einfache Aggregation der Daten über die Versuchspersonen hinweg kann die Reagibilität in Untergruppen verschleiern. Eine Studie, die von Haber, Kuczmierczyk und Adams (1985) durchgeführt wurde, stützt diese Vermutung. Diese Autoren teilten ihre Stichprobe von Spannungskopfschmerzpatienten in eine Gruppe mit hohen und niedrigen EMG-Werten ein und fanden nur in der Gruppe mit hohen EMG-Werten schmerzabhängige EMG-Veränderungen.

Unterschiedliches Vorgehen. Variationen im experimentellen Vorgehen sind bei psychophysiologischen Studien an chronischen Schmerzpatienten extensiv und tragen zu den Interpretationsschwierigkeiten der Ergebnisse bei. Obwohl z.B. einige Autoren **Habituationssitzungen** einplanten (s. Kröner, 1984), begann die Ableitung in anderen Studien unmittelbar nachdem die Versuchspersonen das Labor betraten (s. Hoyt et al., 1981). Wenn überhaupt **Adaptationsphasen** benutzt wurden, variierten sie oft beträchtlich in der Länge (1 bis 20 Minuten). Zusätzlich zu diesen Unterschieden in der Habituation, bzw. Adaptation, gibt es auch beträchtliche Unterschiede in der Dauer der Stimulation und in den Inter-Trial-Intervallen.

Oft wurde eine große Anzahl experimenteller Stimuli präsentiert, ohne daß genügend lange Pausen zwischen den Reizungen angesetzt wurden, wodurch sich die Wahrscheinlichkeit von **Carry-over** Effekten erhöht (s. Morley, 1985). Eine Alternative zu extensiven Pausen ist die **Ausbalancierung** von Stressoren, um die Nacheffekte zumindest gleichmäßig zu verteilen. Leider wurde die Ausbalancierung der Stressoren nur selten verwendet (s. Flor et al., 1985).

Es gibt darüber hinaus viele Probleme und Variationen in der Ableitung der physiologischen Variablen. So wurden z.B. bei der Ableitung von EMGs sehr unterschiedliche **Frequenzbereiche** für die Signale verwendet. Obwohl einige Forscher sehr eingegrenzte Bereiche von 100-250 Hz berichten, gaben andere Bereiche von 3 bis 35000(?) Hz (s. Cohen et al., 1986) an. Ein zu kleiner Frequenzbereich kann zum Verlust von Information führen. Ein zu weit nach unten oder oben offener Bereich kann zum Auftreten von EKG-Artefakten bzw. zur Verzerrung des Signals ("Aliasing") führen, da dann die Abtastfrequenz unter der höchsten Signalfrequenz liegen kann. Die meisten Studien, die diese breiten Frequenzbereiche benutzten, schweigen sich darüber aus, wie mit Artefakten umgegangen wurde. Ein weiteres, verwandtes Problem ist die **Signalverstärkung**. Cobb et al. (1975) zeigten z.B., daß es durch eine zu niedrige Verstärkung zum Informationsverlust im EMG kommt und dies zu der irrigen Annahme des Fehlens von EMG-

Veränderungen in experimentellen Situationen führen kann. Bessere Verstärkungsfaktoren könnten solche Veränderungen aufzeigen. Jedoch versäumen es die meisten Autoren, Information über die Signalverstärkung zu geben.

Schließlich ist eine **Abtastfrequenz** von genügender Geschwindigkeit essentiell für korrekte Signalableitungen. Viele Autoren berichten Abtastfrequenzen nicht und lassen so keine Schlüsse über Signalverzerrungen zu. Bei integrierten EMG-Ableitungen werden oft sehr lange **Integrationsintervalle** benutzt (bis zu 30 Sekunden). Wenn man über so lange Zeiten integriert, wird die Entdeckung von Artefakten nahezu verunmöglicht, und man kann von der Annahme ausgehen, daß diese Studien auf verzerrten EMG-Werten beruhen (z.B. Sutton & Belar, 1982). Die Befolgung der Richtlinien zur EMG-Ableitung von Fridlund und Cacioppo (1986) könnten diese prozedurale Variabilität reduzieren.

Ein weiteres Problem ist, daß der **Schmerzstatus** des Patienten zur Zeit der psychophysiologischen Messung selten berichtet wurde. Die Anwesenheit von Schmerz kann die physiologischen Abläufe drastisch verändern (s. Haynes et al., 1983; Hursey et al., 1985) und kann zu der interindividuellen Variabilität, die in vielen Studien gefunden wurde, beitragen. Zusammenfassend läßt sich feststellen, daß die Vielzahl der prozeduralen Variationen, die verwendet wurden, Vergleiche über Studien und Laboratorien hinweg zu einem großen Problem werden läßt.

Datenanalyse. Unterschiede in der Datenanalyse sind ein weiteres Problem bei der Interpretation der psychophysiologischen Literatur zum chronischen Schmerz. Wegen inadäquater, häufig noch heute verwendten Aufzeichnungsverfahren wie z.B. Aufzeichnungen und Handauswertungen auf Papierschreibern oder gemittelte Ausdrucke, kann wichtige Information verloren gehen (s. Arena et al., 1985). Darüberhinaus kann die Information durch die Mittelung verzerrt werden (s. Feuerstein, Bush & Copisiero, 1982). Da die Handauswertung von Papieraufzeichnungen sehr zeitraubend ist, werden für gewöhnlich nur ausgewählte Teile für die Analyse benutzt ohne Klarheit darüber, ob die relevanten Stichproben identifiziert wurden. Andererseits erhöht die Mittelung von Daten über lange Zeitabschnitte die Wahrscheinlichkeit ungenügender Artefakterkennung. Es kann auch sein, daß nur eine kurze Reaktion auf die Stimulierung erfolgt oder, daß die Reaktionen Verläufe unterschiedlicher Konfiguration aufweisen und nicht nur auf einem Niveauanstieg beruhen. Mittelung erlaubt keine Erkennung dieser Reaktionsmuster.

Zusätzlich zu der Schwierigkeit der Mustererkennung ergeben sich bei der Mittelung und den nachfolgenden ANOVAs Probleme durch die bei physiologischen Daten oft auftretende **Autokorrelation**. Die resultierenden F-

Tests können die tatsächlich aufgetretene Veränderung überschätzen. Die häufig berichteten heterogenen Varianzen in verschiedenen Zeitabschnitten und den verschiedenen Experimentalgruppen verletzen die Symmetrieannahme, die für Meßwiederholungs-ANOVAs gefordert wird und können zu verzerrten Signifikanzniveaus führen (Jennings, 1987; Vasey & Thayer, 1986).

Schließlich bildet die Mittelung ein Problem, wenn man die Dauer der Reaktion und die Zeit zur Rückkehr zur Baseline erfassen will. Diese Maße werden für gewöhnlich durch die **Mittelung** der Streßphase und der Post-Streß-Phase und die Berechnung der Differenz zwischen beiden berechnet. Es ist jedoch unwahrscheinlich, daß die Reaktion die ganze Streßinduktionsphase hindurch andauert, noch sollte eine lineare Abnahme der Reaktion bei der Stressor-Beendigung erwartet werden.

Diese Datenreduktionsstrategien könnten einige der widersprüchlichen Ergebnisse zu Post-Stressor-Reaktionen in der Literatur erklären. So fanden z.B. Gannon et al. (1981) bei Patienten langsame Post-Streß Adaptation bei einem 1-minütigen Stressor, während Passchier, Helm-Hylkema & Orlebeke (1984) einen viel länger andauernden Stressor verwendeten und keine Unterschiede zu Gesunden feststellten.

Die Analyse des zeitlichen Verlaufs von Reaktionen mittels zeitreihenanalytischer Verfahren wie z.B. ARIMA Modellen (Turk, Rudy & Flor, 1987; Flor, Birbaumer, Schugens & Lutzenberger, 1990b), könnten präzisere Ergebnisse liefern und individuelle Unterschiede bei der Reaktion adäquat abbilden. Im Gegensatz zu ANOVAs berücksichtigen Zeitreihenanalysen Autokorrelationen in den Daten. Des weiteren können Veränderungen von der Baseline in ihren zeitlichen Verlauf (einschließlich der Rückkehr zum Ruhewert) durch mathematische Modelle beschrieben werden und ihre Bedeutung kann pro Patient und pro Maß angegeben werden. Dies erlaubt eine mikroskopische Analyse der individuellen Reaktionen von Patienten mit einer optimalen Bestimmung von Reaktionsmaxima. Eine ähnlich mikroskopische, topographische Analyse des EMGs wurde von Cacioppo, Marshall-Goodell und Dorfman (1983) vorgeschlagen.

Zusammenfassend läßt sich sagen, daß es so viele Variationen im Vorgehen und in der Patientenauswahl gibt, daß es schwierig ist, aus den vorliegenden Daten Schlußfolgerungen zur Psychophysiologie chronischer Schmerzsyndrome zu ziehen. Es ist zu hoffen, daß dieses Problem durch die Bewertung der methodischen Qualität der hier vorgestellten Studien und die Beschränkung der Ergebnisdiskussion auf die qualitativ hochwertigen Studien, vermindert werden kann.

5.4. Ergebnisse von Studien zur Psychophysiologie chronischer Schmerzen

Wir beschränken uns hier auf die Diskussion der Studien zur Psychophysiologie chronischer Kiefergelenk-Myarthropathien und chronischer Rückenschmerzen (s. Tab. 5-4). Eine Übersicht zur Psychophysiologie chronischer Kopfschmerzen und eine ausführlichere Darstellung findet sich bei Flor und Turk (1989b).

Chronische Wirbelsäulensyndrome. Insgesamt fanden wir zehn Studien zur Psychophysiologie chronischer Wirbelsäulensyndrome, die methodischen Minimalkriterien genügten (Ahern et al., 1988; Arena et al., 1989; Cohen et al., 1986; Collins et al., 1982; Cram & Steger, 1983; Fischer & Chang, 1985; Flor et al., 1985; Hoyt et al., 1981; Kravitz et al., 1981; Soderberg & Barr, 1983). Höhere Baseline-EMG-Werte bei Patienten im Vergleich zu Gesunden wurden von Hoyt et al. (1981) im Stehen, von Flor et al. (1985) auf der linken Seite im Sitzen sowie von Fischer und Chang (1985) im Schlaf berichtet. Die Studie von Soderberg und Barr (1983) berichtete zwar auch erhöhte Werte im paraspinalen EMG der Patienten im Stehen, aber die Autoren gaben keine konkreten EMG-Werte an. Sie beschrieben lediglich EMG-Ratings auf der Basis von Oszilloskop-Aufzeichnungen, die von fraglicher Reliabilität und Validität sind. Cram & Steger (1983) berichteten über mehr Seitenunterschiede in den relevanten Muskeln von Patienten mit HWS- und LWS-Syndromen. Ahern et al. (1988) konnten beim Stehen sowie bei statischer Haltung keine Unterschiede zwischen Patienten und Gesunden finden.

Als **Stressoren** wurden in diesen Studien unterschiedliche Körperhaltungen, Bewegungs- und Hebeaufgaben, Entspannungsaufgaben, Kopfrechnen, der Cold Pressor Test oder persönlich gewählte Streß und Schmerzberichte gewählt. Bei unterschiedlichen **Bewegungen und Körperhaltungen** zeigten sich in drei Studien geringere paraspinale EMG-Niveaus bei Patienten mit chronischen Rückenschmerzen (Ahern et.al., 1988; Collins et al., 1982; Soderberg & Barr, 1983), in einer Studie höhere Werte in spezifischen Untergruppen (Arena et al., 1989) oder keine Unterschiede (Cohen et al., 1986) zwischen CWSS-Patienten und Gesunden. Kravitz et al. (1981) berichteten ebenfalls keine Unterschiede zwischen Gesunden und CWSS-Patienten bei einer Reihe von differentiellen Entspannungsaufgaben (d.h. Anspannung eines Muskels bei gleichzeitiger Entspannung anderer Muskelgruppen) mit Ausnahme der Anspannungaufgabe für den Rücken, bei dem es in der CWSS Gruppe zu höherer Muskelspannung kam. Ahern et al. (1988) weisen darauf hin, daß reduzierte EMG-Niveaus bei Bewegungen als Folge einer eingeschränkten Beweglichkeit zu sehen sind. Sie sind folglich eine **sekundäre** Auswirkung der WS-Problematik. Inwieweit erhöhte EMG-Werte bei verschiedenen Körperhaltungen schmerzauslösend sein können, wäre zu prüfen. Insgesamt ergaben die Untersuchungen zu verschiedenen Bewegungen und Körperhaltungen sehr widersprüchliche Ergebnisse, die wahrscheinlich auf die methodischen Probleme der Studien zurückgehen.

Tabelle 5-4: Ergebnisse der Studien zur Psychophysiologie chronischer Schmerzen

Studie	Bewertung der Studie	Baseline	Ergebnisse zur Reagibilität	Rückkehr	Bemerkungen
			CWSS-Studien:		
Hoyt et al., 1981	-4	n.s.	LWS > G beim Stehen	---	---
Kravitz, Moore, Glaros, 1981	-5	n.s.	LWS > G bei differentieller Entspannung des Rückens	---	---
Collins, Cohen, Naliboff & Schandler, 1982	-2	n.s.	LWS < G in bestimmten Positionen, LWS > G in HR, SCL bei den Aufgaben	---	---
Cram & Steger, 1983	-5	n.s.	n.s.	---	Trends für höhere EMG-Werte in LWS-Gruppe an den cervikalen, lumbalen und paraspinalen Muskeln
Soderberg & Barr, 1983	-8	LWS > G Stehen	LWS < G in bestimmten Positionen	LWS > G nach einer Hebeaufgabe	unbekannte Validität und Reliabilität des EMG-Ratings, problematisches Design
Fischer & Chang, 1985	-3	---	LWS > G im Schlaf	---	---
Flor, Turk & Birbaumer, 1985	7	EMG im linken Rücken: CWSS > G = HS	CWSS < G = HS im rechten und linken Rücken-EMG in der Streß- und Schmerzsituation	CWSS > G = HS im EMG des linken und rechten Rücken nach Schmerz- und Streßphase	Vorhersage der Rückenreagibilität aus der Stimmung und dem Bewältigungsverhalten
Cohen, Swanson, Naliboff, Schandler & McArthur, 1986	0	n.s.	n.s.	---	widerspricht Collins et al. (1982), keine Analyse der Streßaufgaben

Tabelle 5-4 (Forts.): Ergebnisse der Studien zur Psychophysiologie chronischer Schmerzen

Studie	Bewertung der Studie	Baseline	Ergebnisse zur Reagibilität	Rückkehr	Bemerkungen
Ahern, Follick, Council, Laser-Wollston, & Litchman, 1988	-3	n.s.	CWSS < G bei Rotation	---	Die Diskriminanzanalyse ergab als diskriminierende Variablen die WS-Beweglichkeit (kein EMG-Maß) und das EMG bei der Flexion sowie bei Flexion Extension; t-Tests waren jedoch nicht signifikant; da die meisten Ptn die Bewegung nicht vollständig ausführten, ist die Aussagekraft der EMG-Werte begrenzt
Arena, Sherman, Bruno & Young, 1989	-6	G < DP, UC, insgesamt	G < Rest beim Stehen, DP > Rest beim gestützten Sitzen; SA, G < UC bei Rückkehr; G verschieden von Rest außer SA beim Bücken, SA verschieden von DP und UC beim Bücken; n.s. für Liegen und ungestütztes Sitzen im EMG, Einzelfallanalysen unterstützen die ANOVA-Ergebnisse	---	keine Adaptation, viele methodische Probleme, keine Angaben zur Standardisierung der Aufgaben
TMSS-Studien:					
Yemm, 1969	-7	n.s.	EMG: gleiche Reaktion bei TMSS und G, aber G habituieren	---	viele methodische Probleme
Thomas, Tiber & Schireson, 1983	-5	TMSS > G	EMG: TMSS > G bei allen Streßaufgaben	---	unkonventionelle Datenanalyse mit unbekannter Validität
Mercuri, Olson & Laskin, 1979	-4	MPD > G im Masseter/ Frontalis-EMG	wie Baseline	wie Baseline	SD nicht angegeben, inadäquate Datenanalyse, Artefakte ?, keine

Tabelle 5-4 (Forts.): Ergebnisse der Studien zur Psychophysiologie chronischer Schmerzen

Studie	Bewertung der Studie	Baseline	Ergebnisse zur Reagibilität	Rückkehr	Bemerkungen
Mercuri et al., 1979 (Forts.)		G > MPD im Gastrocnemicus			Adaptation, keine Baselinekorrektur, Streßhaftigkeit nicht erfaßt
Moss & Adams, 1984	-1	n.s.	n.s.	n.s.	HR: G > TMSS in mehreren Phasen, auch einige SCL-Unterschiede, problematische Analyse und Interpretation, TMSS-Gruppe mit wenig Schmerz, Stimuli nicht ausbalanciert
Dahlström, Carlsson, Gale & Jansson, 1985	-5	TMSS > G im Masseter-EMG	EMG: TMSS > G in den Streßphasen	n.s.	Streßreaktion wude nicht durch Baselineunterschiede korrigiert

Liste der Abkürzungen: CWSS = chronisches Wirbelsäulensyndrom; DP = Diskopathie; HS = heterogene Schmerzgruppe; LWS = Lendenwirbelsäulensyndrom; MPD = myofasciales Schmerzsyndrom; SA = Spondylarthritis, UC = unspezifische CWSS; TMSS = temporomandibuläres Schmerzsyndrom; HR = Herzrate; SCL = Hautleitfähigkeitsniveau; EMG = Elektromyogramm; ANOVA = Varianzanalyse; SD = Standardabweichung; n.s. = nicht signifikant; G = Gesunde; Ptn = Patienten.

Beim **Kopfrechnen** zeigten sich weder in der von Collins et al. (1982) berichteten Studie noch in der Untersuchung von Flor et al. (1985) signifikante Veränderungen im paraspinalen EMG. Cohen et al. (1986) dokumentierten keine Ergebnisse für diese Studie. Auch für den Cold Pressor Test berichteten Collins et al. keine signifikanten EMG-Veränderungen, jedoch waren die Testzeiten sehr kurz (3 Durchgänge von je 12 Sekunden Dauer). Die Autoren stellten fest, daß die CWSS Patienten mit signifikant höheren Anstiegen in der Hautleitfähigkeit reagierten als die Gesunden, was auf eine stärkere allgemeine Erregung hinweist.

Die einzigen signifikanten streßbezogenen EMG-Veränderungen wurden von Flor et al. (1985) berichtet. In dieser Studie wurden CWSS-Patienten gebeten, **selbstgewählte Streß- und Schmerzepisoden** zu diskutieren, deren subjektive Belastung durch den Selbstbericht des Patienten, die Herzfrequenz und die Hautleitfähigkeit erfaßt wurden. Die Autoren berichteten bei den persönlich relevanten Streß- und Schmerzberichten im Vergleich zu den neutralen und Kopfrechen-Aufgaben signifikante Anstiege im paraspinalen EMG der CWSS-Patienten, nicht jedoch der Gesunden und einer Gruppe mit heterogenen Schmerzsyndromen. Im

Gegensatz zu Collins et al. (1982) fanden Flor et al. keine Unterschiede in der Herzfrequenz oder Hautleitfähigkeit zwischen CWSS-Patienten, anderen Schmerzpatienten und Gesunden.

Die Zeit zur **Rückkehr zur Baseline** wurde nur in den Studien von Flor et al. (1985) und von Soderberg und Barr (1983) untersucht. Flor et al. berichteten eine signifikant verzögerte Rückkehr zur Baseline in den paraspinalen EMG-Niveaus der CWSS-Patienten, jedoch nicht der anderen Patienten oder der Gesunden und auch nicht in schmerzortfernen Muskeln, der Herzfrequenz oder der Hautleitfähigkeit. Soderberg and Barr (1983) beobachteten bei den CWSS-Patienten eine verzögerte Rückkehr des EMGs nach einer Hebeaufgabe.

Die begrenzten, bisher verfügbaren Daten weisen darauf hin, daß die CWSS Patienten in ihrer paraspinalen Muskulatur **hyporeaktiv** sein könnten, wenn sie bestimmte **Bewegungen** auszuführen haben (evtl. weil sie sich schonen oder eingeschränkte Beweglichkeit der Wirbelsäule aufweisen), aber **hyperreaktiv** sein könnten, wenn sie auf **belastende Situationen** treffen. Die erhöhten Bewegungswerte bei einigen Patienten der Studie von Arena et al. (1989) widersprechen jedoch dieser Annahme. Die Replikation dieser Studien mit stringenteren Patientenselektionskriterien ist erforder-lich. Da chronische Rückenschmerzen eine generische Bezeichnung ist, unter der sich viele verschiedene Arten von Rückenschmerzen verbergen, ist eine sorgfältige Patientenbeschreibung und -auswahl vor allem hinsichtlich medizinisch-somatischer Kriterien besonders wichtig. Wir werden in Kapitel 8 eigene Arbeiten zu diesem Themenkreis darstellen.

Temporomandibuläre Schmerzsyndrome. In Tabelle 5-4 haben wir die Charakteristika und Ergebnisse der Studien zu TMSS dargestellt. Mit Ausnahme einer Studie (Moss & Adams, 1984) berichten alle Untersuchungen erhöhte Baselinewerte des Masseter-EMGs bei TMSS-Patienten im Vergleich zu Gesunden (Yemm, 1969; Dahlström et al., 1965; Thomas et al., 1983; Mercuri et al., 1979). Darüberhinaus fanden sich in allen Studien außer der Studie von Moss und Adams auch erhöhte EMG-Werte bei der Reaktion auf streßhafte Stimulation wie z.B. der Durchführung komplexer manueller Aufgaben (s. Dahlström et al., 1985; Mercuri et al., 1979; Yemm, 1969). Der negative Befund der Moss und Adams Studie könnte mit der speziellen Stichprobe zu tun haben (Patienten, die mindestens 1 Woche schmerzfrei waren). Jedoch korrigierte keine der Studien die Streßreaktionen bezüglich der Baselinewerte.

Obwohl Patienten und Gesunde in den absoluten Masseter Reagibilitäts-Werten unterschiedlich sein könnten, ist es zweifelhaft, ob dieser Unterschied bestehen bliebe, wenn bei den Streßreaktionen Veränderungswerte verwendet würden. Keine der oben genannten Studien untersuchte die Rückkehr zum Ruhewert.

Darüberhinaus balancierten die meisten Studien die Stressorpräsentation nicht aus, gaben keine oder nur minimale Information über die Datenaufnahme und verwendeten inadäquate statistische Prozeduren wie multiple t-Tests (Mercuri et al., 1979), multiple nichtparametrische Tests (Dahlström et al., 1985), multiple ANOVAs (Moss & Adams, 1984) ohne Alphakorrektur oder berichten überhaupt keine statistische Analyse. Unzweifelhaft ist mehr Forschung erforderlich, um zu ermitteln, in welchem Umfang sich die Masseter- oder Temporalis-EMGs der TMSS-Patienten tatsächlich von denen Gesunder unterscheiden und inwieweit sie von Relevanz für die Aufrechterhaltung der Schmerzen sind. Verbesserungen sind insbesondere notwendig bezüglich der Stichprobenbeschreibung, die oft nicht existent ist, sowie bezüglich der Datenaufnahme und und Datenanalysemethoden, die wesentlich schlechter sind als z.B. in der Kopfschmerzforschung. Erste Ergebnisse weisen jedoch auf die Existenz symptom-spezifischer psychophysiologischer Reaktionen bei diesen Patienten hin.

5.5. Forschungsausblick

Aufgrund der methodischen Probleme in der Literatur zur Psychophysiologie des Schmerzes ist es schwierig, klare Schlußfolgerungen zu ziehen. Die Formulierung der Gate Control Theorie des Schmerzes durch Melzack und Wall (1965) hat die **multidimensionale Natur** chronischer Schmerzen verdeutlicht und die Bedeutung psychologischer wie auch somatischer Parameter bei der Schmerzerfahrung betont. Weiterhin hat Fordyce (1976) den wichtigen Beitrag von instrumentellen Lernfaktoren zum Ausdruck von Schmerz und Leid betont. Forscher, die sich mit der Psychophysiologie chronischer Schmerzen befaßt haben, haben sich meist ausschließlich auf die Physiologie konzentriert und nicht genügend Aufmerksamkeit auf die Einflüsse behavioraler Variablen verwendet, die bei einem so komplexen Problem wie dem des chronischen Schmerzes eine Rolle spielen. Angesichts der zunehmenden Literatur über die reziproken Einflüsse sensorischer, kognitiver, affektiver und behavioraler Faktoren auf die Schmerzerfahrung sollten die psychophysiologischen Aspekte des Schmerzes im Rahmen eines psychobiologischen Modells gesehen werden.

Folglich sollten Untersuchungen zur Psychophysiologie des Schmerzes auch andere Faktoren erfassen, die zum Schmerzproblem beitragen können. Flor et al. (1985) stellten fest, daß nur 70% der Rückenschmerz-Gruppe eine paraspinale muskuläre Hyperreagibilität aufwiesen und diese Hyperreagibilität mit Depression und dem Mangel an adäquaten Bewältigungsstrategien zusammenhing. Es sind mehr Studien vonnöten, die **Untergruppen von Patienten** mit charakteristischen psychosozialen, behavioralen, psychophysiologischen und medizinisch-somatischen Befunden identifizieren, welche durch unterschiedliche Prozesse aufrechterhalten werden.

Des weiteren ist es dringend erforderlich, eindeutige **standardisierte diagnostische Kriterien** zu verwenden, da nur so die Symptomspezifität zu untersuchen ist. Eine weitere Unterteilung der diagnostischen Gruppen nach Schmerzort, Schmerzdauer und Schmerzhäufigkeit könnte ebenfalls sinnvoll sein. Eine ausführliche Beschreibung nach medizinisch-somatischen Kriterien scheint insbesonders wichtig, da Arena et al. (1989) zeigten, daß unterschiedliche somatische Befunde auch zu unterschiedlichen EMG-Mustern führen können.

Werden Stressoren verwendet, so sollten diese von längerer Dauer sein und auf ihre Relevanz für die Versuchsperson untersucht werden. Die Konzepte der **Reaktions-, Stimulus-** und **Motivationsspezifität** sollten bei der Auswahl von Stressoren und Ableitungsverfahren beachtet werden. Dies bedeutet, daß eine Reihe unterschiedlicher Stressoren verwendet werden sollte, deren Belastung gemessen, spezifische und unspezifische Variablen erfaßt und die Ableitungen mehrfach durchgeführt werden sollten. Dies erhöht letztlich die Komplexität des experimentellen Verfahrens, jedoch lassen Fortschritte in der Labor- und Computertechnik diese Aufgabe handhabbar erscheinen. Wünschenswert wäre die Ableitung physiologischer Parameter bei Patienten im alltäglichen Leben. Jedoch ergeben sich derzeit noch Probleme durch die Artefakte bei den EMG-Ableitungen, die deren Reliabilität und Validität gefährden.

Solange es keine klaren Belege für eine Korrespondenz von Ableitorten und spezifischen Schmerzsyndromen gibt, sollten **mehrere Ableitorte** verwendet werden. Da es zwischen subjektiven und physiologischen Größen oft variable Zeitabstände gibt, sollten Ableitungen über längere Zeiträume hinweg durchgeführt werden.

Wenig Aufmerksamkeit wurde bislang auf die Untersuchung von **Post-Streß-Adaptationsphasen** und die Rückkehr von streßbezogenen Anstiegen der physiologischen Variablen zum Ruhewert verwendet. Das Konzept der homöostatischen Dysregulation mißt diesen Variablen besondere Bedeutung bei. Dabei spielen Einzelfallanalysen eine wichtige Rolle.

Wir haben bereits früher die Probleme diskutiert, die bei der Anwendung multipler t-Tests oder Varianzanalysen auf autokorrelierte, gemittelte Daten entstehen. Es wäre interessant, diese physiologischen Parameter mittels Zeitreihenanalysen zu untersuchen, die die individuelle Variabilität berücksichtigen. Diese dürften ANOVAS, die lediglich Mittelwerte verarbeiten, überlegen sein. Durch diese zeitreihenanalytischen bzw. topographischen mikroskopischen Analysen liessen sich neben idiosynkratischen Verläufen auch "Ausreißer" und Artefakte besser erkennen. Ein besonderes Problem ergab sich in vielen Analysen durch die Auswahl kleiner Datenstichproben zur Analyse. Dies war meist dann der Fall, wenn bei der Datenaufnahme Papierschreiber benutzt wurden. Die Verwendung aller Daten hätte hier oft zu aufwendigen Analysen geführt. Durch die computerisierte Datenaufnahme und -speicherung wird dieses Problem reduziert.

Wir glauben, daß der in letzter Zeit zu verzeichnende Fortschritt in der **multidimensionalen Schmerzdiagnostik** (s. Turk & Rudy, 1986), neue Entwicklungen in der computergestützten Meßdatenerfassung und -verarbeitung sowie neue statistische Verfahren (Cacioppo, Marshall-Goodell & Dorfman, 1983), die Möglichkeit der verbesserten Analyse psychophysiologischer Reaktionen erhöhen. Trotz der vielen Probleme in der Literatur kann man zu vorläufigen Schlußfolgerungen gelangen, nach denen es Hinweise auf symptomspezifische Reaktionen bei chronischen Schmerzpatienten gibt.

6. Schmerzdiagnostik

In diesem Abschnitt sollen die Ziele der Diagnostik bei chronischen Schmerzpatienten näher beschrieben werden sowie die Ebenen, auf denen diagnostiziert wird. Die einzelnen vorliegenden Verfahren werden mit ihren Vorteilen und Nachteilen kritisch gewürdigt. Methoden der der Datenintegration und der Dateninterpretation werden diskutiert, und die Rolle der Diagnostik bei der Vorhersage des Therapieverlaufs und der Therapiergebnisse wird untersucht. Abschließend wird das diagnostische Vorgehen, das von uns für die **Psychophysiologische Schmerzambulanz der Universität Tübingen** entwickelt wurde, dargestellt.

6.1. Allgemeine Einführung

Abhängig von der jeweiligen Definition von Schmerz und dem zugrundeliegenden theoretischen Modell, werden im Rahmen der Schmerzdiagnostik unterschiedliche Aspekte des Schmerzes beachtet und gemessen. Mit dem Wandel von einer eindimensionalen zu einer mehrdimensionalen Sicht des Schmerzes haben sich auch die Verfahren der Schmerzdiagnostik verändert.

Grundsätzlich läßt sich die **experimentelle Schmerzdiagnostik** von der **klinischen Schmerzdiagnostik** unterscheiden. Experimentelle und klinische Methoden werden zum Teil kombiniert, aber oft auch einzeln verwendet, und es ist nicht geklärt, in welchem Umfang die Ergebnisse jeweils generalisierbar sind. Die experimentelle Schmerzmessung hat den Vorteil, daß experimentelle Manipulationen möglich sind und der Stimulus wie auch die Reaktion kontrollierbarer werden. Jedoch kann die klinische Relevanz niedrig sein. Obwohl wir die gängigen experimentellen Schmerzmeßverfahren diskutieren werden, liegt der Schwerpunkt dieses Kapitels auf der klinischen Schmerzmessung. Gute Übersichten über das Gebiet der klinischen und experimentellen Schmerzmessung finden sich in Chapman et al. (1985), Loeser und Chapman (1989), Melzack (1983) und Price (1987).

Klinische Diagnostik. Die klinische Diagnostik bei chronischen Schmerzpatienten hat mehrere Ziele. Zunächst muß der Status quo des Schmerzproblems auf allen relevanten Ebenen beschrieben werden. Zur Dokumentation des Therapieerfolges wird eine Ausgangsbaseline erhoben. Die Diagnostik dient auch dem Ziel, bei der Auswahl der adäquaten Behandlung zu helfen und die differentielle Indikation und Klassifikation zu unterstützen. Karoly und Jensen (1987) haben einen biopsychosozialen Rahmen für die Diagnostik chronischer Schmerzpatienten vorgeschlagen. Nach Birbaumer (1984) ist der Schmerz als eine Reaktion auf drei Ebenen zu sehen und die Diagnostik daran auszurichten. Zu oft werden Meßinstrumente nach ihrer Verfügbarkeit und Zugänglichkeit ausgewählt und nicht aufgrund der Ziele und Notwendigkeiten des diagnostischen Prozesses. Diagnostik wird ja nicht nicht um ihrer selbst willen betrieben, sondern um Behandlungsentscheidungen treffen zu können. Wir werden deshalb das diagnostische Vorgehen auf die verhaltensmedizinische Perspektive gründen, die wir in Kapitel 4 diskutiert haben, und die sich daraus abzuleitenden Behandlungsstrategien beschreiben.

Schmerzmessung versus Schmerzdiagnostik. Eine wichtige Unterscheidung ist die zwischen **Schmerzmessung** und umfassender Schmerzdiagnostik. Schmerzmessung bezieht sich auf die Erfassung der Schmerzintensität zu einem bestimmten Zeitpunkt unabhängig von den Antezedenzen und Konsequenzen des Schmerzes. Schmerzmessung hat eine besonders wichtige Rolle in experimentellen Schmerzstudien und ist ein wichtiger, wenn auch nicht der einzige Aspekt der Schmerzdiagnostik.

Schmerzdiagnostik bezieht sich auf den breiteren Prozeß der umfassenden Analyse des Schmerzgeschehens. **Schmerzdiagnostik** impliziert die Erfassung des Schmerzgeschehens auf allen drei Ebenen. Die verbal-subjektive Ebene umfaßt die Messung der subjektiv erlebten Schmerzintensität und Schmerzqualität, der Stimmung, der Kognitionen und der Einstellungen, die mit dem Schmerz zu tun haben. Auf der Ebene des motorischen Verhaltens geht es um die Messung von Schmerzverhalten in der Form von Stöhnen oder Humpeln, aber auch um Medikamenteneinnahme, alltägliche Aktivitäten und Inanspruchnahme der Gesundheitsversorgung oder die Reaktionen von Bezugspersonen. Auf der physiologisch-organischen Ebene werden sowohl Maße des medizinischen Status als auch psychophysiologische Variablen oder neurophysiologische Parameter erfaßt.

6.2. Experimentelle Methoden

Arten von Schmerzstimuli. Es sind eine Reihe von experimentellen Schmerzstimuli entwickelt worden, die alle gewisse Vorteile und Nachteile mit sich bringen. Folgende Voraussetzungen sollte ein idealer Schmerzreiz haben (s. Hardy et al., 1952): Die meßbaren Eigenschaften des Reizes sollten mit der noxischen Stimulation eindeutig assoziiert sein, die Messung sollte wiederholbar, die Intensität manipulierbar und in Wahrnehmungsschwellen abstufbar sein, Schwelle und Toleranz sollten bestimmbar sein, Intensitätsunterschiede müssen diskriminierbar sein, vom Stimulus sollten wenig Gewebeverletzung und Gefahr ausgehen, der Stimulus sollte gut zu applizieren sein, diskrete Schmerzqualitäten erzeugen und eine klare Schmerzidentifikation ermöglichen.

Ein frühes Verfahren war das **Hardy'sche Dolorimeter**, bei dem Hitze appliziert wird und die Versuchsperson die Schwelle und Toleranz durch Knopfdruck angibt. Beecher (1959) verwendete die **"submaximal effort tourniquet"**-Technik - eine ischämische Schmerzmethode, die Muskelschmerz erzeugt. Hierbei wird die Blutzufuhr zum Arm durch das Aufblasen einer Blutdruckmanschette unterbrochen. Dieser Schmerztyp ist dem klinischen Schmerz näher als andere Arten des experimentellen Schmerzes. Eine häufig angewandte Methode der experimentellen Schmerzerzeugung ist der **Eiswasserschmerztest** (s.Turk, 1977), der jedoch den Nachteil hat, daß er in einer Sitzung nur wenige Male verwendet und nicht lange appliziert werden kann. Weitere Verfahren, die heute zunehmend Anwendung finden, sind die Stimulation mit **Laser** (Bromm & Treede, 1984), CO_2 (Kobal, 1984), oder **subkutane elektrische Reizung** (vgl. Miltner, Larbig & Braun, 1988), die den Vorteil haben, daß sie mehrmals angewandt werden können und besser definierte Reizintensitäten und Anstiegsflanken haben.

Wie schon erwähnt, hat der experimentelle Schmerz den Vorteil der Manipulierbarkeit, ist aber nicht direkt mit dem klinischen Schmerz zu vergleichen, da die Umstände im Labor verschieden sind. Insbesondere der Aspekt der **Kontrollierbarkeit** spielt bei der Schmerzwahrnehmung eine große Rolle. Da der Laborschmerz stärker unter der Kontrolle der Person ist, ist der Focus im Labor sehr stark auf die sensorischen Aspekte der Schmerzerfahrung gerichtet. Ein Großteil der Beeinträchtigung, die durch chronischen Schmerz entsteht, ist im Labor nicht nachzuahmen.

Man kann die Verfahren der experimentellen Schmerzmessung auch im klinischen Bereich nutzen, um Patienten den experimentellen mit ihrem eigenen Schmerz vergleichen zu lassen (vgl. Sternbach, 1974; Tursky, Jamner & Friedman, 1982) oder um zu sehen, ob sich Unterschiede im Umgang mit chronischem Schmerz auch in der akuten Schmerzsituation abbilden lassen und sich somit Interventionen überprüfen lassen. Auch die Suche nach mediierenden Mechanismen kann von der experimentellen Schmerzapplikation profitieren (s. Droste et al., 1986).

Methoden der Schmerzmessung. Zur Schmerzmessung im Labor und in der klinischen Situation sind eine Reihe von Verfahren entwickelt worden. Die **Mikroneurographie** ist eine Methode, bei der eine Mikroelektrode in die Haut eingeführt wird, um extrazelluläre Aktionspotentiale zu messen (Wall & McMahon, 1985). Die nociceptive Stimulation kann auf unterschiedliche Arten erfolgen. Die nachfolgenden Aktionspotentiale können dann mit der subjektiven Schmerzeinstufung in Zusammenhang gebracht werden. Dieses Verfahren mißt jedoch die Nociception, nicht die Schmerzerfahrung -- zentrale Prozesse können den Zusammenhang von Aktionspotentialen und Schmerzwahrnehmung verändern (s. Price, 1987). Man erhält nur unter kontrollierten Laborbedingungen einen klaren Zusammenhang von Nociception und Schmerz.

Die Methode der **evozierten Potentiale** (EPS) wird in den letzten Jahren häufig als algesimetrisches Verfahren verwendet. Evozierte Potentiale sind ereigniskorrelierte Veränderungen der Aktivität des Gehirns, die auf wohldefinierte Reize im Labor hin auftreten. Sie sind eingebettet in das Spontan-EEG und müssen aus diesem erst durch Mittelungsprozesse herausgefiltert werden. Drei Arten von EPs sind als Korrelate der Schmerzwahrnehmung identifiziert worden (man kann sie nicht Schmerzmaße nennen, da sie durch viele Faktoren - Aufmerksamkeit, allgemeine Aktivierung etc. - beeinflußt werden): Hirnstamm-Potentiale (10-15 msec nach Reizapplikation), kurzlatente Potentiale (15-20 msec nach dem Stimulus), die wohl thalamo-corticalen Ursprungs sind und langlatente (> = 50-200 msec nach dem Stimulus), die corticalen Ursprungs sind (Chapman & Jacobson, 1984). Eine subjektiv reduzierte Schmerzwahrnehmung korreliert mit einer reduzierten EP-Amplitude um 200 msec und liefert eventuell zusätzliche Information über die subjektive Angabe hinaus (Chapman et al., 1982). Ob diese zusätzliche Information allerdings so groß ist, daß sich der Aufwand lohnt, ist umstritten (s. Price, 1987). Es ist ungeklärt, ob das Verfahren routinemäßig bei Patienten einsetzbar ist, und ob es hier zusätzliche Information liefern kann. Probleme ergeben sich dadurch, daß EPs nicht nur ein Maß des nociceptiven Inputs sind, sondern des sensorischen Inputs überhaupt. Rosenfeld et al. (1984) und auch Miltner et al. (1988) zeigten, daß eine operante Kontrolle und damit Beeinflussung der EPs und des Schmerzes möglich ist.

Die Bestimmung des Schmerzschwelle, der Schmerztoleranz und des Punktes der Medikamentennachfrage sind ebenfalls häufig eingesetzte Verfahren. Hardy et al. (1952) und Beecher (1959) führten das Verfahren der **Schmerzschwellenbestimmung** in die Literatur ein. Neben der Methode der Grenzbestimmung, bei der aufsteigende Intensitäten bis zur Schwelle verwendet werden, gibt es als Alternativmethode die Applikation konstanter Stimuli, bei der der Anstieg der Stimulus-Stärke in gleichen Schritten bis zur Schwellenbestimmung erfolgt. Als Kriterium dient die Wahrnehmung von 50% der Stimuli. Die Schmerzschwelle ist wenig durch Analgetika beeinflußbar, interindiviuell relativ invariant und durch Instruktionen veränderbar (Blitz & Dinnerstein, 1968).

Bei der **Schmerztoleranz** mißt man den Zeitpunkt, an dem die Versuchsperson angibt, daß die Schmerzstimulation unerträglich ist und unterbrochen werden soll. Sie hängt von emotionalen und motivationalen Faktoren ab, kann nicht beliebig oft verwendet werden, hat aber den Vorteil der großen interindividuellen Varianz. Zwischen Schmerzschwelle und Toleranz liegt der Punkt, an dem Versuchspersonen nach einem schmerzstillenden Medikament verlangen würden ("drug request point"), ein ebenfalls oft verwendetes Schmerzmaß.

Psychophysische Methoden wie die Signalerkennung und der Modalitätsvergleich finden in Laborsituationen ebenfalls häufig Anwendung. Bei der **Signalerkennungsmethode** (signal detection, SDT) geht es darum, bei mehrfacher Stimulusgabe Signal und Rauschen zu unterscheiden. Das Verfahren geht auf Thurstones Skalierungsverfahren (1959) zurück. Zwei Maße werden bestimmt: d' als Maß der Unterscheidbarkeit von unterschiedlichen Signalen bzw. dem Vorhandensein eines Signals im Gegensatz zu Rauschen und ß als Kriteriumsmaß, das die Stelle definiert, an der ein Signal in die eine oder andere Kategorie eingeordnet wird. Man nimmt an, daß d' von sensorischen Aspekten des Stimulus und ß eher von affektiven, motivationalen Aspekten bestimmt wird.

In einem typischen SDT-Versuch wird z.B. eine große Anzahl Stimuli unterschiedlicher Intensität gegeben und die Versuchsperson gebeten, die Schmerzhaftigkeit der Stimuli einzustufen. Sodann werden schmerzhafte und nichtschmerzhafte Reize ("Signal" und "Rauschen") anhand festgelegter Kiterien definiert und die Parameter d' und ß errechnet. Die Diskriminationsfähigkeit (d') kann von .50 (keine Diskrimination) bis 1.0 (perfekte Diskrimination) reichen. Die Urteilstendenz (ß) liegt zwischen -1 und +1, wobei niedrige Werte eine höhere Tendenz, Schmerz zu berichten, angeben. Formeln zur Berechnung von d' und ß liegen vor (Green & Swets, 1966; Lee, 1969; Lloyd & Wagner, 1976). Die SDT ist kritisiert worden, da sie wohl zu einer künstlichen Trennung von emotionalen und sensorischen Komponenten führt, die beim klinischen Schmerz integriert und korreliert sind. Bei d' spielen auch motivationale und kognitive Aspekte (Aufmerksamkeit, Leistungswille) eine Rollem, ebenso wie ß sensorische Aspekte hat und von der Situation (Verstärkung) beeinflußt werden kann (vgl. Rollmann, 1977).

Der Modalitätsvergleich ist insbesondere von Tursky und seinen Kollegen im Rahmen einer multidimensionalen Schmerzdiagnostik (Tursky et al., 1982) zu einem methodisch ausgezeichnetem Verfahren ausgearbeitet worden. Hier geht es darum, die Schmerzstärke oder andere Schmerzcharakteristika durch den Vergleich mit der Intensität einer anderen Sinnesmodalität (Lautstärke eines Tons, Länge einer Linie) zu quantifizieren. Turskys **"Pain Perception Profile"** (PPP) (Tursky et al, 1982) besteht aus vier Komponenten: (1) Erfassung der Schmerzschwelle und Toleranz, (2) Größenschätzung verschiedener Schmerzintensitäten, (3) Modalitätsvergleich mit verbalen Schmerzdeskriptoren zur Intensität, affektiven Reaktion und Empfindung, (4) Führen eines Schmerztagebuches anhand der in (3) gewonnenen Schmerzbeschreibungen.

Der Vorteil dieses Ansatzes ist, daß so auf den einzelnen Patienten zugeschnittene Schmerzskalen verwendet werden, die trotzdem gut mit den Werten der anderen Patienten verglichen werden können und psychometrisch einwandfrei sind. Ein Nachteil des Verfahrens ist der hohe Aufwand, der seitens des Therapeuten, aber auch seitens des Patienten nötig ist und die Patientenmotivation beeinträchtigen kann (s. Ahles, Ruckdeschel & Blanchard, 1984).

Visuelle Analog Skalen (VAS) und **numerische Rating-Skalen (NRS)** finden sowohl in der experimentellen als auch klinischen Schmerzmessung breite Verwendung. Hier geht es meist um Skalen, die die Schmerzintensität erfassen. Bei der visuellen Analogskala handelt es sich zumeist um eine 10 cm lange Linie mit definierten Endpunkten (z.B. kein Schmerz -- extremer Schmerz), auf denen die Patienten oder Probanden das Ausmaß ihrer Schmerzintensität oder aber auch die Unerträglichkeit des Schmerzes (Erfassung der affektiv-motivationalen Komponente) angeben (s. Price, 1987). Ratingskalen weisen Unterteilungen auf (meist 5, 7 oder 11, aber auch bis zu 101 Abstufungen), wobei entweder nur die Extreme oder aber auch die Abstufungen bezeichnet werden. VAS und NRS haben sich generell als valide, reliable und änderungssensitive Maße der subjektiven Schmerzempfindung bewährt (vgl. Jensen, Karoly & Braver, 1986; Kremer, Atkinson & Ignelzi, 1981; Price et al., 1983; Turner, 1982).

Es gibt jedoch eine Reihe von Kritikpunkten an diesen Schmerzmeßverfahren. So ist insbesondere bei der NRS das Fehlen gleicher Abstände zwischen den Skalenpunkten kritisiert worden (s. Price, 1987). Ein weiteres Problem ist die Bevorzugung bestimmter Skalenpunkte. Nach Price hat die VAS diese Probleme nicht; er konnte zeigen, daß sie eine Verhältnisskala ist (Price et al., 1983). Andererseits erfordert die VAS mehr Aufwand bei der Auswertung und ist für ältere Patienten weniger gut verständlich (Kremer et al., 1981; Syrjala & Chapman, 1984). Da VAS und NRS meist hoch miteinander korrelieren und beide reliabel und valide sind, sollte man je nach den klinischen oder Forschungsbedürfnissen die eine oder andere Methode einsetzen (vgl. Chapman et al., 1985).

Verbale Schätzskalen. Hier werden zumeist Schmerzadjektive verwendet, die bestimmte Schmerzintensitäten ausdrücken sollen (z.B. kein Schmerz, leichter Schmerz, mittlerer Schmerz, starker Schmerz, unerträglicher Schmerz). Die Worte werden dann meist nach ihrer Rangfolge mit numerischen Werten versehen und als Schmerzintensitätswert des Patienten verwendet. Alternativ werden die Schmerzworte auch durch einen Modalitätsvergleich quantifiziert (vgl. Gracely, McGrath & Dubner, 1978). Bei dieser Methode wird kein gleicher Abstand zwischen den Worten angenommen. Obwohl die verbalen Schätzskalen leicht anzuwenden sind, haben sie doch eine Reihe von Nachteilen: die Worte gehören nicht immer derselben Kategorie an, d.h. die Skalen sind möglicherweise mehrdimensional, besitzen oft nur wenige Abstufungen, und die Ergebnisse variieren je nach Darbietung. Patienten möchten oft keines der angebotenen Schmerzworte, sondern völlig andere Deskriptoren benutzen, das bedeutet, die Skalen werden der Vielfältigkeit der Schmerzerfahrung nicht gerecht (vgl. Hoon et al., 1985; Urban et al., 1984; White et al., 1985).

6.3. Klinische Schmerzdiagnostik

Hier sollen Verfahren besprochen werden, die bei der klinischen Diagnostik von Schmerzpatienten eingesetzt werden. Anstatt einer erschöpfenden Übersicht beschränkt sich die Darstellung auf theoretisch sinnvolle und psychometrisch gut abgesicherte Meßinstrumente. Darüberhinaus werden auch problematische Maße, sofern sie häufig eingesetzt werden, diskutiert. Es geht hier nicht nur um die Messung der Schmerzintensität, sondern auch um die Erfassung der Auswirkungen von Schmerz sowie die Analyse potentiell schmerzauslösender Stimuli sowie der Konsequenzen von Schmerz.

Der McGill Schmerzfragebogen (Melzack, 1975). Der McGill Schmerzfragebogen (MPQ) ist das am weitesten verbreitete Schmerzmeßinstrument. Der MPQ wurde 1975 von Melzack entwickelt, um die drei Komponenten des Schmerzes abzubilden, die im "Gate-Control"-Modell für wichtig erachtet werden. Der Fragebogen enthält neben einer Schmerzzeichnung und einleitenden Fragen 78 Adjektive zur Kennzeichnung der Schmerzqualität, die in 20 Unterklassen mit je 2-6 Worten eingeteilt wurden. Die Worte wurden durch eine Expertengruppe und Patienten nach ihrer Intensität und Qualität eingestuft und entsprechend gewichtet (vgl. Melzack & Torgerson, 1971). Der Patient wählt pro Untergruppe maximal ein Wort aus. Zehn Untergruppen repräsentieren die sensorische Dimensionen, 5 die affektive, eine die evaluative, und 4 sind sonstigen Dimensionen zugeordnet. Es werden drei Arten von Scores gebildet. Der **Schmerzratingindex** besteht aus den Rängen der gewählten Schmerzwörter und ergibt je einen Wert für die 4 Kategorien sowie einen Gesamtwert. Weitere Variablen sind die **Anzahl der ausgewählten Wörter** und die **derzeitige Schmerzintensität**. Modifikationen dieser Auswertung wurden von einer Reihe von Autoren vorgeschlagen (s. Charter & Nehemkis, 1983; Kremer et al., 1982). Melzack beschrieb auch eine Kurzform des Bogens (1987), ebenso andere Autoren (z.B Leavitt et al., 1978). Des weiteren wurden MPQ-Versionen für Kinder vorgestellt (Gaffney, 1988; Tesler et al., 1988; Varni, Thompson & Hansen, 1987).

Die **psychometrische Güte** des MPQ wurde in einer großen Anzahl von Studien untersucht. Die meisten davon konnten die 4-Faktorenstruktur, wie sie von

Melzack vorgeschlagen wurde, nicht replizieren (s. Burckhardt, 1984; Byrne et al., 1982; Turk, Rudy & Salovey, 1985). Weiterhin ergab sich eine hohe Interkorrelation der Unterskalen, so daß es fraglich ist, ob die Komponenten des Schmerzes mit diesem Instrument tatsächlich separierbar sind. Die differentielle Validität ist demnach ungeklärt (vgl. Crockett, Prkachin & Craig, 1977; Craig et al., 1986; Van Buren & Kleinknecht, 1979; Turk et al., 1985). Daten zur Reliabilität des gesamten Bogens wurden berichtet (Fox & Melzack, 1976; Melzack, 1974), jedoch sind die Stabilität und interne Konsistenz der Unterskalen unbekannt (teilweise wegen der wenigen Items auch nicht berechenbar). Zur Differenzierung unterschiedlicher Schmerztypen durch den MPQ gibt es eine Reihe von Untersuchungen, die überwiegend positiv ausfielen (s. z.B. McDaniel et al., 1986; Kremer et al., 1982; Melzack, 1984).

Weiterhin gibt es gerade im **deutschen Sprachraum** große Probleme mit der Übersetzung des MPQ. Es existieren eine Reihe unterschiedlicher Übersetzungen und Modifikationen (s. Geissner, 1988; Kiss, Müller & Abel, 1987; Radvila et al., 1987; Stein & Mendl, 1988), die nicht immer mit dem MPQ übereinstimmen. Oft wurden identische englische Begriffe unterschiedlich ins Deutsche übersetzt bzw. unterschiedliche englische Begriffe mit demselben deutschen Begriff versehen. Ein weiteres Problem ist, daß der deutsche MPQ nicht auf dieselbe Art und Weise wie die englische Version erstellt wurde - nämlich durch eine intensive und umfassende Suche nach allen Schmerzworten in der Sprache und eine nachfolgende Einstufung - sondern lediglich auf Übersetzungen der englischen Version beruht. Dadurch werden Worte zur Schmerzbeschreibung miteinbezogen, die im Deutschen nicht gebräuchlich sind, und andererseits gängige deutsche Begriffe nicht verwendet. Die Konnotation der Worte ändert sich auch durch die Übersetzung - so können affektive Worte plötzlich eine sensorische Konnotation erlangen. Ebenso ändern sich die Gewichtungen. Obwohl der MPQ weit verbreitet ist, ist er in der derzeitigen Form für den deutschen Sprachgebrauch nicht zu empfehlen. Lehrl und Cziske (1980, 1983) sowie Hoppe (1986) stellten ebenfalls auf Adjektiven basierende deutsche Schmerzfragebögen vor, die aber wenig Verbreitung gefunden haben.

Der West Haven-Yale Multidimensionale Schmerzfragebogen (WHYMPI). Zur Untersuchung der psychosozialen Dimension der Schmerzen wurde der West Haven-Yale Multidimensionale Schmerzfragebogen (MPI; Kerns, Turk, & Rudy, 1985) entwickelt. Ausgehend von einer kognitiv-behavioralen Perspektive wurde der Versuch unternommen, neben dem subjektiven Schmerzerleben auch die Schmerzbewältigung, vom Patienten wahrgenommene Umweltreaktionen sowie die allgemeine Aktivierung des Patienten, die Schlüsse auf operante Mechanismen zulassen, zu erfassen.

Im ersten Teil des Bogens werden durch 28 Items die Faktoren Schmerzstärke, die Beeinträchtigung durch die Schmerzen, affektive Verstimmung, soziale Unterstützung und wahrgenommene Lebenskontrolle erfaßt. Der zweite Teil mißt durch 14 Items, wie der Patient die schmerzbezogenen Reaktionen von Bezugspersonen wahrnimmt. Die ursprüngliche Faktorenanalyse ergab drei Faktoren - zuwendende, bestrafende oder ablenkende Reaktionen. Im dritten Teil wird durch 18 Items das Ausmaß der Aktvität des Patienten mit den Unterskalen Hausarbeit, Aktivitäten außer Haus, soziale Aktivitäten, und Arbeiten im Freien erfaßt. Kerns et al. (1985) berichten ausgezeichnete Validität, interne Konsistenz und Stabilität des Meßinstruments. Weitere psychometrische Studien zu diesem Bogen liegen nicht vor, obwohl er insbesondere in den USA breite Verwendung findet (z.B. Kerns, Finn & Haythornthwaite, 1988; Kerns & Haythornthwaite, 1988; Rudy et al., 1989; Turk & Rudy, 1988). Eine Partnerversion des WHYMPI wurde ebenfalls entwickelt (Flor et al., 1987b). In Kapitel 12 wird eine deutsche Version des WHYMPI, der MPI-D, vorgestellt (s. auch Flor, Rudy, Birbaumer, Streit & Schugens, 1990e).

Das Sickness Impact Profile (SIP). Das Sickness Impact Profile (SIP, Bergner et al., 1981) erfaßt mit 136 Items die Auswirkungen von Erkrankungen. Aus dem SIP lassen sich eine physische und psychosoziale Dimension des Gesundheitszustandes, ein Gesamtindex für die Einschränkung durch die Erkrankung sowie 12 Einzelskalen (Beweglichkeit, Mobilität, Körperpflege, Körperbewegung, Soziale Interaktion, Kommunikation, Wachheit, Emotionales Verhalten, Schlaf und Ruhe, Essen, Arbeit, Haushaltsführung und Freizeit) berechnen. Das SIP hat sich auch bei Schmerzpatienten als reliables, valides und änderungssensitives Maß erwiesen (Follick, Smith & Ahern, 1985; Turner, 1982). Ein vergleichbarer Fragebogen, der speziell für Rheumatiker entwickelt wurde, sind die **Arthritis Impact Measurement Scales** (Meenan et al., 1982), die auch in einer deutschen Fassung (MOPO) vorliegen (Jäckel et al., 1985). Auch das AIMS ist ein valides und reliables Maß der Funktionseinschränkung von Rheumatikern, jedoch, ebenso wie das SIP, wegen seiner Länge für Patienten etwas ermüdend.

MMPI und SCL-90. Die Erfassung des allgemeinen psychischen Zustandes bzw. der Psychopathologie ist bei Schmerzpatienten immer wieder vorgenommen worden in der Annahme, daß sie einen prädiktiven Wert für die Indikation wie auch den Erfolg psychologischer Intervention haben könnte. Der **Minnesota Multiphasic Personality Inventory (MMPI)** ist ein aus 566 Fragen bestehendes Persönlichkeitsinventar, das ursprünglich zur Erfassung von Psychopathologie, unter anderem bei psychiatrischen Störungen entwickelt wurde. Seit vielen Jahren findet der MMPI jedoch auch bei Schmerzpatienten Anwendung. Insbesondere versuchte man mittels des MMPI "funktionale" von "organischen" Schmerzsyndromen zu trennen. Bradley et al. (1981), Long (1981) sowie Love and Peck (1987) berichten über die Anwendung des MMPI in diesem Bereich, der insbesondere unter der sehr geringen Übereinstimmung bezüglich psychogener und somatogener Schmerzen leidet. Darüberhinaus trennt der MMPI auch bei guter Übereinstimmung der Diagnosen durch trainierte Beurteiler schlecht (vgl. Leavitt, 1982). Weiterhin hat sich gezeigt, daß die für Schmerzpatienten typischen Veränderungen im MMPI - deutlich erhöhte Hysterie-, Hypochondrie- sowie leicht erhöhte Depressionswerte - bei chronisch Kranken eher ein Ausdruck der Erkrankung als ein Maß für Psychopathologie sind (vgl. Naliboff, Cohen & Yellen, 1982; Pincus et al., 1986). Verschiedentlich wurde der MMPI zur Trennung der Patienten in Untergruppen verwendet, die unterschiedliche Behandlungserfolge aufweisen sollen (Bradley et al., 1981; Franz et al, 1986). Jedoch ist der MMPI kein besserer Prädiktor für den Therapieerfolg als andere Maße (vgl. McCreary, Turner & Dawson, 1979).

Eine Reihe von Problemen sprechen eher **gegen die Verwendung des MMPI bei chronischen Schmerzpatienten**. Die eindeutig psychiatrische Orientierung des Bogens und seine Länge gefährden die Patient-Therapeut-Beziehung (vgl. Leavitt, 1983). Er ist darüberhinaus sehr anfällig für die Beantwortung der Fragen nach sozialer Erwünschtheit. Da viele Items typischerweise mit der Erkrankung einhergehende Smyptome erfassen, ist seine Validität bei chronisch Kranken fraglich. Er trennt darüberhinaus nicht Schmerzpatienten von anderen chronisch Kranken. Das Ergebnis in Relation zum Aufwand läßt die Verwendung des MMPI in der Schmerzdiagnostik als wenig sinnvoll erscheinen.

Ein weiteres Psychopathologiemaß, das auch bei Patienten mit chronischen Schmerzen Anwendung findet, ist die **Symptom-Checkliste 90** (SCL-90, Derogatis, 1977). Sie erfaßt in 9 Skalen (Somatisierung, Zwanghaftigkeit, interpersonelle Sensitivität, Depression, Angst, Hostilität, phobische Angst, paranoide Vorstellungen und Psychotizismus) 90 psychopathologische Symptome. Des weiteren lassen sich die drei allgemeinen Maße "globaler Stärkegrad", "Vorhandenseins einer positiven Problematik" sowie "Gesamtsumme der positiven Problematik" ermitteln. Generell hat der SCL-90 eine gute Reliabilität, jedoch eine problematische diskriminative Validität, da die Skalen hoch interkorrelieren (Duckro, Margolis & Tait, 1985). Er könnte jedoch besser als allgemeines Psychopathologiemaß als der MMPI eingesetzt werden.

Als weitere Maße des psychischen Allgemeinzustandes kommen auch **Depressionsfragebögen** wie das Beck Depressionsinventar (BDI, Beck et al., 1981) oder die Zung Self-Rating Depression Scale (SRDS, Zung, 1965) in Frage, die sich alle bei chronischen Schmerzpatienten bewährt haben (vgl. Crisson et al, 1986; Turner & Romano, 1984b).

Schmerzinterview. Das klinische Interview ist ein unverzichtbarer Bestandteil jeder Schmerzdiagnostik. Neben der Aufzeichnung einer detaillierten Geschichte des Problems dient es der Identifikation psychosozialer Aspekte, die den Schmerz mitbedingen oder verstärken können. Es wird somit zu einem wichtigen Hilfsmittel bei der Verhaltensanalyse. Bereiche, die im Interview erfragt werden sollen, umfassen: a) das Problemverhalten und seine Entwicklung; b) Dauer, Intensität, Häufigkeit des Problemverhaltens; c) Antezedenzen und Konsequenzen; d) Vermeidungs- und Fluchtverhalten; e) zusätzliche Probleme; f) Informations- und Kommunikationsdefizite; g) spezifische Problembereiche (Götestam & Linton, 1985; Karoly & Jensen, 1987; Turk et al., 1983).

Die meisten Autoren betonen die Notwendigkeit der Einbeziehung einer wichtigen Bezugsperson als weitere Informationsquelle, aber auch, um deren Beitrag zur Aufrechterhaltung des Schmerzes abzuschätzen und deren Kooperation von Anfang an sicherzustellen. Heaton et al. (1982) entwickelten ein psychometrisch überprüftes "Psychosocial Pain Inventory", das als Leitfaden für ein Interview dienen kann.

Schmerztagebücher. Ein besonders wichtiges Maß für die Kontrolle des Therapieverlaufs ist das **Schmerztagebuch**, das auch eine große Rolle in der klinischen Arbeit spielt. Es gibt derzeit eine große Zahl unterschiedlichster Schmerztagebücher, die an das jeweilige Problem, die Art der Behandlung und den speziellen Patienten angepaßt werden (z.B. Philips, 1977; Seemann & Zimmermann, 1984). Im allgemeinen werden in einem Schmerztagebuch stündlich, mehrmals am Tag oder aber (bei episodischem Schmerz) beim Auftreten des Schmerzes die Schmerzintensität, Schmerzdauer sowie die Beeinträchtigung erfaßt. Weitere im Schmerztagebuch erfaßte Parameter können Aktivitäten, Medikamenteneinnahme, Stimmung, belastende Ereignisse etc. beinhalten. Auch die Therapieerwartung und im Therapieverlauf durchgeführte Hausaufgaben können im Schmerztagebuch notiert werden (vgl. Gerber & Haag, 1982). Durch das Tagebuch lassen sich Schmerzwerte ebenso wie wichtige Einflüsse und Reaktionen auf den Schmerz kontinuierlich erfassen. Die Besprechung der im Schmerztagebuch gefundenen Zusammenhänge ist ein wichtiger Bestandteil schmerztherapeutischer Interventionen.

Schmerzbewältigung. Die Erfassung von Schmerzbewältigungsstrategien basiert auf der kognitiv-verhaltenstherapeutischen Sicht des Schmerzes, die davon ausgeht, daß chronische Schmerzpatienten ein Defizit an Bewältigungsstrategien aufweisen oder aber über unangepaßte Verhaltensweisen verfügen (vgl. Turk & Meichenbaum, 1989).

Ein Maß zur Erfassung von Schmerzbewältigung ist der **Coping Strategies Questionnaire** (CSQ, Rosenstiel & Keefe, 1983). Er mißt eine behaviorale und 7 kognitive Schmerzbewältigungsstrategien: Aufmerksamkeitsablenkung, Neuinterpretation des Schmerzes, Verwendung bewältigender Selbstaussagen, Ignorieren des Schmerzes, Beten oder Hoffen, Katastrophendenken und Erhöhung der Aktivität. Durch Faktorenanalysen wurden die 7 Skalen auf 3 Dimensionen reduziert: kognitive Bewältigung/Unterdrückung, Hilflosigkeit und Aufmerksamkeitsumlenkung/Beten. Diese Skalen haben einen engen Zusammenhang mit der Reaktion auf den Schmerz (vgl. Turner & Clancy, 1986). Psychometrisch ist der Bogen allerdings problematisch, da weder Itemanalysen durchgeführt wurden noch ausreichende Validitäts- und Reliabilitätsstudien vorliegen.

Von Brown und Nicassio (1987) stammt eine Skala zur Erfassung des Bewältigungsstils, das **Vanderbildt Pain Management Inventory (VPMI)**. In 18 Items werden aktive (z.B. Ignorieren des Schmerzes, Freizeitaktivitäten) und passive Bewältigungsstrategien (z.B. Beten, Reduktion sozialer Aktivität) erfaßt. Erste Daten zur Validität und Reliabilität der Skala sind vielversprechend, jedoch sind weitere Überprüfungen ihrer psychometrischen Qualität vonnöten.

Schmerzbezogene Kognitionen. Nach dem kognitiv-verhaltenstherapeutischen Ansatz sind nicht nur Bewältigungsstrategien, sondern insbesondere Einstellungen, aber auch konkrete Selbstinstruktionen in Schmerzsituationen entscheidende Determinanten der Schmerzerfahrung (Turk & Rudy, 1986). In den letzten Jahren sind eine Reihe von Instrumenten zur Erfassung kognitiver Aspekte der Schmerzerfahrung entwickelt worden.

Das Illness Behavior Questionnaire (IBQ) (Pilowski et al., 1983; Pilowski & Spence, 1975; Pilowski, Spence, Cobb & Katsikitis, 1984) wurde als Maß für die Einstellung zu Krankheiten entwickelt und auch bei chronischen Schmerzpatienten eingesetzt (vgl. Stein et al., 1983). Die unterschiedlichen Versionen des IBQ (Fragebogen oder Interview) sollen abnormes Krankheitsverhalten erfassen, d.h. symptomatische Beschwerden, die ohne somatische Pathologie auftreten bzw. inkonsistent mit der somatischen Pathologie sind. Es wurden die Skalen Krankheitsphobie, Krankheitsüberzeugung mit Paranoia gegenüber dem Klinikpersonal, Attribution der Krankheit auf psychologische Faktoren, affektive Inhibition, affektive Störung, Leugnung persönlicher Probleme und Irritabilität ermittelt. Im Interviewmaß fanden sich ähnliche Faktoren: Hypochondrie, Krankheitsüberzeugung, somatische Störung, affektive Hemmung, affektive Störung, Leugnung und Irritabilität. Psychometrisch ist der IBQ wenig zufriedenstellend. So ließen sich die Faktoren nicht replizieren und wiesen überdies keine diskriminative Validität auf (Main & Waddell, 1987).

Auf der Basis von Becks Depressionsmodell (Beck, 1972) entwickelte Lefebvre (1981) den **Cognitive Errors Questionnaire** zur Erfassung allgemeiner und schmerzbezogener kognitiver Irrtümer wie Depressive, z.B. Katastrophendenk Übergeneralisierung, Personalisierung und selektive Ab-straktion. Er konnte gen, daß depressive CWSS-Patienten ähnliche Irrtümer begehen wie Depress insbesondere, wenn es um schmerzbezogene Situationen ging. Dies wurde von Smith et al. (1986) repliziert. Jedoch liegen derzeit kaum Daten zur Reliabilität und Validität des Instruments vor.

Flor und Turk (1988) berichteten von der Entwicklung eines **Fragebogens zur Erfassung schmerzbezogener Selbstinstruktionen** (FSS, situative Kognitionen) sowie eines **Fragebogens zur Erfassung schmerzbezogener Kontrollüberzeugungen** (FSK, überdauernde Einstellungen). Der FSS mißt in 2 Subskalen mit je 9 Items "Katastrophendenken" und "aktiv bewältigendes Denken", der FSK die "Überzeugung der Hilflosigkeit" (8 Items) sowie die "Überzeugung der Möglichkeit zur aktiven Einflußnahme" (7 Items). Erste Daten zur Reliabilität und Validität der Skalen sind überzeugend, jedoch ist auch hier eine weitere psychometrische Untersuchung erforderlich. In Kapitel 12 werden die Skalen ausführlich beschrieben.

6.4. Medizinisch-somatische Aspekte

Zu einer umfassenden verhaltensmedizinischen Diagnostik gehört auch eine standardisierte Erhebung medizinisch-somatischer Aspekte des chronischen Schmerzes. Wir werden hier nicht die Methoden diskutieren, die zur Abklärung einer chronischen Schmerzproblematik in Abgrenzung zu einem akuten Problem, bei dem der Schmerz Begleitphänomen ist, dienen, da dies meist schon bei der Aufnahme des chronischen Schmerzpatienten abgeklärt ist.

Jedoch gibt das Ausmaß an organischer Pathologie Hinweise für mögliche medizinische Interventionsverfahren, und ebenso ist die Ermittlung der Diskrepanz des somatischen Befundes und der subjektiven Beschwerden notwendig. Dies ist wichtig, da es nicht immer eine eindeutige Beziehung zwischen einer spezifischen Organpathologie und der subjektiven Schmerzempfindung gibt. Da die medizinische Befunderhebung stark von der jeweiligen Störung abhängt, werden wir getrennt auf Verfahren der Diagnostik von CWSS und TMSS eingehen.
CWSS. Das primäre Ziel der medizinisch-somatischen Diagnostik ist das Auffinden einer somatischen Pathologie, die die Störung erklären könnte. Dazu dienen bildgebende Verfahren (Röntgenbefund, Computertomogramm, etc.), neurologische und Laboruntersuchungen. Bei schon chronifizierten Schmerzsyndromen tritt die Abklärung von anderen Erkrankungen in den Hintergrund, da dies meist schon mehrfach erfolgte. Hier steht die Differentialdiagnose hinsichtlich muskulärer, degenerativer oder entzündlicher Schmerzursachen im Mittelpunkt. Ein weiterer

Aspekt der medizinisch-somatischen Untersuchung ist die Bestimmung der körperlichen Beeinträchtigung, um Rehabilitationsmaßnahmen einzuleiten bzw. die Berentung zu überprüfen. Hier wurden unter anderem auch Funktionsprüfungen eingesetzt. Deyo (1986) gibt eine Übersicht über wesentliche diagnostische Schritte bei CWSS. Ausführliche Darstellungen finden sich unter anderem bei Finneson (1980), Jayson (1987), sowie Müller und Schilling (1982). In den letzten Jahren werden vermehrt Versuche unternommen, zu einem standardisierten Diagnosesystem zu gelangen (vgl. Rudy, Turk & Brena, 1988; Waddell et al., 1982).

TMSS. Auch bei der Diagnose der Kiefergelenk-Myoarthropathien sind differentialdiagnostische Aspekte primär. Schulte (1981) hat ein ausführliches Anamnese- und Untersuchungsschema mit Hinweisen für spezifische Diagnosen entwickelt. Wichtige Bestandteile der Anamnese sind: die Erfassung von traumatischen Ereignissen, von Parafunktionen, psychischen Belastungen, vom Schmerztyp und der Schmerzlokalisation, vom zeitlichen Muster der Schmerzen, sowie von schmerzauslösenden und verstärkenden Faktoren. Zur Untersuchung gehören die äußere Inspektion, Palpation der Kiefergelenke, Beobachtung der Deviation, Messung der Mundöffnung, Erfassen von Gelenk- und Ohrgeräuschen, die Palpation der Muskulatur, die Prüfung der Funktion des Nervus facialis und der Nervi trigemini, die klinische und röntgenologische Untersuchung der Zähne und Alveolarfortsätze, die Inspektion und Palpation der intraoralen Weichteile, die Untersuchung der Okklusion sowie in komplizierten Fällen Spezialuntersuchungen (Computertomogramm, differentialdiagnostische Testverfahren). Auch hier wird zunehmend eine Standardisierung der Untersuchungsmethoden vorgenommen und deren Reliabilität und Validität überprüft (vgl. Lundeen, Levitt & McKinney, 1985; Levitt, McKinney & Lundeen, 1988; Schulte, 1988).

6.5. Erfassung des Schmerzverhaltens

Durch die starke Betonung der operanten Perspektive des Schmerzes in den ersten Jahren der psychologischen Schmerzforschung gab es großes Interesse an der Erfassung von Schmerzverhalten bei chronischen Schmerzpatienten. Dies führte zur Entwicklung einer großen Anzahl von Verfahren zur Messung von Schmerzverhalten. Die meisten sind jedoch paradoxerweise Selbstbericht-Verfahren (Block et al., 1980; Cinciripini & Floreen, 1983). In den letzten Jahren sind aber auch Beobachtungsmethoden entwickelt worden, bei denen das Schmerzverhalten durch das Klinikpersonal (Keefe & Block, 1982; Richards et al., 1982) oder durch elektromechanische Aufzeichnungsgeräte erfaßt wird (Morell & Keefe, 1988; Sanders,

1983a). Obwohl dies Verbesserungen sind, haben diese Verfahren doch ihre Grenzen, die wir noch ausführlicher diskutieren werden.

Der am weitesten entwickelte Ansatz zur Erfassung von Schmerzverhalten ist der von Keefe und seinen Kollegen. Keefe und Block (1982) haben ein **System für die Beobachtung** von fünf **Schmerz-Verhaltensweisen** bei Patienten mit chronischen Rückenschmerzen entwickelt. Dabei werden die Verhaltensweisen Grimassieren, Reiben, Abstützen, sich Schonen und Stöhnen unter statischen und dynamischen Bedingungen mittels eines Zeitstichprobenverfahrens erfaßt. Die Patienten werden bei verschiedenen Aufgaben (Gehen, Sitzen, Stehen) in beiden Bedingungen gefilmt. Die Auftretenshäufigkeit der Schmerzverhaltensweisen wird für die 5 Kategorien aggregiert, und es wird ein Wert für die einzelnen Kategorien und das gesamte Schmerzverhalten unter statischen und dynamischen Bedingungen ermittelt.

In einer Reihe von Studien haben Keefe und seine Kollegen (vgl. Keefe et al., 1985; Keefe et al., 1986; Keefe et al., 1987) gezeigt, daß diese Verhaltensweisen reliabel beobachtet werden können, und daß sie mit subjektiven Schmerzratings der Patienten und der Beobachter korrelieren. Sie zeigten weiter auf, daß die Schmerzverhaltensweisen änderungssensitiv sind, und daß sie für Patienten mit Rückenschmerzen im Vergleich zu Gesunden und einer Kontrollgruppe depressiver Patienten spezifisch sind. McDaniel et al. (1986) und Keefe et al. (1986) haben dieses Beobachtungssystem modifiziert und es erweitert, um damit z.B. auch Patienten mit rheumatoider Arthritis und Patienten mit tumorbedingten Kopf- und Nackenschmerzen zu untersuchen.

Eine Reihe weiterer Beobachtungssysteme wurden gleichzeitig mit dem System von Keefe und Block entwickelt (Cinciripini & Floreen, 1983; Richards et al., 1982). Diese Systeme sind vom Inhalt her ganz ähnlich, sollen jedoch einfacher anzuwenden sein, da sie keine Videoaufnahme des Verhaltens erfordern, wie dies ursprünglich von Keefe und Block (1982) vorgeschlagen wurde. Kürzlich haben Keefe und seine Kollegen (1984) das ursprüngliche von Keefe und Block entwikkelte Kategoriensystem auch bei einer medizinischen Untersuchung verwendet, bei der keine Videoaufnahmen der Patienten erforderlich sind.

Richards et al. (1982) entwickelten die **UAB Schmerz-Verhaltens-Skala**, bei der ein Beobachter (z.B. Psychologe oder Krankenschwester) die Schwere oder Häufigkeit von 10 Verhaltensweisen einstuft, die von hospitalisierten Patienten gezeigt werden. Die 10 Verhaltensweisen umfassen verbale Klagen über Schmerz, nichtverbale vokale Klagen über Schmerz, Zeiten der Inaktivität, Grimassieren, stehende Haltung, Beweglichkeit, Körpersprache, Verwendung von Werkzeug, Bewegungen auf der Stelle und die Einnahme von Medikamenten. Die Autoren berichten, daß die Skala reliabel ist, und daß sie sensitiv auf behandlungsbezogene

Veränderungen reagiert. Sie berichten weiterhin, daß sie negativ mit gesundem Verhalten wie Sitzen oder Stehen korreliert ist.

Die Verwendbarkeit der UAB-Skala bei ambulanten Patienten wurde kürzlich von Feuerstein et al. (1985b) untersucht. Sie fanden, daß eine reduzierte 8-Item-Skala intern konsistent war, und daß das Schmerzverhalten zu subjektiven Schmerzratings (McGill-Pain-Questionnaire Unterskalen) in Beziehung stand. Die selbstberichtete Beeinträchtigung der Aktivität durch die Schmerzen und einige psychologische Charakteristika der Patienten waren ebenfalls mit dem so erfaßten Schmerzverhalten korreliert.

Auch von Turk et al. (1986) wurde eine **"Pain Behavior Check List"** vorgelegt, die Schmerzverhalten anhand von zwei Dimensionen - visuell/auditiv und affektiv/behavioral - erfaßt, aber den Nachteil hat, daß sie nicht nur direkt beobachtbares Verhalten, sondern auch erschlossene Gefühlszustände und bereits vergangenes Verhalten retrospektiv (z.T. aus dem Selbstbericht des Patienten) erfaßt.

Schließlich haben einige Autoren (Craig & Prkachin, 1983; LeResche & Dworkin, 1984) den **Gesichtsausdruck** von Patienten und Gesunden in akuten Schmerzsituationen als Schmerzverhalten untersucht. Dies ist insbesondere bei Kindern wichtig, die oft über keinen verbalen Schmerzausdruck verfügen. Man hat dafür das Facial Action Coding System (FACS) von Ekman und Friesen (1978) verwendet, das auf der Anatomie des Gesichts basiert, oder es wurde mit globalen Einstufungen des Schmerzausdrucks gearbeitet (Boucher, 1969). LeResche und Dworkin (1984) berichteten erste Daten, die auf Dias und Fotografien von Personen mit akutem Schmerz basierten und die darauf hinweisen, daß Schmerzstimuli einen einzigartigen Gesichtsausdruck produzieren, der durch FACS und globale Ratings zu identifizieren ist. In einer Studie bei Patienten mit temporomandibulären Schmerzsyndromen fanden sie einen engen Zusammenhang zwischen dem subjektiven Schmerzempfinden und dem Schmerzausdruck (LeResche & Dworkin, 1988). Wir berichten in Kapitel 12 über eine vereinfachte Skala zur Beobachtung des Schmerzverhaltens.

Generell sollte die Fremdbeobachtung dem selbstberichteten Schmerzverhalten vorgezogen werden, da nur so weitere, vom Patienten unabhängige Informationen auf der motorischen Ebene verfügbar sind. Zusätzlich sind jedoch für die klinische Arbeit mit ambulanten Patienten Aktivitätstagebücher sinnvoll, wie sie von Fordyce (1976) oder Follick et al. (1984) vorgeschlagen wurden. Ebenso ist es angezeigt, in diesen Tagebüchern die Medikamenteneinnahme aufzeichnen zu lassen. Karoly und Jensen (1987) diskutieren eine Reihe von Möglichkeiten, die so aufgezeichete Medikation zu quantifizieren.

6.6. Psychophysiologische Schmerzdiagnostik

Wie bereits aus den in Kapitel 5 dargestellten Ergebnissen zur Psychophysiologie chronischer Schmerzen ersichtlich wurde, ist die psychophysiologische Untersuchung ein wichtiger Bestandteil der Schmerzdiagnostik.

Wir werden zunächst die Erfassung des **Oberflächen-EMGs** diskutieren, da das EMG für Schmerz ein besonders relevantes Maß ist (vgl. Dolce & Raczynski, 1985 sowie Kap. 5). Prinzipiell lassen sich zwei Zugänge zur EMG-Erfassung unterscheiden. (1) Messung des Zusammenhangs von psychischen Belastungen und EMG-Veränderungen (Flor et al., 1985), (2) Ermittlung von EMG-Asymmetrien bei unterschiedlichen Haltungen und Bewegungen (Cram & Steger, 1983). Während das EMG beim ersten Verfahren als ein Maß für den Einfluß psychischer Vorgänge auf physiologische Abläufe und deren Modifikation interessiert, geht es bei der zweiten Methode um die Diagnose und Korrektur von Haltungsproblemen. Die Erfassung von Asymmetrien wurde unter anderem bei CWSS-Patienten vorgenommen, die Analyse streßbezogener Reagibilität vor allem bei TMSS-Patienten. Bei TMSS-Patienten wurde auch die EMG-Ruhephase des Massetermuskels nach einem Bewegungsreflex des Kiefergelenks untersucht. Diese Ruhephase scheint bei TMSS-Patienten verlängert zu sein (Besette, Mohl & DiCosimo, 1974). Für die psychophysiologische Analyse ist jedoch die Reagibilität auf verschiedene Reize das interessanteste Maß, weil sich daraus Schlüsse auf schmerzauslösende Faktoren ziehen lassen.

Autonome Maße wie die Herzrate, Fingertemperatur, Blutvolumen oder Hautleitfähigkeit trennen im allgemeinen nicht zwischen Patienten mit Schmerzsyndromen der Skelettmuskulatur und Gesunden und sind deshalb nur als begleitende Maße zur Erfassung der autonomen Erregung sinnvoll. Sie lassen sich allerdings sinnvoll bei der Diagnose anderer Schmerzsyndrome wie z.B. Migräne oder Morbus Raynaud einsetzen.

Die Verwendung **evozierter Potentiale** (EP) ist bei der Diagnostik chronischer Schmerzsyndrome noch selten. Da sich der chronische Schmerz weder beim Auftreten noch bezüglich der Intensität kontrollieren läßt, muß auch bei chronischen Schmerzpatienten mit akuten (in der Untersuchungssituation erzeugten) Schmerzreizen gearbeitet werden. Dies bringt eine Reihe von theoretischen Problemen mit sich. Jedoch könnte sich die EP-Messung bei Schmerzpatienten als wichtiges diagnostisches Instrument erweisen (s. Chen, Treede & Bromm, 1984).

6.7. Interdisziplinäre Schmerzdiagnostik

Wie schon oben berichtet, integriert eine umfassende Schmerzdiagnostik schmerzrelevante Informationen von allen Ebenen. Zur Art der Informationsintegration wurden eine Reihe von Vorschlägen gemacht.

Das System von Waddell. Waddell und seine Kollegen (Waddell et al., 1980; Waddell & Main, 1984; Waddell et al. 1984 a,b) haben den Versuch unternommen, den Zusammenhang zwischen objektiver körperlicher Behinderung und subjektiver Beeinträchtigung zu untersuchen. Die Beurteilung der Behinderung beruht dabei auf der Erfassung körperlicher Krankheitszeichen und Symptome, die mit Kreuzschmerzen zusammenhängen. Dazu gehört die Schmerzbeschreibung, der Schobertest, der Laseguetest, Zeichen einer Nervenwurzelkompression und vorausgehende Operationen. Der Beeinträchtigungs-Index beruht auf neun Aktivitäten wie Gehen, Schlaf usw., die bei chronischen Schmerzpatienten typischerweise beeinträchtigt sind. Die Daten zeigen, daß die körperliche Behinderung etwa 40% der subjektiven Beeinträchtigung erklärt, 22.5% der Varianz werden durch Depression und somatische Beschwerden und 8.4% durch übertriebenes Krankheitsverhalten erklärt. In dem Modell sind aber weder subjektive Aspekte der Schmerzwahrnehmung noch psychophysiologische Variablen genügend berücksichtigt.

Das Emory Pain Estimate Modell. Brena und seine Kollegen (Brena & Koch, 1975; Brena, Koch & Moss, 1976) unternahmen ebenfalls den Versuch, psychologische und medizinisch-somatische Befunde zu integrieren. In ihrem "Emory Pain Estimate Model" (EPEM) werden pathologische somatische Befunde (z.B. Mobilitätsmaße, Röntgenbefunde, etc.) sowie Befunde auf der Verhaltensebene (Aktivitätsniveau, Schmerzausdruck, Medikamenteneinnahme, MMPI-Werte) am Median in jeweils niedrige und hohe Werte eingeteilt und Patienten in die vier so entstehenden Gruppen (hoher somatischer/hoher Verhaltensbefund, hoher somatischer/niedriger Verhaltensbefund, niedriger somatischer/ hoher Verhaltensbefund, niedriger somatischer/niedriger Verhaltensbefund) eingeteilt. Die Autoren gehen davon aus, daß die Schmerzproblematik der Patienten in den vier Gruppen auf unterschiedliche Faktoren zurückgeht und auch unterschiedliche Interventionen erfordert. Problematisch an dem System ist, daß Gewichtungen der einzelnen Variablen a priori vorgenommen wurden und daß die Gruppeneinteilung durch den Median-Split künstlich erscheint. Auch hier fehlen wesentliche zusätzliche Schmerzkomponenten wie z.B. die psychophysiologische Ebene und subjektive Schmerzaspekte.

Multiaxiale Schmerzdiagnostik ("Multiaxial Asessment of Pain", MAP). Turk und Rudy (1987b,c) schlugen ein multidimensionales Modell vor, das eine psychosoziale, eine verhaltensbezogen-funktionelle und eine medizinisch-somatische Achse beinhaltet. Die psychosozialen Faktoren sollen mittels des WHYMPI erfaßt werden. Die somatische Achse wird durch eine standardisierte medizinische Diagnostik gemessen (Rudy, Turk & Brena, 1988), und die behavioral-funktionale Achse durch die Aktivitätenliste des WHYMPI. Die behaviorale Achse ist nicht genügend abgedeckt, da konkrete Verhaltensbeobachtungen fehlen. Ebenso wurden psychophysiologische Daten nicht berücksichtigt. Überdies ist es problematisch, ein allgemeines System der somatischen Befunderhebung für viele verschiedene Schmerzsyndrome zu verwenden. Die meisten Items des Systems zur Quantifizierung somatischer Befunde von Rudy et al. sind nur für Patienten mit Rückenschmerzen angemessen.

Am besten geeignet scheint diese medizinische Befunderhebung als grobes Instrument, um das Ausmaß an organischer Problematik zu erfassen. Aber auch für diese Zwecke ist sie nur bedingt geeignet, da die somatische Dimension mit Funktionsprüfungen vermischt ist, die über somatische Aspekte hiaus auch motivationale und behaviorale Komponenten aufweisen. Das Verfahren ist weiterhin nicht spezifisch genug, um konkrete Behandlungsvorschläge zu erlauben. Alle diese Entwicklungen sind jedoch als erste wichtige Schritte auf dem Weg zu einem umfassenden Diagnoseschema zu sehen.

6.8. Beschreibung des Vorgehens an der Psychophysiologischen Schmerzambulanz

Ziel der Diagnostik der Psychophysiologischen Schmerzambulanz ist eine genaue Analyse der Schmerzproblematik auf der verbal-subjektiven, motorischen und physiologisch-organischen Ebene. An erster Stelle steht die **medizinische** Diagnostik, die eine genaue Anamnese, neurologische und orthopädische bzw. zahnmedizinische Untersuchungen sowie Erhebungen des Röntgenbefundes umfaßt, die alle in standardisierte Befundbögen übertragen werden.

Danach folgt ein Schmerzinterview zur Information und Befunderhebung. Hier ist die Teilnahme des Ehepartners oder einer anderen Bezugsperson wichtig. Besonderer Wert wird auf einen guten Erstkontakt zwischen Patient und Therapeut gelegt, bei dem alle Probleme angesprochen werden, die der Patient damit haben könnte, daß er es mit einem Psychologen und einer psychologischen Behandlung zu tun hat.

Weiter sollen im Interview Informationen über die Schmerzart und die Auswirkungen der Schmerzen auf verschiedene Lebensbereiche gesammelt werden. Es wird erfragt, wie der Patient mit dem Schmerz umgeht, Antezedenzen und Konsequenzen ermittelt. Sowohl positive als auch negative Verstärker für den

Schmerz, Vermeidungsverhalten, der Umgang des Patienten mit Medikamenten, Drogen und Alkohol, Reaktionen von Kollegen und Bezugspersonen sowie materielle Gewinne oder Verluste durch den Schmerz werden erfaßt (s. Anhang).

Weitere Maße auf der **verbal-subjektiven Ebene** sind das Schmerztagebuch, das ab etwa drei Wochen vor dem Therapiebeginn kontinuierlich geführt werden sollte, der West Haven-Yale Multidimensionale Schmerzfragebogen, ein Streßfragebogen, Fragebögen zur Erfassung schmerzbezogener Kognitionen sowie die Beschwerdenliste. Die Bezugsperson erhält die entsprechende Version der Bögen für den Partner.

Auf der **Verhaltensebene** findet eine Funktionsprüfung mit der Beobachtung des Schmerzverhaltens mittels einer Verhaltens-Checkliste statt (vgl. Kap. 12). Weiterhin werden im Interview die Inanspruchnahme der Gesundheitsversorgung und durch ein Tagebuch Aktivitäten und die Medikamenteneinnahme erfaßt.

Die **psychophysiologische Untersuchung** beinhaltet Messungen des EMGs, der Herzrate und der Hautleitfähigkeit unter Ruhebedingungen, psychologischer und körperlicher Belastung sowie bei Aufgaben zur EMG-Diskrimination und EMG-Kontrolle (vgl. Kap. 8-11). Alle so gewonnenen Untersuchungsergebnisse werden dann ausgewertet, und der Wert jedes einzelnen Patienten auf den Gruppenmittelwert bezogen. So lassen sich die jeweiligen Stärken und Schwächen jedes Patienten ermitteln. Zusätzlich können die Patienten aufgrund ihres Profils Untergruppen mit spezifischen Charakteristika zugeordnet werden. In Kapitel 12 wird diese Unterteilung der Patienten mittels einer Clusteranalyse beschrieben. Wir vermuten, daß diese Untergruppen von Schmerzpatienten auf verschiedene therapeutische Verfahren unterschiedlich reagieren. Weitere Untersuchungen sollen die prädiktive Validität dieses umfassenden Diagnoseschemas klären.

7. Verhaltensmedizinische Behandlung chronischer Schmerzsyndrome der Skelettmuskulatur

Wie die Diagnostik chronischer Schmerzen, so sollte auch deren Behandlung im interdisziplinären Team (Arzt, Psychologe, Krankengymnasten, usw.) durchgeführt werden. Sie sollte sich logisch aus den Ergebnissen der in Kapitel 6 beschriebenen interdisziplinären Diagnostik ableiten. Ein wichtiger Aspekt der Behandlung ist die Aufklärung des Patienten über Faktoren, die zu seiner speziellen Symptomatik beitragen sowie die Betonung seiner Eigeninitiative bei der Behandlung. Hier sollen die verschiedenen psychologischen Interventionsverfahren bei chronischem Schmerz kritisch diskutiert werden.

Die psychosomatische Behandlung des chronischen Schmerzes hat eine lange Tradition. Ausgehend von den in Kapitel 3 dargestellten Erklärungsansätzen wurden psychoanalytische, familientherapeutische und transaktionale Therapieansätze entwickelt. Zusätzlich wurden hypnotische Verfahren ohne eine spezielle theoretische Perspektive therapeutisch eingesetzt. Da diese Verfahren (mit Ausnahme der Hypnose) in der verhaltensmedizinischen Behandlung (insbesondere bei TMSS und CWSS) nur eine untergeordnete Rolle spielen, werden sie hier nicht behandelt. Ausführliche Darstellungen finden sich z.B. bei Turner und Chapman (1982 a,b), Revenstorf (1988), Sternbach (1974) sowie Turk, Rudy und Flor (1988).

7.1. Operante Schmerzbehandlung

Das operante Modell. Die operante Behandlung chronischer Schmerzen wurde von W.E. Fordyce (1976, 1978, 1988; Fordyce et al., 1968, 1973) eingeführt. Die Grundlagen des operanten Modells wurden bereits in Kapitel 3 beschrieben. Die Ziele der operanten Behandlung sind (a) der Abbau von Schmerzverhalten; (b) die Förderung gesunden Verhaltens, v.a. von Verhaltensweisen, die mit Schmerzverhalten inkompatibel sind (Arbeit, Bewegung); und (c) die Aufrechterhaltung dieser Veränderungen in der natürlichen Umgebung des Patienten (z.B. durch Einbezug des Partners in die Behandlung). Behandlungen, die auf dem operanten Ansatz beruhen, beinhalten körperliche Aktivierung, um Muskelstärke, Ausdauer und Flexibilität zu erhöhen, Beruhigung, daß Bewegungsschmerz nicht Verletzung signalisiert (Fordyce, 1988), und positive Verstärkung für Aktivität sowie Nichtbeachtung von Schmerzäußerungen, um gelerntes Schmerzverhalten zu löschen.

Operant orientierte Diagnostik geht davon aus, daß exzessive Beeinträchtigungen durch Schmerz aufzudecken und therapeutisch anzugehen sind. Es wird untersucht, welche Faktoren die Beeinträchtigung unabhängig von der medizinischen Ursache aufrechterhalten.

Vorgehen bei operanter Schmerztherapie. Operante Behandlungen werden zumeist auf stationärer Basis durchgeführt, da dies eine bessere Kontrolle externer Verstärkerkontingenzen ermöglicht. Die Teilnahme einer wichtigen Bezugsperson, vor allem des Partners, ist erforderlich, da der Partner meist der wichtigste Verstärker ist, und nur er oder sie die Übertragung neuer Verhaltensmuster in den Alltag gewährleisten kann. Wichtige Methoden, um die beschriebenen Ziele zu erreichen, sind der Entzug von Aufmerksamkeit für Schmerzverhalten und die Gabe von Aufmerksamkeit und verbaler Verstärkung für gesundes Verhalten.

Der Anstieg in der Aktivität wird durch **Quotenpläne** für körperliche Übungen sowie Verstärkung von Aktivität durch Ruhe, positives Feedback und verbales Lob gefördert. Die verstärkende Wirkung der Medikation wird durch eine Veränderung der Einnahmegewohnheiten abgebaut. Die Patienten sollen **Medikamente** nicht abhängig von der Schmerzstärke, sondern **zeitkontingent** nach einem Intervallplan einnehmen. Weiterhin wird meist ein sogenannter Schmerzcocktail verwendet, der die Gabe einer bestimmten Medikamentenmenge in einer die Menge verdeckenden Flüssigkeit vorsieht, wobei die Menge an aktiver Substanz nach einem festgelegten Plan reduziert wird. **Beschäftigungstherapie** und **physikalische Therapie** sind wichtige Bestandteile eines operanten Behandlungsplanes, da sie den Anstieg körperlicher Aktivität fördern.

Effizienz. In einem ersten Bericht zur Effizienz des operanten Ansatzes stellten Fordyce et al. (1968) die Ergebnisse von 3 Patienten mit chronischen Rückenschmerzen dar, die 3 bis 9 Wochen stationär und einige Wochen ambulant behandelt wurden. Bei der Nachuntersuchung mehrere Monate nach Therapieende wurde ein signifikanter Anstieg in der Aktivität und eine signifikante Reduktion der Medikamenteneinnahme festgestellt. Veränderungen der Schmerzintensität wurden nicht berichtet, da sie nach dem operanten Modell nicht beobachtbar sind und Schmerzreduktion deshalb auch kein Behandlungsziel ist.

In den nächsten Jahren wurden eine Reihe von **unkontrollierten Gruppenstudien** durchgeführt, die signifikante Reduktionen in der Medikamenteneinnahme, einen Anstieg der Zeitdauer, in der die Patienten aktiv waren ("up-time"), und von Aktivitäten im allgemeinen erbrachten, wobei Katamnesen mit der Dauer von bis zu sieben Jahren durchgeführt wurden (Anderson et al., 1977; Fordyce et al., 1973; Roberts & Reinhart, 1982).

Eine erste **kontrollierte Studie** wurde von Cairns und Pasino (1977) berichtet. In einer Einzelfallstudie wurden neun Patienten drei verschiedenen experimentellen Bedingungen zugeordnet: (a) einer Kontrollgruppe, die Beschäftigungs- und physikalische Therapie erhielt; (b) einer Gruppe, die zusätzlich verbale Verstärkung für Aktivität und Übungsleistungen durch die Therapeuten erhielt und (c) einer Gruppe, die graphische Rückmeldung und später verbale Verstärkung erhielt. Die Ergebnisse zeigten, daß die verbale Verstärkung essentiell für den Erfolg war. Jedoch wurde in dieser Studie deutlich, daß die Wegnahme der Verstärkung sofort zu einem Absinken der Aktivität führte, was die Aufrechterhaltung der Erfolge außerhalb der Klinik wenig wahrscheinlich macht.

Sanders (1983b) untersuchte in einer Einzelfallstudie vier verschiedene Komponenten verhaltenstherapeutischer Programme und fand, daß Entspannung am deutlichsten den Schmerz und die Medikamenteneinnahme reduzierte, während ein operantes Aktivitätsprogramm zu einem signifikanten Anstieg der Aktivität führte.

Das Prinzip der **zeitkontingenten Medikamentengabe** wurde in einer Studie von White und Sanders (1985) überprüft. Die Autoren berichteten niedrigere Schmerzwerte und bessere Stimmung, wenn Patienten eine zeit- statt schmerzkontingente Medikamentengabe erhielten.

Auch das **Quotensystem** wurde empirisch untersucht. So berichtete Rush (1987) über mehr Erfolg, wenn die Patienten zwar individuelle Quoten befolgten, jedoch ein Gruppenkontingenzplan an Stelle individueller Verstärkerpläne verwendet wurde. Auch Doleys, Crocker und Patton (1982) berichteten eine Zunahme der Aktivität und eine Abnahme im Vermeidungsverhalten durch Quotenpläne. Kaum Untersuchungen gibt es zur Rolle der Arbeit mit Bezugspersonen (vgl. Moore & Chaney, 1985).

Kontrollierte Gruppenstudien zur Effizienz des operanten Vorgehens liegen von Kerns et al. (1986) sowie Turner und Clancy (1988) vor. Kerns et al. (1986) verglichen bei Patienten mit heterogenen Schmerzsyndromen eine ambulante operante und eine ambulante kognitiv-verhaltenstherapeutisch orientierte Behandlung mit einer Warteliste. Sie fanden sowohl in der kognitiv-verhaltenstherapeutischen (KVT) als auch der operanten Gruppe Verbesserungen bezüglich der Behandlungsziele sowie eine reduzierte Inanspruchnahme der Gesundheitsversorgung, jedoch nur in der KVT-Gruppe zusätzlich Abnahmen in der Schmerzintensität und affektiven Verstimmung.

Die Studie von Turner und Clancy (1988) verglich ebenfalls KVT mit einer operanten Behandlung sowie einer Warteliste-Kontrollgruppe. Sie berichteten in beiden behandelten Gruppen deutliche, jedoch unterschiedliche Verbesserungen im Vergleich zur Kontrollgruppe. Bei der 12-Monats-Katamnese unterschieden sich die beiden psychologisch behandelten Gruppen nicht signifikant voneinander.

Probleme. Der operante Therapieansatz ist wegen seines exklusiven Fokus auf dem Schmerzverhalten kritisiert worden (Turk & Flor, 1987). Die Daten von Cairns und Pasino (1977) deuten ebenso wie die Befunde von Doleys et al. (1982) und Dolce et al. (1986) auf Probleme mit der Generalisierung und Aufrechterhaltung des Therapieerfolges hin. Dies läßt die Langzeiterfolge operanter Behandlungen fraglich erscheinen. Die Studie von Turner und Clancy (1988) spricht jedoch dafür, daß operante Behandlungen auch langfristig erfolgreich sein können. Aus den Studien von Kerns et al. (1986) sowie Turner und Clancy ergibt sich ambulante operante Schmerztherapie als durchführbare Alternative zu einer kostspieligen stationären Behandlung. Allerdings waren die dort behandelten Patienten (v.a. bei Turner & Clancy, 1988) wohl nicht so schwer dysfunktional wie Patienten, die in Schmerzkliniken behandelt werden.

Turk und Genest (1979) haben betont, daß operante Programme oft sehr strenge Auswahlkriterien haben, die viele Patienten a priori von der Versorgung ausschließen. Diese Kriterien (wie z.B. Teilnahme des Partners, Motivation, vorfindbare operante Schmerzkomponenten) könnten den Erfolg maximieren, stellen aber die Behandlung für viele Patienten in Frage. Fordyce et al. (1985) haben jedoch zu Recht betont, daß gewisse Auswahlkriterien bei jeder Art von Behandlung notwendig sind. Das operante Programm scheint wenig für Patienten geeignet zu sein, bei denen man respondente Faktoren bei der Schmerzentstehung für wesentlich hält. So gibt es möglicherweise aus diesem Grund wenig Studien zur operanten Behandlung von TMSS oder Kopfschmerzen.

7.2. Biofeedback

Grundlagen. Biofeedback basiert - ebenso wie das Entspannungstraining - auf einem respondenten Modell chronischer Schmerzen, bei dem man von einer Hyperreagibilität der Muskulatur auf viele Stimuli ausgeht (s. Kap. 3 und 4). Das Biofeedback-Verfahren wird meist im Sinne eines Streßbewältigungstrainings angewandt. Diese Methode wurde aber auch als symptomatische Behandlung zur Reduktion des Schmerz-Spannungs-Zirkels eingesetzt. Da man bei Schmerz **Verspannungen der Muskulatur** als primär ansieht, ist EMG-Biofeedback meist das bevorzugte Verfahren. Hier soll besonders ausführlich auf EMG-Biofeedback eingegangen werden, da es im empirischen Teil untersucht wird (s. Kap. 13).

Anwendung. Bei chronischen TMSS und chronischen CWSS erfolgt die Rückmeldung zumeist vom betroffenen Muskel (Masseter oder lumbaler Erector spinae/Trapezius) (DeLuca, 1984). Dabei geht man davon aus, daß die Muskelspannung bei diesen Patienten lokal erhöht ist. In einer typischen Behandlungssitzung erhält der Patient Informationen zum Zusammenhang von Streß, Schmerz und Muskelspannung und dann eine Anzahl von EMG-Biofeedback-Sitzungen (meist etwa 10). Frühere Studien verwendeten auch Feedback vom Frontalis-Muskel. Dies ist jetzt seltener, da eine lokale Intervention meist für sinnvoller erachtet wird. Eine weitere Möglichkeit ist die Verwendung von EMG-Biofeedback zur Korrektur von Haltungs- oder Bewegungsasymmetrien, wie dies z.B. von Wolf, Nacht und Kelly (1982) vorgeschlagen wurde. Cram (1988) hat sehr detailliert die möglichen diagnostischen Prozeduren und Interventionsverfahren beschrieben. Unerläßlich ist eine sorgfältige diagnostische Abklärung, um zu ermitteln, inwieweit überhaupt EMG-Veränderungen (in Ruhe, bei Bewegungen oder unter Belastung) vorliegen.

Effizienz von Biofeedback bei CWSS. Einige **unkontrollierte Studien** gaben erste Hinweise auf die Effizienz von EMG-Biofeedback bei chronischen Rückenschmerzen (Belar & Cohen, 1979; Gentry & Bernal, 1977; Nigl, 1980; Nigl & Fischer-Williams, 1980). Diese Autoren wiesen eine Abnahme in den EMG- und Schmerzwerten bei diesen Patienten nach. Im Gegensatz zu den positiven Ergebnissen der oben genannten Studien fanden Peck und Kraft (1977) bei Patienten mit chronischen Nacken- und Schulterschmerzen eher wenig Veränderungen.

In einer der wenigen **kontrollierten Studien** zum EMG-Biofeedback für chronische Rückenschmerzen behandelten Nouwen und Solinger (1979) Patienten, die an chronischen Kreuzschmerzen litten, mit paraspinalem EMG-Biofeedback und verglichen die Ergebnisse mit einer Warteliste-Kontrollgruppe. Nach der Behandlung und bei der 3-Monats-Katamnese zeigte nur die mit Biofeedback behandelte Gruppe signifikant niedrigere Schmerzwerte. In einer weiteren Studie verwendete Nouwen (1983) bei Patienten mit chronischen Kreuzschmerzen paraspinales EMG-Biofeedback im Stehen. Trotz signifikanter EMG-Abnahmen in der Biofeedback-Gruppe ergab sich keine Veränderung in der Schmerzintensität. Es ist nicht bekannt, in welchem Umfang die Variation der Trainingsposition (Liegen versus Stehen) sowie die Therapeutenvariable (Physiotherapeuten ohne psychologische Ausbildung) für die unterschiedlichen Ergebnisse in den beiden Studien verantwortlich ist.

In einer kontrollierten Studie untersuchten Flor et al. (1983) EMG-Biofeedback oder ein Placebo-Biofeedback im Vergleich zu einer konventionellen medizinischen Behandlung. Diese Autoren beschrieben, daß die EMG-Biofeedback-Gruppe nach der Behandlung wie auch bei der 4-Monats- und der 2,5-Jahres-Katamnese im Vergleich zu den beiden anderen Gruppen signifikant weniger Schmerz und Beeinträchtigung berichtete (Flor et al., 1986).

Bush, Ditto und Feuerstein (1985) untersuchten die Effizienz von paraspinalem EMG-Biofeedback bei Patienten mit chronischen Rückenschmerzen und kamen zu deutlich anderen Ergebnissen als Flor und ihre Kollegen. Eine Gruppe erhielt paraspinales EMG-Biofeedback, eine zweite Gruppe eine Placebobehandlung, die Handwärm-Instruktionen sowie falsches Feedback über die Hauttemperatur enthielt, und eine dritte Gruppe erhielt keine Intervention. Die Autoren berichteten, daß alle Gruppen nach der Behandlung und bei der 3-Monats-Katamnese signifikante Abnahmen in der Schmerzintensität, der Angst, der Depression und im paraspinalen EMG zeigten. Sie folgerten daraus, daß paraspinales EMG-Biofeedback keine spezifische Behandlung für chronische Rückenschmerzen ist.

Es ist jedoch Vorsicht bezüglich der Schlußfolgerungen aus diesen - oberflächlich gesehen - sehr ähnlichen Studien mit ihren widersprüchlichen Ergebnissen geboten. So wurden die Patienten in der Studie von Bush et al. (1985) durch Zeitungsanzeigen gewonnen. Patienten mit deutlichem organischen Befund wurden aus der Studie ausgeschlossen ebenso wie Patienten, die Rentenzahlungen erhielten oder bereits Operationen hinter sich hatten. Außerdem waren die Werte dieser Patienten auf dem Sickness Impact Profile extrem niedrig, das heißt, diese Patienten hatten nur minimale Einschränkungen im Hinblick auf ihre Schmerzprobleme. Darüberhinaus berichten die Autoren, daß weniger als 10 Versuchspersonen zum Zeitpunkt der Diagnostik vor der Therapie erhöhte EMG-Werte aufwiesen.

Im Gegensatz dazu wählten Flor et al. (1983) nur Patienten aus, die erhöhte paraspinale EMG-Werte zeigten. Es ist deshalb möglich, daß die divergierenden Ergebnisse der zwei Studien auf eine unterschiedliche Patientenselektion zurückgehen. Außerdem ist es unwahrscheinlich, daß EMG-Biofeedback, das die vorhandene Muskelspannung abbauen soll, einen spezifischen Effekt haben könnte, wenn die EMG-Werte der Patienten nicht erhöht sind. Biofeedback kann zwar einen allgemeinen Placeboeffekt aufweisen, das heißt jedoch nicht, daß keine spezifischen Behandlungseffekte vorhanden wären. Die oben genannte Patientenstichprobe zeigte keine EMG-Veränderungen, die eine Indikation von EMG-Biofeedback erst sinnvoll machen. Man kann aus dieser Studie lediglich schlußfolgern, daß Biofeedback auch eine Placebokomponente hat.

Eine weitere Studie wird einige zusätzliche Bedenken aufzeigen. Keefe et al. (1981a), verwendeten Frontalis-EMG-Biofeedback bei Patienten mit chronischen Rückenschmerzen. Diese Autoren fanden Abnahmen im Frontalis-EMG wie auch der subjektiv erlebten Spannung, jedoch keine signifikante Reduktion in der Schmerzintensität. Innerhalb der Sitzungen berichteten die 18 Versuchspersonen jedoch von einer Abnahme der Schmerzen. Weiterhin ist es wichtig, festzustellen, daß die Schmerz- und subjektiven Spannungsmaße positiv korreliert waren (r = .61), es jedoch praktisch keine signifikante Korrelation zwischen der Frontalis-EMG-Aktivität und dem Schmerz oder der subjektiven Spannung gab. Obwohl diese Studie einige der Annahmen, die den Zusammenhang zwischen Muskelspannung und Rückenschmerz betreffen, fraglich macht, bleibt festzuhalten, daß in dieser Studie Frontalis-EMG als Zielvariable verwendet wurde. Mit anderen Worten: es erfolgte kein Feedback vom relevanten Muskel.

Die meisten EMG-Biofeedback-Studien bei chronischen Rückenschmerzen behandelten die Patienten in einer liegenden, sitzenden oder stehenden Position. Dieser Ansatz ist inkonsistent mit einer biomechanischen Sicht chronischer Rückenschmerzen. So betonten z.B. Jones & Wolf (1980) sowie Wolf, Nacht & Kelly (1982), daß spezifische Abnormitäten im Bewegungsmuster bei diesen Patienten wichtiger sind als Ruhe-EMG-Werte und schlugen vor, daß man Biofeedback bei Bewegungen durchführen sollte.

Zusammenfassend kann man sagen, daß die überwiegende Anzahl der Studien zum EMG-Biofeedback **positive Effekte bezüglich der Schmerzstärke oder Schmerzdauer** (z.B. Belar & Cohen, 1979; Flor et al., 1983; Freeman et al., 1980; Gentry & Bernal, 1977; Wolf et al., 1982) berichtete. Nur wenige Studien konnten keine Veränderungen der Schmerzintensität (z.B. Bush et al., 1985; Hendler, Derogatis, Avella & Long, 1977; Keefe et al., 1981; Peck & Kraft, 1977; Todd & Belar, 1980) aufzeigen.

Zu den **EMG-Werten** als Kriteriumsvariable für den Therapieerfolg gibt es eher **inkonsistente Ergebnisse**. In vier Studien zeigten sich keine Reduktionen im EMG (Hendler et al., 1977; Kravitz, 1978; Peck & Kraft, 1977; Todd & Belar, 1980). Die anderen Arbeiten berichteten signifikante Prä-Post-Veränderungen im EMG, die jedoch nur von kurzer Dauer zu sein scheinen (s. Nouwen & Solinger, 1979). Jones und Wolf (1980) und Wolf et al. (1982) betonten, daß EMG-Ruhewerte nicht das beste Erfolgskriterium sein dürften.

Die Studien, in denen keine signifikanten Schmerzreduktionen auftraten, konnten entweder kein Lernen der EMG-Kontrolle nachweisen (z.B. Hendler et al., 1977; Peck & Kraft, 1977; Todd & Belar, 1980) und/oder gaben kein Biofeedback vom Schmerzort, sondern reduzierten das allgemeine Erregungsniveau (z.B. Hendler et al., 1977; Keefe et al., 1981; Todd & Belar, 1980), oder sie verwendeten keine spezifischen Kriterien zur Patientenauswahl (z.B. Bush et al., 1985). Diese Daten weisen darauf hin, daß EMG-Biofeedback zu einer Reduktion der berichteten Schmerzen führen kann, wenn die Patienten lernen, die erhöhten EMG-Werte am Schmerzort zu kontrollieren und eine angemessene Patientenauswahl vorgenommen wird.

Effizienz des Biofeedback bei TMSS. EMG-Biofeedback an den Temporalis- oder Masseter-Muskeln wurde bei TMSS-Patienten mit gutem Erfolg eingesetzt (z.B. Carlsson & Gale, 1977; Dahlström et al., 1985; Dohrman & Laskin, 1978; Hijzen, Slangen & van Houwelingen, 1986; Stenn, Mothersill & Brook, 1979). Dabei erfolgte meist ein Feedback der Ruhe-EMG-Werte bzw. Feedback während der Induktion von Stressoren mit der Instruktion zur Senkung der Muskelspannung. Die meisten Trainings beliefen sich auf nicht mehr als 5-8 Sitzungen. In einer gut kontrollierten Studie zeigten Hijzen et al. (1986) eine deutliche Überlegenheit von 5 Sitzungen EMG-Biofeedback im Vergleich zu einer Behandlung mit einer Aufbißplatte, die nicht effektiver war als keine Behandlung. Auch Schulte et al. (1966) berichteten gute Erfolge mit einem tragbaren miniaturisierten Biofeedbackgerät. Jedoch sollen die Patienten meist keine EMG-Reduktion, sondern eine EMG-Stabilisierung erlernen. Generell ist die Frage ungeklärt, inwieweit die EMG-Veränderung zur Symptomverminderung durch Biofeedback beiträgt.

Bewertung. Verschiedene methodische Vorgehensweisen, unterschiedliche Patientengruppen, Variationen in der Anzahl und Dauer der Behandlungssitzungen sowie viele Probleme im Design machen die Schlußfolgerungen zur Wirksamkeit von EMG-Biofeedback schwierig und eher vorläufig. So reichten die Stichproben von Patienten mit klaren Läsionen im Rücken oder Nacken (Jacobs & Felton, 1969) bis hin zu Patienten ohne nachweisbaren organischen Befund (Hijzen et al., 1986). Oft gab es Unterschiede in den Zielmuskelgruppen, von denen Feedback gegeben wurde. So verwendeten einige Autoren den Frontalis-Muskel als Indikator der allgemeinen Anspannung (z.B. Keefe et al., 1981a), während andere die symptomspezifischen Muskeln (z.B. den Masseter- oder Temporalismuskel) behandelten (Stenn et al., 1979). Die Auswahl des relevanten Muskels ist im Zusammenhang mit der theoretischen Begründung für die Behandlung zu sehen. Glaubt man, daß Patienten mit chronischen Schmerzen generell übererregt sind, dann ist es sinnvoll, das Biofeedback vom Frontalis-Muskel zu geben, geht man hingegen davon aus, daß Patienten mit chronischen Schmerzen symptom-spezifische Muskelhyperaktivität zeigen, dann wird das Behandlungsziel die als relevant angenommene Muskelgruppe.

Interessanterweise wird in vielen Studien das Biofeedback bei chronischen Schmerzen zwar auf der Basis eines Streß-SpannungsModells gegeben, jedoch verwenden die Therapeuten im allgemeinen Biofeedback-Training in einem nicht-belastenden Kontext und nehmen an, daß die Fähigkeit der Patienten, die Muskeln zu kontrollieren, auf die natürliche Umgebung generalisieren wird. Unseres Wissens hat bislang keine Studie diese **streßbezogene Hyperaktivität** systematisch in die Behandlung miteinbezogen, obwohl einige Autoren vorgeschlagen haben, daß

Patienten EMG-Reduktionen in belastenden Situationen ihrer natürlichen Umgebung versuchen sollten.

Die ersten Biofeedback-Studien bei chronischen Schmerzen enthielten keine **Langzeit-Katamnesen**. Typischerweise beschränkten sich die Follow-up-Daten auf Zeiträume von 3 bis 4 Monaten (z.b. Nouwen & Solinger, 1979). Zwei Studien haben Langzeit-Katamnesen berichtet. So führten Keefe et al. (1981a) eine 1-Jahres-Katamnese durch. Flor et al. (1986) berichteten eine Nachuntersuchung nach 2 1/2 Jahren. Langzeit-Katamnesen sind bei Biofeedback-Studien besonders wichtig, da die Placebo-Effekte, die von dem "wissenschaftlichen Aussehen" der Apparate resultieren können, bei dieser Methode hoch sein dürften.

Biofeedback ist in den letzten Jahren eine relativ populäre Behandlung bei Patienten mit chronischen Schmerzen geworden, entweder als einzige Behandlungsmodalität oder als eine Komponente in einem multimodalen Behandlungsprogramm (z.B. Gottlieb et al., 1977; Seres & Newman, 1976). Obwohl man diese Programme von einem klinischen Standpunkt aus als gut betrachten könnte, da eine Kombination von Behandlungsverfahren am ehesten eines beinhaltet, das für den spezifischen Patienten wirksam ist, bringen sie jedoch keinen Wissenszuwachs bezüglich der Wirkmechanismen des Biofeedbacks oder darüber, welche Behandlungsverfahren am effektivsten sind. Biofeedback mag nicht für alle Patienten mit chronischen Schmerzen erforderlich oder nützlich sein.

Wir gehen davon aus, daß eine umfassende **psychophysiologische Untersuchung zu Behandlungsbeginn** indiziert ist, bevor man Biofeedback als Methode der Wahl einsetzt. So zeigte sich z.B. in der Studie von Flor et al. (1983), in der Patienten für die Behandlung aufgrund ihrer EMG-Ruhewerte gewählt wurden, ein besonders guter Behandlungserfolg. Man könnte ebenso abnorme streßbezogene Muskelhyperaktivität oder aber auch Muskelasymmetrien bei dynamischen Bewegungen untersuchen, bevor man eine spezifische Biofeedback-Behandlung einsetzt (Cram, 1988; s.a. Kap. 12 und 13).

Zusätzlich zu der Notwendigkeit einer sorgfältigen diagnostischen Abklärung vor der Behandlung bedarf es weiterer Forschung, um zu verstehen, welche allgemeinen sowie spezifischen Effekte diese Art der Behandlung hat. Illustrative Forschungsergebnisse zu diesem Problemkreis gibt es z.B. in einer Studie von Flor et al. (1983), die die verschiedenen Dimensionen der Schmerzerfahrung (psychophysiologisch, motorisch, verbal-subjektiv) untersuchten und fanden, daß EMG-Biofeedback v.a. die kognitiv-evaluative und affektiv-motivationale Komponente des Schmerzes beeinflußt. Dies ist ein unerwartetes Ergebnis, da die Annahme, die dem EMG-Biofeedback im allgemeinen zugrunde liegt ist, daß es die Muskelspannung reduziert und deshalb vor allem die sensorische Schmerzkomponente beeinflussen sollte. Diese Daten unterstützen deshalb eher die Annahme, daß die

Effekte des EMG-Biofeedback bei Patienten mit chronischen Rückenschmerzen überwiegend **kognitiver** Art sind. Diese Annahme wird auch durch den Befund unterstützt, daß es zwischen den Veränderungen im Schmerz und den Abnahmen in negativen schmerzbezogenen Kognitionen eine enge Korrelation gab, die Abnahme der Schmerzstärke und die Abnahme in den EMG-Ruhewerten jedoch unkorreliert waren.

Holroyd et al. (1984) sind bezüglich des Biofeedback bei Spannungskopfschmerz zu ähnlichen Schlußfolgerungen gelangt. In der Studie von Holroyd et al. erhielten Versuchspersonen entweder Feedback mit einer Rückmeldung, daß sie sehr erfolgreich waren oder Feedback mit einer Rückmeldung, daß sie sehr wenig erfolgreich waren, unabhängig von ihrer tatsächlichen Reaktion. Bei den Patienten, denen Erfolg suggeriert worden war, kam es zu einer stärkeren Verbesserung der Kopfschmerzsymptomatik (53% Abnahme) als bei den Patienten, die eine weniger erfolgreiche Rückmeldung erhielten (26% Abnahme). Darüberhinaus war die Richtung der Veränderung im Frontalis-EMG nicht wesentlich für die Verbesserung. Patienten, die einen Anstieg im EMG erlernten wie auch Patienten, die eine EMG-Abnahmen erlernten, zeigten gleichermaßen eine Verbesserung. Diese Ergebnisse deuten darauf hin, daß die Effizienz des EMG-Biofeedback bei Patienten mit Spannungskopfschmerz durch kognitive Veränderungen induziert ist, die auf dem Feedback über das Verhalten basieren und nicht durch die Abnahme von EMG-Aktivität bedingt sind.

Zusammenfassend läßt sich feststellen, daß trotz deutlicher methodischer Probleme die meisten Studien zu einem positiven Ergebnis bezüglich der Wirksamkeit von EMG-Biofeedback bei chronischen Schmerzen kommen. Der Mechanismus, der der Wirksamkeit des Biofeedback zugrunde liegt, ist jedoch möglicherweise nicht die Abnahme von Muskelspannung, sondern kognitiver Art.

7.3. Entspannungstraining

Grundlagen. Auch beim Entspannungstraining wird von der Existenz eines Schmerz-Spannungs-Zirkels ausgegangen, der durch die gezielte Muskelentspannung unterbrochen werden soll (vgl. Vaitl, 1978). Entspannungstraining wird entweder in Kombination mit EMG-Biofeedback oder eigenständig durchgeführt. Dabei findet zumeist eine verkürzte Form der progressiven Muskelentspannung (Bernstein & Borkovec, 1973) Anwendung.

Effizienz. Sowohl bei CWSS wie auch bei TMSS ist Muskelentspannung als einzige Behandlung oder in Kombination mit anderen Verfahren eingesetzt worden.

Bei CWSS wurden eine Reihe von Studien zur Effizienz des Entspannungstrainings durchgeführt (s. Linton & Melin, 1983; Stuckey et al, 1986; Taylor et al., 1980). Einige Studien verglichen Entspannungstraining mit anderen Verfahren (s. Kravitz, 1978; McCauley et al., 1983; Turner, 1982). So stellte z.B. Turner Entspannungstraining kognitiver Verhaltenstherapie gegenüber. Beide Verfahren führten im Vergleich mit einer Warteliste-Kontrollgruppe zu deutlichen Verbesserungen in einer Reihe von schmerzbezogenen Maßen.

Auch bei TMSS wurde von Schulte schon 1967 Entspannungstraining zur Verminderung von Verspannungen der Kaumuskulatur eingesetzt. In einem Übersichtsartikel zu Entspannungsverfahren und Biofeedback kamen Scott und Gregg (1980) zu dem Schluß, daß die vorliegenden Daten auf die Effizienz von Entspannungsverfahren bei TMSS hinweisen, jedoch methodische Probleme klare Schlußfolgerungen verhindern. Daran hat sich bis heute wenig geändert.

In vielen Studien ist Entspannungstraining mit anderen Verfahren kombiniert worden, weshalb sich wenig Schlüsse auf seine spezifischen Effekte ziehen lassen. Des weiteren ist seine Bewertung durch heterogene Patientengruppen, sehr unterschiedliche Erfolgsmaße, die mangelnde Standardisierung der Behandlung sowie mangelnde Langzeit-Katamnesen erschwert. Insgesamt sprechen die Studien für die Effizienz von Entspannungstraining, ohne daß es Klarheit über die Wirkmechanismen gibt.

7.4. Der kognitiv-verhaltenstherapeutische Ansatz

Grundlagen. Die Grundannahme des kognitiv-verhaltenstherapeutischen Ansatzes ist, daß neben dem Schmerzverhalten auch die kognitive Bewertung der Schmerzen essentiell für die Schmerzerfahrung ist und zwar bei jeglicher Art von Schmerz, d.h. auch bei Schmerzen mit erwiesener organischer Grundlage (z.B. Schmerz bei chronischer Polyarthritis, Tumorschmerz). Zum Schmerzerleben tragen in Anlehnung an die Gate-Control-Theorie des Schmerzes (Melzack & Wall, 1965) sensorische, affektive, kognitive und verhaltensbezogene Komponenten bei. Zusätzlich wird der Prozeßcharakter chronischer Schmerzen explizit miteinbezogen. Es wird postuliert, daß Schmerzpatienten Erfahrungen der Hilflosigkeit und Unkontrollierbarkeit gemacht haben, daß sie negative Erwartungen bezüglich ihrer Heilungschancen und ihrer Fähigkeit, selbst etwas gegen die Schmerzen tun zu können, haben. Daraus leitet sich als primäres Behandlungsziel die Förderung der Selbstkontrolle und Eigenaktivität des Patienten ab. Der Schwerpunkt der Behandlung liegt darauf, Gefühle der Hilflosigkeit abzubauen und stattdessen Kompetenzvertrauen aufzubauen. Diese Förderung der Eigenverantwortung des Patienten und der Aufbau von Bewältigungsstrategien ist die Basis der kognitiv-verhaltenstherapeutischen Behandlung des chronischen Schmerzes.

Verfahren. Der Schwerpunkt der kognitiven VT bei chronischen Schmerzpatienten liegt auf der Vermittlung von Bewältigungsfertigkeiten, die es dem Patienten ermöglichen sollen, besser mit seinen Schmerzen umzugehen. Dabei werden eine Reihe von verhaltenstherapeutisch und kognitiv orientierten Verfahren eingesetzt, deren Gemeinsamkeit darin besteht, daß sie aktiv, verhaltensbezogen, zeitlich begrenzt und strukturiert sind (s. Holzman et al., 1986). Patienten sollen schmerzauslösende und schmerzaufrechterhaltende Verhaltensweisen, Gefühle und Kognitionen erkennen und verändern lernen. Dies geschieht in einer kooperativen Patient-Therapeut Beziehung, in der der Therapeut Veränderungen im Verhalten und den Kognitionen des Patienten lediglich anstößt und verstärkt, die Hauptaktivität jedoch beim Patienten liegt (vgl. Hanlon et al., 1987).

Ausgehend vom multidimensionalen Modell des chronischen Schmerzes, wird die gleichrangige Bedeutung sensorischer, affektiver und kognitiver Schmerzkomponenten betont. Angepaßt an die individuellen Probleme des jeweiligen Patienten sollen Gefühle der Hilflosigkeit reduziert werden. Dies geschieht durch ein Training in kognitiven Bewältigungsstrategien, Verhaltensübungen zum Umgang mit dem Schmerz und schmerzverstärkenden Situationen, Übungen zur physischen Reaktivierung, Streßbewältigung und dem Aufbau einer positiven, bewältigenden Einstellung dem Schmerz gegenüber.

Die KVT bei chronischem Schmerz läßt sich in fünf einander überlappenden Phasen beschreiben: (1) Diagnostische Phase, (2) Aufbau einer veränderten Einstellung zum Schmerz, (3) Aneignung von Bewältigungsfertigkeiten, (4) Verhaltensübung, Generalisierung, (5) Rückfallprävention, Aufrechterhaltung (vgl. Flor & Turk, 1990f).

Ziel der **Anfangsdiagnostik** ist eine möglichst umfassende Beschreibung des Schmerzstatus des Patienten, die Erhebung von Informationen, die der Ableitung von Therapiezielen sowie als Vergleichspunkt für die Intervention dienen (vgl. Karoly & Jensen, 1987).

Aufbau einer veränderten Einstellung zum Schmerz. Ein wichtiger Aspekt ist die Umorientierung des Denkens der Patienten von Gefühlen der Hilflosigkeit, dem Gefühl, dem Schmerz ausgeliefert zu sein, hin zu dem Gefühl, daß Schmerz eine von Verhalten, Gefühlen und Kognitionen beeinflußte und damit veränderbare Erfahrung ist. Diese kognitive Umstrukturierung von einem rein somatischen Krankheitsmodell zu einem multifaktoriellen und die damit einhergehende Einsicht, daß Veränderungen der Schmerzen und der damit einhergehenden Beeinträchtigungen möglich sind, ist ein andauernder Prozeß, der von der ersten bis zur letzten Therapiesitzung stattfindet. Dazu tragen die Diskussion der Überzeugungen des Patienten, die Analyse der Diagnostikergebnisse, didaktische Information zum Zusammenhang von Schmerz, Stimmung, Streß und Spannung sowie Übungen des Patienten in der Therapiestunde und zu Hause bei. Ein gruppentherapeutischer Kontext, in dem Patienten auch voneinander lernen können, wirkt sich hier förderlich aus.

Aneignung von Bewältigungsfertigkeiten. Ein Schwerpunkt der KVT bei chronischem Schmerz ist es, dem Patienten ein neues und erweitertes Verhaltensrepertoire zu vermitteln. Dabei geht es nicht nur um psychologische Intervention, es arbeiten vielmehr Ärzte, Psychologen, Beschäftigungs- und Physiotherapeuten im Rahmen eines interdisziplinären Ansatzes zusammen. Der Schwerpunkt liegt weniger auf der Schmerzbewältigung per se sondern auf der Veränderung von Verhalten, Kognitionen und Emotionen, die schmerzverstärkend und schmerzauslösend sind. Zu den Bewältigungsfertigkeiten, die vermittelt werden, gehören Entspannung, kognitive und behaviorale Bewältigungsstrategien in Form von Problemlösestrategien, Veränderung negativer Selbstinstruktionen, sowie die Verwendung von Vorstellungsbildern, meditativen und hypnotischen Techniken. Wichtig ist, daß die Strategien auf den bereits bestehenden Fertigkeiten des Patienten aufbauen. Diese sollten zunächst verstärkt und erweitert werden. Neue Strategien müssen eine persönliche Relevanz für den Patienten haben, einsichtig und in das Verhaltensrepertoire und den Alltag des Patienten übertragbar sein. Wichtige Ziele sind weiterhin ein Selbstkontrollprogramm zur Medikamentenreduktion sowie Aktivitätsmanagement. Wir sprechen hier von Aktivitätsmanagement, nicht nur vom Aufbau von Aktivität wie dies oft in den Programmen operant orientierter Schmerzkliniken betont wird. Bei manchen Patienten ist Hyperaktivität, nicht Inaktivität, das Problem, das den Schmerz auslöst und verstärkt (Turk & Flor, 1987).

Wichtig ist auch die Unterrichtung des Patienten in für ihn sinnvollen **körperlichen Aktivitäten und Bewegungsabläufen** (z.B. im Sinne der Rückenschule). Die Protokollierung und der Aufbau von Aktivität ist integraler Bestandteil der Hausaufgaben. Es handelt sich nicht nur um den Aufbau körperlicher Aktivitäten, sondern oft müssen auch neue, alternative Freizeitaktivitäten, sexuelle Verhaltensweisen oder alltägliche Aktivitäten wie Autofahren diskutiert und dem Schmerzproblem entsprechend verändert werden. Bei der Reduktion von Überaktivität handelt es sich meist um das konkrete Einplanen von Ruhephasen in die Organisation des Tagesablaufes. Oft ist auch kognitive Umstrukturierung nötig, um übertriebene Ansprüche zu reduzieren.

Anwendung, Transfer. Nach der Vermittlung diverser Bewältigungsstrategien liegt der Schwerpunkt der Behandlung auf ihrer Anwendung. Eine besondere

Rolle spielen dabei die Hausaufgaben. Wichtig bei der Generalisierung ist die Einbeziehung von Bezugspersonen, die die therapeutischen Prinzipien verstehen und dahinter stehen müssen. Deshalb ist ambulante Behandlung vorzuziehen, die generell Transfer und Generalisierung fördert. Eine Maximierung der Generalisierung und des Transfers ist dann möglich, wenn Patienten allgemeine Problemlösestrategien erlernen und Erfolge im Behandlungsverlauf auf die eigenen Anstrengungen attribuieren.

Aufrechterhaltung, Rückfallprävention. Ein wichtiger Punkt gegen Ende der Behandlung ist, wie die erzielten Fortschritte aufrechterhalten werden und wie der Patient mit Rückfällen umgeht. Rückfallprävention wird konkret anhand von Problemsituationen eingeübt, die der Patient antizipiert. Auffrischungssitzungen im Abstand von einigen Monaten nach dem Therapieende helfen ebenfalls in der Reduktion der Rückfallquote.

Zur Wirksamkeit der kognitiven Verhaltenstherapie bei chronischen Schmerzsyndromen. Wir haben in der Literatur über 30 Studien identifiziert, die den kognitiv-verhaltenstherapeutischen Ansatz allein oder in Kombination mit anderen Verfahren untersucht haben. Die Mehrzahl der Studien bezieht sich auf Kopfschmerzen (z.B. Holroyd et al., 1977), es liegen aber auch Studien zu heterogenen Schmerzsyndromen (z.B. Kerns et al., 1986), Ruckenschmerzen (Turner & Clancy, 1988), Kiefergelenkschmerzen (Crockett et al., 1985), chronischer Polyarthritis (Bradley et al., 1987, 1988; Köhler et al., 1985;) und anderen Schmerzsyndromen (z.B. Verbrennungen: Wernick et al., 1981) vor. In der Mehrzahl der Studien zeigte sich eine Reihe von Verbesserungen sowohl in der subjektiven Schmerzintensität, dem Schmerzverhalten, Maßen der Krankheitsaktivität, der Beeinträchtigung durch die Schmerzen, der Stimmung, schmerzbezogenen Kognitionen sowie physiologischen Parametern (z.B. Hauttemperatur, EMG-Reagibilität).

In einer kürzlich von uns durchgeführten Metaanalyse psychologischer Schmerztherapien (Flor, Fydrich & Turk, 1991) fanden wir positive Effektstärken sowohl im Vergleich zu unbehandelten als auch im Vergleich zu nur medizinisch behandelten Patienten, deren Höhe jedoch in Abhängigkeit von der Art der Störung und anderen Patientenvariablen variierten. Wir berichten in Kapitel 13 noch genauer über die Effekte unterschiedlicher psychologischer Behandlungen bei den hier im Mittelpunkt stehenden Patientengruppen, CWSS- und TMSS-Patienten.

Die entscheidende Frage ist jedoch nicht, welche Therapie besser ist, sondern eher, welche Patienten von welchen therapeutischen Maßnahmen profitieren. Wir können noch keine Angaben zur differentiellen Indikation der KVT machen. Auch ist unklar, welche Komponenten der KVT nötig und welche überflüssig sind, und inwieweit Einzelkomponenten, wie z.B. Entspannung, ausreichend sind. Zur Beantwortung dieser Fragen ist weitere Forschung nötig. Die ersten Ergebnisse zur Effizienz der KVT bei chronischen Schmerzen sind aber vielversprechend.

7.5. Verhaltensmedizinische Behandlung chronischer Schmerzen: Ein Ausblick

In diesem Kapitel wurden die derzeit am besten untersuchten verhaltensmedizinischen Interventionen bei chronischen Schmerzsyndromen dargestellt. Es wurde gezeigt, daß operante Programme, kognitive Verhaltenstherapie, Entspannungstraining und Biofeedback zu Verbesserungen im Verhalten und/oder Schmerzerleben bei chronischen Schmerzpatienten führen. Trotz der positiven Daten zur Effizienz dieser Verfahren sind noch eine Reihe von Problemen ungeklärt.

So ist der Zusammenhang und die Wechselwirkung von somatisch und psychologisch orientierter Therapie noch unklar. Obwohl in vielen Schmerzkliniken eine **Kombinationsbehandlung** angewandt wird (vgl. Mayer et al., 1987; McArthur et al., 1987; Newman et al., 1978), fehlen systematischen Studien zur additiven Wirkung dieser Komponenten. Diese Programme sind auch schwierig zu vergleichen, da meist in idiosynkratischer Weise Komponenten unterschiedlichster Therapieverfahren kombiniert werden.

Weiterhin existieren kaum Studien zur **differentiellen Indikation** verschiedener verhaltensmedizinischer Verfahren. Obwohl einige Untersuchungen mehrere psychologische Therapien einbezogen (z.B. Turner, 1982; Turner & Clancy, 1988), berichten die Autoren meist lediglich über die Effizienz der einzelnen Verfahren, ohne darauf einzugehen, welche Patienten mit welcher Diagnose am meisten von welcher Behandlung profitieren.

Ein verwandtes Problem, das die Untersuchung der differentiellen Indikation erschwert, ist die mangelnde **Beschreibung der Patientenstichproben** sowie die ungenügende diagnostische Abklärung der Befunde. Oft wird z.B. die Behandlung von "Patienten mit chronischen Rückenschmerzen" beschrieben, ohne daß ersichtlich wird, ob Patienten mit klaren organischen Läsionen in die Stichprobe einbezogen wurden. Selten wird beschrieben, wie die Patienten für die Studie rekrutiert wurden, und welche demographischen Charakteristika die Stichprobe aufwies. In den seltensten Fällen wird eine umfassende Analyse der Schmerzproblematik im Sinne des Drei-Ebenen-Modells durchgeführt, so daß die Charakterisierung der Patientenstichprobe hinsichtlich des Schmerzverhaltens, ihrer Psychophysiologie sowie verbal-subjektiver und somatischer Aspekte des Schmerzes unterbleibt. Damit läßt sich auch keine Entscheidung darüber treffen, ob die angewandten Verfahren bei der jeweiligen Patientengruppe indiziert waren.

Eine sorgfältige Stichprobenbeschreibung, eine systematische Untersuchung verschiedener Behandlungskomponenten sowie gezielte Studien zur differentiellen Indikation somatischer, psychologischer und kombinierter Verfahren sind notwendig, um die Therapieforschung auf dem Gebiet des chronischen Schmerzes zu verbessern.

8. Empirische Untersuchungen zum psychobiologischen Modell chronischer Schmerzzustände der Skelettmuskulatur

8.1. Hintergrund

Auf der Basis des in Kapitel 4 entwickelten psychobiologischen Modells chronischer Schmerzen soll in den folgenden Kapiteln die Rolle der Streßverarbeitung, der Spannungswahrnehmung sowie der antizipatorischen Angst bei chronischen Schmerzsyndromen der Skelettmuskulatur untersucht werden. Wir betonen dabei die Analyse respondenter Aspekte dieser Störungen, operante Parameter sollen in späteren Arbeiten berücksichtigt werden. Ausgangspunkt dieser Studien ist die **Annahme symptomspezifischer Hyperreagibilität** der betroffenen Muskulatur, die durch mangelnde Diskrimination von Verspannungen, mangelnde Spannungskontrolle sowie antizipatorische Bewegungsangst aufrechterhalten wird (s. Kap. 4 und 5). Sollten sich diese Annahmen bestätigen, wäre dies (a) ein Hinweis auf die physiologischen Wirkmechanismen psychologischer Faktoren bei diesen Patienten und (b) ergäben sich daraus konkrete Hinweise für die therapeutische Intervention.

Die Ergebnisse der in diesem Kapitel beschriebenen Experimente werden in den folgenden Kapiteln 9-11 dargestellt.

8.2. Hypothesen

In diesen Studien sollte der Zusammenhang zwischen psychologischem Streß, muskulärer Reagibilität, Wahrnehmung und Kontrolle der Muskelspannung, Schmerz und den Bewältigungsfertigkeiten bei Patienten mit temporomandibulären Schmerzsyndromen (TMSS) im Vergleich zu Patienten mit chronischen Wirbelsäulensyndromen (CWSS) und Gesunden erfaßt werden. Folgende Hypothesen wurden untersucht:

1. Auf psychologische Streßreize hin zeigen Patienten mit TMSS **signifikante Anstiege** in der elektromyographischen Aktivität der **Masseter-Muskulatur**, und CWSS-Patienten zeigen signifikante EMG-Anstiege in der **paraspinalen Muskulatur**. Gesunde reagieren auf psychologischen Streß weder mit Masseter-EMG Veränderungen noch mit Veränderungen des paraspinalen EMGs.

2. Patienten mit TMSS weisen auf psychologische Streßreize hin auch eine **verzögerte Rückkehr** des Masseter-EMGs zum Ruhewert auf, CWSS-Patienten eine verzögerte Rückkehr der paraspinalen Muskulatur.

3. Patienten mit TMSS und CWSS unterscheiden sich in der Reagibilität der Bizeps-Muskulatur sowie der Pulsfrequenz und der Hautleitfähigkeit unter psychologischem Streß nicht voneinander oder von Gesunden. Es wird somit von **symptomspezifischen psychophysiologischen Reaktionen** der Patienten ausgegangen (Begründung s. S. 44/45).

4. Patienten mit TMSS sind weniger als andere Patienten und Gesunde in der Lage, die **Spannung** des Masseter-Muskels korrekt **wahrzunehmen**, während sie sich in der Wahrnehmung der Spannung anderer Muskeln nicht von den Kontrollgruppen unterscheiden. Patienten mit chronischen Rückenschmerzen sind dagegen weniger als TMSS-Patienten und Gesunden in der Lage, die Spannung der paraspinalen Muskulatur korrekt wahrzunehmen, während sie sich in der Wahrnehmung der Spannung anderer Muskeln nicht von den Kontrollgruppen unterscheiden. Diese Wahrnehmung ist unter Streßbedingungen besonders eingeschränkt (s. 4.6.).

5. TMSS-Patienten sind auch weniger befähigt, das **Spannungsniveau** am Masseter-Muskel im Vergleich zu anderen Muskeln und im Vergleich zu anderen Patienten und Gesunden zu **senken**. Patienten mit chronischen Rückenschmerzen können das Spannungsniveau der paraspinalen Muskulatur im Vergleich zu anderen Muskelpartien und im Vergleich zu anderen Patienten und Gesunden weniger gut senken.

6. Patienten mit TMSS und Patienten mit CWSS erleben mehr **Streß im Alltag** als Gesunde. Sie sind weniger in der Lage als diese, "aktiv bewältigend" damit umzugehen (s. S. 44ff).

7. Patienten mit TMSS und chronischen Rückenschmerzen reagieren mit mehr **Angst** und größeren EMG-Veränderungen im relevanten Muskel auf die Antizipation von Schmerz als Gesunde (s. S. 52, S. 56ff).

8. Induktion von anhaltend erhöhter Muskelspannung im relevanten Muskel führt zu einer signifikanten **Schmerzzunahme** bei Patienten mit TMSS und chronischen Rückenschmerzen, nicht aber bei den Kontrollpersonen (s. S. 46ff).

9. Der organische Befund hat keinen Einfluß auf die Stärke und Dauer dieser oben genannten physiologischen Reaktionen (s. S. 26ff).

Die hier formulierten Hypothesen leiten sich aus dem in Kapitel 4 beschriebenen Modell chronischer Schmerzsyndrome der Skelettmuskulatur ab. Primäres Ziel dieser Studie ist der Nachweis einer symptomspezifischen Hyperreagibilität der Skelettmuskulatur, die sich von einer allgemeinen psychophysiologischen Hyperreagibilität unterscheidet. Für die Aufrechterhaltung der Hyperreagibilität am Schmerzort wird einerseits eine schlechte Diskrimination von Muskelverspannungen, andererseits eine schlechte Kontrolle über die Muskelspannung, im Sinne einer Unfähigkeit, die Spannung zu reduzieren, gesehen. Dies leitet sich aus den in Kapitel 4 dargestellten Hypothesen zur operanten Verstärkung des Ignorierens hoher Muskelspannungswerte, die aufgrund von Streßbelastungen (einschließlich Schmerzepisoden) entstanden sein können, ab. Eine Nichtbeachtung von Muskelverspannungen führt dann auch zu einer eingeschränkten Kontrollierbarkeit. Aus der Rolle, die dem Vermeidungslernen im psychobiologischen Modell zugeschrieben wird, ergibt sich die Hypothese des Angst- und EMG-Anstieges bei antizipierter Bewegung des schmerzenden Muskels. Das psychobiologische Modell geht weiterhin davon aus, daß ein langandauernder Spannungsanstieg der Skelettmuskulatur schließlich zu einem Schmerzanstieg führt. Dies wird in Hypothese 8 untersucht. Schließlich sollte noch der Einfluß des organischen Befundes auf die psychophysiologische Reagibilität bei TMSS- und CWSS-Patienten untersucht werden. In Abgrenzung zur Trennung somato- und psychogener Schmerzsyndrome wurde hier davon ausgegangen, daß bei chronifizierten Schmerzsyndromen das Ausmaß des somatischen Befundes (nach Abklärung eindeutig somatischer Erkrankungen) nur noch eine untergeordnete Rolle für die Aufrechterhaltung von Schmerz spielt und psychophysiologische Variablen von weit größerer Relevanz sind.

8.3. Methoden

In der hier beschriebenen Studie wurden die oben genannten Hypothesen getestet. Drei Patientengruppen nahmen an einer Reihe von experimentellen Bedingungen teil. Die drei Gruppen setzten sich zusammen aus (a) TMSS-Patienten mit positivem und negativem Röntgenbefund der Kiefergelenke; (b) Patienten mit chronischen Wirbelsäulensyndromen mit und ohne positiven Röntgenbefund der Wirbelsäule; (c) einer parallelisierten Kontrollgruppe ohne TMSS und Rückenbeschwerden.

Die abhängigen Variablen wurden in sechs **experimentellen Bedingungen** erhoben:
(1) 2-minütige Ruhephase,
(2) Vorstellung einer neutralen Situation,
(3) Vorstellung einer persönlich relevanten Streßsituation,
(4) Wahrnehmung von Spannung am relevanten und am irrelevanten Muskel,
(5) Reduktion von Spannung am relevanten und irrelevanten Muskel,
(6) Antizipation und Durchführung einer schmerzrelevanten und schmerzirrelevanten Bewegungsaufgabe.

Dieser Versuchsplan erlaubte Vergleiche innerhalb wie auch zwischen den Gruppen. Subjektiv bedeutsame Vorstellungsbilder zur Streßinduktion wurden gewählt, wischen eine Fülle von Literatur gibt, die die Validität dieses Ansatzes bei tersuchung symptomspezifischer psychophysiologischer Reaktionsmuster hat (z.B. Feuerstein et al., 1982; Thompson & Adams, 1984). Bei der Ana- r Spannungsdiskrimination wurde die Wahrnehmungsaufgabe von der Konfgabe (Spannungsreduktion) getrennt, da es sich hier möglicherweise um zwei verschiedene Funktionen handelt, die bislang in Experimenten meist vermischt wurden (Bischoff, 1988). Mit Ausnahme der Bewegungsaufgaben, die immer am Schluß der Untersuchung standen, wurden alle anderen Situationen in permutierter Reihenfolge dargeboten.

8.3.1. Patienten und Versuchspersonen

An der Untersuchung nahmen 40 konsekutiv an der Schmerzambulanz aufgenommene Patienten und 20 gesunde Versuchspersonen teil. Die CWSS-Gruppe rekrutierte sich aus Patienten der Orthopädischen Universitätsklinik (N=5), Patienten niedergelassener Orthopäden (N=3) sowie aus Patienten, die durch die örtliche Presse auf die Schmerzambulanz aufmerksam gemacht wurden (N=12). Die TMSS-Patienten wurden von der der Abteilung für Zahnärztliche Chirurgie und Parodontologie (Leiter: Prof. Dr. W. Schulte) des Zentrums für Zahn-, Mund- und Kieferheilkunde der Universität Tübingen überwiesen (N=18) oder meldeten sich aufgrund unserer Pressearbeit (N=2). Die medizinischen und röntgenologischen Untersuchungen wurden in diesen Kliniken sowie in mit uns zusammenarbeitenden orthopädischen Praxen durchgeführt. Es wurden nur Patienten in die Studie aufgenommen, die die Diagnosen Kiefergelenk-Myoarthropathie oder chronisches Wirbelsäulensyndrom aufwiesen. Bei den CWSS-Patienten mußte eine degenerative (z.B. Spondylosen) oder muskuläre Schmerzursache vorliegen. Die Feststellung der strukturellen Veränderungen erfolgte bei den TMSS-Patienten anhand von Röntgenaufnahmen (Gerberaufnahmen) des Kiefergelenks und in Zweifelsfällen durch nachfolgende Computertomogramme. Bei den Patienten mit chronischen Rückenschmerzen wurden entsprechend Röntgenaufnahmen bzw. Computertomogramme der Wirbelsäule verwendet.

Von den 20 CWSS-Patienten hatten 5 Patienten einen leichten, 6 einen mittleren und 1 einen ausgeprägten Röntgenbefund der Wirbelsäule, und 8 Patienten waren ohne Befund. Von den 20 TMSS-Patienten hatten 11 einen abnormen und 9 einen unauffälligen Röntgenbefund des Kiefergelenks (s. Tab. 8-1). Bei den CWSS-Patienten waren folgende Diagnosen vertreten : HWS-Syndrom (4), HWS- und LWS-Syndrom (3), Lumbago (2), Lumbarsyndrom (2), Verspannungen HWS (2), Dorsolumbalgie (2), Lumbarspondylose (1), HWS-BWS-LWS-Syndrom (1), Hypomobilität von HWS und BWS (1), Bandscheibenschaden (1), "Rückenschmerzen" (1). Bei den TMSS-Patienten lautete die Diagnose einheitlich chronische Kiefergelenk-Myoarthropathie. *CWSS signifikant älter*

Tabelle 8-1: Demographische und klinische Daten der Versuchsgruppen

	Gesunde	CWSS	TMSS	p
Alter (in Jahren) M (SD)	34.06 (10.64)	42.10 (8.35)	38.20 (10.55)	n.s.
Geschlecht (N)	6 M, 14 W	4 M, 16 W	3 M, 17 W	n.s.
Schulbildung: N = < 10 Jahre N > 10 Jahre	9 11	11 9	14 6	n.s.
Dauer der Berufstätigkeit (in Jahren) M (SD)	13.60 (10.48)	16.77 (9.2)	9.07 (6.15)	n.s.
Schmerzdauer (in Jahren) M (SD)	----- -----	10.70 (8.41)	5.22 (5.99)	<.05
Röntgenbefund abnorm (N) normal (N)	----- ----- ----- -----	12 8	11 9	n.s.

Zu den **Ausschlußkriterien** gehörten eine entzündliche Symptomatik (z.B. Spondylitis ankylosans), traumatische Schmerzursachen, neurologische Komplikationen, eine psychiatrische Symptomatik, Medikamentenabusus, ein zusätzliches klar abgrenzbares Schmerzsyndrom, Pflasterallergie sowie Schwangerschaft. Das Alter der Versuchspersonen wurde auf 18 bis 65 Jahre begrenzt. Es wurden nur die Patienten in die Auswertung aufgenommen, die in der Lage waren, die gewünschten Vorstellungsbilder zu produzieren. Dies wurde so definiert, daß die Einstufung der Belastung bei der neutralen Aufgabe einen Wert unter 5 und bei der Streßaufgabe über 5 haben sollte. Die Versuchspersonen wurden nach Alter und Geschlecht **parallelisiert**, da sich gezeigt hat, daß diese demographischen Variablen die EMG-Werte beeinflussen (Arena et al., 1985; Garwood & Engel, 1981; O'Connel et al., 1979). Die drei Gruppen unterschieden sich bezüglich ihres Alters nicht signifikant voneinander ($F(2,57) = 2.87$, $p = .07$). Das Alter der CWSS- und TMSS-Patienten entspricht dem in Schmerzkliniken gefundenen Durchschnittsalter. Die Gruppen unterschieden sich auch nicht signifikant bezüglich des Geschlechts ($chi^2(2) = 1.36$, $p = .51$), Schulbildung ($chi^2(2) = 2.62$, $p = .27$) und den Jahren der Berufstätigkeit ($F(2,43) = 2.89$, $p = .07$; s. Tab. 8-1). Die Patientengruppen konnten wegen der deutlich geringeren Schmerzdauer der TMSS-Patienten nicht nach der Schmerzdauer mit der CWSS-Gruppe parallelisiert werden.

8.3.2. Vorgehen

Zunächst nahmen beide Patientengruppen an einer **medizinischen Untersuchung** teil. Nach einer ausführlichen Anamnese erfolgte eine klinische Untersuchung, für die spezielle standardisierte Bögen in Zusammenarbeit mit der Orthopädischen Universitätsklinik und der Abteilung für Zahnärztliche Chirurgie und Parodontologie erstellt worden waren (s. Anhang). Im Mittelpunkt dieser Untersuchungen stand die Bestimmung des Ausmaßes der strukturellen Veränderungen sowie die Erfassung der Funktionseinschränkungen. Es erwies sich in der Praxis als unmöglich, alle Röntgenbefunde von einem zweiten Gutachter beurteilen zu lassen. Dies wurde nur bei einer Stichprobe von zehn Röntgenbefunden durchgeführt. Dabei ergab sich ein signifikanter Kappa-Koeffizient von .62.

Die **psychologische Untersuchung** umfaßte eine psychologische Anamnese, bei der der psychische Allgemeinzustand, der familiäre und berufliche Hintergrund, derzeitige Belastungssituationen, die Art und das Ausmaß der Schmerzproblematik, sowie Bewältigungsversuche erfaßt wurden. Hierzu wurde ein **Schmerzinterview** entwickelt (s. Kap. 12 sowie Anhang). Zusätzlich füllten die Patienten noch eine Reihe von Fragebögen aus, die den Schmerz und seine Auswirkung erfaßten.

Die Schmerzintensität, Schmerzdauer sowie die Reaktion auf die Schmerzen wurden mittels eines Schmerztagebuchs, des von uns ins Deutsche übertragenen **West Haven-Yale Multidimensionalen Schmerzfragebogens** (Kerns et al., 1985; Flor et al., 1990b) erfaßt. Streßerleben und Streßbewältigung wurden durch die **Daily Hassles Scale** (Kanner et al., 1981) und die revidierte Form des **Ways-of-Coping-Fragebogens** (Lazarus et al., 1985) gemessen. Zusätzlich wurden körperliche Symptome mit der **Beschwerdenliste** (von Zerssen, 1976) und das Ausmaß der depressiven Verstimmung mit dem **Beck-Depressionsfragebogen** (Beck et al., 1961) erhoben. Nach Belastungen im Familien- und Arbeitsbereich wurde in einem Kurzfragebogen gefragt (s. Kap. 12). Im Anhang finden sich alle verwendeten Fragebögen.

8.3.3. Psychophysiologische Untersuchung

Nach der medizinischen und psychologischen Diagnostik nahmen die Patienten, die den Einschlußkriterien genügten, an einem etwa 90-minütigen psychophysiologischen Experiment teil. Die Patienten wurden angewiesen, in bequemer Kleidung zu kommen und am Tag der Untersuchung keine Analgetika, Tranquilizer, Muskelrelaxantien oder Antidepressiva einzunehmen. Der Ablauf der Untersuchung ist in Abbildung 8-1 dargestellt. Nach der Patienteninformation und der

Einverständniserklärung stuften die Patienten ihre Ängstlichkeit mittels des **State-Trait-Angst-Fragebogens** (State-Form, Spielberger et al., 1970) ein. Dieses Rating wie auch alle weiteren wurde durch Drücken einer Taste abgegeben, wobei die Druckdauer der Länge einer auf dem Videomonitor dargestellten visuellen Analogskala entsprach. Diese Vorgehensweise erlaubte, daß die Patienten und Versuchspersonen Ratings abgeben konnten ohne größere, die Aufzeichnungen störende motorische Bewegungen ausführen zu müssen (wie z.B. bei der von Levenson und Gottman (1983) verwendeten Hebelmethode). Gleichzeitig ermöglichte dies eine sofortige Speicherung der Daten im Computer.

	Adaptation	Allgemeine Baseline	Füll-aufgabe	Prä-Baseline	Neutrale Vorstellung*	Bericht
Zeit:	12'	2'	2'	1'	1'	1'

	Post-Baseline	Intertrial-Baseline	Prä-Baseline	Streß-Vorstellung*	Bericht	Post-Baseline
Zeit:	1'	2'	1'	1'	1'	1'

	Intertrial-Baseline	Prä-Baseline	Entspannung*: relevanter Muskel	Entspannung*: irrelevanter Muskel	Post-Baseline	Intertrial-Intervall
Zeit:	2'	1'	2'	2'	1'	2'

	Wahrnehmung*: relevanter Muskel	Wahrnehmung*: irrelevanter Muskel	Intertrial-Intervall	Prä-Baseline	Antizipation (irrelevanter Muskel)	Bewegung (irrelevanter Muskel)
Zeit:	4'	4'	2'	1'	1'	3'

	Post-Baseline	Intertrial-Intervall	Prä-Baseline	Antizipation (relevanter Muskel)	Bewegung (relevanter Muskel)	Post-Baseline
Zeit:	1'	2'	1'	1'	3'	1'

*ausbalancierte Reihenfolge
'Dauer in Minuten

Abb. 8-1. Zusammenfassung des experimentellen Ablaufs

1. Adaptationsphase - 12 Minuten. Während dieser Phase wurden die Versuchspersonen gebeten, mit offenen Augen so ruhig wie möglich auf dem Laborstuhl zu sitzen. Vorversuche hatten gezeigt, daß sich das Öffnen und Schließen der Augen nicht wesentlich auf das Masseter-EMG auswirkt. Der Anfang und das Ende der Registrierung wurden durch zwei Töne bzw. einen Ton angezeigt. Die Versuchsperson stufte dann das subjektiv erlebte Unbehagen, die Schmerzintensität und Aversivität des Schmerzes und das Ausmaß der im relevanten und irrelevanten Muskel wahrgenommenen Spannung ein. Eine Liste der Ratingfragen findet sich in Tabelle 8-2.

Tabelle 8-2: Ratings während der psychophysiologischen Untersuchung

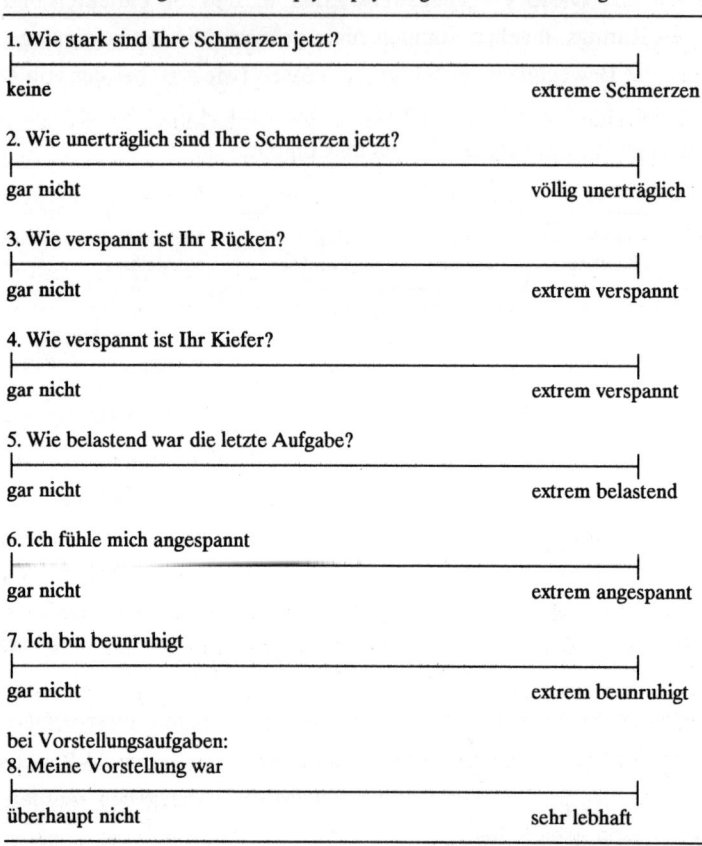

1. Wie stark sind Ihre Schmerzen jetzt?

|—————————————————————————|

keine   extreme Schmerzen

2. Wie unerträglich sind Ihre Schmerzen jetzt?

|—————————————————————————|

gar nicht   völlig unerträglich

3. Wie verspannt ist Ihr Rücken?

|—————————————————————————|

gar nicht   extrem verspannt

4. Wie verspannt ist Ihr Kiefer?

|—————————————————————————|

gar nicht   extrem verspannt

5. Wie belastend war die letzte Aufgabe?

|—————————————————————————|

gar nicht   extrem belastend

6. Ich fühle mich angespannt

|—————————————————————————|

gar nicht   extrem angespannt

7. Ich bin beunruhigt

|—————————————————————————|

gar nicht   extrem beunruhigt

bei Vorstellungsaufgaben:
8. Meine Vorstellung war

|—————————————————————————|

überhaupt nicht   sehr lebhaft

2. Allgemeine Baseline - 2 Minuten. Die Versuchsperson wurde gebeten, ruhig mit offenen Augen zu sitzen und sich möglichst wenig zu bewegen. Die Baseline wurde von den geplanten fünf auf zwei Minuten reduziert, um die Versuchsdauer insgesamt abzukürzen. Vorversuche hatten erbracht, daß die Baseline sich innerhalb von zwei Minuten stabilisierte.

3. Füllaufgabe - 2 Minuten. In Vorversuchen hatte sich gezeigt, daß die erste Aufgabe unabhängig vom Inhalt eine erhöhte physiologische Aktivierung bewirkte. Um eine solche aufgabenunspezifische Aktivierung zu kontrollieren, wurde eine einfache 2-minütige Füllaufgabe am Anfang der experimentellen Durchgänge eingeführt. Die Versuchspersonen sollten hier einfache Vergleiche von auf dem Monitor dargebotenen graphischen Darstellungen durchführen.

4. Versuchsdurchgänge I bis III - 5 bzw. 7 Minuten. In dieser Phase führte die Versuchsperson entweder die neutrale Vorstellungsaufgabe, die Vorstellung des persönlich relevanten Stressors oder die Entspannungsaufgabe durch. Um Carry-over-Effekte auszuschalten, wurden diese Aufgaben in einer vorher festgelegten, ausbalancierten Reihenfolge gegeben. Jeder Versuchsdurchgang einer Vorstellungsaufgabe bestand aus einer 1-minütigen Prä-Baseline, einer 1-minütigen Vorstellung, einem 1-minütigen Bericht und einer 1-minütigen Post-Baseline. Ratings der Schmerzintensität, des Unbehagens sowie der Anspannung im relevanten und irrelevanten Muskel wurden am Ende der Trial-Phase und am Ende der Post-Baseline erhoben. Die Lebhaftigkeit der Vorstellung wurde nach Beendigung der Vorstellung eingestuft. Bei der Entspannungsaufgabe wurde nach einer einminütigen Prä-Baseline die Entspannung des relevanten bzw. irrelevanten Muskels verlangt (jeweils 2 Minuten). Daran schloß sich eine 1-minütige Post-Baseline an.

Die folgenden drei Aufgaben wurden gegeben:

(a) Neutrale Vorstellung. Die Versuchspersonen wurden gebeten, sich vorzustellen, sie säßen zu Hause ruhig und entspannt im Wohnzimmer und sähen fern oder hörten Radio. Das Vorstellungsbild wurde durch Instruktionen auf dem Monitor unter Berücksichtigung von Stimulus- und Response-Aspekten (Lang et al., 1980) induziert. Der Versuchsperson berichtete anschließend über die Vorstellung. Die Registrierung der Vorstellungsphase begann erst, wenn die Versuchsperson durch Knopfdruck angab, eine klare Vorstellung zu haben (s. Morley, 1985).

(b) Persönliche Streßvorstellung. Die Versuchsperson wurde gebeten, sich ein belastendes Ereignis (mit einer Streßintensität von 7 auf einer 11-Punkte-Skala) vorzustellen, das im "Ways-of-Coping"-Fragebogen angegeben worden war. Die Versuchsperson erhielt Instruktionen, sich auch die reaktionsbezogenen Aspekte der Vorstellung besonders vor Augen zu führen.

(c) Entspannungsaufgabe. Hier wurden die Patienten gebeten, je zwei Minuten lang den relevanten (schmerzhaften) oder irrelevanten (nicht schmerzhaften) Muskel (M. Masseter oder M. Erector Spinae) soweit wie möglich zu entspannen. Die Reihenfolge, in der die Muskeln zu entspannen waren, wurde ausbalanciert. Die gesunden Versuchspersonen wurden ebenfalls gebeten, nacheinander diese beiden Muskelgruppen zu entspannen. Es erfolgten keine weiteren Entspannungsinstruktionen. Zwischen dem Wechsel der zu entspannenden Muskeln hatten die Versuchspersonen zusätzliche Ratings abzugeben.

4. Spannungswahrnehmung - 8 Minuten. Diese Aufgabe folgte immer nach den Vorstellungsaufgaben, da durch die Vorstellungsaufgabe eine Sensibilisierung hätte entstehen können, die möglicherweise die Spannungswahrnehmung während der folgenden Versuchssituationen beeinflußt hätte. Vor der Wahrnehmungsaufgabe erfolgte ein kurzes Skalierungstraining für die Versuchsperson.

Die Wahrnehmungsaufgabe wurde nach der **Herstellungsmethode** durchgeführt. Bei dieser Aufgabe wurden Balkendiagramme vorgegeben, die sowohl einen Balken für die minimale Anspannung, als auch einen Balken für die maximale Anspannung und zusätzlich einen Balken für die herzustellende Anspannung aufwiesen (s. Abb. 8-2).

Im folgenden wird Ihre Wahrnehmung von Verspannungen untersucht.

Dazu sollen Sie Ihre Kiefermuskeln/Rückenmuskeln unterschiedlich stark anspannen. Wie stark Sie sich anspannen müssen, das zeigen wir Ihnen jeweils auf dem Bildschirm.

----- B e i s p i e l -----

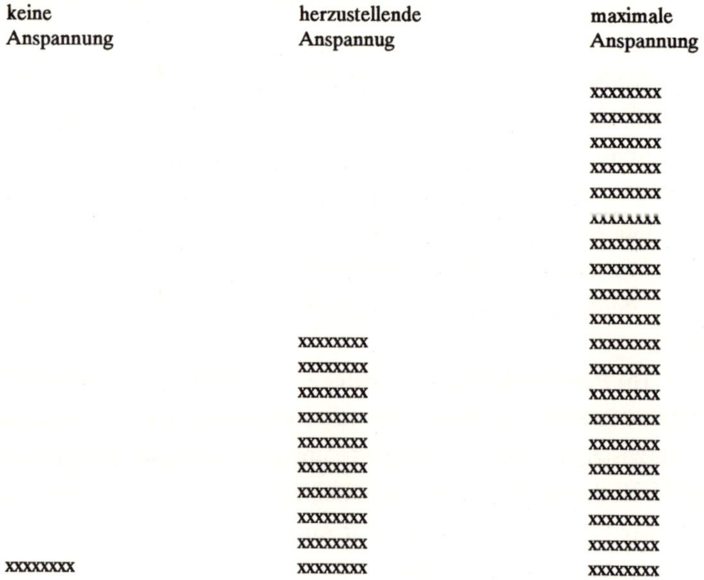

keine Anspannung	herzustellende Anspannug	maximale Anspannung

Abb. 8-2. Beispiel für die Instruktion bei der Wahrnehmungsaufgabe

Insgesamt wurden acht verschiedene Diagramme mit verschiedenen Abstufungen in zufälliger Reihenfolge vorgegeben. Jede Abstufung wurde dreimal dargeboten. Die Vorgabedauer betrug fünf Sekunden mit einer nachfolgenden Pause von fünf Sekunden. Die Versuchsperson hatte die Aufgabe, mit dem entsprechenden Muskel eine Anspannung zu produzieren, die der Relation der Balken entsprach.

5. Versuchsdurchgänge V - VII je 10 Minuten. In diesem Abschnitt des Experiments wurden die Versuchspersonen gebeten, eine Bewegung durchzuführen, die am relevanten Muskel hohe Muskelspannung erzeugen und den Schmerz verstärken sollte. Die Versuchspersonen erhielten je eine Aufgabe für den relevanten und den irrelevanten Muskel in ausbalancierter Reihenfolge.

a) Anspannung der Kiefermuskulatur. In diesem Versuchsdurchgang wurden die Versuchspersonen nach einer 1-minütigen Prä-Baseline über die folgende Aufgabe (die als Messung der Muskelstärke definiert wurde) informiert. Die Antizipation der Aufgabe wurde für eine weitere Minute registriert.

Dann wurden die Versuchsteilnehmer gebeten, 20x innerhalb von 3 Minuten nach einem vorgegebenen Takt den Mund so weit wie möglich zu öffnen und dann die Zähne fest zusammenzupressen, was bei TMSS-Patienten zu einer Schmerzverstärkung führen sollte (vgl. Christensen, 1986a,b). Danach folgte eine 1-minütige Post-Baseline.

Nach dieser Aufgabe füllten die Versuchspersonen nochmals den STAI-S aus. Sie gaben vor und nach der Baseline, nach der Antizipation, am Ende der Spannungsphase sowie nach der Post-Baseline Ratings der Schmerzstärke, des Unbehagens sowie der Anspannung im relevanten und irrelevanten Muskel ab.

b) Anspannung der Rückenmuskulatur. In diesem Versuchsdurchgang wurden die Versuchspersonen nach einer 1-minütigen Prä-Baseline über die folgende Aufgabe (die als Messung der Muskelstärke definiert wurde) informiert, wobei die Antizipation der Aufgabe ebenfalls für eine Minute registriert wurde. Dann wurden die Versuchsteilnehmer gebeten, 20x nach vorgegebenem Rhythmus innerhalb von 3 Minuten abwechselnd ein Hohlkreuz zu machen und wieder gerade zu sitzen, was bei Patienten mit chronischen Rückenschmerzen zu einer Schmerzverstärkung führen sollte. Danach folgte eine 1-minütige Post-Baseline mit den oben genannten Ratings.

8.3.4. Psychophysiologische Ableitungen und Geräte

Die Versuchspersonen saßen während des Experimentes in einem Entspannungsstuhl mit gerader Rückenlehne, die Versuchssteuerung erfolgte von einem getrennten Kontrollraum aus. Der Versuchsraum wurde mit einer Kamera überwacht (s. Abb. 8-3). Das Elektromyogramm (EMG), die Hautleitfähigkeit (Skin conductance level, SCL) und die Pulsfrequenz (Herzrate, HR) wurden kontinuierlich durch entsprechende Verstärker (Coulbourn) erfaßt, die durch einen A/D-Wandler mit einem Computer (IBM-XT 256) verbunden waren. Der Computer übernahm die Versuchssteuerung, die Datenaufnahme und Datenspeicherung. Alle Instruktionen an die Versuchspersonen wurden in PASCAL programmiert und auf dem Monitor dargeboten. Die EMG-Aktivität wurde am rechten und linken M. Masseter, am rechten und linken lumbalen Erector spinae (LWS-Patienten)

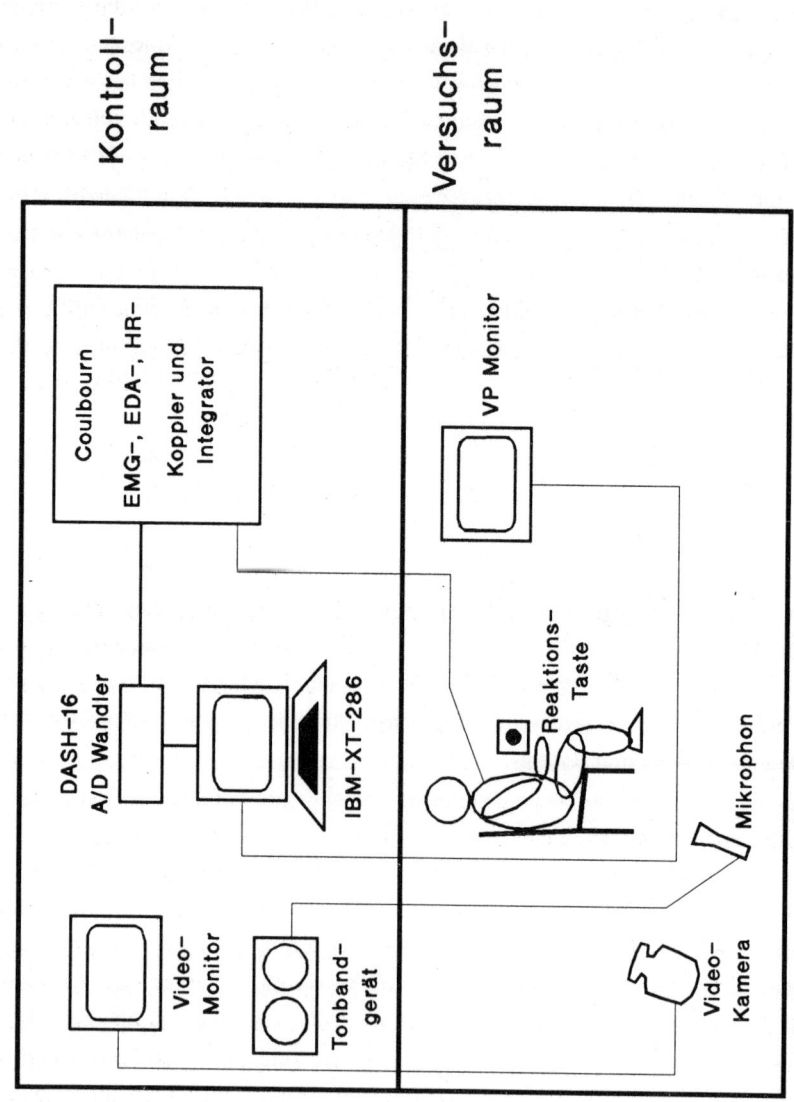

Abb. 8-3. Graphische Darstellung der Versuchsanordnung

bzw. Trapezius-Muskulatur (HWS-Patienten), sowie dem M. Bizeps abgeleitet unter Verwendung des internationalen Standardsystems zur Elektrodenplazierung (Fridlund & Cacioppo, 1986; Lippold, 1967). Dabei wurden am M. Masseter Elektroden mit einem Durchmesser von 4 mm, für die übrigen Muskeln Elektroden mit 8 mm Durchmesser verwendet. Die simultane Registrierung der EMG-Aktivität verschiedener Muskelgruppen ermöglichte die Bestimmung von spezifischen Reaktionen in den störungsrelevanten Muskelgruppen und entsprechenden Kontrollmuskeln. Das Roh-EMG wurde 100000-fach verstärkt und dann über "Contourfollowing" Integratoren mit einer Zeitkonstante von 100 msec zum A/D-Wandler geleitet, der die Daten mit einer Frequenz von 10 Hz abtastete. Die Datenaufnahme erfolgte mittels ASYST-Software. Die Hautleitfähigkeit wurde über ein entsprechendes Modul und 11 mm AgAgCl Elektroden abgeleitet, die an der linken Handinnenfläche befestigt wurden. Die Ableitung folgte den Empfehlungen von Fowles et al. (1981). Die Pulsfrequenz wurde über eine modifizierte Wilson-Ableitung mittels eines Coulbourn-Verstärkers und eines Schmitt-Triggers gemessen. Die Herzrate wurde off-line aus dem Inter-Beat-Intervall bestimmt.

8.4. Datenanalyse und Datenreduktion

Die einzelnen physiologischen Werte wurden alle 100 msec abgetastet, analog-digital konvertiert und gespeichert. Die Datenanalyse erfolgte überwiegend außerhalb des ASYST, mittels SYSTAT-Software bzw. eigens für die jeweilige Verwendung geschriebener Programme in PASCAL, FORTRAN oder QUICKBASIC. Die Analysen wurden sowohl mit 1-Minuten-Mittelwerten der einzelnen Probanden als auch mit über 1 Sekunde gemittelten Werten durchgeführt. Bei der Datenkonvertierung erfolgte auch eine Artefaktkontrolle. Werte, die außerhalb physiologisch sinnvoller Grenzen lagen, wurden als "missing" verzeichnet. Darüberhinaus wurden alle Daten als "missing" klassifiziert, bei denen aufgrund des Sitzungskommentares Probleme notiert worden waren (z.B. gelöste Elektroden, Nichtbefolgung der Instruktionen, Husten der Versuchsperson). Diese Artefaktkontrolle war bei weniger als 1% der Daten erforderlich und war in den drei Versuchsgruppen vom Umfang nicht signifikant verschieden. Die ursprünglich vorgesehene "Running Median"-Glättung (Tukey, 1977) zur Bereinigung von Ausreißern wurde nicht durchgeführt, als sich herausstellte, daß die Probanden häufig mit den Zähnen preßten, und dies möglicherweise Ausdruck eines pathologischen Verhaltens und folglich nicht als "Ausreißerwert" anzusehen war. Dieser Umstand führte auch zu einem begrenzteren Einsatz der Einzelfallanalyse (vgl. Flor & Turk, 1989b) als ursprünglich geplant.

9. Ergebnisse zur Streßreagibilität

9.1. Baselinewerte

Hier sollen zunächst die Daten der Baseline der TMSS- und CWSS-Patienten im Vergleich zur gesunden Kontrollgruppe dargestellt werden. Für die Ermittlung von **Baselineunterschieden** zwischen den Gruppen wurden die während der ersten zwei Minuten nach der 12-minütigen Adaptationsphase erhobenen 1-Sekunden Werte für die erste und zweite Minute gemittelt und in einer einfaktoriellen Varianzanalyse zwischen den Gruppen (ANOVA) verglichen (s. Tab. 9-1).

Tabelle 9-1: Baselinewerte (2 Minuten) der EMG-, HR- und SCL-Werte der drei Versuchsgruppen

Parameter	Gesunde M (SD)	CWSS M (SD)	TMSS M (SD)	F (2,57)	p
Rechter M. Masseter (Mikrovolt)	1.34 (1.93)	1.99 (1.41)	1.86 (1.01)	.56	.58
Linker M. Masseter: (Mikrovolt)	1.80 (1.57)	2.03 (1.95)	1.64 (0.80)	.34	.72
Linker M. Bizeps: (Mikrovolt)	1.66 (2.07)	1.31 (1.37)	1.80 (2.18)	.34	.71
Linker M. Trapezius: (Mikrovolt)	2.08 (0.89)	2.97 (1.91)	2.58 (1.49)	1.78	.18
Rechter M. Trapezius: (Mikrovolt)	2.37 (0.50)	3.52 (2.91)	----------	.90	.43
Rechter M. Erector spinae[1] (Mikrovolt)	**1.50** (0.43)	**3.25** (1.38)	1.43 (0.31)	5.09	**.01**
Linker M. Erector spinae (Mikrovolt)	**1.35** (0.60)	**2.29** (1.89)	1.26 (0.41)	4.52	**.02**
Herzfrequenz (Schläge/Minute)	**70.06** (13.33)	**64.23** (6.68)	**73.75** (8.42)	3.81	**.03**
Hautleitfähigkeit (Mikrosiemens)	9.61 (6.14)	7.58 (8.82)	11.17 (11.36)	1.10	.34

[1] je N= 10 in der CWSS- und gesunden Gruppe.

Tabelle 9-1 zeigt die Mittelwerte und Standardabweichungen der Ruhewerte für die drei Versuchsgruppen sowie die Ergebnisse der ANOVAs, die ohne Kontraste gerechnet wurden, da keine spezifischen Hypothesen zu Baselineunterschieden vorlagen (s. Kap. 5). Bei den HWS-Patienten erfolgte die Ableitung vom rechten M. Trapezius, bei den LWS-Patienten vom rechten M. Erector spinae, die im folgenden getrennt dargestellt werden.

Die ANOVA mit den beiden M. Masseter als abhängigen Variablen ergab keine signifikanten Unterschiede zwischen den Gruppen. Ähnliche Ergebnisse wiesen auch der M. Bizeps sowie der linke und der rechte M. Trapezius auf. Am rechten M. Erector spinae fand sich in der CWSS-Gruppe ein erhöhter Wert, der sich signifikant von den Werten der beiden anderen Gruppen unterschied (Tukey's HSD = .79). Am linken M. Erector spinae zeigte sich ebenfalls ein signifikanter Unterschied zwischen den Gruppen. Im Einzelvergleich unterschieden sich die CWSS-Patienten signifikant von den anderen Gruppen (Tukey's HSD = .89). Dies bestätigt den Trend zu einem signifikant höheren EMG-Wert am linken Erector spinae-Muskel der CWSS-Patienten in unserer Studie von 1985 (Flor et al., 1985). Die mangelnden Unterschiede in den Baselinewerten der Masseter-Muskulatur widersprechen einer Reihe von Befunden der TMSS-Literatur, bestätigen aber die Befunde der gut kontrollierten Studie von Moss und Adams (1984). Auffallend sind die erhöhten Varianzen der Rückenmuskulatur der CWSS-Patienten.

Die Herzfrequenz differenzierte zum Zeitpunkt der Baseline zwischen den Gruppen ($F(2,43) = 3.70$, $p < .05$), wobei die CWSS-Patienten eine signifikant niedrigere Herzfrequenz als die beiden anderen Gruppen aufwiesen (Tukey's HSD = 8.89). In den Baselinewerten der Hautleitfähigkeit ergaben sich keine signifikanten Unterschiede zwischen den Gruppen ($F(1,43) = 1.02$, n.s.), was unsere früheren Befunde bestätigt (Flor et al., 1985).

9.2. EMG-Reagibilität

Eine zentrale Hypothese dieser Studie war die Annahme einer **erhöhten EMG-Reagibilität am Schmerzort** (s. Hypothese 1). Zur Kennzeichnung dieser Reagibilität wurden MANOVAs mit den Mittelwerten der Prä-Stimulus-Baseline und dem Mittelwert der Vorstellungsaufgabe als abhängigen Variablen berechnet (s. Abb. 9-1 und 9-2). Die MANOVA wurde gewählt, um die potentielle Verfälschung der F-Werte durch nicht homogene und nicht symmetrische Varianzen zu minimieren (O'Brian & Kister-Kaiser, 1985; Vasey & Thayer, 1986). Dadurch verminderte sich die Zahl der Freiheitsgrade. Durch a-priori Kontraste (TMSS versus CWSS und Gesunde am Masseter, CWSS versus TMSS und Gesunde am Rücken) wurde die Anzahl der Vergleiche zwischen den Gruppen auf einen begrenzt und deshalb keine Alphakorrektur vorgenommen. Weitere Maße für die EMG-Reagibilität waren die Maximal-EMG-Werte in den Vorstellungsphasen, um eventuell kurz andauernde EMG-Anstiege zu erfassen, sowie die Varianz in der Vorstellungsphase, die möglicherweise am betroffenen Muskel erhöht sein könnte. Als Vergleichsmuskel bei den TMSS-Patienten dienten der M. Bizeps und der linke M. Erector spinae; die M. Masseter und der M. Bizeps waren die Vergleichsmuskeln in der CWSS-Gruppe.

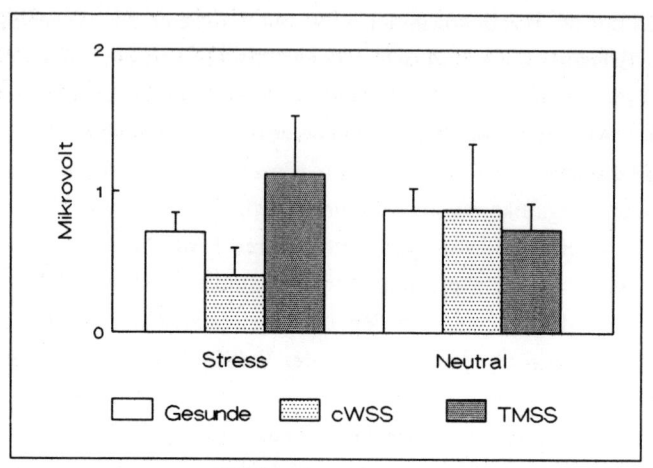

Abb. 9-1. EMG-Veränderungswerte des rechten M. Masseters während der Vorstellungsaufgaben. Die TMSS-Patienten zeigen in der Streßaufgabe einen Trend zu einem signifikant höheren EMG-Wert als die Gesunden und CWSS-Patienten.

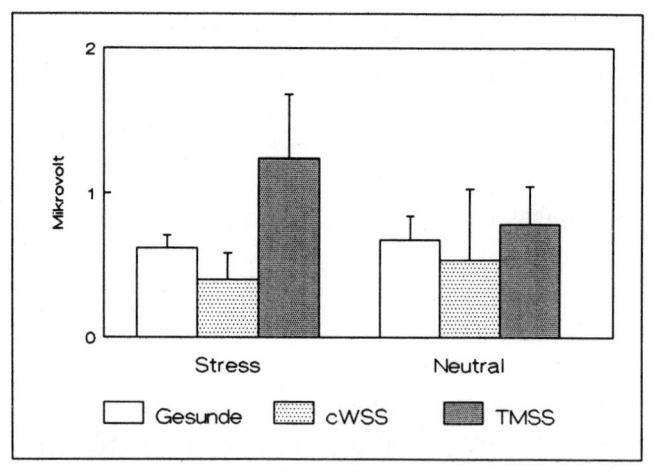

Abb. 9-2. EMG-Veränderungswerte des linken M. Masseters während der Vorstellungsaufgaben. Die TMSS-Patienten unterscheiden sich bei der Streßaufgabe signifikant von den Gesunden und den CWSS-Patienten.

Wir diskutieren zunächst die Veränderungswerte an den relevanten im Vergleich zu den irrelevanten Muskeln. Abbildung 9-1 zeigt den Anstieg des rechten Masseter-EMGs während der Streß- und neutralen Phase für die TMSS-Patienten im Vergleich zu den Werten der CWSS-Patienten und der gesunden Kontrollgruppe. In Abbildung 9-2 sind die Werte des linken Masseter dargestellt.

Die MANOVA ergab bei der **Streßaufgabe** einen Trend zu einem signifikanten F-Wert beim Vergleich der TMSS-Patienten mit den Kontrollgruppen für den rechten, und einen **signifikanten** F-Wert für den linken M. Masseter (s. Tab. 9-2). Bei der **neutralen Aufgabe** gab es **keine** signifikanten Gruppenunterschiede. Am M. Bizeps (s. Abb. 9-3 und Tab. 9-1) zeigten sich bei keiner der Aufgaben signifikante Unterschiede zwischen den drei Gruppen. Auch für den linken M. Trapezius ergab die MANOVA keinen signifikanten F-Wert (s. Abb. 9-4 und Tab. 9-2). Ein erhöhter EMG-Anstieg in der Streßphase im Vergleich zur neutralen Phase fand sich bei allen Gruppen.

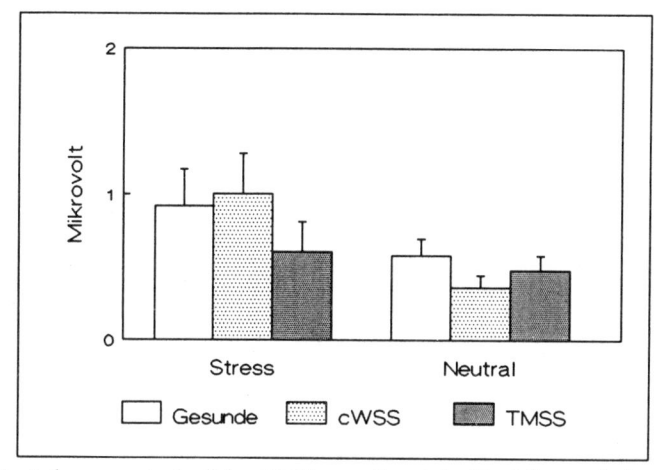

Abb. 9-3. Veränderungswerte des linken M. Bizeps während der Vorstellungsaufgaben. Die Gruppenunterschiede sind nicht signifikant.

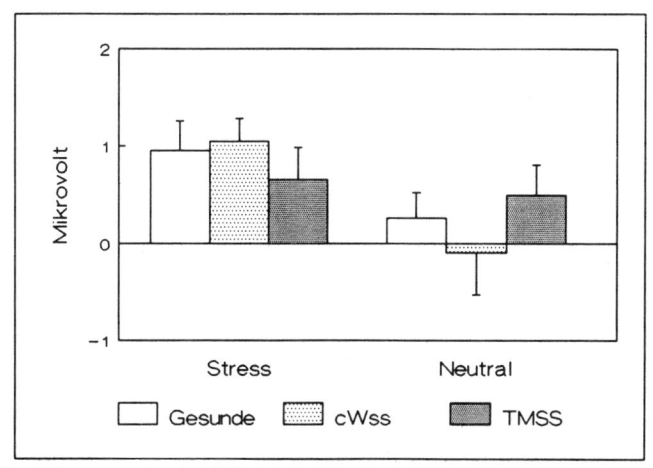

Abb. 9-4. Veränderungswerte des linken M. Trapezius während der Vorstellungsaufgaben. Die Gruppenunterschiede sind nicht signifikant.

Die drei Gruppen unterschieden sich auch am rechten M. Trapezius/M. Erector spinae nicht signifikant (s. Abb. 9-5). Hier waren die EMG-Veränderungen sowohl bei der Streß- als auch der neutralen Phase hoch. Auch eine getrennte Berechnung der Veränderungen im rechten M. Trapezius und im rechten M. Erector spinae ergab kein anderes Ergebnis (beide p> .40). Die EMG-Reagibilität der CWSS-Gruppe war jedoch am linken M. Erector spinae im Vergleich zu den anderen Gruppen signifikant erhöht (s. Abb. 9-6).

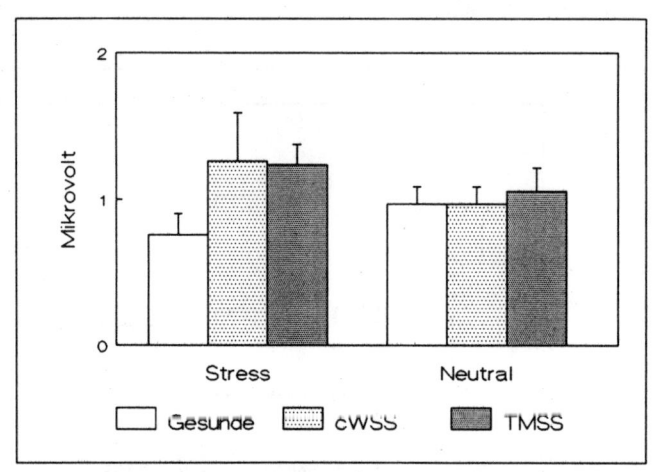

Abb. 9-5. Veränderungswerte des rechten M. Erector spinae/M. Trapezius während der Vorstellungsaufgaben. Die Unterschiede sind nicht signifikant.

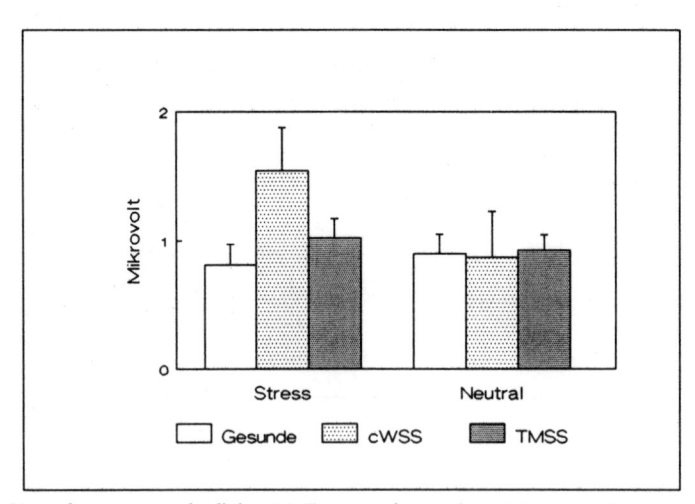

Abb. 9-6. Veränderungswerte des linken M. Erector spinae während der Vorstellungsaufgaben. Die CWSS-Patienten unterscheiden sich bei der Streßvorstellung signifikant von den TMSS-Patienten und Gesunden.

Der a-priori-Kontrast ergab für die CWSS-Patienten im Vergleich zu den Gesunden und den TMSS-Patienten ergab für die Streßsituationen am linken M. Erector spinae ein signifikantes Ergebnis (s. Tab. 9-2).

Tabelle 9-2: Ergebnisse der Varianzanalysen für die EMG-Veränderungswerte bei den Vorstellungsaufgaben

Effekt	df	F	p
Rechter M. Masseter:			
Streß*	1,57	3.77	**0.06**
Neutral*	1,57	0.14	0.72
Linker M. Masseter:			
Streß*	1,57	4.40	**0.04**
Neutral*	1,57	0.19	0.66
M. Bizeps:			
Streß*	1,57	0.15	0.70
Neutral*	1,57	1.66	0.20
Linker M. Trapezius:			
Streß*	1,57	0.41	0.52
Neutral*	1,57	1.24	0.27
Rechter M. Erector spinae/ M. Trapezius:			
Streß*	1,55	0.84	0.36
Neutral*	1,55	0.59	0.45
Linker M. Erector spinae:			
Streß*	1,56	4.91	**0.03**
Neutral*	1,56	0.07	0.79

* multivariat. Kontrast

Zusammenfassend läßt sich feststellen, daß sich am symptomrelevanten Muskel der Patienten signifikante Unterschiede der EMG-Reagibilität im Vergleich zu den Kontrollpersonen nachweisen lassen. Dies trifft sowohl für den linken (tendenziell auch für den rechten) M. Masseter sowie den linken M. Erector spinae zu. Lediglich der M. Trapezius zeigte diese Reagibilität nicht. Dies dürfte darauf zurückzuführen sein, daß bei den TMSS-Patienten auch dieser Muskel in das Krankheitsgeschehen involviert ist, so daß sich diagnostischen Gruppen bezüglich der relevanten Muskulatur überlappen dürften. **Damit ließ sich Hypothese 1 hinsichtlich des linken M. Masseter und des linken M. Erector spinae bestätigen.**

Reaktionen auf Streßreize können sich nicht nur in Mittel-wertsveränderungen, sondern auch in Veränderungen der Maximalwerte oder Veränderungen der Variabilität niederschlagen. Als weitere Kennwerte für die Aktivität der Muskulatur während der Vorstellungsaufgaben wurden deshalb die **Maximal-EMG Werte** sowie die **Varianzen während der Vorstellungsaufgaben** untersucht. Das Maximal-EMG wurde über den höchsten, während der Vorstellungsphase berechneten, 1-Sekunden-Mittelwert bestimmt, die Variabilität durch die Standardabweichung der Vorstellungsphase. Die Maximal-EMGs wurden durch ANOVAs verglichen (s. Tab. 9-3).

Folgende Resultate ergaben sich: Die **Maxima** unterschieden sich während der Vorstellungsphasen zwischen den Gruppen in keinem der abgeleiteten Muskeln signifikant. Die Maxima der Rückenmuskulatur der CWSS-Patienten lagen in den Streßphasen zwar höher als die der anderen Gruppen, sind jedoch nicht signifikant verschieden. Tabelle 9-3 zeigt die entsprechenden Mittelwerte, Standardabweichungen sowie die Ergebnisse der Varianzanalysen.

Tabelle 9-3: Mittelwerte und Standardabweichungen des Maximal-EMGs in der Streß- und neutralen Vorstellungsphase für die drei Gruppen

Muskel	Gesunde M (SD)	CWSS M (SD)	TMSS M (SD)	F (2,57)	p
Rechter M. Masseter:					
Streß	8.19 (8.45)	7.03 (7.41)	8.15 (9.35)	0.12	0.89
Neutral	8.13 (8.45)	9.76 (9.84)	6.43 (7.55)	1.23	0.27
Linker M. Masseter:					
Streß	7.35 (7.55)	7.50 (6.57)	8.16 9.35)	0.06	0.94
Neutral	6.57 (6.39)	8.31 (7.99)	6.00 (5.77)	0.82	0.44
M. Bizeps:					
Streß	2.51 (2.53)	4.36 (5.35)	3.54 (3.40)	1.11	0.34
Neutral	2.19 (2.40)	2.90 (2.69)	3.23 (2.65)	0.17	0.85
Linker M. Trapezius:					
Streß	4.70 (3.75)	6.70 (4.71)	4.84 (3.62)	1.52	0.23
Neutral	3.84 (4.25)	5.29 (2.93)	5.28 (3.31)	1.10	0.34
Rechter M. Trapezius/ M. Erector spinae:					
Streß	3.51 (2.85)	6.16 (4.36)	4.05 (5.00)	2.25	0.12
Neutral	4.07 (2.87)	5.43 (4.40)	4.17 (5.06)	0.65	0.53
Linker M. Erector spinae:					
Streß	3.23 (4.03)	3.97 (2.42)	2.16 (1.32)	2.08	0.14
Neutral	2.76 (1.90)	3.50 (2.38)	2.38 (1.40)	1.75	0.18

Die mittleren Standardabweichungen der Vorstellungsphasen wurden mittels Kruskal-Wallis Rangvarianzanalysen und nachfolgenden U-Tests verglichen, da die Varianzen der Vorstellungsaufgaben nicht normalverteilt bzw. für die Gruppen homogen waren. In Tabelle 9-4 sind die Mittelwerte und Standardabweichungen der **Variabilität** sowie die Ergebnisse der Rangvarianzanalysen dargestellt.

Tabelle 9-4: Standardabweichungen der EMG-Werte (in Mikrovolt) der Vorstellungsphase

	Gesunde	Gruppen CWSS	TMSS	Kruskal-Wallis-Test	p
	M (SD)	M (SD)	M (SD)		
Rechter Masseter:					
Streß	1.13 (1.68)	1.16 (1.60)	1.26 (2.06)	0.51	0.78
Neutral	1.06 (1.72)	1.25 (1.41)	0.93 (1.46)	2.62	0.27
Linker Masseter:					
Streß	0.86 (1.11)	1.13 (1.22)	1.29 (2.09)	0.99	0.61
Neutral	0.71 (0.79)	1.12 (1.43)	0.86 (1.20)	3.09	0.21
Bizeps:					
Streß	0.16 (0.26)	0.69 (1.35)	0.29 (0.46)	3.77	0.15
Neutral	0.30 (0.53)	0.31 (0.41)	0.32 (0.39)	1.83	0.40
Linker Trapezius:					
Streß	0.43 (0.55)	0.81 (0.92)	0.49 (0.51)	7.95	< .01
Neutral	0.41 (0.75)	0.53 (0.40)	0.54 (0.57)	7.99	< .05
Rechter Trapezius/ Erector spinae:					
Streß	0.32 (0.71)	0.64 (0.72)	0.17 (0.17)	11.70	< .01
Neutral	0.28 (0.34)	0.56 (0.72)	0.13 (0.11)	4.47	0.11
Linker Erector spinae:					
Streß	0.32 (0.88)	0.38 (0.40)	0.09 (0.11)	8.81	< .01
Neutral	0.19 (0.29)	0.26 (0.24)	0.15 (0.29)	5.20	0.07

Am rechten und linken M. Masseter ergaben sich weder für die Streßvorstellung noch für die neutrale Vorstellung signifikante Gruppenunterschiede. Im linken M. Trapezius, dem rechten M. Trapezius/Erector spinae und dem linken M. Erector spinae ergab die Varianzanalyse jedoch signifikante Gruppenunterschiede. Einzelvergleiche zeigten, daß die CWSS-Gruppe im linken M. Trapezius (M= 99, p< .01), im rechten M. Trapezius/Erector spinae (M= 98, p< .01) sowie tendenziell dem linken M. Erector spinae (M= 135, p= .08) in der Streßphase eine **höhere Variabilität** aufwies.

Zusammenfassend läßt sich hinsichtlich **Hypothese 1** feststellen, daß sowohl in der TMSS- als auch in der CWSS-Gruppe am schmerzrelevanten Muskel unter der Streßbedingung signifikante EMG-Anstiege zu verzeichnen waren. Diese erhöhte Streßreagibilität zeigte sich in der CWSS-Gruppe auch in einer **erhöhten Variabilität der relevanten Muskulatur**. Der Anstieg der Werte in der Streßphase war dabei eher auf eine andauernde als eine kurzfristige EMG-Erhöhung zurückzuführen, da sich die Maxima nicht signifikant unterschieden.

9.3. Streßerleben und Streßbewältigung der Patienten im Vergleich zu den gesunden Kontrollpersonen

In Hypothese 6 war eine erhöhte Streßbelastung und eine schlechtere Streßbewältigung bei den Schmerzpatienten angenommen worden, entsprechend den in Kapitel 4 und 5 dargestellten Annahmen des psychobiologischen Modells. Zur Erfassung der Streßbelastung im Alltag wurde die **Daily Hassles Skala** (Kanner et al., 1981) verwendet, und zwar sowohl die Anzahl der erlebten Stressoren als auch die Gesamtsumme, die besser als die Anzahl einen Eindruck über die subjektive Belastung durch ein Streßereignis gibt.

Die ANOVA-Resultate wiesen für den Vergleich der Patienten und Gesunden einen signifikanten Unterschied für die **Gesamtzahl** der aufgetretenen Belastungen ($F(1,46) = 9.05$, $p < .02$) auf. Während die Patienten im Durchschnitt über 42.5 (SD= 20, CWSS) und 36.4 (SD= 24, TMSS) Belastungen im vorausgegangen Monat klagten, ergaben sich bei den Gesunden nur 21.33 (SD= 10.7) Belastungen (s. Abb. 9-7). Die Patientengruppen unterschieden sich dabei nicht signifikant voneinander ($p > .94$). Auch in der **Gesamtsumme** der Hassles, die ein Maß für die Intensität der Streßbelastung ist, unterschieden sich Patienten und Gesunde signifikant ($F(1,46) = 9.23$, $p < .01$, s. Abb. 9-7). So lag in der Patientengruppe die Gesamtsumme der Hassles bei 71.69 (SD= 41.44, CWSS) und 59.78 (SD= 48.74, TMSS), bei den parallelisierten Gesunden bei 29.26 (SD= 14.08). Auch hier unterschieden sich die Patientengruppen nicht signifikant ($p > .65$).

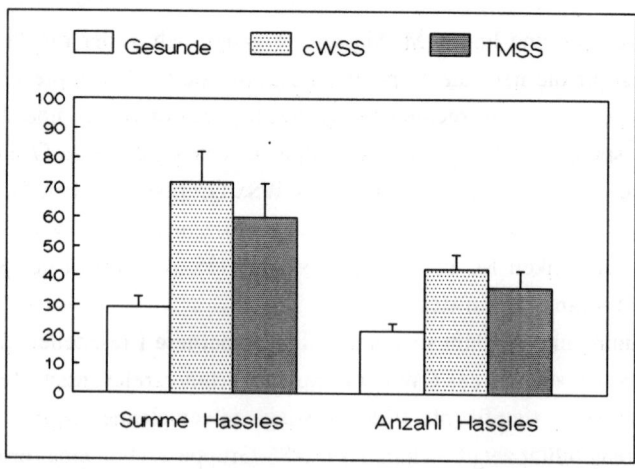

Abb. 9-7. Summe und Anzahl der Hassles in den drei Gruppen. Die Patienten erlebten signifikant mehr Stressoren und waren signifikant mehr davon beeinträchtigt.

Zur Erfassung des Bewältigungsstiles der Patienten und Gesunden wurde der Bewältigungs-Fragebogen **"Ways of Coping"** (Lazarus et al., 1985) mit den acht

Skalen Konfrontation, Distanzierung, Selbstkontrolle, Suche nach sozialer Unterstützung, Übernahme von Verantwortung, Flucht-Vermeidung, Problemlösung und positive Neubewertung gegeben (s. Tab. 9-5). In der ANOVA ohne Kontraste (da keine spezifischen Hypothesen vorlagen) zeigten sich keine signifikanten Unterschiede zwischen den Gruppen, d.h. Patienten und Gesunde unterschieden sich nicht in ihren Bewältigungsstrategien in Problemsituationen. Da die Daily-Hassles-Skala eine Reihe von gesundheitsbezogenen Fragen enthält und dadurch mög-

Tabelle 9-5: Werte der Unterskalen des Bewältigungsfragebogens ("Ways of Coping")

	Gesunde	CWSS	TMSS		
	M (SD)	M (SD)	M (SD)	F (2,45)	p
SKALEN:					
Konfrontation	0.76 (0.48)	0.91 (0.86)	0.56 (0.50)	1.11	.34
Distanzierung	0.62 (0.49)	0.77 (0.75)	0.51 (0.48)	0.83	.44
Selbstkontrolle	0.88 (0.51)	1.29 (0.73)	0.96 (0.57)	1.96	.15
Suche nach sozialer Unterstützung	0.98 (0.63)	1.22 (0.87)	1.24 (0.76)	0.58	.57
Übernahme von Verantwortung	0.60 (0.57)	0.93 (0.83)	0.99 (0.89)	1.11	.34
Flucht-Vermeidung	0.48 (0.55)	0.73 (0.71)	0.57 (0.51)	0.74	.48
Problemlösung	0.81 (0.70)	1.02 (0.75)	0.75 (0.55)	0.69	.51
Positive Neubewertung	0.72 (0.64)	0.81 (0.76)	0.59 (0.54)	0.48	.62

licherweise der Gesamtwert durch Krankheitsauswirkungen konfundiert ist (s. Kap. 8), wurde zusätzlich der **Kurze Fragebogen zur Erfassung von Belastungen (KFB)** auf Gruppenunterschiede hin untersucht. Wie in Kapitel 8 beschrieben, erfaßt dieser Bogen ausschließlich Belastungen in den Bereichen Familie, Sozialkontakte, Arbeit und Alltagsprobleme. Gesundheitsbezogene Probleme werden darin nicht berücksichtigt. In drei der vier Unterskalen ergaben sich in der ANOVA (mit a-priori Kontrasten der Gesunden versus Patienten) signifikante Unterschiede zwischen Patienten und Gesunden. Tabelle 9-6 zeigt die Mittelwerte und Standardabweichungen sowie die ANOVA-Ergebnisse der Unterskalen des Belastungsfragebogens für die drei Versuchsgruppen.

Beide Patientengruppen erlebten deutlich mehr Belastungen am Arbeitsplatz. Sie berichteten mehr Probleme bei der Streßbewältigung und erlebten insgesamt mehr Belastungen als die Gesunden. Lediglich bei den Belastungen in der

Partnerschaft sowie im sozialen Umfeld ergaben sich keine patientenspezifischen Effekte.

Tabelle 9-6: Werte der Unterskalen des KFB in den Versuchsgruppen

	Gesunde	CWSS	TMSS		
	M (SD)	M (SD)	M (SD)	F (1,57)	p
Streß:					
sozialer Bereich	1.47 (1.01)	1.86 (1.14)	1.80 (0.94)	2.20	.14
Arbeitsplatz	1.48 (1.21)	2.46 (1.33)	2.14 (1.30)	5.77	.02
Partnerschaft	1.63 (0.95)	1.32 (0.92)	2.03 (1.59)	0.00	.99
mangelnde Problemlösung	1.78 (1.24)	3.04 (1.55)	2.97 (1.27)	9.06	<.01
insgesamt	1.60 (0.91)	2.16 (0.97)	2.24 (1.01)	4.96	.03

Diese Ergebnisse bestätigen in vollem Umfang die Annahme einer höheren Streßbelastung bei diesen Patientengruppen (Hypothese 6). Die Hypothese der mangelnden Streßbewältigung ließ sich nicht so eindeutig klären. So ergaben sich im Ways-of-Coping-Fragebogen keine signifikanten Gruppenunterschiede hinsichtlich der Art der bevorzugten Bewältigungsstrategie. In der Unterskala "mangelnde Problemlösung" des KFB zeigte sich jedoch für die TMSS- und die CWSS-Patienten ein signifikant höherer Wert im Vergleich zu den Gesunden. Die hier untersuchten Schmerzpatienten verwendeten also offensichtlich keine anderen Bewältigungsstrategien als die Gesunden, waren aber schlechter in der Lage, sie einzusetzen. Hypothese 6 wurde somit mit dieser Modifikation bestätigt. Da diese Daten nach der Chronifizierung erhoben wurden, ist nicht mehr feststellbar, ob diese erhöhten Belastungen eine Folge oder Mitauslöser der Schmerzerkrankung sind. Sie sollten jedoch in der Behandlung Berücksichtigung finden.

10. Ergebnisse zur EMG-Dysregulation, -Diskrimation und -Kontrolle sowie zur Symptomspezifität

10.1. EMG-Dysregulation am relevanten Muskel

Neben einer erhöhten EMG-Reagibilität am Schmerzort wurde als weitere schmerzaufrechterhaltende psychophysiologische Veränderung eine **verzögerte Rückkehr der EMG-Werte zum Ausgangswert** postuliert (s. Hypothese 2). Diese Dysregulation wurde von einer Reihe von Autoren als wichtiger Mechanismus bei psychophysiologischen Störungen betrachtet (z.B. Gannon & Haynes, 1986). Um diese Frage zu untersuchen, wurden in der Post-Streßphase mehrere Maße verwendet. Zunächst wurde der **Veränderungswert** von der Baseline zur Post-Sprechphase als Maß für die nach der Streßphase, bzw. der neutralen Phase, noch vorhandene Spannung gewählt. In einem zweiten Schritt wurde als **"Recovery"-Zeit** die Zeitspanne berechnet, in der die EMG-Werte der Versuchsperson, gemessen ab dem Ende der Sprechphase, wieder zum Mittelwert der Prä-Baseline zurückkehrten. Erfolgte keine Rückkehr bis zum Ende der einminütigen Post-Baselinephase, so wurde ein Wert von 60 eingesetzt. Die daraus resultierenden Daten wurden als Rangdaten betrachtet und folglich nicht-parametrisch analysiert. Als weitere kennzeichnende Maße wurden die **maximalen EMG-Werte** während der Post-Streßphase sowie die Variabilität der Streßphase mittels der Standardabweichung analysiert. Auch hier wurde davon ausgegangen, daß höhere EMG-Maxima und mehr Variabilität Indikatoren der Dysregulation des Systems sein sollten.

Bevor wir diese Ergebnisse diskutieren, bleibt kritisch anzumerken, daß die Werte nur für den lumbalen Erector spinae-Bereich aussagekräftig sind. Dies ergibt sich aus dem Umstand, daß die Patienten gebeten wurden, nach der Vorstellung ihre Vorstellungsinhalte zu verbalisieren. Diese Verbalisierungsphase war notwendig, um etwas von dem Inhalt der Vorstellungsbilder zu erfahren. Eine Verbalisierung vor der Vorstellung führt erfahrungsgemäß zu einer Reduktion der mit der Vorstellung einhergehenden Erregung, da gewissermaßen schon eine Habituation stattgefunden hat. Ein Bericht der Situation längere Zeit nach der Vorstellung führt zu Verzerrungen und gedächtnisbezogenen Problemen. Wir wählten deshalb einen Bericht der Vorstellung gleich anschließend an die Vorstellungssituation, was zu dem Problem führte, daß die Rückkehr zur Baseline in den am Sprechakt beteiligten Muskeln (insbesondere den beiden Masseter-Muskeln) nicht exakt analysierbar war. Der Sprechakt per se aktivierte die Muskeln in einem Ausmaß, das Veränderungen, die auf die Vorstellungsphase zurückgingen, überdeckte.

Obwohl die Rückkehr zum Ruhewert für die M. Masseter und die M. Erector spinae dargestellt wird, beschränkt sich die Interpretation auf den linken M. Erector spinae. Tabelle 10-1 zeigt die Veränderungswerte der Post-Streßphase für den linken Masseter und M. Erector spinae sowie den Bizeps im Gruppenvergleich.

Auch hier zeigten sich **erhöhte Mittelwerte** sowie eine **erhöhte Variabilität** im symptom-relevanten Muskel. Die ANOVA ergab wegen der hohen Varianzen im M. Masseter keine signifikanten Ergebnisse. Im linken M. Erector spinae ließ sich ein Trend zu einem signifikanten Unterschied zwischen den Gruppen feststellen.

Tabelle 10-1: Veränderungswerte des EMGs (in Mikrovolt) für den Vergleich der Baseline zur Post-Streßphase in den drei Gruppen

	Gesunde M (SD)	CWSS M (SD)	TMSS M (SD)	F (1,57)	p
Linker Masseter	0.40 (0.64)	0.09 (1.03)	1.09 (2.65)	2.23	0.14
Bizeps	0.39 (0.77)	0.34 (0.68)	0.02 (0.46)	0.05	0.82
Linker M. Erector spinae	-0.09 (1.03)	0.44 (1.37)	0.15 (0.28)	3.45	0.06

Ein weiterer Parameter zur Charakterisierung der Dysregulation war die Rückkehr zur Baseline in Sekunden (s. Abb. 10-1). Eine Kruskal-Wallis Varianzanalyse ergab für den linken M. Erector spinae einen Trend zu einem signifikanten Gruppenunterschied in der Post-Streßphase (KW-Test = 4.93, p = .08). Nachfolgende U-Tests zeigten, daß die CWSS-Patienten am linken M. Erector spinae eine signifikant **längere Rückkehr zur Baseline** aufwiesen als die Gesunden (p < .05).

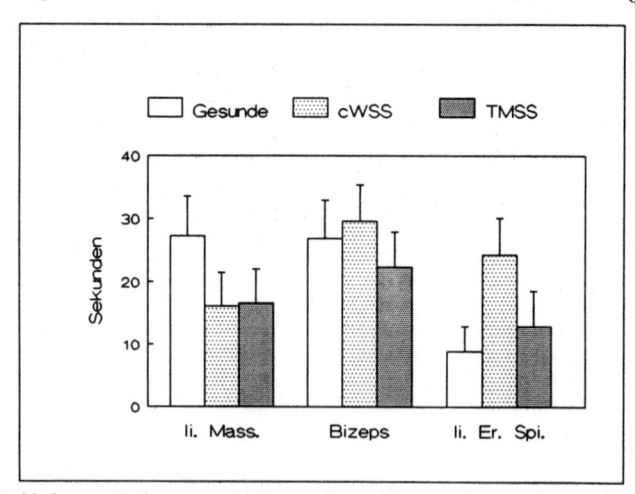

Abb. 10-1. Rückkehr zum Ruhewert nach der Streßphase in Sekunden. Die CWSS-Patienten zeigen am linken M. Erector spinae eine signifikant verzögerte Rückkehr zum Ruhewert.

In die weitere Analyse wurden die Maximal-EMGs sowie die Variabilität der Post-Streßphase einbezogen. Die Tabelle 10-2 und 10-3 zeigen die Maximal-EMGs sowie die mittlere Standardabweichung während der Post-Streßphase.

Tabelle 10-2: Maximal-EMG-Werte während der Post-Streß-Phase

	Gesunde	Gruppen CWSS	TMSS
	M (SD)	M (SD)	M (SD)
Rechter Masseter	5.79 (6.90)	12.19 (12.97)	9.04 (8.78)
Linker Masseter	5.34 (4.37)	9.45 (9.60)	11.14 (10.47)
Bizeps	1.88 (2.21)	1.97 (2.04)	2.63 (3.01)
Linker Trapezius	3.77 (2.94)	5.11 (3.02)	4.08 (2.71)
Rechter Trapezius/ M. Erector spinae	2.58 (2.60)	4.25 (2.93)	3.43 (5.65)
Linker M. Erector spinae	1.45 (0.79)	3.97 (2.42)	1.32 (0.61)

Tabelle 10-3: Mittlere Standardabweichung der EMG-Werte in der Post-Streßphase

	Gesunde	Gruppen CWSS	TMSS
Muskel	M (SD)	M (SD)	M (SD)
Rechter Masseter	0.88 (1.58)	1.87 (2.24)	1.55 (2.45)
Linker Masseter	0.60 (0.63)	1.31 (1.46)	1.90 (2.49)
Bizeps	0.11 (0.16)	0.18 (0.20)	0.27 (0.39)
Linker Trapezius	0.29 (0.29)	0.57 (0.63)	0.41 (0.27)
Rechter Trapezius/ M. Erector spinae	0.22 (0.31)	0.38 (0.27)	0.22 (0.29)
Linker M. Erector spinae	0.11 (0.15)	0.24 (0.29)	0.09 (0.07)

Für das **Maximal-EMG** ergaben ANOVAs nur für den linken M. Erector spinae einen signifikanten Unterschied zwischen CWSS-Patienten und Gesunden ($F(1,57) = 18.38$, $p < .001$). Die Analyse der **Variabilität** mittels einer Kruskal-Wallis Rangvarianzanalyse erbrachte für den linken M. Erector spinae kein signifikantes Ergebnis ($KW = 4.08$, $p = .13$), obwohl auch hier die Variabilität der CWSS-Gruppe erhöht war.

Wie schon erwähnt, lassen sich bezüglich der Post-Streßphase nur die paraspinalen EMG-Werte zuverlässig interpretieren. Für die Post-Streßphase zeigte sich in der Rückkehr zur Baseline, wie auch im Maximal-EMG für die CWSS-Gruppe ein signifikant höherer Wert. Die Veränderungswerte ergaben einen

Trend in dieselbe Richtung. **Hypothese 2** kann somit für die CWSS-Patienten weitgehend als bestätigt gelten und muß für die TMSS-Gruppe überprüft werden.

10.2. Symptomspezifität der psychophysiologischen Reaktionen

In **Hypothese 3** war postuliert worden, daß sich die Unterschiede in der psychophysiologischen Reagibilität auf die relevante Muskulatur beschränken und sich die allgemeinen Aktivierungsparameter wie Herzfrequenz oder Hautleitfähigkeit nicht versuchsgruppenspezifisch unterschieden. Die Abbildungen 10-2 und 10-3 zeigen

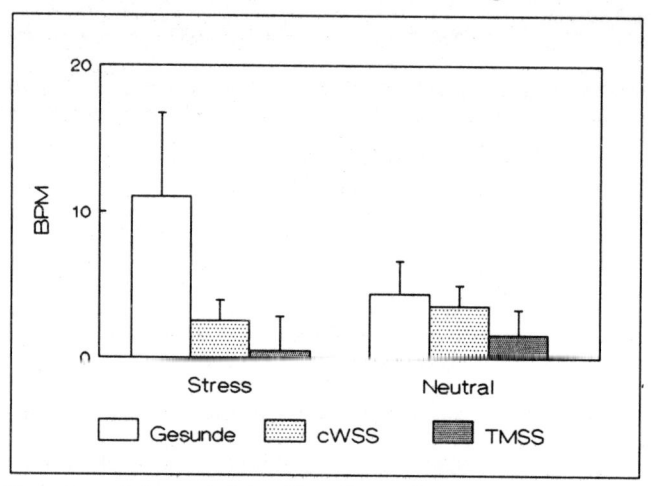

Abb. 10-2. Herzratenveränderung bei den Vorstellungsaufgaben. Die Gesunden zeigten in der Streßsituation einen signifikant höheren Herzratenanstieg.

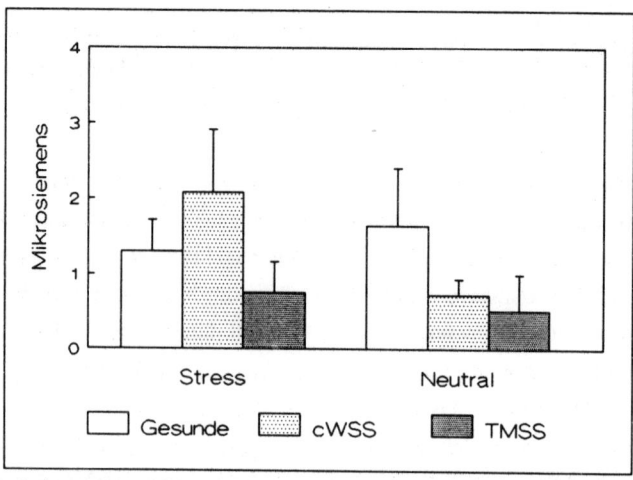

Abb. 10-3. Veränderungswerte des SCL bei den Vorstellungsaufgaben. Es ergaben sich keine signifikanten Gruppenunterschiede.

die vorstellungsbezogenen Veränderungen der Herzrate und der Hautleitfähigkeit bei den drei Versuchsgruppen, Tabelle 10-4 die entsprechenden Ergebnisse der Varianzanalysen mit einem a-priori Kontrast der Gesunden versus Patienten. In der Herzratenaktivität zeigte sich lediglich ein signifikanter Gruppenunterschied zwischen den Gesunden und den Patienten, wobei die Gesunden einen deutlich **höheren Herzfrequenzanstieg** aufwiesen als die Patienten. Die Patienten waren im Vergleich dazu wenig reagibel. Dies kann nicht durch Unterschiede in der Medikation erklärt werden, da nur unmedizierte Patienten an der Untersuchung teilnahmen. In der Hautleitfähigkeit zeigten sich keine signifikanten Gruppenunterschiede. Somit ergaben sich in den allgemeinen Aktivierungsparametern keine systematischen Unterschiede zwischen den Patientengruppen.

Tabelle 10-4: Ergebnisse der multivariaten Varianzanalysen für Herzrate und Hautleitfähigkeit während der Vorstellungsaufgaben. Die Gesunden zeigten im Vergleich zu den Patienten eine deutlich erhöhte Herzratenreagibilität in der Streßsituation.

Effekt	df	F	p
PARAMETER:			
Herzrate:			
Streß*	1.38	5.17	0.03
Neutral*	1.38	0.67	0.42
SCL:			
Streß*	1.57	0.03	0.87
Neutral*	1.57	2.39	0.13

(* multivariat, Kontrast)

In den vorhergehenden Abschnitten wurde gezeigt, daß sich die Gruppen am irrelevanten Muskel - dem M. Bizeps - nicht unterschieden. Es scheint sich also bei den psychophysiologischen Reaktionen der Patienten um eine **symptomspezifische Reagibilität** zu handeln. Während die Patienten ihre Maximalreaktion am relevanten Muskel aufwiesen, zeigte sich bei den Gesunden eine ausgeprägte Herzratenreaktion. Die Frage der symptombezogenen **Reaktionsspezifität** wurde durch Vergleiche über verschiedene physiologische Parameter hinweg untersucht. Um ein einheitliches Maß zu erhalten, wurden die Reaktionen aller Versuchspersonen mittels einer Transformation in z-Werte standardisiert. Tabelle 10-5 sowie Abbildung 10-4 zeigen die mittleren standardisierten Veränderungswerte der Streßphase für alle drei Versuchsgruppen und alle acht Ableitungen.

Die so berechneten Werte variieren von negativen zu positiven Werten, wobei ein hoher positiver Wert eine hohe Reagibilität, ein hoher negativer Wert eine vergleichsweise niedrige Reagibilität ausdrückt. Zur weiteren Beschreibung der

Gruppenunterschiede wurden die Reaktionen für die Gruppen und die untersuchten Parameter in eine **Rangreihe** gebracht, die ebenfalls in Tabelle 10-5 dargestellt ist. Dabei wird deutlich, daß die TMSS-Patienten die höchste Reagibilität am rechten und linken M. Masseter aufwiesen, die CWSS-Patienten am linken M. Erector spinae und die Gesunden in der Herzfrequenz. Überraschend war die reduzierte Herzfrequenz-Reagibilität der Patienten, die wir nicht postuliert hatten.

Tabelle 10-5: Standardisierte Veränderungswerte (z-Werte) in den Versuchsgruppen während der Streßphase

	TMSS (N= 20)	CWSS (N= 20)	Gesunde (N= 20)	TMSS	CWSS	Ges.
					Mittlerer Rang	
	M (SD)	M (SD)	M (SD)			
Rechter M. Masseter	0.44 (1.46)	-0.30 (0.70)	-0.05 (0.50)	1	8	5
Linker M. Masseter	0.35 (1.54)	-0.27 (0.64)	-0.10 (0.31)	2	7	6
Linker M. Bizeps	-0.22 (0.84)	0.15 (1.12)	0.07 (1.03)	6	4	2
Linker M. Trapezius	-0.18 (1.16)	0.12 (0.82)	0.05 (1.04)	5	5	3
Rechter M. Trapezius/ M. Erector spinae	0.18 (0.62)	0.17 (1.46)	-0.34 (0.66)	3	3	7
Linker M. Erector spinae	-0.10 (0.61)	0.39 (1.40)	-0.30 (0.68)	4	1	8
Herzfrequenz	-0.29 (0.77)	-0.12 (0.43)	0.57 (1.54)	8	6	1
Hautleitfähigkeit	-0.24 (0.69)	0.27 (1.14)	-0.03 (0.71)	7	2	4

Sie paßt jedoch in das Bild der symptomspezifischen Reagibilität unter der Annahme, daß die Herzfrequenzsteigung unter Streß eine normale Abwehrreaktion des Körpers ist, die bei den Patienten fehlt. Möglicherweise sind die Patienten weniger fähig als die Gesunden, die Wahrnehmung belastender Situationen mittels eines Herzfrequenzanstieges zu reduzieren. Es wäre somit denkbar, daß CWSS- und TMSS-Patienten mit einer Orientierungsreaktion, die Gesunden jedoch mit einer Verteidigungsreaktion auf die Streßsituation reagieren. Alternativ könnte auch eine hohe Baseline eine niedrige Reagibilität und umgekehrt bewirken. Zur Prüfung dieser Hypothese wurde die Korrelation zwischen der Baseline-Herzrate und der Reagibilität berechnet und eine **positive** Korrelation ($r = .30$) der beiden Parameter gefunden. Die Annahme der Abhängigkeit der reduzierten Herzratenreagibilität der Patienten von einer erhöhten Baseline ließ sich somit nicht erhärten (s. die Darstellung der z-Werte in Abb. 10-4). Die in **Hypothese 3 angenommene symptomspezifische Reagibilität läßt sich damit voll bestätigen.**

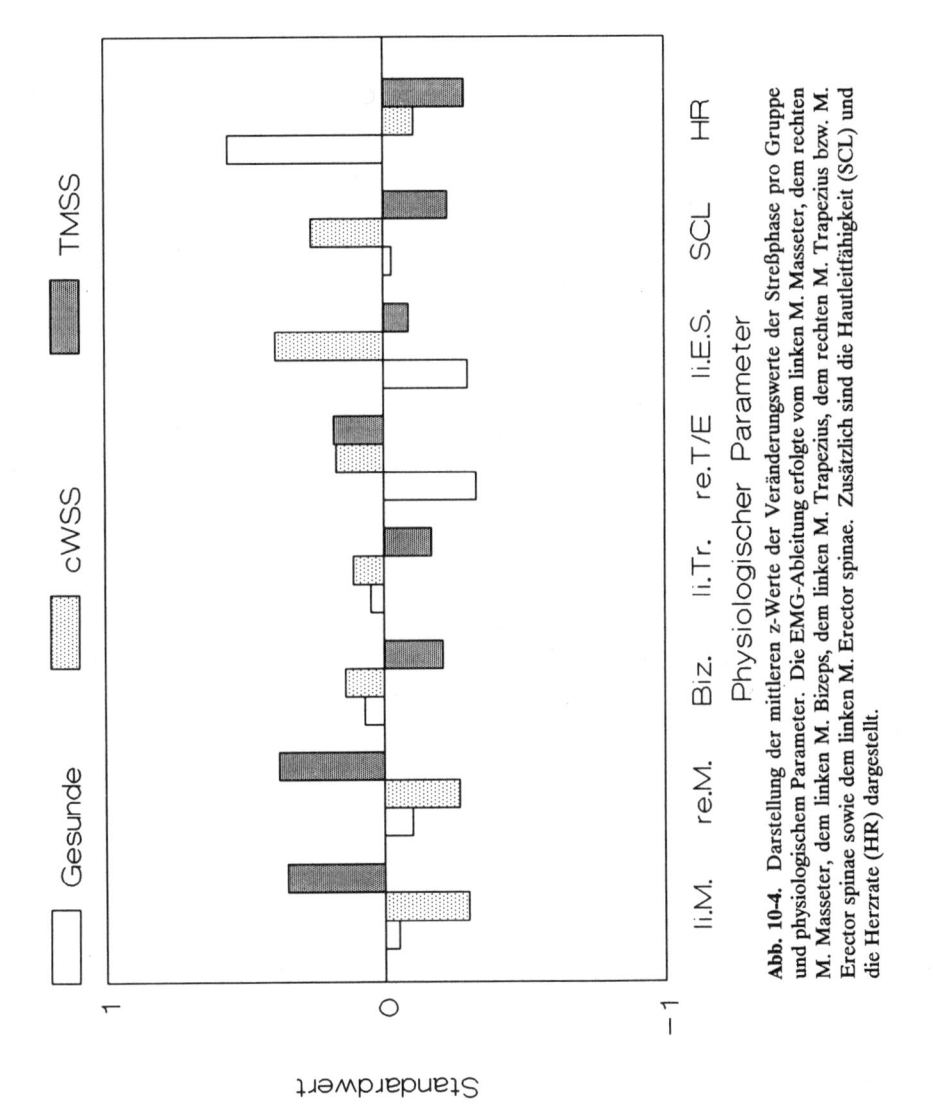

Abb. 10-4. Darstellung der mittleren z-Werte der Veränderungswerte der Streßphase pro Gruppe und physiologischem Parameter. Die EMG-Ableitung erfolgte vom linken M. Masseter, dem rechten M. Masseter, dem linken M. Bizeps, dem linken M. Trapezius, dem rechten M. Trapezius bzw. M. Erector spinae sowie dem linken M. Erector spinae. Zusätzlich sind die Hautleitfähigkeit (SCL) und die Herzrate (HR) dargestellt.

10.3. Ergebnisse zur EMG-Diskrimination am relevanten und irrelevanten Muskel

In Hypothese 4 war bei den Patienten eine schlechtere EMG-Diskrimination am betroffenen Muskel postuliert worden. Um diese Fragestellung zu untersuchen, wurden Rangkorrelationskoeffizienten zwischen den von den Patienten auf dem Monitor vorgegebenen Balkenhöhen (= zu produzierendes EMG) und den tatsächlich von den Patienten hergestellten EMG-Werten ermittelt. Dabei erfolgte die Ermittlung der Abstufungen anhand der von den Patienten erreichten Maximal- und Minimal-EMGs, das heißt die EMG-Abstufungen wurden am individuellen EMG-Bereich standardisiert. Zur weiteren Berechnung wurde der **mittlere Korrelationskoeffizient** in jeder Gruppe herangezogen. Mit diesem Kennwert wurden Varianzanalysen berechnet. Dabei wurden die Berechnungen zunächst für die rechten und linken Muskelgruppen getrennt durchgeführt, sodann auch für den jeweils betroffenen Muskel, das heißt unilateral bei unilateralem Schmerz und bilateral gemittelte Werte bei bilateralem Schmerz. Da sich keine Unterschiede in diesen Korrelationskoeffizienten ergaben, werden hier die jeweils höchsten Korrelationen pro Patient dargestellt.

Abbildung 10-5 zeigt die mittleren Korrelationskoeffizienten an den Masseter-Muskeln sowie an der Rückenmuskulatur für alle drei Versuchsgruppen. Entgegen unserer Hypothese zeigten sich keine **diagnosegruppenspezifischen Unterschiede**. Die Patienten diskriminierten ihre EMG-Werte sowohl am M. Masseter als auch an der Rückenmuskulatur schlechter als die Gesunden. Die Varianzanalyse ergab für den M. Masseter einen signifikanten Gruppenunterschied ($F(2,57) = 5.33$; $p < .01$), wobei sich die Gesunden signifikant von den Patienten unterschie-

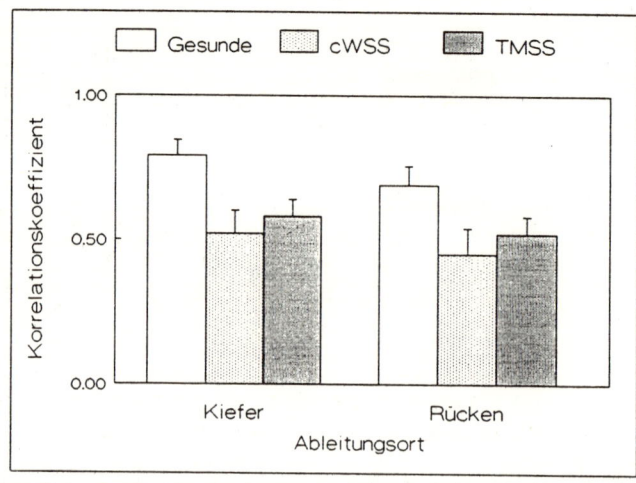

Abb. 10-5. Mittlerer Rangkorrelationskoeffizient zwischen der Vorgabe der Anspannung und dem vom Versuchsteilnehmer erreichten EMG-Wert. Die Gesunden erzielten an beiden Muskelgruppen ein signifikant besseres Ergebnis.

den (F(1,57) = 10.09, p < .01). Am Rücken ergab sich ein entsprechendes Bild: Der Gesamt-F-Wert (F(2,57) = 3.37, p < .05) war ebenso wie der Vergleich der Gesunden mit den Patienten (F(1,57) = 6.27, p < .01) signifikant. Während bei den Gesunden 19 von 20 Personen einen signifikanten Korrelationskoeffizienten (p < .01) für den M. Masseter erzielten, waren es in der CWSS-Gruppe nur 11 und in der TMSS-Gruppe lediglich 15. Bei der paraspinalen Muskulatur erreichten 18 Gesunde, 13 TMSS- und 12 CWSS-Patienten einen signifikanten Wert (r = .52). Weitere Analysen wurden durchgeführt, um den **Verlauf der EMGs** bei der gesamten Diskriminationsaufgabe zu untersuchen. Abbildung 10-6 zeigt die für die Fünf-Sekunden-Ruhephasen gemittelten EMG-Werte für den linken M. Masseter, in Abbildung 10-7 sind die Werte für den linken M. Erector spinae dargestellt.

Es zeigte sich ein deutlicher Carry-over Effekt von den Anspannungsphasen in die Ruhephasen hinein. Der Verlauf der Ruhephasen war jedoch zwischen den drei Gruppen nicht verschieden. Eine Trendanalyse der Ruhephasen des linken M. Masseters über die drei Versuchsgruppen ergab einen hochsignifikanten Effekt für die Zeit (Wilk's lambda = .19, F(23,35) = 6.40, p < .001) sowie einen Trend zur Signifikanz für die Interaktion Gruppe x Zeit (Wilk's lambda = .29, F(46,70) = 1.41, p = .09), wobei hier die TMSS-Gruppe mit den beiden anderen Gruppen kontrastiert wurde. Für den linken M. Erector spinae zeigte sich ein signifikanter Gruppenunterschied (F(2,55) = 6.41, p < .01), da die CWSS-Patienten durchgängig höhere EMG-Werte aufwiesen. Für die Zeit ergab sich ebenfalls ein signifikantes Ergebnis (Wilk's lambda = .27, F(23,33) = 3.88, p < .001), nicht aber für die Interaktion Gruppe x Zeit (Wilk's lambda = .30, F(46,66) = 1.18, p = .27).

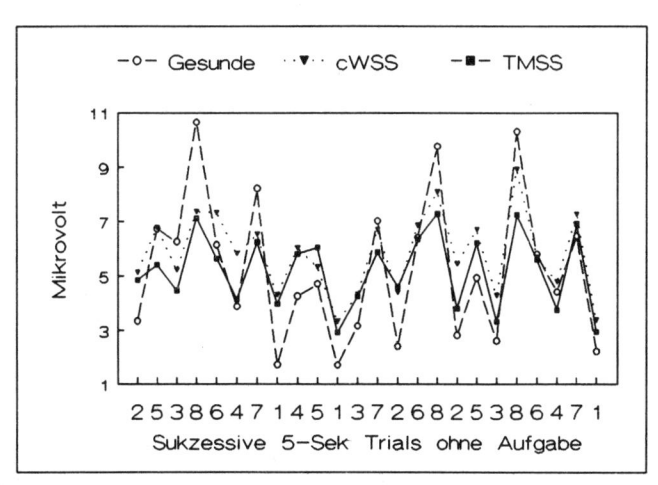

Abb. 10-6. Fünf-Sekunden-Mittelwerte der Ruhephasen des linken M. Masseter zwischen den Wahrnehmungsaufgaben. Die Zahlen unter der Abbildung geben die in der vorhergehenden Phase vorgegebene Anspannung an.

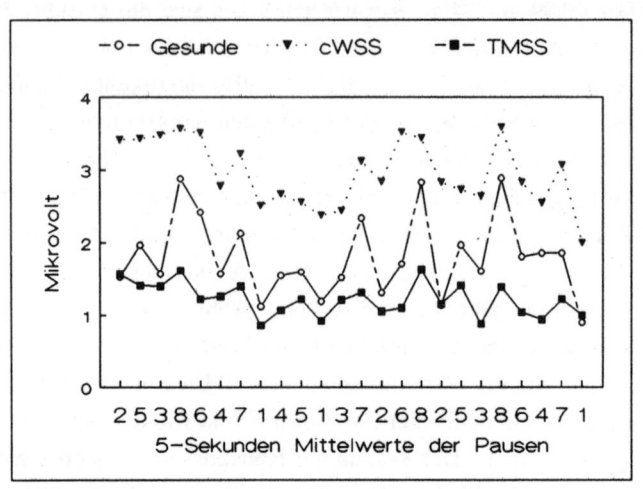

Abb. 10-7. Fünf-Sekunden-Mittelwerte der Ruhephasen des linken M. Erector spinae zwischen den Wahrnehmungsaufgaben. Die Zahlen unter der Abbildung geben die vorgegebene Anspannung der vorhergehenden Phase an.

Zusammenfassend läßt sich sagen, daß die EMG-Verläufe über die Zeit während der Ruhephasen in den drei Gruppen nicht unterschiedlich waren. In keiner der Gruppen trat über die Zeit eine Zunahme der EMG-Werte auf, die auf eine Unfähigkeit der Versuchspersonen hinweisen würde, wieder zurück auf das Ruheniveau zu gelangen. Die mangelnde Diskrimination ist also nicht auf einen irreversiblen Anstieg des EMGs in einer der Gruppen zurückzuführen. Interessant ist die durchgängig höhere Spannung des Erector spinae-Muskels bei den CWSS-Patienten.

Weiterhin interessierte die Frage, ob sich in den drei Versuchsgruppen **bei den Aufgaben unterschiedliche EMG-Verläufe über die Zeit** zeigten, ob also z.B. die schlechtere Diskriminationsfähigkeit der Patienten auf eine abnehmende Motivation oder eventuell Ermüdung zurückgeführt werden könnte, wodurch es zu einer schlechteren Aufgabendurchführung käme. Zur Klärung dieser Frage wurden die EMG-Verläufe in acht 30-Sekunden-Abschnitte eingeteilt und eine Trendanalyse für den Verlauf der gesamten 4 Minuten pro Aufgabe berechnet. Die drei Gruppen wiesen weder am linken M. Masseter noch am linken M. Erector spinae über die acht 30-Sekunden-Phasen unterschiedliche EMG-Verläufe auf (s. Abb. 10-8 und 10-9). Die Verläufe schwankten nur in Abhängigkeit von der Aufgabe. Die ANOVA ergab für den M. Masseter keinen signifikanten Gruppeneffekt ($F(2,57) = .51$, $p = .61$), einen signifikanten Effekt für die Zeit (Wilk's lambda = .33, $F(7,51) = 14.74$, $p < .001$) und eine nicht-signifikante Interaktion (Wilk's lambda = .83, $F(14,102) = .72$, $p = .75$). Am linken M. Erector spinae resultierte die ANOVA in einem signifikanten Gruppeneffekt ($F(2,55) = 6.41$, $p <$

.01), einem signifikanten Effekt für die Zeit (Wilk's lambda = .38, F(7,49) = 11.62, p < .001) und einer nicht signifikanten Interaktion (Wilk's lambda = .70, F(14,98) = 1.37, p = .18). **Abnehmende Motivation oder Ermüdung scheinen demnach keine relevanten Faktoren für die schlechtere Diskrimination der Patienten zu sein.**

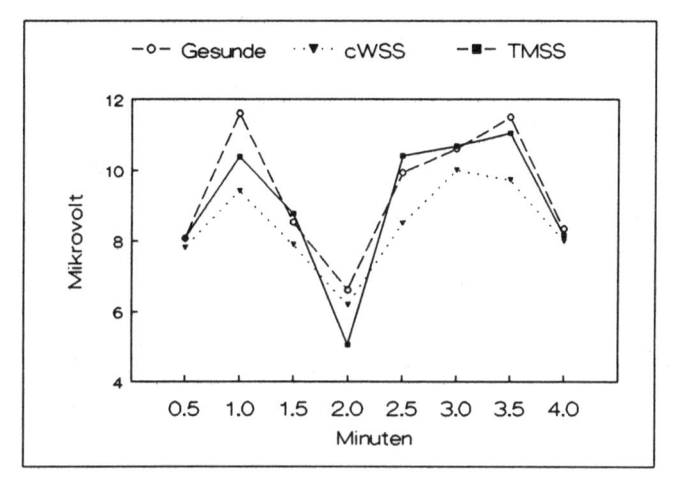

Abb. 10-8. EMG-Verlauf am linken M. Masseter während der Kieferwahrnehmung

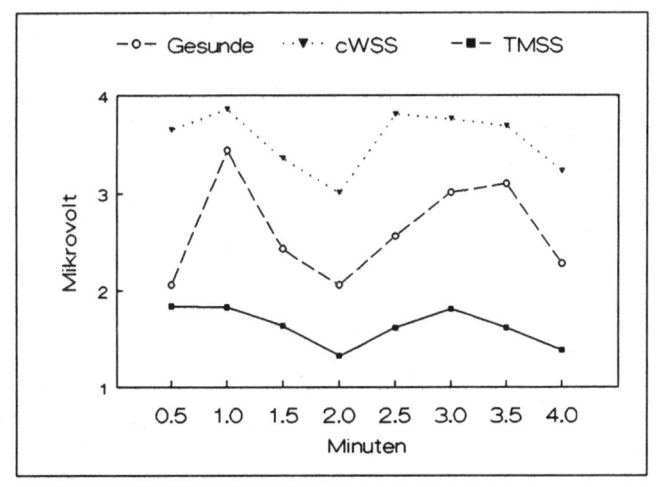

Abb. 10-9. EMG-Verlauf am linken M. Erector spinae während der Rückenwahrnehmung

Zusammenfassend läßt sich feststellen, daß die CWSS- und TMSS-Patienten eine schlechtere EMG-Diskrimination aufwiesen, die weder auf mangelnde Rückkehr des EMGs auf das Ruheniveau noch auf Ermüdung zurückzuführen ist. Dieses Diskriminationsdefizit ist jedoch nicht, wie ursprünglich angenommen, auf den relevanten Muskel beschränkt. **Hypothese 4 ist somit teilweise bestätigt.**

10.4. Ergebnisse zur Kontrolle der Anspannung am relevanten und irrelevanten Muskel

In der Entspannungsaufgabe sollte untersucht werden, inwieweit die Patienten über weniger Spannungskontrolle verfügen als die Gesunden. Zu diesem Zweck wurden Entspannungsinstruktionen für den relevanten wie auch den irrelevanten Muskel in permutierter Reihenfolge gegeben. Insgesamt ergaben sich bei dieser Aufgabe an keinem der Muskeln signifikante Gruppenunterschiede. Alle Versuchsgruppen waren gleichermaßen wenig in der Lage, auf Anweisung die Spannung in einem spezifischen Muskel zu senken. Dies zeigte sich darin, daß in der ersten Minute der Kiefer- bzw. Rückenentspannung bei allen Gruppen (mit Ausnahme der CWSS-Gruppe bei der Kieferentspannung) ein leichter, jedoch nicht signifikanter Spannungsanstieg im jeweils relevanten Muskel erfolgte.

Die Abbildungen 10-10 und 10-11 zeigen die Veränderungen in Folge der Entspannungsinstruktionen am rechten M. Masseter und am linken M. Erector spinae. Eine MANOVA, gerechnet mit der Baseline und der ersten und zweiten Entspannungsminute als abhängige und der Gruppe als unabhängiger Variable ergab weder für die Gruppe ($F(2,57) = .46$, $p = .63$) noch die Zeit eine signifikante Veränderung (Wilk's lambda $= .99$, $F(2,56) = .25$, $p = .78$). Zur Prüfung der Interaktion wurden zwei a-priori Kontraste verwendet. Zum einen wurde die TMSS-Gruppe mit den Gesunden und den Rückenpatienten verglichen, zum anderen

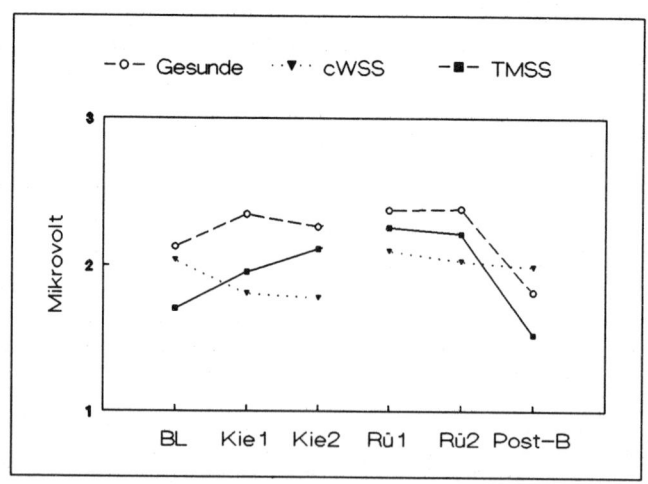

Abb. 10-10. Verlauf der EMG-Werte des rechten M. Masseter bei der Entspannungsaufgabe in Abhängigkeit von der Instruktion

wurde ein linearer Kontrast von der Baseline über die erste zur zweiten Spannungsminute hin angenommen. Für diese Interaktion ergab sich ein F-Wert von 2.62 ($df = 1,57$; $p = .11$). Entgegen der Annahme einer linearen Abnahme der

Spannung trat bei der TMSS-Gruppe eine lineare **Zunahme** der Spannung des M. Masseter auf, die aber im Vergleich zu den anderen Gruppen nicht signifikant war.

Für die Entspannung der Rückenmuskeln ergab sich kein signifikanter Gruppeneffekt (F(2,57)= 2.35, p= .11), jedoch eine hochsignifikante Veränderung über die Zeit (Wilk's lambda= .86, F(2,56)= 4.69, p= .01). Wie sich in Abbildung 10-11 zeigt, kam es am Rückenmuskel im Mittel über die Zeit zu einem Anstieg der Spannung. Dies gilt jedoch nicht für die CWSS-Patienten. Die Interaktion von Gruppe und Zeit, hier wiederum mit den beiden oben genannten a-priori Kontrasten gerechnet, ergab jedoch keine signifikante Interaktion (F(1,57)= .75, p= .39). Die **Hautleitfähigkeit nahm** bei jeder Entspannungsaufgabe und über alle Gruppen hinweg mit der Zeit **signifikant ab**. So unterschieden sich die Gruppen in der Hautleitfähigkeit bei der Kieferentspannung nicht signifikant (F(2,57)= .78, p= .46). Jedoch ergab sich für die Zeit ein hochsignifikanter Wert (Wilk's lambda= .58, F(2,56)= 20.44, p< .001). Die Interaktion (ohne Kontraste) ergab einen F-Wert von .98 (df= 4.112, Wilk's lambda= .93, p= .42). Ein vergleichbares Ergebnis zeigte sich bei der Rückenentspannung. Auch hier war

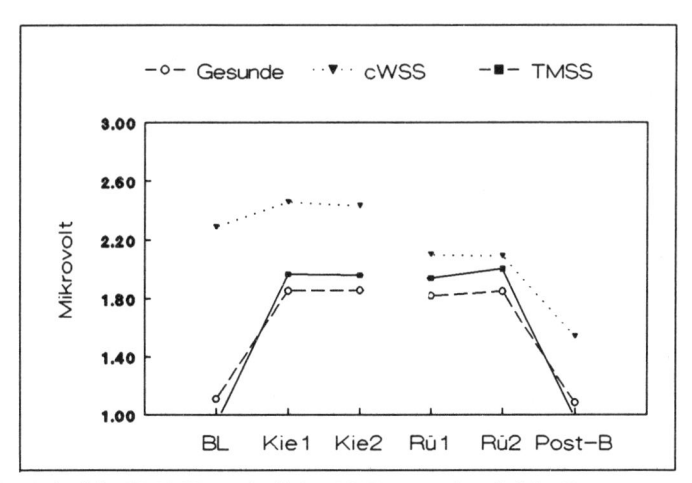

Abb. 10-11. Verlauf der EMG-Werte des linken M. Erector spinae bei der Entspannungsaufgabe in Abhängigkeit von der Instruktion

der Unterschied zwischen den Gruppen nicht signifikant (F(2,57)= .70, p= .50). Es zeigte sich jedoch ein signifikanter Effekt für die Zeit (Wilk's lambda= .58, F(2,56)= 20.42, p< .001) und eine nicht signifikante Interaktion (Wilk's lambda= .87, F(4,112)= 2.90, p= .09). Abschließend wurde der Verlauf der EMG-Werte an Kiefer- und Rückenmuskulatur über die Zeit und in Abhängigkeit von der Instruktion (Entspannung Rücken oder Entspannung Kiefer) analysiert (s. Abb. 10-12). In diese MANOVA gingen die Gruppen als unabhängige Variable, die sechs Minuten der gesamten Entspannungsaufgabe in chronologischer Reihenfolge als abhängige Variable, sowie die Art der Instruktion als zusätzlicher Faktor ein.

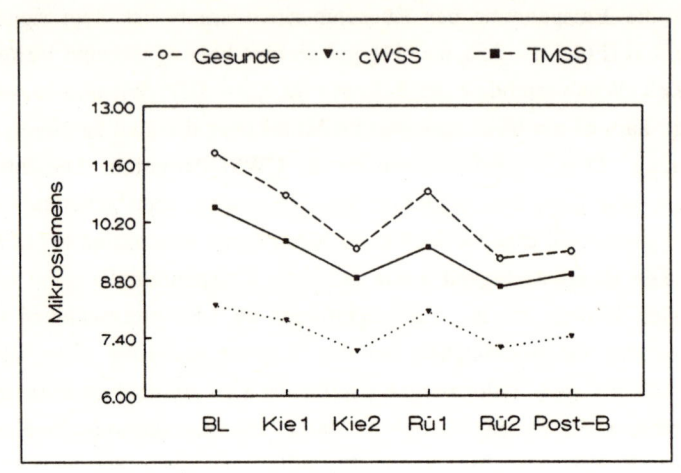

Abb. 10-12. Verlauf der SCL-Werte bei der Entspannungsaufgabe in Abhängigkeit von der Instruktion (Kie= Entspannung Kiefer, Rü= Entspannung Rücken)

Hier sollen stellvertretend für die Kiefer- und Rückenmuskulatur die Ergebnisse des rechten M. Masseters sowie des linken M. Erector spinae diskutiert werden. Diese Varianzanalysen ergaben weder für den Gruppenfaktor noch für den Faktor "Reihenfolge der Entspannung" einen signifikanten F-Wert (Gruppe: $F(2,54)= .17$, $p= .84$; Instruktion : $F(1,54)= 1.40$, $p= .24$). Auch die Interaktion der beiden Faktoren war nicht signifikant ($F(2,54)= 1.78$, $p= .18$). Für den zeitlichen Verlauf der Entspannung zeigte sich jedoch ein signifikanter Wert (Wilk's lambda= $.79$, $F(5,50)= 2.63$, $p= .04$) mit einem signifikanten quadratischen Trend ($F(1,54)= 8.82$, $p< .01$).

Betrachtet man Abbildung 10-13, so zeigt sich, daß die EMG-Werte am M. Masseter von der Prä-Baseline zu den Entspannungsphasen im Mittel ansteigen und dann zur Post-Baseline hin wieder abfallen. Ebenso war die Interaktion der Gruppen und der Zeit signifikant (Wilk's lambda= $.57$, $F(10,100)= 3.20$, $p< .01$). Auch hier war der quadratische Trend signifikant ($F(2,54)= 3.59$, $p= .03$). Weder die Interaktion der Instruktionsart und der Zeit noch die Interaktion der Instruktionsart, der Zeit und der Gruppen war signifikant (Instruktion x Zeit: Wilk's lambda= $.82$, $F(5,50)= 2.15$, $p= .08$; Gruppe x Zeit x Instruktion: $F(10,100)= 1.73$, $p= .09$). Ein spezifischer a-priori Kontrast, der die TMSS-Patienten den beiden anderen Gruppen gegenüberstellte, wurde jedoch signifikant (Wilk's lambda= $.71$, $F(5.50)= 4.05$, $p< .01$). So findet sich in der TMSS-Gruppe ein deutlicher Spannungsanstieg zwischen Baseline und erster Entspannungsminute, ein leichter Abwärtstrend in den folgenden Minuten, und ein steiler Abfall in der Post-Baseline. Die Masseter-EMG Verläufe in den anderen Gruppen sind im Vergleich dazu weniger ausgeprägt.

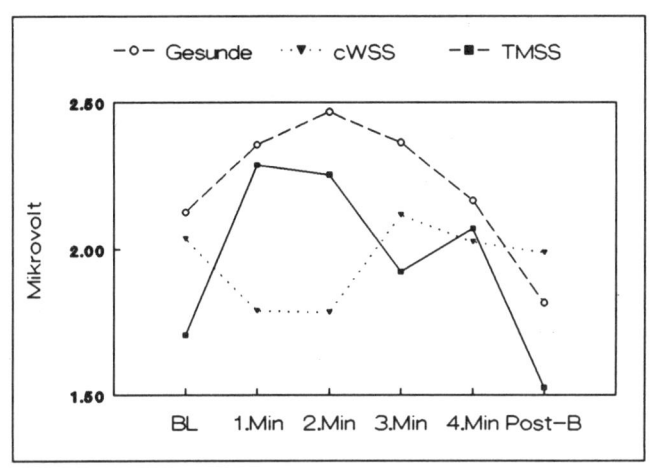

Abb. 10-13. Zeitlicher Verlauf des Masseter-EMGs in der Entspannungsphase

Für den M. Erector spinae zeigte sich weder ein signifikanter Gruppeneffekt ($F(2.54) = 2.06$, $p = .14$), noch ein signifikanter Effekt für die Art der Instruktion ($F(1,54) = 2.03$, $p = .16$), jedoch ergab sich ein Trend zu einer signifikanten Interaktion von Gruppe und Instruktion ($F(2,54) = 2.67$, $p = .08$). Auch hier zeigte sich ein hochsignifikanter Effekt für die Zeit (Wilks's lambda = .33, $F(5,50) = 20.70$), $p < .001$) mit einem einem hochsignifikanten quadratischen Trend ($F(1,54) = 54.50$, $p < .001$). Die Interaktion von Gruppe und Zeit war nicht signifikant (Wilk's lambda = .79, $F(10, 100) = 1.25$, $p = .27$), noch ergab sich eine Signifikanz für die Instruktion (Wilk's lambda = .88, $F(5,50) = 1.39$, $p = .25$). Auch die Interaktion von Gruppe, Instruktion und Zeit war nicht signifikant (Wilk's lambda = .83, $F(10,100) = .96$, $p = .49$). Ebenso erbrachte ein a-priori Kontrast, der die Rückengruppe mit den beiden anderen Gruppen verglich, kein signifikantes Ergebnis (Wilk's lambda = .88, $F(5,50) = 1.39$, $p < .24$). Abbildung 10-14 zeigt, daß die Gesunden und TMSS-Patienten schon in der Baseline so niedrige EMG-Werte am M. Erector spinae aufwiesen, daß eine weitere Reduktion schwer möglich war. Der Anstieg von der Baseline zur ersten Minute und der Abfall zur Post-Baseline hin bedingten die Signifikanz des quadratischen Trends. Interessanterweise nahmen die Werte in der CWSS-Gruppe nach anfänglichem Anstieg zum Ende der Entspannung hin ab. Jedoch sind diese Gruppenunterschiede nicht signifikant.

Während die EMG-Verläufe des M. Masseter der Gesunden bei beiden Instruktionen gleich waren, ergab sich in der CWSS-Gruppe und (weniger) der TMSS-Gruppe ein Anstieg des Masseter-EMG bei der Rückenentspannung. Am linken M. Erector spinae verliefen die Werte der TMSS-Patienten und der Gesunden ähnlich, bei den CWSS-Patienten zeigte sich bei der Kieferentspannung, wenn diese zuerst durchgeführt wurde, ein Anstieg der EMG-Werte, gefolgt von einem Abfall bei der Rückenentspannung.

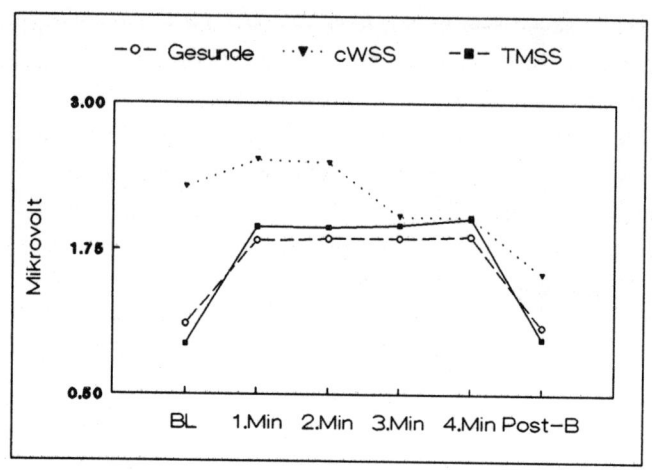

Abb. 10-14. Zeitlicher Verlauf des Erector spinae-EMGs in der Entspannungsphase

Interessant ist der Verlauf der Hautleitfähigkeit über die Zeit (s. Abb. 10-15). Während sie in der Prä-Baseline in allen Gruppen hoch lag, reduzierte sie sich in der ersten und zweiten Entspannungsminute etwas, stieg aber in der dritten Entspannungsminute (hier wurde eine neue Instruktion gegeben) wieder an und fiel zum Ende hin im Vergleich zur Prä-Baseline deutlich ab. In der MANOVA

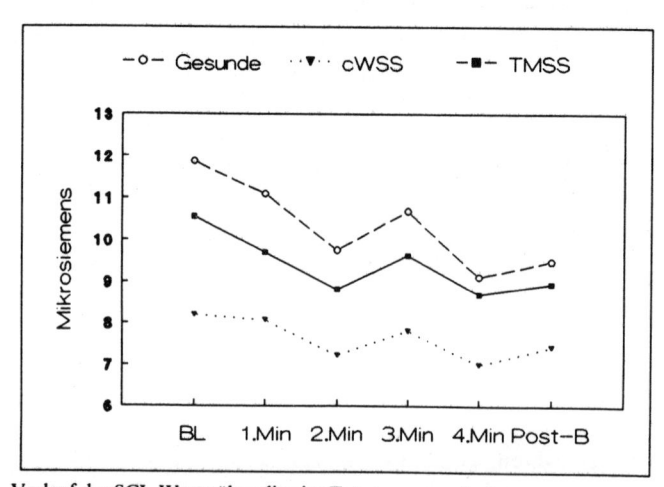

Abb. 10-15. Verlauf der SCL-Werte über die vier Entspannungsminuten

zeigten sich keine signifikanten Unterschiede zwischen den Gruppen ($F(2,57) = .66$, $p < .51$) und auch keine signifikante Interaktion von Gruppe und Zeit (Wilk's lambda = .84, $F(10,106) = .96$, $p = .48$). Der Effekt für die Zeit war jedoch hochsignifikant (Wilk's lambda = .51, $F(5,53) = 10.25$, $p < .001$). In der Trendanalyse wurde der lineare Trend hochsignifikant ($F(1,57) = 25.48$, $p < .001$).

Insgesamt zeigte sich in den EMG-Werten der Entspannungsphasen aller drei Gruppen eine **Unfähigkeit, die Muskeln zu entspannen**. Dies dürfte teilweise auf die schon niedrigen EMG-Werte in diesen Phasen zurückzuführen sein. Die Abnahme der Werte von der Prä- zur Post-Baseline zeigt jedoch, daß ein gewisser Spielraum zur EMG-Reduktion vorhanden war. Interessant ist der EMG-Anstieg zu Beginn der neuen Entspannungsphase, der wahrscheinlich auf die Orientierungsreaktion bei der Gabe einer neuen Instruktion zurückzuführen ist. **Hypothese 5 ließ sich demnach nicht bestätigen.**

11. Daten zu Angst, Schmerz und EMG-Veränderungen bei der Antizipation von Bewegungsschmerz sowie zum Zusammenhang der Schmerzebenen

11.1. EMG-Veränderungen bei der Bewegungsantizipation

In **Hypothese 7** der Untersuchung wurde postuliert, daß die Patienten im Vergleich zu den Gesunden in stärkerem Umfang mit einem EMG-Anstieg im relevanten Muskel sowie mit größerer Angst auf die Antizipation einer schmerzhaften Bewegung im relevanten Muskel reagieren.

Bezüglich der EMG-Veränderungen im relevanten Muskel zeigten sich weder für die Antizipation der Kieferbewegung noch für die Antizipation der Rückenbewegung signifikante Unterschiede zwischen den Gruppen. **In allen drei Versuchsgruppen nahmen die EMG-Werte während der Antizipation der Bewegung zu.**

In Abbildung 11-1 und 11-2 sind stellvertretend die EMG-Veränderungen des linken M. Masseter und des linken M. Erector spinae bei der Bewegungsantizipation dargestellt.

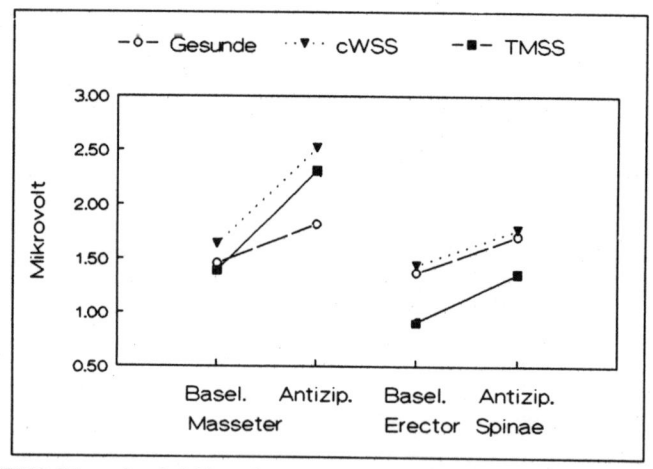

Abb. 11-1. EMG-Werte der drei Versuchsgruppen bei der Antizipation der Kieferbewegung. Die Gruppen veränderten ihre EMG-Werte nicht signifikant unterschiedlich.

Die MANOVAS ergaben bei der Antizipation der Kieferbewegung für den rechten ($F(1,57) = 16.75$, $p < .001$) und den linken M. Masseter ($F(1,57) = 13.69$, $p < .001$) einen signifikanten Effekt für die Zeit, aber keine signifikante Interaktion (Wilk's lambda = .99, $F(2,56) = .36$, $p = .91$ rechts; Wilk's lambda = .99, $F(2,56) = .36$, $p = .70$ links). Auch am M. Erector spinae zeigte sich ein hochsignifikanter Zeiteffekt ($F(1,57) = 24.41$, $p < .001$), und einen Trend zu einer signifikanten Interaktion zwischen Gruppen und Zeit (Wilk's lambda= .91, F(2,56)= 2.79, p= .07).

Auch im Gesamtverlauf von der Prä-Baseline über die Antizipation und die dreiminütige Bewegung bis zur Post-Baseline ergaben sich an den relevanten Muskeln keine signifikanten Unterschiede zwischen den Gruppen. Abbildung 11-3

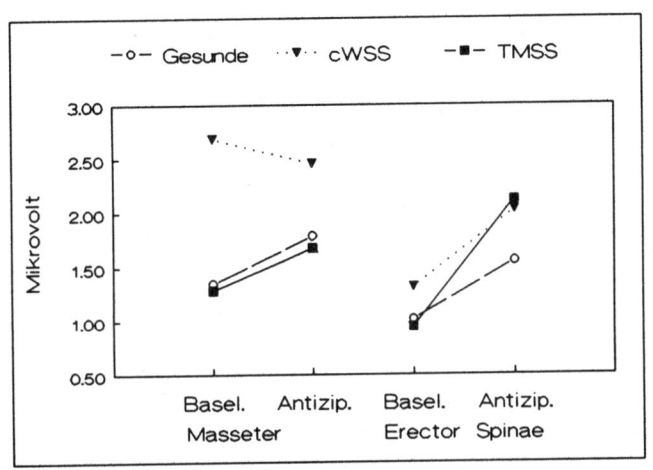

Abb. 11-2. EMG-Werte der drei Versuchsgruppen bei der Antizipation der Rückenbewegung. Die drei Gruppen unterschieden sich nicht bezüglich der Veränderung ihrer EMG-Werte.

und 11-4 zeigen den Verlauf der M. Masseter- und M. Erector spinae EMG-Werte (jeweils links) für die drei Versuchsgruppen und die beiden Bewegungsbedingungen. Für alle drei Gruppen zeigte sich gleichermaßen ein signifikanter Effekt für die Zeit (s. Tab. 11-1), jedoch keine signifikante Interaktion.

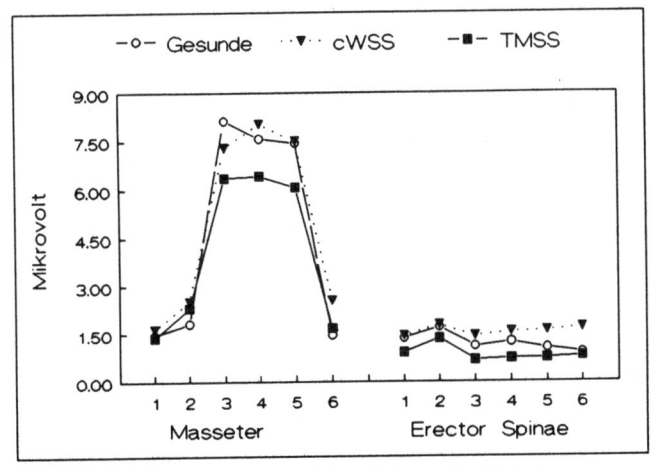

Abb. 11-3. EMG-Werte bei der Antizipation und Durchführung der Kieferbewegung

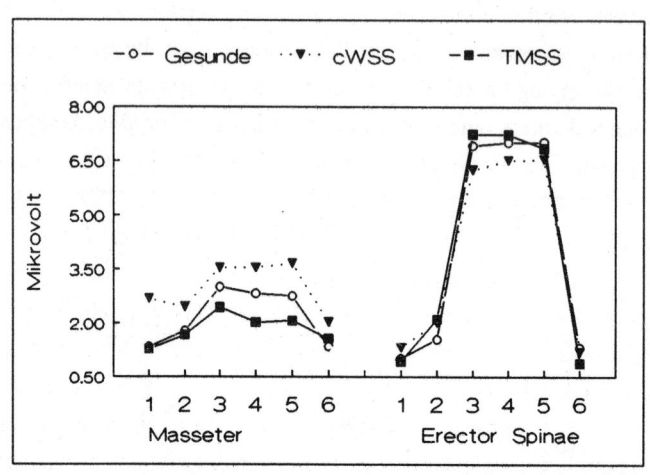

Abb. 11-4. EMG-Werte bei der Antizipation und Durchführung der Rückenbewegung

Die Ergebnisse verdeutlichen, daß weder die TMSS- noch die CWSS-Patienten bei der Antizipation einer potentiell schmerzhaften Bewegungsaufgabe **antizipatorische EMG-Anstiege am relevanten Muskel aufwiesen. Dieser Teil der Hypothese 7 ließ sich folglich nicht bestätigen.** Es ließen sich auch keine signifikanten Gruppenunterschiede im Verlauf der Kiefer- beziehungsweise Rückenbewegung oder der Post-Baseline beobachten.

Tabelle 11-1: Ergebnisse der multivariaten Varianzanalysen der Bewegungsaufgaben

	Wilk's lambda	df	F	p
BEWEGUNGSAUFGABEN:				
1.Kieferbewegung (M. Masseter)				
Gruppe	-	2,57	0.83	.44
Zeit	.31	5,53	23.43	<.001
Quadr.Trend	-	1,57	112.21	<.001
Interaktion, Kontrast	.96	6,52	0.36	.90
2.Rückenbewegung (M. Erector spinae)				
Gruppe	-	2,57	0.06	.94
Zeit	.24	5,53	34.19	<.001
Quadr.Trend	-	1,57	128.47	<.001
Interaktion, Kontrast	.89	6,52	1.04	.41

Es war weiterhin postuliert worden, daß die Patienten bei der Antizipation von Bewegung im relevanten Muskel im Vergleich zu den Gesunden **mehr Angst** zeigen würden, und die Patienten bei der Bewegung des relevanten Muskels auch **mehr Schmerzen** empfinden würden als bei der Bewegung des irrelevanten Muskels.

Interessanterweise fand sich sowohl bei den TMSS- als auch bei den CWSS-Patienten ein deutlicher Angstanstieg in der Antizipation beider Bewegungen, d. h. der relevanten wie auch der irrelevanten Bewegung. Die Patienten reagierten somit auf die **Antizipation jedweder Bewegung** mit einem STAI-Anstieg. Abbildung 11-5 zeigt den STAI-Verlauf der drei Versuchsgruppen von dem Zeitpunkt vor der Antizipation der Bewegungsaufgaben bis zum Zeitpunkt nach der Antizipation. Es wird deutlich, daß die Patienten schon nach der Baseline höhere STAI-Werte aufwiesen, die dann in Erwartung der Bewegungsaufgabe deutlicher als die der Gesunden anstiegen. Eine MANOVA mit einem Kontrast für die Patientengruppen versus Gesunden ergab für die Kiefer- und für die Rückenbewegung einen hochsignifikanten Unterschied zwischen den Patienten und den Gesunden (Antizipation Kieferbewegung: Wilk's lambda = .65, $F(2,56) = 15.07$, $p < .001$; Antizipation Rückenbewegung: Wilk's lambda = .37, $F(2,56) = 16.20$, $p < .001$).

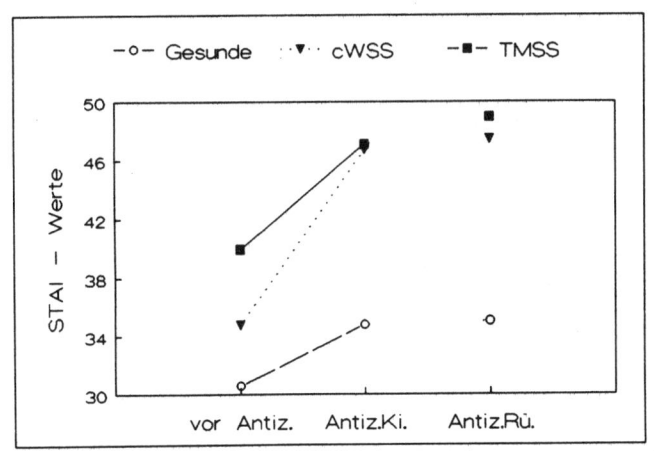

Abb. 11-5. Veränderung der STAI-Werte in den drei Gruppen von der Baseline zur Antizipation der Rücken- beziehungsweise Kieferbewegung

Die Patienten zeigten demnach generell erhöhte Angstwerte, die in Erwartung einer schmerzhaften Bewegungsaufgabe noch weiter anstiegen, während die Angstwerte der Gesunden niedrig waren, und sich in Erwartung einer potentiell schmerzhaften Bewegung nur leicht erhöhten. Dieser Teil von Hypothese 7 ließ sich somit bestätigen.

Bei den Ergebnissen des Schmerzratings zeigte sich, daß die CWSS- und TMSS-Patienten nach der Bewegung des relevanten Muskels über mehr Schmerzen klagten (s. Abb. 11-6). Dieses Ergebnis wurde jedoch nur für die Rückenbewegung signifikant. Die ANOVA mit Meßwiederholung ergab für die Kieferbewegung einen signifikanten Gruppeneffekt (F(2,57)= 9.87, p< .001), jedoch keine signifikanten Effekte für die Zeit (F(2,56)= .62, p= .54) oder die Interaktion (F(2,56)= .74, p= .48). Für die Rückenbewegung ergab sich ein signifikanter Effekt für die Gruppen (F(2,57)= 18.18, p< .001), die Zeit (F(2,56)= 3.54, p= .04) sowie die Interaktion, die mit einem Kontrast (Vergleich der Rückenpatienten versus andere Versuchspersonen) berechnet wurde (F(2,56)= 6.39, p< .01).

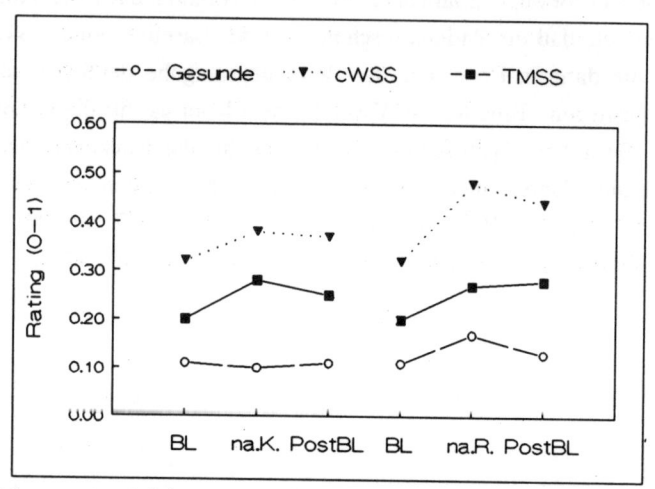

Abb. 11-6. Schmerzratings bei den Bewegungsaufgaben (K= Kiefer; R= Rücken)

Hypothese 8 ließ sich somit nur teilweise bestätigen. In beiden Patientengruppen zeigte sich bei der Antizipation der Bewegungsaufgabe ein signifikanter Anstieg in den Angstwerten, in der CWSS-Gruppe auch eine signifikante Schmerzzunahme nach der Bewegung, jedoch keine signifikanten EMG-Veränderungen.

11.2. Zusammenhang der physiologischen Daten und subjektiven Ratings

Im folgenden soll noch untersucht werden, inwieweit ein Zusammenhang zwischen der subjektiven Einstufung der Aufgaben bzw. des Gefühlszustandes der Versuchspersonen und ihrer psychophysiologischen Reagibilität bestand.

Baseline. Zunächst wurde der Zusammenhang der Baselinewerte der physiologischen Parameter mit der Einstufung der Schmerzen, der Anspannung oder der Belastung analysiert. Zwischen den meisten Parametern ergaben sich keine signifikanten Korrelationen. Für alle Versuchspersonen (N= 60) zeigte sich ein signifikanter Zusammenhang zwischen der im Kiefer erlebten Spannung und der Hautleitfähigkeit ($r = .51$, $p < .01$) sowie der Unerträglichkeit der Schmerzen und der Hautleitfähigkeit ($r = .46$, $p < .01$). Des weiteren korrelierte die am Rücken erlebte Spannung signifikant mit den EMG-Werten des rechten M. Erector spinae/Trapezius ($r = .46$, $p < .01$). Weitere Korrelationen zwischen physiologischen und subjektiven Parametern wurden nicht signifikant. Die subjektiven Parameter korrelierten jedoch untereinander signifikant in der erwarteten Richtung. So zeigte sich z.B. ein enger Zusammenhang zwischen dem Schmerz und der im Rücken ($r = .48$, $p < .01$) bzw. im Kiefer ($r = .52$, $p < .01$) erlebten Spannung.

Bei einer Analyse der Zusammenhänge innerhalb der Gruppen zeigten sich ähnliche Ergebnisse. So korrelierte in der Gruppe der Gesunden die am Rücken wahrgenommene Spannung signifikant mit den EMG-Werten am rechten M. Erector spinae ($r = .68$, $p < .01$). Die Belastung, die erlebt wurde, korrelierte signifikant mit dem EMG-Werten am linken Erector spinae-Muskel ($r = .60$, $p < .01$). Weitere Korrelationen waren nicht signifikant. Bei den CWSS-Patienten korrelierten lediglich die am Rücken wahrgenommene Spannung und das EMG des rechten M. Erector spinae ($r = .73$, $p < .01$) sowie die Kieferanspannung und die Hautleitfähigkeit ($r = .61$, $p < .01$) signifikant miteinander. Auch bei den TMSS-Patienten korrelierten Kieferanspannung und Hautleitfähigkeit ($r = .80$, $p < .01$) sowie Herzrate und STAI-Werte ($r = .82$, $p < .01$) signifikant miteinander.

Es zeigte sich also generell in der Baselinephase ein signifikanter Zusammenhang zwischen der Hautleitfähigkeit und subjektiven Ratings des Unbehagens sowie zwischen der subjektiven Spannung und paraspinalen EMG-Werten.

Streßreagibilität. Bei den Vorstellungsbildern interessierte, ob höhere Lebhaftigkeit und höheres Unbehagen auch zu ausgeprägteren EMG-Reaktionen führen würden. In der Gesamtgruppe zeigte sich lediglich ein signifikanter Zusammenhang zwischen der Lebhaftigkeit der Streßvorstellung und der SCL-Veränderung in dieser Phase ($r = .25$, $p < .05$). Die Analyse der einzelnen Gruppen ergab bei den Gesunden einen signifikanten positiven Zusammenhang zwischen dem Anstieg im rechten Masseter-EMG und der Lebhaftigkeit der Streßsituation ($r = .50$, $p < .05$), in der CWSS-Gruppe jedoch einen negativen Zusammenhang zwischen den beiden Variablen ($r = -.47$, $p < .05$), und in der TMSS-Gruppe wurde knapp die Signifikanz für die positive Korrelation verfehlt (rechts und links: $r = .36$, $p < .10$). Hier ergab sich auch eine signifikante Assoziation von SCL-Veränderung und Lebhaftigkeit der Streßsituation ($r = .50$, $p < .05$).

In der Gesamtgruppe korrelierten weder der STAI-Wert nach der Streßaufgabe noch die nach der Streßaufgabe subjektiv angegebene Belastung signifikant mit den EMG-Veränderungen während der Streßaufgabe. Betrachtet man die

Korrelationen in den einzelnen Versuchsgruppen, so ergaben sich lediglich in der Gruppe der TMSS-Patienten signifikante Zusammenhänge. Hier zeigte sich eine signifikante positive Korrelation zwischen der Veränderung der rechten und linken Masseter-EMG-Werte während der Streßvorstellung und dem nach der Streßvorstellung angegebenen Angstwert im STAI (rechter M. Masseter: r= .57, p< .01; linker M. Masseter: r= .59, p< .01). Weitere Korrelationen waren nicht signifikant.

EMG-Diskrimination. Bei dieser Aufgabe interessierte der Zusammenhang zwischen der im STAI angegebenen Ängstlichkeit, der durch die Aufgabe erlebten Belastung sowie den Korrelationskoeffizienten zwischen dem vorgegebenen und erreichten EMG-Werten als Maße für die Diskriminationsfähigkeit der Versuchspersonen. Eine Ausgangshypothese (s. Hypothese 4, Teil 2) war, daß die Diskriminationsfähigkeit der Patienten unter Streßbedingungen besonders eingeschränkt sei. Um diesen Zusammenhang näher zu untersuchen wurden Korrelationskoeffizienten zwischen der Güte der Diskrimination am M. Masseter bzw. Rücken und der von den Patienten subjektiv empfundenen Belastung berechnet. In keiner der Gruppen ergaben sich signifikante Korrelationen zwischen der subjektiv erlebten Belastung und der Diskrimination an beiden Muskelgruppen. In der Gruppe der CWSS-Patienten zeigte sich ein signifikanter negativer Zusammenhang (r= -.48, p< .05) zwischen der EMG-Diskrimination am Rücken und der von den Patienten angegebenen Unerträglichkeit der Schmerzen. Es ist zu vermuten, daß die CWSS-Patienten, die besonders viel und unangenehme Schmerzen erlebten, in der Diskriminationsaufgabe besonders schlecht abschnitten. Auch die STAI-Werte, die nach der Wahrnehmungsaufgabe angegeben wurden, korrelierten nicht signifikant mit der Diskriminationsleistung der Versuchspersonen (r's zwischen -.27 und .41).

Entspannungsaufgabe. Bei dieser Aufgabe interessierte, ob sich die Patienten in Abhängigkeit von den Entspannungsinstruktionen subjektiv entspannter fühlten. In dem vorhergehenden Abschnitt war deutlich geworden, daß die Versuchspersonen nicht in der Lage waren, ihr EMG an einem spezifischen Muskel auf eine Instruktion hin zu verändern. Es hatte sich jedoch über die Zeit eine signifikante Abnahme in der Hautleitfähigkeit gezeigt. Die folgende Tabelle 11-2 gibt den Verlauf der Spannungs-Ratings im Rücken und im Kiefer bei den beiden Entspannungsaufgaben wieder.

Die MANOVA für die Spannung im Kiefer ergab lediglich einen hochsignifikanten Effekt für die Gruppen (F(2,57)= 14.41, p< .001), wobei die gesunden Versuchspersonen durchgängig die niedrigsten Spannungswerte angaben. Die CWSS-Patienten berichteten eine besonders hohe Spannung im Rücken und die

TMSS-Patienten eine besonders hohe Spannung am Kiefermuskel. Weder der Zeit- noch der Interaktions-Effekt wurden signifikant (Zeit: $F(3,55) = 1.20$, $p = .32$; Gruppe x Zeit: $F(6,107) = 1.81$, $p = .10$).

Tabelle 11-2: Verlauf der Spannungs-Ratings bei den Entspannungsaufgaben (Skala 0-1)

	Gesunde	CWSS	TMSS
	M (SD)	M (SD)	M (SD)
SPANNUNG RÜCKEN:			
Vor der Entspannung	0.11 (0.10)	0.32 (0.23)	0.20 (0.14)
Nach der Rückenentspannung	0.10 (0.12)	0.39 (0.17)	0.24 (0.17)
Nach der Kieferentspannung	0.11 (0.13)	0.39 (0.24)	0.25 (0.16)
Nach der Post-Baseline	0.10 (0.09)	0.34 (0.21)	0.20 (0.10)
SPANNUNG KIEFER:			
Vor der Entspannung	0.09 (0.12)	0.18 (0.21)	0.39 (0.23)
Nach der Rückenentspannung	0.07 (0.09)	0.20 (0.19)	0.34 (0.20)
Nach der Kieferentspannung	0.10 (0.15)	0.16 (0.15)	0.30 (0.18)
Nach der Post-Baseline	0.07 (0.08)	0.19 (0.19)	0.30 (0.18)

Die MANOVA für die Spannungsratings im Rücken ergab ebenfalls einen hochsignifikanten Gruppeneffekt ($F(2,57) = 17.23$, $p < .001$), einen Trend zu einem signifikanten Zeiteffekt ($F(3,55) = 2.44$, $p = .07$), jedoch keine signifikante Interaktion ($F(6,110) = .68$, $p = .66$). Hier zeigte sich in allen Gruppen eine leichte Zunahme der Anspannung von der Rückenentspannungs- zur Kieferentspannungsaufgabe.

Bewegungsaufgaben. Im vorherigen Abschnitt wurde bereits dargestellt, wie sich bei den Patienten, insbesondere den CWSS-Patienten, unabhängig von der Art der Bewegungsaufgabe, die Schmerz-Ratings im Anschluß an die Aufgabe verstärkten. Hier sollen nun zusätzlich Veränderungen in der wahrgenommenen Spannung sowie Belastung durch die Aufgabe dargestellt werden. Die beiden folgenden Abbildungen (Abb. 11-7 und 11-8) stellen die Spannungs-Ratings für den Rücken und den Kiefer für die drei Versuchsgruppen dar.

Es zeigte sich, daß die subjektiv erlebte Anspannung des Rückens bei den Bewegungsaufgaben in den beiden Patientengruppen im Vergleich zur gesunden Kontrollgruppe erhöht war. Sie stieg in der CWSS-Gruppe nach der Rückenbewegung signifikant an und blieb bis zur Post-Baseline hoch (Interaktion Gruppe x Zeit, Kontrast CWSS versus andere: ($F(2,56) = 3.45$, $p < .05$). Die subjektiv wahrgenommene Kieferanspannung war dagegen in der TMSS-Gruppe besonders hoch, stieg aber nach der Kieferbewegung nur wenig an, während die Werte der Kontrollgruppen hier stärker als die Werte der Spannung am Rücken anstiegen (Interaktion Gruppe x Zeit, Kontrast TMSS versus andere: $F(2,56) = 2.31$, $p = .11$).

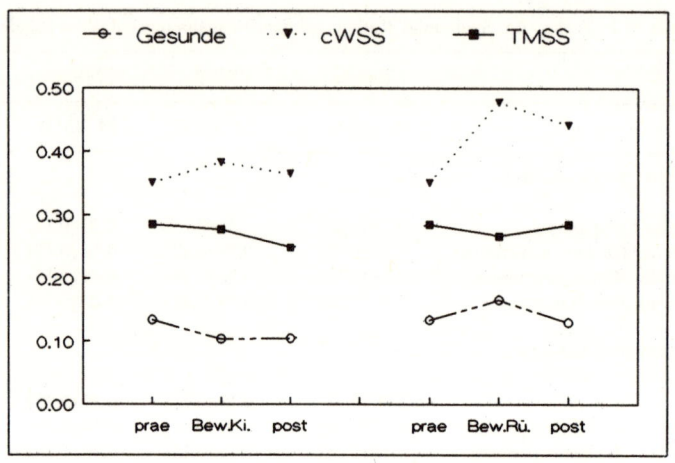

Abb. 11-7. Spannung des Rückens bei den Bewegungsaufgaben (Bew= Bewegung)

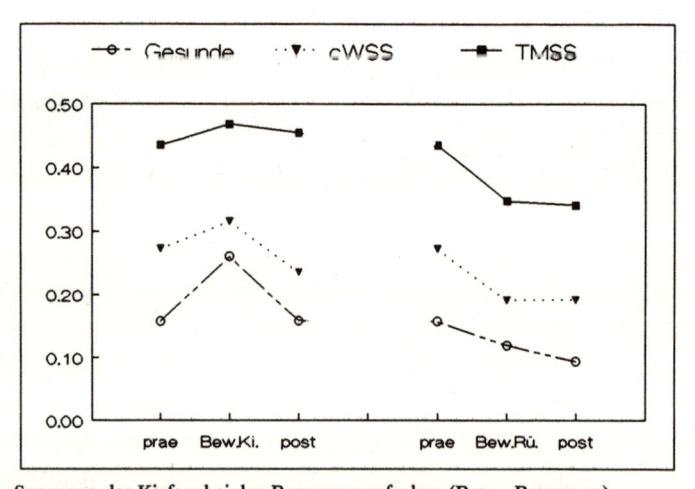

Abb. 11-8. Spannung des Kiefers bei den Bewegungsaufgaben (Bew= Bewegung)

Ein vergleichbares Bild zeigte sich auch bei der subjektiv erlebten Belastung durch die Aufgabe: die CWSS-Gruppe erlebte die Rückenbewegung als besonders belastend, die TMSS-Gruppe die Kieferbewegung vergleichsweise als weit weniger unangenehm (s. Abb. 11-9). Dieser visuelle Eindruck bestätigte sich durch die ANOVA-Ergebnisse. Bei der Kieferbewegung waren der Gruppeneffekt ($F(2,57) = 4.52$, $p < .05$) und der Zeiteffekt ($F(2,56) = 6.33$, $p < .01$), jedoch nicht die Interaktion ($F(2,56) = .26$, $p = .77$) signifikant. Bei der Rückenbewegung war der F-Wert für die Gruppen (F(2,56)= 8.24, p< .01), die Zeit F(2,56)= 7.85, p< .01) und die Interaktion (F(2,56)= 9.48, p< .001) signifikant. Die Bewegungsaufgabe wirkte sich demnach subjektiv am stärksten in der CWSS-Gruppe aus.

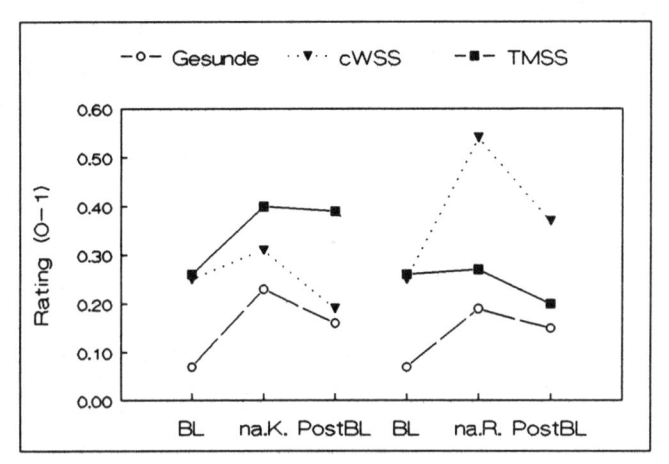

Abb. 11-9. Belastung durch die Bewegungsaufgabe in den drei Gruppen (K= Kieferbewegung; R= Rückenbewegung; Bl= Baseline)

11.3. Zusammenhang den psychophysiologischen und medizinischen Daten

In **Hypothese 9** hatten wir angenommen, daß es keine Unterschiede der psychophysiologischen Streßreagibilität, der EMG-Diskrimination und EMG-Kontrolle, des antizipatorischen Angst- und EMG-Anstiegs sowie dem Schmerzempfinden bei den Bewegungsaufgaben bei Patienten mit und ohne somatischen Befund geben sollte.

Um diese Hypothese zu prüfen, wurden zunächst die für die medizinische Befunderhebung relevanten Parameter des zahnmedizinischen und orthopädischen Befundbogens zusammengestellt. In den **zahnmedizinischen somatischen Gesamtscore** gingen folgende Werte ein: (1) Schmerzempfindlichkeit, Verspannung, Myogelosen und Hypertrophie der Kaumuskulatur (bilateraler M. Masseter, Temporalis, Venter posterior M. digastrici, Pterygoideus lateralis und medialis und Splenius capitis); (2) Palpation der Kiefergelenke (seitlich und dorsal, Knacken); (3) Röntgenbefund (Gelenkspalt, Gelenkkopf); (4) Mundöffnung; (5) Gelenkgeräusche und (6) Okklusion und Artikulation. Die Auswahl der Werte orientierte sich an Schulte (1981). Für jedes dieser Items des Zahnbefundbogens wurde der Wert 1 für "abnorm", der Wert 0 für "normal" eingesetzt und ein Summenscore für den medizinisch-somatischen Gesamtwert gebildet.

Beim **orthopädischen Befundbogen** wurde analog verfahren. Hier gingen folgende Befunde in den Gesamtwert ein: (1) Haltung; (2) Gang; (3) Schober- bzw. Kinn-Jugulum-Abstand; (4) Seitwärtsneigung; (5) Rotation; (6) Tonus der paravertebralen Muskulatur; (7) Asymmetrie der Muskelentwicklung; (8) Druckempfindlichkeit; (9) Röntgenbefund der Wirbelsäule und (10) die neurologische Untersuchung. Auch hier wurde jeder einzelne Untersuchungsbefund als "normal" (0) oder "abnorm"(1) kodiert und die Summe der Items gebildet. Die beiden Summenscores wurden dann in z-Werte transformiert, um für beide Versuchsgruppen - TMSS- und CWSS-Patienten - eine einheitliche Metrik zu erhalten.

Um den Zusammenhang zwischen dem medizinisch-somatischen Befund und der psychophysiologischen Reagibilität der Patienten zu ermitteln, wurden Korrelationskoeffizienten zwischen den einzelnen physiologischen Maßen und den so gewonnenen Werten berechnet. Es ergaben sich nur zwischen zwei der psychophysiologischen Parameter und dem medizinisch-somatischen Befund signifikante Zusammenhänge. So reagierten CWSS-Patienten mit deutlicherem somatischen Befund mit einem ausgeprägteren paraspinalen EMG-Anstieg in der Streßsituation ($r = .57$, $p < .05$), TMSS-Patienten mit ausgeprägtem medizinischen Befund jedoch mit geringerem paraspinalen EMG-Anstieg ($r = -.69$, $p = .05$).

Die in der Literatur oft geäußerte Annahme einer ausgeprägteren symptomspezifischen psychophysiologischen Reagibilität bei Patienten **ohne** somatischen Befund ließ sich mit den hier vorliegenden Daten nicht bestätigen. So reagierten CWSS-Patienten mit ausgeprägtem somatischen Befund psychophysiologisch **stärker** als Patienten ohne ausgeprägten somatischen Befund. Bei den TMSS-Patienten fand sich zwar der häufig postulierte Zusammenhang, jedoch nicht im relevanten Muskel. Weitere Zusammenhänge zwischen somatischen Befund und psychophysiologischer Reagibilität ließen sich nicht finden.

Hypothese 8 muß somit dahingehend modifiziert werden, daß zumindest bei CWSS-Patienten ein deutlicher somatischer Befund mit einer höheren Streßreagibilität einhergeht. Bei beiden Patientengruppen fand sich ein negativer Zusammenhang zwischen der Ausprägung des somatischen Befundes und der Höhe der beim Versuch angegebenen STAI-S-Werte ($r = -.34$, $p < .05$).

Während die psychophysiologische Reagibilität bei CWSS-Patienten mit somatischem Befund höher war, fand sich in beiden Patientengruppen bei Patienten mit geringem somatischen Befund eine höhere subjektive Belastung in der experimentellen Situation. Die hier ermittelten rein korrelativen Zusammenhänge sollten in einer späteren Studie experimentell geprüft werden.

11.4. Zusammenfassung und Diskussion

Aus den Daten dieser Studie ergaben sich deutliche Hinweise auf eine muskuläre Problematik bei Patienten mit TMSS und CWSS und zwar unabhängig vom Ausmaß des somatischen Befundes. Es zeigten sich signifikante EMG-Reaktionen bei Streßvorstellungen, die sich im Vergleich zu Gesunden als höherer Anstieg und bei den CWSS-Patienten auch als langsamere Rückkehr zum Ruhewert des betroffenen Muskels darstellen. Die EMG-Diskrimination war bei beiden Patientengruppen beeinträchtigt, jedoch nicht auf den relevanten Muskel beschränkt. Dieses Ergebnis wurde unseres Wissens bislang in der Literatur noch nicht berichtet und sollte durch weitere Untersuchungen erhärtet werden. Patienten und Gesunde waren nicht in der Lage, auf Anweisung Entspannung in einem spezifischen Muskel herbeizuführen. Hier konnte bei den Patienten kein stärkeres Defizit als bei den Gesunden beobachtet werden. Auch der EMG-Anstieg bei der Erwartung einer schmerzhaften Bewegungsaufgabe differenzierte nicht zwischen den Gruppen, obwohl die deutlichen STAI-Anstiege in den Patientengruppen darauf hinweisen, daß die Antizipation der Bewegungsaufgabe für die Patienten angstauslösend war. Die Bewegungsaufgabe führte auch, wie vorhergesagt, zu mehr Schmerz bei den Patientengruppen, jedoch war ein signifikanter Schmerzanstieg bei der relevanten Bewegungsaufgabe nur in der CWSS Gruppe zu verzeichnen. Die Hypothese der stärkeren subjektiven Streßbelastung der Patienten ließ sich voll bestätigen.

Insgesamt fanden sich wenig Zusammenhänge zwischen psychophysiologischen und subjektiven Parametern. Diese Tatsache läßt auf eine relative Unabhängigkeit der psychophysiologischen und verbal-subjektiven Ebene schließen und macht eine Messung auf beiden Ebenen (zusätzlich zum somatischen Befund und der Verhaltensbeobachtung) notwendig. Interessant ist auch der geringe Zusammenhang zwischen somatischem Befund und psychophysiologischen Parametern. In der Literatur (vgl. Dolce & Raczynski, 1985) wurden immer wieder psychophysiologische Mechanismen vor allem bei Abwesenheit eines somatischen Befundes als pathogenetisch relevant betrachtet. Die Ergebnisse unserer Studie stützen diese Hypothese nicht.

12. Exkurs: Entwicklung und Überprüfung von Instrumenten zur klinischen Schmerzdiagnostik

In diesem Abschnitt werden die für die in Kapitel 13 dargestellte Therapiestudie notwendigen Vorarbeiten berichtet. Zum Zeitpunkt des Beginns der hier beschriebenen Studien (1986) gab es im deutschen Sprachraum nur eine sehr begrenzte Anzahl von Verfahren der psychologischen bzw. psychophysiologischen Schmerzdiagnostik mit zumeist unbekannter Reliabilität und Validität. Es war deshalb notwendig, eine Reihe von Verfahren aus dem Englischen zu übersetzen und für deutsche Verhältnisse zu adaptieren bzw. neu zu entwickeln.

12.1. Beschreibung des Vorgehens

Klinische Schmerzdiagnostik umfaßt die Messung der Schmerzerfahrung, des Schmerzverhaltens und der Auswirkungen von Schmerz auf der subjektiv-psychologischen, der motorisch-verhaltensbezogenen sowie der physiologisch-organischen Ebene. In Kapitel 6 wurden gängige theoretische Konzepte zur Schmerzdiagnostik, diagnostische Instrumente, die die erwähnten Ebenen erfassen, sowie das Vorgehen der psychophysiologischen Schmerzambulanz dargestellt. Hier soll die Instrumentenauswahl sowie -entwicklung beschrieben und begründet werden.

Zunächst wurde eine Übersicht erstellt, welche Instrumente zur Schmerzdiagnostik im deutschen Sprachraum vorhanden waren. Mit Ausnahme von Skalen zur Erfassung der Depressivität, allgemeinen Schmerzanamnesebögen sowie Schmerztagebüchern (vgl. Seemann & Zimmermann, 1984) waren keine genügend validierten Instrumente verfügbar. Es wurden deshalb eine Reihe von Instrumenten (a) aus dem Englischen übersetzt und für den deutschen Sprachraum adaptiert oder (b) ganz neu entwickelt und auf ihre Anwendbarkeit überprüft. Wir werden für jede der Diagnoseebenen getrennt darstellen, welche vorhandenen Instrumente verwendet wurden und welche neu entwickelt werden mußten.

12.2. Diagnostik der medizinisch-somatischen Ebene

12.2.1. Orthopädischer Befundbogen

Eine adäquate medizinische Befunderhebung ist ein wesentlicher Bestandteil interdisziplinär orientierter Schmerzdiagnostik. Im Rahmen dieser Untersuchung war es wichtig, einen standardisierten Befundbogen zu entwickeln, der wichtige Information im medizinisch-somatischen Bereich lieferte und gleichzeitig nicht viel

Zeit erforderte, die im Poliklinikbereich knapp bemessen ist. Als Grundlage diente dabei der von unseren Kooperationspartnern an der University of Pittsburgh entwickelte Befundbogen (Rudy, Turk & Brena, 1988). Da der Bogen nur bei CWSS-Patienten eingesetzt werden sollte, wurden Items, die für CWSS-Patienten nicht relevant waren, weggelassen. Zusätzlich wurden im deutschen Sprachraum bei der orthopädischen Befunderhebung gebräuchliche Maße (Schobermaß, Kinn-Jugulum-Abstand, seitliche Flexion, Rotation) mitaufgenommen.

Folgende Items wurden in der endgültigen Fassung verwendet:
1. Haltung (normal/abnorm)
2. Gang (normal/abnorm)
3. Schober-Abstand lumbal (> = 4 cm normal, < 4 cm abnorm)
4. Schober-Abstand thoracal (> = 4.5 cm normal, < 4.5 cm abnorm)
5. Kinn-Jugulum Abstand bei maximaler Flexion (0 cm = normal, > 0 cm = abnorm)
6. Seitwärtsbewegung rechts (normal/abnorm)
7. Seitwärtsbewegung links (normal/abnorm)
8. Rotation rechts (normal/abnorm)
9. Rotation links (normal/abnorm)
10. Tonus der paravertebralen Muskulatur (normal/abnorm)
11. Asymmetrie der Muskelentwicklung (vorhanden = abnorm, nicht vorhanden = normal)
12. Druckempfindlichkeit (vorhanden = abnorm, nicht vorhanden = normal)
13. Röntgenbefund (Abstufung von 4 = keine bzw. minimale degenerative Veränderung bis 4 = starke degenerative Veränderung; 1 = normal, 2-4 = abnorm)
14. Neurologische Untersuchung (normal/abnorm)

Die einzelnen Items wurden mit 0 oder 1 kodiert, die Punktwerte zu einem ungewichteten Gesamtscore zusammengefaßt.

Der Bogen wurde in 10 Fällen von zwei Ärzten ausgefüllt. Die Berechnung der Interrater-Reliabiliät, die mittels der Kappa-Statistik erfolgte (Cicetti & Heavens, 1981), ergab eine zufriedenstellende Reliabiliät von .63.

12.2.2. Zahnmedizinischer Befundbogen

Der zahnmedizinische Befundbogen wurde von der Abteilung für Zahnärztliche Chirurgie und Paradontologie (Leitung: Prof. Dr. W. Schulte) des Zentrums für Zahn-, Mund- und Kieferheilkunde übernommen. Er wurde dort in einer Reihe von zahnärztlichen Untersuchungen der Myoarthopathie eingesetzt und auf seine

Zuverlässigkeit geprüft. Der Bogen erfaßt in insgesamt 56 Items wesentliche Charakteristika von Kiefergelenk-Myoarthopathien. So wird der Schmerzort, die Schmerzintensität und die Schmerzqualität erfragt, ebenso das Auftreten von Gelenkgeräuschen, Parafunktionen, streßhaften Lebensereignissen und eventuell den Schmerz verursachender Gewohnheiten.

Die zahnärztliche Untersuchung beinhaltet eine ausführliche Befunderhebung der Kaumuskulatur, des Kiefergelenks, eine radiologische Untersuchung des Kiefergelenks, einen Zahnbefund sowie eine Untersuchung der Artikulation und Okklusion sowie der Mundöffnung und Deviationen (vgl. Schulte, 1981; 1988).

12.3. Diagnostik verbal-subjektiver Schmerzaspekte

12.3.1. Schmerztagebuch

Zur Erfassung der Schmerzverteilung über den Tag wurde eine modifizierte Fassung des von vielen Autoren (z.B. Flor et al., 1983; Philips, 1977; Seemann & Zimmermann, 1984) beschriebenen **Schmerztagebuchs** (s. Anhang 15.7.) verwendet. Da die Patienten das Tagebuch über einen Zeitraum von 4 Monaten führen sollten, wurde die Anzahl der Schmerzeinstufungen von einem stündlichen auf ein viermaliges Rating pro Tag verkürzt. Dabei wurde der Anregung von Price (1987) folgend zwischen der Intensität und der Unerträglichkeit des Schmerzes unterschieden. Des weiteren wurden die allgemeine Beeinträchtigung, die körperliche Aktivität, die Bewegung des betroffenen Muskels, die Medikation, streßhafte Ereignisse und die Stimmung der Patienten (mittels eines Polaritätsprofils) erfaßt. Es wurden zumeist visuelle Analogskalen verwendet, zusätzlich aber zu Vergleichszwecken für die Schmerzintensität und die Unerträglichkeit der Schmerzen auch eine 7-stufige Ratingskala beigefügt[1]. Als weiteres Maß der Schmerzintensität und der Schmerzauswirkung diente der West Haven-Yale Multidimensionale Schmerzfragebogen (Kerns et al., 1985), der für diese Studie übersetzt und psychometrisch überprüft wurde.

---

[1] Diese Daten wurden von einem der Projektmitarbeiter, Dr. K. Schweizer, wissenschaftlich weiterbearbeitet. Einige der Modifikationen des Tagebuchs (z.B. Polaritätsprofile) sind darin begründet.

12.3.2. Entwicklung einer deutschen Version des West Haven-Yale Multidimensionalen Schmerzfragebogens (MPI-D)

Der in PAIN beschriebene Bogen von Kerns et al. (1985, s. 6.3.) basiert auf einem kognitiv-verhaltenstherapeutischen Konzept des chronischen Schmerzes (s. Kap. 3) und wurde in Kapitel 6 (s. S. 127) bereits beschrieben.

Unsere Absicht war die Erstellung einer deutschen Version des Fragebogens, die Untersuchung der Reliabilität und Validität der deutschen Fassung sowie die Überprüfung der Anwendbarkeit bei deutschen Schmerzpatienten (s. Anhang 15.1. zur endgültigen Fassung der deutschen Version des West Haven-Yale Multidimensionalen Fragebogens, WHYMPI). Die hier kurz zusammengefaßten Daten wurden ausführlich in der Arbeit von Flor et al. (1990e) berichtet.

Versuchspersonen. An der Untersuchung nahmen 185 Patienten teil, die an chronischen Schmerzen litten und von ihren Haus- oder Fachärzten zur Behandlung an eine Schmerzambulanz überwiesen worden waren oder sich aufgrund von Zeitungsberichten selbst gemeldet hatten. Sechzig Prozent dieser Patienten hatten chronische Lendenwirbelsäulensyndrome, die übrigen klagten über unterschiedliche rheumatische Beschwerden und Gesichtsschmerzen. Das Durchschnittsalter der Patienten war 42 Jahre, und die durchschnittliche Schmerzdauer betrug 8 Jahre. Zehn Prozent der Patienten hatten bereits schmerzbezogene Operationen hinter sich und etwa die Hälfte nahm Analgetika ein. Mit Ausnahme von 5 Personen waren alle Patienten im Beruf oder im Haushalt tätig. Im Unterschied zu der von Kerns et al. (1985) beschriebenen Stichprobe war der größere Teil der Patienten weiblich (60%), weniger Patienten waren invalide, und weniger Patienten hatten operative Eingriffe hinter sich. In anderer Hinsicht (Alter, Schmerzdauer, Quelle der Überweisung) waren die Patientenstichproben vergleichbar.

Meßinstrumente. Zur Validierung des WHYMPI wurde eine Reihe von Fragebögen herangezogen.

(1) Deutsche Fassung des West Haven-Yale Multidimensionalen Schmerzfragebogen (MPI-D). Der WHYMPI wurde an der Abteilung Klinische und Physiologische Psychologie der Universität Tübingen übersetzt und von mehreren Mitarbeitern des Instituts auf Verständlichkeit und Übersetzungstreue hin überprüft.

(2) Fragebogen zur Erfassung schmerzbezogener Selbstinstruktionen (FSS) und Fragebogen zur Erfassung schmerzbezogener Kontrollüberzeugungen (FSK). Diese Bögen dienen der Messung schmerzbezogener Kognitionen bei chronischen Schmerzpatienten (Flor & Turk, 1988). Der FSS besteht aus den Unterskalen "negative" und "bewältigende Selbstinstruktionen", der FSK aus den Unterskalen

"Hilflosigkeit" und "Resourcefulness" bezüglich des Schmerzes. Eine nähere Besprechung des Instruments findet sich in Abschnitt 12.3.3.

(3) **Beck-Depressionsfragebogen (BDI).** Der BDI ist ein häufig gebrauchter Fragebogen zur Erfassung depressiver Verstimmungen mit guter Validität und Reliabilität und ist auch im deutschen Sprachraum weit verbreitet (Beck et al., 1981; Röhrle, 1988).

(4) **Kurzer Fragebogen zur Erfassung von Belastungen (KFB).** Der KFB wurde im Rahmen des Projekts Schmerzbewältigung an der Universität Tübingen als kurzes Instrument zur Erfassung von Alltagsstressoren entwickelt und erfragt in 16 Items Belastungen im Arbeits- und familiären Bereich sowie Fähigkeiten zur Streßbewältigung und das Ausmaß der sozialen Unterstützung. Er korreliert signifikant (r = .47, N = 125) mit der Daily-Hassles-Skala (Kanner et al. 1981), enthält aber keine krankheitsbezogenen Items wie diese. Dieser Bogen wird in Abschnitt 12.4.2. genau erläutert.

(5) **Schmerztagebuch.** Im Schmerztagebuch gaben die Patienten täglich viermal (morgens, mittags, abends, nachts) auf visuellen Analogskalen sowie numerischen Ratingskalen Schmerzintensität, Unerträglichkeit der Schmerzen, Beeinträchtigung durch die Schmerzen sowie ihr allgemeines Aktivitätsniveau an (s. 12.3.1.). Die vier letztgenannten Bögen wurden zur Überprüfung der Validität des MPI verwendet.

Verfahren. Der MPI-D wurde den 185 Patienten im Rahmen einer umfassenden diagnostischen Untersuchung vorgelegt. Die faktorielle Validität des Bogens wurde zunächst durch konfirmatorische Faktorenanalysen untersucht, in die die polychorischen Iteminterkorrelationen eingingen. Dabei wurde eine "weighted least squares"-Faktorenanalyse unter Verwendung eines kongenerischen Modells und in einem zweiten Schritt das Tau-Äquivalent Modell verwendet. Als Software dienten PRELIS 1.8 und LISREL 7.12 (Jöreskog & Sörbaum, 1987). Wenn sich eine Skala als nicht unidimensional herausstellte, wurden Items mit geringen Faktorladungen aus der Skala herausgenommen. Ergab die konfirmatorische Faktorenanalyse dann noch keine befriedigende Lösung, wurden explorative Faktorenanalysen mit obliquer Varimax-Rotation berechnet. Die Konstruktvalidität wurde mittels Korrelationen der Fragebogenskalen mit verwandten Skalen bestimmt, die einer Untergruppe von 145 Patienten vorgelegt worden waren.

Faktorenstruktur Teil 1: Es wurde angestrebt, die Skalenkonfiguration der englischen Version auch im Deutschen zu erhalten. Eine zunächst über alle Items des ersten Teils hinweg durchgeführte konfirmatorische Faktorenanalyse erzielte bezüglich der Anpassungsgüte (goodness of fit index) ein sehr gutes Ergebnis (.956), aber auch ein hochsignifikantes chi^2 (p< .005), was auf eine nicht ganz befriedigende Lösung hinwies. Diese Diskrepanz ist vermutlich durch die vergleichsweise kleine Anzahl an Probanden zu erklären. Die Faktorenladungen waren eindeutig den 5 Skalen Schmerzstärke, Beeinträchtigung, affektive Verstimmung, Lebenskontrolle und soziale Unterstützung zuzuordnen (s. Flor et al., 1990e).

Teil 2: Reaktion von Bezugspersonen. Auch hier ergab die konfirmatorische Faktorenanalyse über alle Items hinweg eine gute Anpassung, aber ein signifikantes chi^2. Eine explorative Faktorenanalyse bestätigte weitgehend die 3-Faktoren-Lösung der amerikanischen Version mit den Unterskalen Bestrafende Reaktionen, Zuwendende Reaktion und Ablenkende Reaktion.

Teil 3: Aktivitäten. Hier ergaben sowohl die konfirmatorische Faktorenanalyse als auch die Analyse der Skalenhomogenität einer an der amerikanischen Version modellierten Skalenzusammensetzung keine zufriedenstellenden Ergebnisse. Es wurde deshalb eine neue explorative Faktorenanalyse gerechnet, die eine gute 3-Faktorenlösung mit insgesamt 18 Items ergab. Die drei Faktoren lassen sich als "soziale und Freizeitaktivitäten", "Aktivitäten außerhalb des Wohnbereichs" und "haushaltsbezogene Aktivitäten" charakterisieren.

Die neue Fassung des MPI-D enthält folglich 22 Items in Teil 1, 11 Items in Teil 2 und 18 Items in Teil 3, die sich auf 11 Unterskalen verteilen. Aus den Aktivitätsskalen läßt sich die Gesamtaktivität als 12. Skala ermitteln.

Daten zur Reliabilität. Für den MPI-D wurde die interne Konsistenz mittels Cronbach's Alpha-Koeffizient sowie die Stabilität mittels eines Test-Retest Korrelationskoeffizienten berechnet.

Die interne Konsistenz der Skalen kann für die Teile 1 und 2 als sehr gut, für den 3. Teil als zufriedenstellend bezeichnet werden. Der Alpha-Koeffizient für die Skalen in Teil 1 des MPI-D lag zwischen zwischen .71 und .94, für die Subskalen des zweiten Teils zwischen .75 und .93 und schließlich zwischen .63 und .82 für die Skalen von Teil 3 (s. Flor et al., 1990e).

Die Stabilität wurde durch Korrelationen der bei der ersten Diagnostiksitzung sowie der ersten Therapiesitzung erhobenen Werte ermittelt und kann als akzeptabel eingestuft werden (Wertebereich der Test-Retest-Korrelationskoeffizienten: Teil 1: .59 - .78; Teil 2: .70-.89; Teil 3: .73-.93; s. Flor et al., 1990e).

Daten zur Konstruktvalidität. Im ersten Teil des MIP-D ergab sich für die Skala "Schmerzstärke" eine Korrelation von .61 mit der Schmerzstärke des Tagebuchs, ebenso korrelierte die Beeinträchtigungsskala .48 mit der des Tagebuchs. Die affektive Verstimmung korrelierte .58 mit dem Beck Depressionsfragebogen. Für die Lebenskontrolle ergaben sich signifikante negative Korrelationen mit den im FSS und FSK erfaßten negativen Selbstinstruktionen und Hilflosigkeit sowie eine positive Korrelation mit der im Belastungsfragebogen gemessenen Unfähigkeit zur Problemlösung. Die Skala "Erlebte Unterstützung" korrelierte -.56 mit dem Ausmaß an Partnerkonflikten im Belastungsfragebogen.

Im zweiten Teil ergaben sich hochsignifikant positive Korrelationen der bestrafenden und hochsignifikante negative Korrelationen der zuwendenden und ablenkenden Reaktionen mit der Skala Partnerkonflikte des Belastungfragebogens.

Im dritten Teil ergaben sich Korrelationen in der erwarteten Richtung zwischen der Aktivität der Patienten und dem beobachteten Schmerzverhalten, die jedoch nicht signifikant wurden. Mit Ausnahme der Aktivitätenliste kann die Konstruktvalidität der Skalen als sehr gut bezeichnet werden.

Daten zur Vergleichbarkeit mit der US-amerikanischen Version. Um die Vergleichbarkeit mit der amerikanischen Version zu untersuchen, wurden zwei Vorgehensweisen gewählt. Zunächst wurden die Korrelationskoeffizienten der deutschen und US-amerikanischen Version einander gegenübergestellt. Die Interkorrelationen sind in hohem Maße vergleichbar.

Weiterhin wurden die Mittelwerte der deutschen und amerikanischen Skalenwerte verglichen. Es zeigte sich, daß die Skalenprofile einen vergleichbaren Verlauf aufweisen, die Daten der deutschen Stichprobe jedoch in Richtung "weniger Beeinträchtigung" abweichen (s. Flor et al., 1990e).

Daten zur Änderungssensitivität des MPI-D liegen noch nicht vor, lassen sich aber den in Kapitel 13 dargestellten Daten der Therapiestudie entnehmen.

Zusammenfassung und Diskussion. Der MPI-D enthält in drei Teilen insgesamt 51 Items. Er besitzt eine eindeutige Faktorenstruktur mit stabilen und intern konsistenten Faktoren. Die deutschen Skalen stimmen korrelativ gut mit den amerikanischen überein. Bei Mittelwertsvergleichen der beiden Versionen zeigen sich jedoch Unterschiede in der Höhe der Skalenwerte, deren Ursache noch zu untersuchen ist. Die Differenz könnte durch eine Verschiedenheit der Stichproben hinsichtlich der Schwere der Erkrankung begründet sein, oder sie könnte Ausdruck soziokultureller Unterschiede sein.

Die Validitätsprüfung zeigte überwiegend gute bis hochsignifikante Übereinstimmung der MPI-D-Skalen mit anderen theoretisch relevanten Erhebungsinstrumenten. Weniger befriedigend fielen die Korrelationen der Aktivitätsskalen mit dem Außenmaß "Summe der Verhaltensbeobachtung" aus. Dies dürfte auf unterschiedliche situative Bedingungen zurückzuführen sein: eine Beobachtung standardisierter Bewegungsabläufe im Laborsetting erscheint wenig vergleichbar mit Alltagsaktivitäten. Weitere Untersuchungen der Validität (insbesondere der Aktivitätsskalen) sowie der Stabilität der MPI-D Unterskalen sind erforderlich. Diese ersten Ergebnisse deuten jedoch auf eine gute Anwendbarkeit des MPI-D in Forschung und Klinik hin.

12.3.3. Entwicklung von Fragebögen zur Erfassung schmerzbezogener Kognitionen

Einführung. Sowohl die soziale Lerntheorie wie auch kognitiv-behaviorale Ansätze betonen die wichtige Rolle von Kognitionen als Mediatoren zwischen situativen Stimuli und emotionalen und behavioralen Reaktionen. Dabei interessiert besonders das Konstrukt der persönlichen Kontrollüberzeugung, geht doch der kognitiv-behaviorale Ansatz davon aus, daß die Überzeugung der Kontrollierbarkeit die Folgen aversiver Stimulation (die bei schmerzhaften chronischen Erkrankungen in hohem Maß auftritt) reduzieren kann. Dies ist durch eine Reihe von Laborbefunden bei akuten Schmerzreizen belegt (s. Turk et al., 1983).

Zur Operationalisierung des Konstrukts der Kontrollierbarkeit wurden zunächst zwei Skalen verwendet, nämlich die Locus of Control Skala (Rotter, 1966) und die Hoffnungslosigkeitsskala (Beck & Weissman, 1974). Rotter's I-E Skala erfaßt die generalisierte Erwartung bezüglich der Kontingenz von Ereignissen und eigenem Verhalten mit den beiden Ausprägungen "internale" und "externale" Kontrollüberzeugung. Die HS-Skala mißt ein System negativer Erwartungen bezüglich der eigenen Person und der Zukunft, die vor allem durch Kontrollverlust und Unvorhersagbarkeit gekennzeichnet sind.

In Vorstudien stellten wir bereits fest, daß der Zusammenhang von Schmerzstärke, Behinderung durch den Schmerz und den durch die oben genannten Skalen erfaßten Kognitionen eher gering ausfiel (s. Flor, 1987). Dies ist vermutlich auf die zu geringe Spezifität der Kontrollierbarkeitserwartung in den verwendeten Fragebogen zurückzuführen. Wie aus der Einstellungsmessung bekannt ist (Fishbein & Ajzen, 1975), läßt sich Verhalten in Situationen umso besser vorhersagen, je situationsspezifischer die Einstellung erfragt wird. Deshalb wurde zusätzlich der Multidimensionale Health Locus of Control Fragebogen (Wallston et al., 1978) verwendet, der gesundheitsspezifische Kontrollüberzeugungen erfaßt. Auch bei diesem Bogen fand sich aber nur ein leicht erhöhter Zusammenhang zwischen den Kognitionen und den diversen Schmerzmaßen. Darüberhinaus erwies sich die Skala als nicht stabil und ergab in vergleichbaren Untergruppen von Patienten sehr unterschiedliche Korrelationen, so daß ihre Validität fraglich ist (vgl. Flor & Turk, 1988).

Um den Zusammenhang von Schmerz und Kognition genauer zu erfassen, wurden deshalb zwei Skalen entwickelt, die (a) aufbauend auf den Annahmen kognitiv-verhaltenstherapeutischer Schmerzbewältigungstrainings "hinderliche" (d.h. Bewältigungsversuche hindernde) und "förderliche" (d.h. Bewältigungsversuche fördernde) schmerzbezogene Selbstinstruktionen erfassen sollten und die (b) aufbauend auf Erkenntnissen der kognitiven Psychologie schmerzbezogene, den Selbstinstruktionen zugrundeliegende, kognitive Schemata bei diesen Patienten messen sollten. Dabei sollte insbesondere der Aspekt der Kontrollierbarkeit und Vorhersagbarkeit erfaßt werden. Wir gingen dabei von der Annahme aus, daß die aus Sicht der kognitiven Verhaltenstherapie und im Schmerzbewältigungstraining wichtigen Selbstinstruktionen nur dann verhaltensrelevant werden, wenn sie einem entsprechenden kognitiven Schema entstammen.

Methoden. Aus Patienteninterviews und Expertenratings wurden ein Fragebogen zur Erfassung schmerzbezogener Selbstinstruktionen (FSS) mit 35 Items und ein Fragebogen zur Erfassung schmerzbezogener Kontrollüberzeugungen (FSK) mit 21 Items zusammengestellt. Diese Fragebögen wurden einer heterogenen Gruppe von 120 Patienten, die an schmerzhaften chronischen Erkrankungen litten, im Rahmen einer umfassenden Schmerzdiagnostik vorgelegt. Die Patienten waren zu 60% weiblich, im Durchschnitt 49 Jahre alt und litten durchschnittlich seit 10.5 Jahren an chronischen Schmerzen. Am häufigsten waren Patienten mit chronischen Rückenschmerzen vertreten, gefolgt von Patienten mit rheumatischen Erkrankungen, Kopfschmerzpatienten und Patienten mit Kiefergelenkschmerzen.

Zur Überprüfung der Validität erhielt eine Untergruppe von N = 60 Patienten neben diesen Skalen auch die Pain Experience Scale (Turk & Rudy, 1985), die affektive und kognitive Bewertungen der Schmerzerfahrung erfrägt, die Multidimensional Health Locus of Control Scale, die Hopelessness Scale und die Kontroll-Skala des Multidimensionalen Schmerzfragebogens (Kerns et al., 1985).

Für die Daten aus den beiden Bögen wurden getrennte Faktorenanalysen durchgeführt. Dabei wurde die Hauptachsenmethode, gefolgt von einer orthogonalen Varimax-Rotation und obliquen Promax-Rotation verwendet. Der Scree Test und der Velicer-MAP-Test ergaben für jede Skala 2 Faktoren als optimale Lösung. Um die diskriminative Validität zu sichern, wurden die Items beibehalten, die auf dem jeweiligen Faktor mindestens mit .40 luden und deren zweithöchste Ladung mindestens .15 unter der ersten lag. Zusätzliches Kriterium für die Itemauswahl war die interne Konsistenz der Skalen.

Ergebnisse. Neunundzwanzig Items der Skala 1 und 15 Items der Skala 2 erfüllten diese Kriterien, im Sinne der Ökonomie wurden dann jedoch die Items der Skala 1 auf 18 Items reduziert und dabei die Items ausgewählt, die am höchsten mit dem

Gesamtwert korrelierten (s. Tab. 12-1 und 12-2). Aus diesem Vorgehen ergaben sich 2 Skalen mit je zwei Unterskalen, die in Tabelle 12-1 und 12-2 dargestellt sind. Die Skala zur Erfassung schmerzbezogener Selbstinstruktionen besteht aus einer Unterskala "hinderliche Selbstinstruktionen", die 45% und der Unterskala "förderliche Selbstinstruktionen, die 30% der Gesamtvarianz aufklärt. Die Ladungen der Unterskala 1 liegen alle über .60, die der Unterskala 2 über .50. Die interne Konsistenz ist mit .92 und .88 zufriedenstellend, ebenso die Stabilität (im Abstand von 2 Wochen gemessen) mit .87 und .77. Die Skaleninterkorrelation beträgt -.37, was zeigt, daß beide Unterskalen getrennt verwendet werden sollten.

Tabelle 12-1: Skala zur Erfassung schmerzbezogener Selbstinstruktionen

Faktor 1: "Hemmende Selbstinstruktionen"

aufgeklärte Varianz:	45%
interne Konsistenz:	.92
Stabilität:	.87

Faktorladungen:		Items:
.70	(-.13)	...diese Schmerzen halte ich nicht mehr aus
.66	(-.22)	...ich kann doch nichts ändern
.61	(-.12)	...ich muß jetzt schnell ein Schmerzmittel nehmen
.65	(-.21)	...das hört ja nie mehr auf
.65	(-.32)	...ich bin ein hoffnungsloser Fall
.66	(-.02)	...wann wird es wieder schlimmer
.83	(-.01)	...diese Schmerzen machen mich fertig
.73	(-.20)	...ich kann nicht mehr
.71	(-.14)	...diese Schmerzen machen mich verrückt

Faktor 2: Förderliche Selbstinstruktionen

aufgeklärte Varianz:	30%
interne Konsistenz:	.88
Stabilität:	.77

Faktorladungen:		Items:
.50	(-.05)	...wenn ich ruhig bleibe und mich entspanne, geht es besser
.64	(-.19)	...ich kann selbst etwas tun
.64	(-.10)	...ich muß mich jetzt entspannen
.72	(-.09)	...ich werde schon damit fertig
.63	(-.19)	...es wird bald wieder besser werden
.62	(-.11)	...es gibt schlimmere Dinge als meine Schmerzen
.77	(-.21)	...ich schaffe das schon
.80	(.05)	...Ablenkung hilft am besten
.65	(-.14)	...ich kann mir selbst helfen

Die Skala zur Erfassung schmerzbezogener Kontrollüberzeugungen besteht aus den Unterskalen "Hilflosigkeit" und "aktive Kontrolle", die -.18 korrelieren. Die Unterskala 1 klärt 28% und die Unterskala 2 16% der gemeinsamen Varianz auf. Auch hier liegen die Ladungen über .42, die interne Konsistenz beträgt .83 und .77, die Stabilität .86 und .80. Die faktorielle Validität der Bögen ist zufriedenstellend.

Tabelle 12-2: Skala zur Erfassung schmerzbezogener Kontrollüberzeugungen

Faktor 1: "Überzeugung der Hilflosigkeit"

aufgeklärte Varianz:	28%
interne Konsistenz:	.83
Stabilität:	.86

Faktorladungen:		Items:
.63	(-.07)	...Egal, was ich auch tue, ich kann doch nichts ändern an meinen Schmerzen.
.57	(-.14)	...Wenn ich Schmerzen habe, helfen nur noch Medikamente oder ein Besuch beim Arzt.
.79	(-.21)	...Gegen meine Schmerzen bin ich machtlos.
.43	(.03)	...Schmerzen sind ein Schicksalsschlag, den man erdulden muß.
.84	(-.14)	...Ich glaube nicht, daß ich selbst etwas gegen meine Schmerzen tun kann.
.70	(.23)	...Ich habe es aufgegeben, etwas gegen meine Schmerzen zu unternehmen.
.62	(.11)	...Ich mache mir Sorgen um die Zukunft wegen meiner Schmerzen.

Faktor 2: "Überzeugung der Kontrollierbarkeit"

aufgeklärte Varianz:	16%
interne Konsistenz:	.77
Stabilität:	.80

Faktorladungen:		Items:
.43	(.06)	...Ich kann meine Schmerzen vorhersehen. es gibt Warnsignale.
.47	(.22)	...Psychische Belastungen verschlimmern meine Schmerzen.
.58	(-.43)	...Ich kann meine Schmerzen selbst nicht lindern.
.55	(-.01)	...Ich versuche so oft wie möglich, meine Schmerzen zu vergessen.
.68	(-.07)	...Am besten werde ich mit den Schmerzen fertig, wenn ich versuche, mich abzulenken.
.69	(-.22)	...Ich lasse mich von meinen Schmerzen nicht unterkriegen und kämpfe dagegen an.
.47	(-.09)	...Ich betrachte meine Schmerzen als Herausforderung.
.61	(.04)	...Ich habe gelernt, mit meinen Schmerzen zu leben.

Zur Ermittlung der Konstruktvalidität wurden die Korrelationen der Unterskala der beiden Meßinstrumente mit verwandten Bögen berechnet. Tabelle 12-3 zeigt diese Korrelationen. Alle vier Unterskalen weisen signifikante Korrelationen mit den anderen Skalen in der erwarteten Richtung.

Tabelle 12-3: Korrelationen von FSS und FSK mit verwandten Skalen (N = 60)

	Hemmende Selbstinstr.	Förderliche Selbstinstr.	Hilflosigkeit	Kontrollgefühl
Pain Experience Scale:				
-Worry	.634***	---	.676***	---
-Affect	.635***	---	.688***	---
MHLC:				
-Internal	-.533***	.576***	-.684***	.532***
-Powerful Other	.612***	-.451***	.796***	-.384**
-Chance	.409***	-.348**	.411***	-.460***
Hoffnungslosigkeit:	.408***	---	.525***	---
MPI:				
-Lebenskontrolle	-.616***	.680***	-.645***	.249*

* p< .05; ** p< .01; *** p< .001

Mit Hilfe der Skalen des FSS und FSK wurde dann untersucht, inwieweit sich Schmerzintensität und schmerzbedingte Einschränkungen aus schmerzbezogenen Kognitionen **vorhersagen** lassen. Dies sollte eine Aussage über die kriteriumsbezogene Validität des Bogens erlauben. Der Zusammenhang zwischen diesen Skalen und diversen Schmerzmaßen wurde an zwei separaten Stichproben untersucht, über die im Journal of Behavioral Medicine (Flor & Turk, 1988) berichtet wurde. Zur Kreuzvalidierung der damals gefundenen Ergebnisse wurde die prädiktive Validität des FSS und FSK an einer Stichprobe von N= 90 CWSS- und N= 35 TMSS-Patienten aus der Patientenstichprobe dieses Projektes untersucht.

Bei den multiplen Regressionsanalysen wurden sukzessive die Schmerzmaße als abhängige Variable verwendet und zunächst die summierten medizinischen Befunde, die beiden Unterskalen des FSS sowie die beiden Unterskalen des FSK als unabhängige Variablen eingeführt.

Die Patienten mit chronischen Rückenschmerzen waren im Durchschnitt 49.6 Jahre alt, litten seit 13 Jahren unter ihren Schmerzen und waren zu 89% weiblich. Die TMSS-Patienten waren im Durchschnitt 35 Jahre alt, zu 90% weiblich und litten seit 5 Jahren an chronischen Schmerzen. Die multiplen Regressionsanalysen in diesen Stichproben ergaben, daß sich zwischen 14 und 68% der Varianz in der Schmerzstärke (MPI-Skalen und Tagebuch), in der Behinderung durch den Schmerz (MPI-Skalen) und im Schmerzverhalten (Arztbesuche und Verhaltensbeobachtung) durch die Skalen aufklären lassen.

Tabelle 12-4: Vorhersage von schmerzbezogenen Variablen anhand des medizinischen Befundes und der schmerzbezogenen Kognitionen bei den CWSS-Patienten

Variablen	aufgeklärte Varianz	df	F	p
MPI-Schmerzstärke:				
medizinischer Befund	< 1 %	(3,114)	1.06	.37
kognitive Variablen	42%	(7,108)	13.09	<.001
MPI-Beeinträchtigung:				
medizinischer Befund	4%	(3,114)	2.42	.07
kognitive Variablen	47%	(7,108)	15.59	<.001
TBS-Schmerzverhalten:				
medizinischer Befund	< 1%	(3,58)	.86	.47
kognitive Variablen	16%	(7,52)	2.57	<.05

Wie aus Tabelle 12-4 ersichtlich ist, klären die kognitiven Variablen (hier alle FSS- und FSK-Unterskalen) im Gegensatz zu den medizinischen Variablen (Röntgenbefund, Summe des Orthopädiebogens, Schmerzdauer) einen signifikanten Anteil der Varianz der Schmerzstärke, der Beeinträchtigung durch den Schmerz und des Schmerzverhaltens auf.

Ein vergleichbares Bild ergibt sich für die Vorhersage von schmerzbezogenen Variablen bei den TMSS-Patienten (s. Tab. 12-5). Hier wurde jedoch die Vorhersage des Schmerzverhaltens, das bei den TMSS-Patienten im Durchschnitt weniger ausgeprägt ist als bei den CWSS-Patienten, nicht signifikant. Aufgrund der geringen Anzahl an Patienten in dieser Stichprobe müssen die Ergebnisse für die TMSS-Patienten jedoch mit Vorsicht interpretiert werden.

Die vorliegenden Daten lassen die Schlußfolgerung zu, daß schmerzbezogene Kognitionen, wie sie durch den FSS und den FSK erfaßt werden, sehr eng mit dem Schmerzerleben, bei den CWSS-Patienten auch mit dem Schmerzverhalten, assoziiert sind und wesentlich mehr Varianz bei diesen Variablen aufklären können als der medizinische Befund.

In einem nächsten Schritt wurde schließlich noch untersucht, inwieweit sich die schmerzbezogenen Kognitionen der **Patienten** von denen einer **parallelisierten Gruppe Gesunder unterscheiden**. Dazu wurden ANOVAs mit nachfolgenden Tukey-Tests zwischen den TMSS- und CWSS-Patienten sowie den Gesunden für die Unterskalen des FSS und des FSK berechnet. Abbildung 12-1 zeigt die Werte der drei Gruppen für die förderlichen und hinderlichen Selbstinstruktionen.

Die ANOVA ergab einen hochsignifikanten F-Wert für die hinderlichen, Hilflosigkeit ausdrückenden Selbstinstruktionen ($F(2,178) = 17.11$, $p < .001$) und der Tukey-Test ergab signifikante Unterschiede zwischen TMSS-Patienten und Gesunden ($p < .001$) sowie zwischen CWSS-Patienten und Gesunden ($p < .001$).

Bei den förderlichen, aktive Bewältigung ausdrückenden Selbstinstruktionen zeigte sich dieser Unterschied nicht (F(2,177)= 1.92, p= .15). Dieser Befund wurde auch schon von anderen Autoren berichtet (s. Kendall et al., 1979). Ein vergleichbares Ergebnis zeigte sich bei den schmerzbezogenen Kontrollüberzeugungen. Auch hier unterschieden sich die Gruppen hochsignifikant hinsichtlich der Hilflosigkeit ausdrückenden Kontrollüberzeugungen (F(2,177)= 5.27, p< .01), die sowohl die TMSS-Patienten (p< .01) als auch die CWSS-Patienten (p< .05) signifikant von den Gesunden trennen (s. Abb. 12-2). Ähnlich wie im Falle der förderlichen Selbstinstruktionen unterschieden sich Patienten und Gesunde nicht signifikant hinsichtlich der Überzeugung der Kontrollierbarkeit (F(2,177)= .87, p= .41).

Tabelle 12-5: Vorhersage von schmerzbezogenen Variablen anhand des medizinischen Befundes und der schmerzbezogenen Kognitionen bei den TMSS-Patienten

Variablen	aufgeklärte Varianz	df	F	p
MPI-Schmerzstärke:				
medizinischer Befund	< 1%	(4,23)	.71	.60
kognitive Variablen	64%	(8,19)	6.92	<.001
MPI-Beeinträchtigung:				
medizinischer Befund	16%	(4,23)	2.28	.09
kognitive Variablen	47%	(8,19)	4.02	<.01
TBS-Schmerzverhalten:				
medizinischer Befund	< 1%	(4,14)	.47	.7
kognitive Variablen	14%	(8,19)	1.36	.32

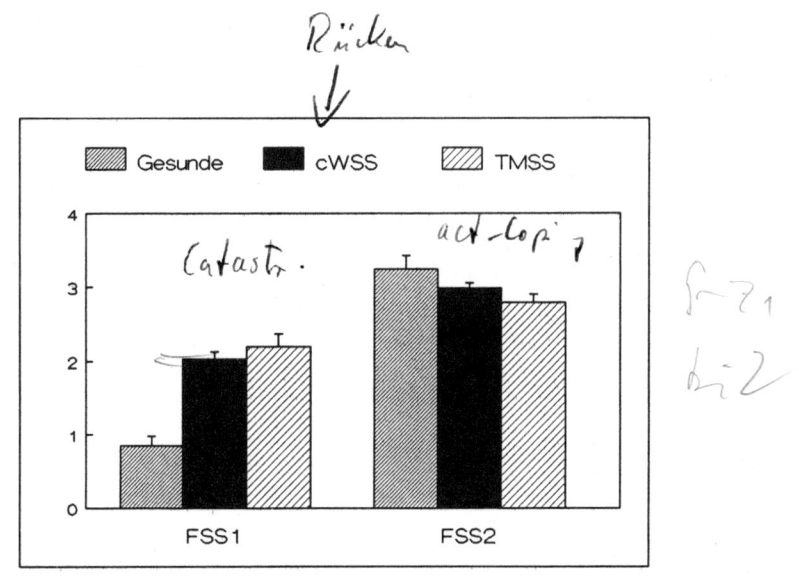

Abb. 12-1. Mittelwerte der hinderlichen (FSS 1) und förderlichen (FSS 2) Selbstinstruktionen der drei Versuchsgruppen

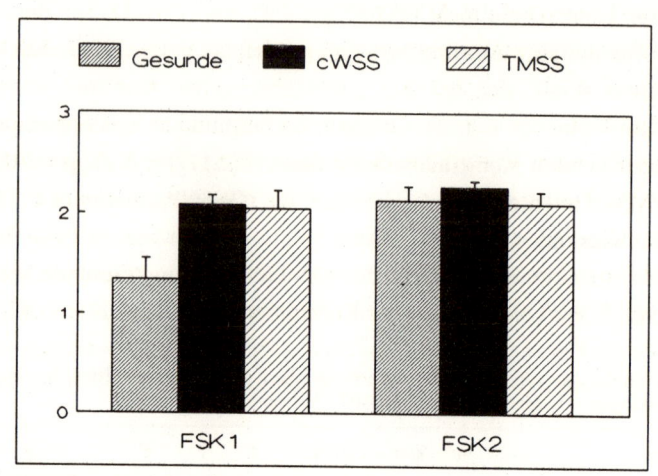

Abb. 12-2. Mittelwerte der Kontrollüberzeugungen "Hilflosigkeit" (FSK 1) und "Kontrollierbarkeit" (FSK 2) für die drei Versuchsgruppen

Zusammenfassend läßt sich feststellen, daß sich mit Hilfe des Fragebogens zur Erfassung schmerzbezogener Selbstinstruktionen und des Fragebogens zur Erfassung schmerzbezogener Kontrollüberzeugungen schmerzrelevante Kognitionen reliabel und valide erfassen lassen. Dabei sind Schmerzpatienten vor allem durch Kognitionen der Hilflosigkeit gekennzeichnet, während das Ausmaß aktiv bewältigender Kognitionen Patienten und Gesunde nicht voneinander trennt. Diese schmerzbezogenen Kognitionen stehen in engem Zusammenhang zum Schmerzerleben und Schmerzverhalten der Patienten. Weitere Untersuchungen zur Reliabilität und Validität wurden inzwischen durchgeführt (Flor, Behle & Birbaumer, 1991).

12.3.4. Sonstige Instrumente zur Erfassung subjektiv-verbaler Schmerzdimensionen

Zur Erfassung der Krankengeschichte sowie der Analyse der Schmerzauswirkungen diente ein **Schmerzinterview**, das auf Vorschlägen von Fordyce (1976) und Turk et al. (1986) basierte. Das Interview findet sich im Anhang, Abschnitt 15.6. Es umfaßt die folgenden Bereiche:

(1) Schmerzbeschreibung (Art, Dauer, Häufigkeit etc.)
(2) Bewältigungsversuche, Einflüsse auf Schmerz, Arztbesuche, Medikamentenanamnese, Schmerzmodelle
(3) Allgemeines Befinden (Stimmung, Schlaflosigkeit, körperliche Beschwerden)

(4) Auswirkung auf Familie, Freunde, Freizeit
(5) Auswirkungen auf das Arbeitsleben
(6) Geschichte bisheriger psychologischer und psychiatrischer Behandlungen, Frage nach Abhängigkeiten

Das Interview diente vor allem für klinische Zwecke und half, den therapeutischen Kontakt zu etablieren. Es wurde in dieser Studie nur begrenzt ausgewertet.

Zusätzlich wurden der Beck-Depressionsfragebogen (Beck et al., 1981) zur Messung der Depression und die Beschwerdeliste (v. Zerssen, 1976) zur Erfassung somatischer Symptome eingesetzt, die beide auch für den deutschen Sprachraum validiert sind. Die Sicht des Schmerzes und seine Bewertung durch eine wichtige Bezugsperson wurde in einem Bezugspersonenfragebogen (s. Anhang) erfaßt, der parallele Versionen des MPI-D, FSS, FSK und eine Verhaltensbeobachtung enthält.

12.4. Erfassung von Streß und Bewältigung

Wie aus dem im theoretischen Teil formulierten Schmerzmodell ersichtlich ist, gehen wir davon aus, daß das Erleben von alltäglichen Belastungen eine wichtige Rolle bei der Aufrechterhaltung von Schmerz spielt. Es war folglich notwendig, ein Maß für die **Streßbelastung** der Patienten zu finden, das reliabel und valide ist und gleichzeitig keinen zu großen Zeitaufwand für die Patienten bedeutete. Das Ausmaß der Streßerfahrung wurde lange Zeit durch die Erhebung von wichtigen Lebensereignissen gemessen (z.B. Holmes & Rahe, 1967). Das Konzept der "life events" wurde von einer Reihe von Autoren kritisiert, da es einem transaktionalen Streßkonzept (s. Lazarus & Launier, 1978) nicht entspricht, und größere Lebensereignisse außerdem sehr selten auftreten. Stattdessen führten Kanner et al. (1981) ein Maß für alltägliche Streßbelastungen (sowie alltägliche angenehme Erlebnisse), die "Daily Hassles Scale" (bzw. "Daily Uplifts Scala), ein. Dieses Maß wurde auch in dieser Studie verwendet.

12.4.1. Daily-Hassles-Skala

Kanner et al. (1981) konzipierten die "Daily Hassles Scale" als ein Meßinstrument, das "irritierende, frustrierende, belastende Anforderungen und gestörte Beziehungen, die uns tagtäglich plagen," erfaßt (Lazarus & DeLongis, 1983, S.247). Es geht hier um Belastungen wie zu langes Warten, Verkehr, Nachrichten, Einsamkeit. Die ursprüngliche Skala bestand aus Items, die alltägliche Belastungen, sowie Items, die positive Erlebnisse erfassen. Der Proband gibt an, ob das Ereignis aufgetreten ist und wie sehr er davon belastet wurde. Wir verzichteten aus theoretischen (da vor allem die Streßbelastung interessierte) und praktischen Gründen (Länge des Bogens) auf die "uplifts" und erfaßten lediglich die "hassles", die im Anhang, Abschnitt 15.4. dargestellt sind. Kanner et al.(1981) sowie eine Reihe weiterer Autoren (s. z.B. Weinberger et al., 1987; Lazarus et al., 1985) berichten eine gute Reliabilität und Validität des Instruments.

Ein Problem der Daily Hassles Scale ist jedoch, daß durch die Einbeziehung der subjektiven Bewertung von Belastungen möglicherweise Personen, die zu psychischen Störungen neigen, alltägliche Erlebnisse eher als belastend erleben und so aufgrund ihrer Störung mehr und höhere "hassles"-Werte erreichen (s. Dohrenwend et al., 1984; Dohrenwend & Shrout, 1985; Reich et al., 1988). Des weiteren meinten Dohrenwend & Shrout (1985), daß die Hassles-Skala Symptome erfaßt, die möglicherweise zu Krankheiten gehören, und eine Reihe gesundheitsbezogener Items enthält, die zu einer Konfusion zwischen Alltagsbelastungen und Krankheitsmerkmalen führen können. Um diese Probleme auszuschalten und überdies ein kürzeres Meßinstrument zur Verfügung zu haben, wurde für diese Studie ein kurzer Fragebogen zur Erfassung von Belastungen (KFB) entwickelt.

12.4.2. Kurzer Fragebogen zur Erfassung von Belastungen (KFB)

Ausgehend von Teilen der Hassles-Skala, die nicht gesundheitsbezogen sind, sowie wichtigen Bereichen, in denen Belastungen auftreten können, wurde eine Skala konstruiert, die in 19 Items die vier Bereiche Belastungen am Arbeitsplatz, in der Familie/Partnerschaft, in sozialen Beziehungen und durch Alltagsprobleme - erfaßt. Der Bogen findet sich im Anhang. Die Probanden geben auf einer 7-Punkte-Skala an, wie sehr die jeweiligen Aussagen auf sie zutreffen. Zur psychometrischen Untersuchung des Bogens wurde die oben genannte Stichprobe von N= 185 Patienten herangezogen. Eine explorative Faktorenanalyse (oblique Varimax-Rotation) ergab eine akzeptable 4-Faktorenlösung, die in Tabelle 12-6 dargestellt ist. Durch die vier Faktoren werden insgesamt 63% der Varianz der Skala aufgeklärt.

Aufgrund mangelnder Trennschärfe wurden die Items 4, 12 und 14 aus der Skala genommen. Die Überprüfung der internen Konsistenz ergab für alle 4 Unterskalen ein zufriedenstellendes Cronbach's Alpha (Partnerschaft: Alpha= .87; Alltagsprobleme: Alpha= .79; Soziale Kontakte: Alpha= .57; Arbeitsbelastung: Alpha= .75). Die Berechnung der Test-Retest-Reliabilität (N= 25) ergab ebenfalls Werte zwischen .68 (Partnerschaft) und .78 (sozialer Bereich). Die Interkorrelation mit der Daily Hassles Scale ergab einen Korrelationskoeffizienten von .47 (N= 177, p< .001). Wie in Kapitel 8 gezeigt wurde, differenziert der Bogen auch zwischen Patienten und Gesunden.

Der Bogen ist somit als kurzes Instrument zur Erfassung von Alltagsbelastungen einsetzbar. Seine psychometrischen Charakteristika bedürfen allerdings noch der weiteren Überprüfung.

Tabelle 12-6: Ergebnis der Faktorenanalyse des Kurzen Fragebogens zur Erfassung von Belastungen (KFB)

	Item	PA	AL	SB	AB
1.	Ich habe viele Freunde	-.18	-.07	.85*	-.01
2.	..bei der Arbeit unter Druck	.04	.22	-.12	.80*
3.	..Familienleben..zufrieden	-.74*	.04	.13	-.26
(4.	Meine Arbeit macht mir Spaß.	-.42	-.35	-.15	-.40)
5.	..mit Partnerschaft zufrieden	-.86*	-.10	.15	-.14
6.	Meine Arbeit belastet mich.	-.01	.17	-.16	.79*
7.	Leichte..kleine Probleme..überwältigend	.14	.82*	-.11	.11
8.	Mit sozialem Kontakt..zufrieden	-.42	.06	.55*	-.22
9.	Ich fühle mich oft unter Druck	.18	.39	.09	.60*
10.	Ich habe oft Streit mit meinem Partner..	.67*	.17	.07	-.16
11.	Ich fühle mich oft einsam.	.48*	.07	-.27	.30
(12.	..mit Arbeit..sehr zufrieden	-.37	-.26	.17	-.39)
13.	Es fällt mir schwer, mit Streß umzugehen.	.06	.75*	-.11	.36
(14.	..mit Leistungen unzufrieden..	.12	.51	.67	.43)
15.	In Familie Auseinandersetzungen	.50*	.37	.12	.02
16	..verstehe mich gut mit Partner	-.83*	-.15	.16	.03
17.	..viele soziale Kontakte..	.01	-.11	.88*	-.10
18.	..schwere Probleme im Alltag..	.06	.84*	-.11	.17
19.	..wie glückliche Partnerschaft	-.85*	-.01	.09	-.08

* beibehaltene Items
( ) entfernte Items

Skala PA:	Partnerschaft
Skala AL:	Alltag
Skala SB:	Sozialer Bereich
Skala AB:	Arbeitsbereich

12.4.3. "Ways of Coping Check List" (WCCL)

Der von Lazarus et al. (1985) entwickelte "Ways of Coping Check List" wurde als Instrument zur Erfassung des Bewältigungsstiles der Schmerzpatienten verwendet. Auf den Einsatz des Streßverarbeitungsbogens (Janke et al., 1984) wurde wegen der Länge des Bogens sowie wegen seiner mangelnden psychometrischen Güte verzichtet. Der WCCL ist als valides und reliables Meßinstrument bekannt (s. Folkman & Lazarus, 1980; Vitaliano et al., 1985). Da die Unterskalen des WCCL in der in Kapitel 8 beschriebenen Studie Patienten und Gesunde nicht voneinander trennten und überdies keine spezifischen Hypothesen über Unterschiede zwischen Patienten und Gesunden vorlagen, wurde auf die Verwendung des Bogens nach dem Abschluß der psychophysiologischen Untersuchung im Rahmen der Therapiestudie verzichtet.

12.5. Erfassung des Schmerzverhaltens

Wie schon in Kapitel 6 dargestellt, ist die Erfassung von Schmerzverhalten ein unverzichtbarer Bestandteil jeder Schmerzdiagnostik. Im Rahmen dieser Studie wurde das Schmerzverhalten der Patienten (a) im Rahmen einer Verhaltensbeobachtung und (b) anhand der Protokollierung im Schmerztagebuch durch die Patienten sowie mittels der entsprechenden Items des Schmerzinterviews erfaßt.

12.5.1. Der Tübinger Bogen zur Erfassung von Schmerzverhalten (TBS)

Zur Beobachtung des Schmerzverhaltens wurde zunächst das von Keefe & Block (1982) entwickelte Beobachtungssystem verwendet, das in Kapitel 6 genauer beschrieben wurde. Das System wurde im Rahmen einer Diplomarbeit (Jäck, 1988) überprüft. Dort zeigte sich, daß das Keefe-Beobachtungssystem auch bei einer deutschen Patientenstichprobe reliabel und valide anzuwenden ist. Das Beobachtungssystem wies jedoch einige Probleme auf: Die Videoauswertung war sehr zeitaufwendig, die Zeitstichproben erforderten einen Beobachter außerhalb der Beobachtungssituation, und die Verhaltensaufgaben zur Provokation des Schmerzverhaltens waren für unsere Patientenstichprobe zu schwach und für die TMSS-Patienten ungeeignet. Es wurde deshalb eine einfachere Verhaltens-Checkliste, der TBS, entwickelt, der problemlos anzuwenden ist, in breiterem Umfang Schmerzverhalten erfaßt, d.h. bei diversen Schmerzproblemen einsetzbar ist und reliabel und valide sein sollte.

Aus der Pain Behavior Checklist (Kerns et al., 1985) wurden zunächst die Items ausgewählt, die direkt beobachtbar sind und durch in einer Pilotphase anhand von Verhaltensbeobachtungen ermittelte Verhaltensweisen ergänzt. Der TBS umfaßte in der Ursprungsversion 12 Items, deren Auftretenshäufigkeit mit 1 = nie, 2 = manchmal und 3 = fast immer (> 90% der Zeit) kodiert wurde. Es handelt sich um folgende Verhaltensweisen:

(1) Humpeln
(2) Stöhnen
(3) Gesicht verziehen
(4) Verkrampfte, starre Haltung
(5) Befühlen der schmerzenden Stelle

(6) Häufiges Wechseln der Haltung
(7) Verlangsamte Bewegung
(8) Klagen über Schmerzen
(9) Verweigern von Aktivität wegen Schmerzen
(10) Weinen
(11) Schonen
(12) Lockern

Der Bogen ist zusammen mit der Definition der Kategorien im Anhang (s. 15.8.) zu finden. Die Rater erhielten vor ihrem Einsatz anhand von Videoaufnahmen ein Training dieser Verhaltensbeobachtung, das erst beendet wurde, wenn die Übereinstimmung der Rater einen Kappa-Koeffizienten von > .90 ergab.

Methoden. Der Bogen wurde bei 120 CWSS-Patienten, 30 TMSS-Patienten und 30 Gesunden auf seine Reliabilität und Validität überprüft. Dabei kam der TBS in einer Interviewsituation und bei einer Funktionsprüfung zur Anwendung. Einer von 4 Therapeuten führte mit dem Patienten ein Erstgespräch und verwendete dabei den in 15.6. beschriebenen Interviewleitfaden. Am Ende des etwa 45-minütigen Gesprächs füllte der Interviewer den TBS für die Gesamtdauer des Kontaktes aus. Im Anschluß an dieses Gespräch fand eine standardisierte Funktionsprüfung statt, in der die Patienten und Versuchspersonen verschiedene, die Rücken- und Kiefermuskulatur bzw. die Gelenke beanspruchende Bewegungen auszuführen hatten, von denen eine Schmerzverstärkung angenommen wurde. Die Aufgaben sind im Anhang 15.9. zu finden. Während der Funktionsprüfung wurde das vom Patienten oder der gesunden Versuchsperson gezeigte Verhalten durch einen Beobachter im TBS kodiert. Zusätzlich wurde die Funktionsprüfung auf Video aufgezeichnet und nach 14 Tagen nochmals von Beobachtern eingestuft, die nicht über die Gruppenzugehörigkeit der Patienten informiert waren.

Die Reliabilität des TBS wurde zunächst anhand der Übereinstimmung der beiden unabhängigen Beobachter berechnet. Dazu wurde die Kappa-Statistik, (Bartko & Carpenter, 1976; Fleiss, 1981) verwendet, die im Gegensatz zu der prozentualen Übereinstimmung die Auftretenswahrscheinlichkeit der entsprechenden Verhaltenskategorien berücksichtigt. Das Kappa wurde nicht nur für die Übereinstimmung der beiden Rater, sonden auch hinsichtlich der Übereinstimmung der in-vivo- und der Video-Beobachtung berechnet. Des weiteren wurde die interne Konsistenz des TBS durch Cronbach's Alpha ermittelt. Die Stabilität des Bogens wurde mittels einer Test-Retest-Korrelation für die Wiederholung der Funktionsprüfung nach einer Woche berechnet. Zur Überprüfung der Validität des TBS wurden die anhand des von Keefe & Block (1982) entwickelten Systems gemachten Verhaltensbeobachtungen herangezogen. Außerdem wurden die Korrelationen mit verbal-subjektiven Schmerzmaßen sowie der Verhaltensbeobachtung im Interview berechnet. Schließlich wurden die Unterschiede des TBS bei Gesunden, CWSS- und TMSS-Patienten mittels einer ANOVA und anschließenden Tukey-Tests verglichen, und die Patienten und die gesunden Versuchspersonen von den Ratern "blind" aufgrund des Verhaltens der jeweiligen Gruppe zugeordnet.

Ergebnisse. Bei der Berechnung des Kappa-Koeffizienten ergab sich für die **Übereinstimmung der Beobachter** bei einer Gruppe von N= 86 ein sehr zufriedenstellendes durchschnittliches Kappa von .91, sowie ein für jede Kategorie hochsignifikanter Kappa-Wert (p< .001)[2]. Die Übereinstimmung der beiden unabhängigen Beobachter ist in Tabelle 12-7 dargestellt[2].

Für die **Übereinstimmung der Videobeobachtung und der direkten Beobachtung** wurde ein Gesamtkappa von .91 berechnet (N= 41), was auf eine exzellente Übereinstimmung von Video- und direkter Beobachtung hinweist.

Die **interne Konsistenz** des TBS wurde im Rahmen dieser Studie bei 120 Patienten sowohl für das Interview als auch für die Funktionsprüfung ermittelt und ergab für das Interview einen Alpha-Koeffizienten von .81. Bei der Funktionsprüfung lag der Koeffizient bei .74, wenn das 12. Item (Lockern) einbezogen wurde, und bei .76 unter Ausschluß des Items 12, das nur wenig mit dem Gesamtwert korrelierte. Auch Item 6 (wechselnde Haltung) korrelierte nur gering mit dem Gesamtwert, was aber mit der geringen Auftretenswahrscheinlichkeit dieser Kategorie bei der Funktionsprüfung zu tun haben dürfte. Da dieses Item im Rahmen des Interviews gut mit dem Gesamtwert korrelierte, wurde es beibehalten und der Bogen folglich auf 11 Items verkürzt. Zur Berechnung der **Stabilität** des TBS lag nur die im Abstand von einer Woche wiederholte Funktionsprüfung vor. Hier ergab sich eine Test-Retest-Korrelation von .91 (N= 7, p< .01). Dieser Wert ist jedoch noch bei einer größeren Stichprobe zu erhärten.

Zur Bestimmung der **Validität** wurden die Probanden den drei Gruppen von einem über die Gruppenzuordnung uninformierten Beobachter aufgrund der TBS-Kategorien zugeordnet (vgl. Heimerdinger, 1988). Von den CWSS-Patienten wurden 76%, von den TMSS-Patienten 87% und von den Gesunden 92% richtig zugeordnet. Dies liegt weit über der erwarteten korrekten Zuordnung von einem Drittel der Probanden (chi^2 (4)= 32.02, p< .001).

Im nächsten Schritt wurden die Gruppenmittelwerte der TBS-Kategorien in einer Gruppe von 30 genau nach Alter und Geschlecht parallelisierten CWSS- und TMSS-Patienten sowie Gesunden miteinander verglichen. Der resultierende F-

---

[2] Frau Dipl.-Psych. Karin Heimerdinger und Frau Dipl.-Psych. Eva Jäck haben bei der Durchführung der Verhaltensbeobachtung sowie der Berechnung der Übereinstimmungsreliabilität im Rahmen ihrer Diplomarbeit einen wesentlichen Beitrag zu den hier berichteten Daten erbracht.

Wert (F(2,27)= 5.47, p< .01) war ebenso wie die Tukey-Tests für den Vergleich der Patienten mit den Gesunden signifikant.

Tabelle 12-7: Übereinstimmung der beiden unabhängigen Beobachter (N= 86)

Kategorie	Kappa-Wert	z-Wert	p
Humpeln	1.00	11.77	<.001
Stöhnen	.96	10.61	<.001
Gesicht verziehen	.92	10.21	<.001
Starre Haltung	.88	11.19	<.001
Befühlen	.98	9.05	<.001
Wechseln der Haltung	.71	8.90	<.001
Verlangsamung	.89	10.77	<.001
Klagen	.94	10.83	<.001
Verweigern	1.00	9.27	<.001
Weinen	---nicht aufgetreten---		<.001
Schonen	.92	11.27	<.001
Lockern	.82	7.60	<.001

Bei den Korrelationen mit den MPI-D-Skalen ergab sich in dieser Stichprobe bei den Schmerzpatienten ein signifikanter Zusammenhang des TBS-Gesamtwerts und der Schmerzstärke (r= .37, N= 120, p< .001), der Beeinträchtigung durch den Schmerz (r= .43, N= 120, p < .001) und der Zuwendung bei gezeigtem Schmerzverhalten (r= .35, N= 120, p< .001). Lediglich für das Aktivitätsniveau der Patienten ergab sich nicht der erwartete signifikante negative Zusammenhang (r= -.02, N= 120, p> .10). Jedoch erfaßt die Aktivitätsliste des MPI-D eher Sozialverhalten, Freizeitverhalten, Arbeit im Haus und um das Haus als äußerliches in Mimik und Gestik beobachtbares Schmerzverhalten.

Die **TBS-Daten aus dem Interview und der Verhaltensbeobachtung** korrelierten in dieser Stichprobe ebenfalls hochsignifikant (r= .47, N= 100, p< .001). Schließlich wurde noch der **Zusammenhang der TBS-Daten mit** den Werten der nach dem **Keefe-System** vorgenommenen Verhaltensbeobachtung verglichen (vgl. Heimerdinger, 1988; Jäck, 1988). Hier ergab sich eine hochsignifikante Korrelation von .87 (N= 80, p< .001).

Zusammenfassend läßt sich feststellen, daß die ersten Daten zur Reliabilität und Validität des TBS vielversprechend sind und für eine weitere Arbeit mit dem sehr einfach zu handhabenden Bogen ermutigen. Über die Änderungssensitivität des Bogens wird in Kapitel 13 im Rahmen der Therapiestudie berichtet.

12.5.2. Sonstige Maße

Weitere, allerdings subjektive Maße des Schmerzverhaltens der Patienten wurden anhand des Schmerztagebuchs sowie des Interview erhoben.

Inanspruchnahme der Gesundheitsversorgung. Im Eingangsinterview wurde die Anzahl der schmerzbezogenen Arztbesuche in den vorangegangenen 3 bzw. 12 Monaten erfragt. Diese Befragung wurde im katamnestischen Nachinterview wiederholt. Die Inanspruchnahme der Gesundheitsversorgung ist ein vor allem im Rahmen von operanten Schmerzprogrammen häufig gebrauchtes Maß für das Schmerzverhalten.

Aktivitäten im Tagebuch. Im Schmerztagebuch wurde mittels einer visuellen Analogskala die mittlere körperliche Aktivität sowie die Häufigkeit, mit der der schmerzende Körperteil bewegt wurde, eingestuft.

Medikamenteneinnahme. Im Schmerztagebuch wurde in 3 Spalten die Art und Anzahl der eingenommenen Medikamente sowie die Tageszeit der Einnahme angegeben. Bei der Auswertung wurde die Art der Medikamente (Analgetika, Antidepressiva) kodiert und die Menge des Medikaments, die pro Woche eingenommen wurde, als Wert für die Medikamenteneinnahme verwendet.

MPI-Aktivität. Schließlich wurde die Aktivität der Patienten im Alltag noch mittels des in Abschnitt 12.3.2 beschriebenen dritten Teils des MPI-D (Aktivitätenliste) erfaßt.

12.6. Psychophysiologische Maße

Die in Kapitel 5 vorgenommene Literaturauswertung sowie die in den Kapitel 8-11 berichteten Ergebnisse der psychophysiologischen Studie weisen auf die Notwendigkeit einer psychophysiologischen Diagnostik bei Patienten mit chronischen Schmerzen der Skelettmuskulatur hin. Aus den dort dargestellten Befunden wird deutlich, daß die Oberflächen-EMGs am Schmerzort wichtige schmerzbezogene psychophysiologische Parameter sind.

12.6.1. Baselinewerte

Als erster Kennwert wurde für die hier behandelten Patienten das integrierte Oberflächen-EMG am Schmerzort (M. Masseter oder M. Erector spinae) während einer Ruhephase ausgewählt. Dieser Wert wurde in einer 2-minütigen Baseline im Anschluß an eine 12-minütige Adaptationsphase erhoben. Um die Baselinewerte von verschiedenen Muskeln vergleichen zu können, wurden die Maße in z-Werte transformiert.

12.6.2. Streßreagibilität

In Kapitel 8 wurde berichtet, daß sich die Streßreagibilität am betroffenen Muskel bei Patienten und Gesunden signifikant unterscheidet. Diese Streßreagibiliät, ausgedrückt als standardisierte Differenz zwischen einer einminütigen Prä-Baseline und einer einminütigen Streßvorstellung, wird deshalb als weiterer, die Patienten charakterisierender Parameter verwendet.

12.6.3. Wahrnehmung von Spannung

Wie in Kapitel 8 ausgeführt, weisen Patienten mit chronischen Schmerzsyndromen Defizite bei der EMG-Diskrimination auf. Diese schlechtere Diskriminationsleistung betrifft den relevanten wie auch den irrelevanten Muskel. Die EMG-Diskrimination am relevanten Muskel wurde in der in Kapitel 8 beschriebenen Form eines Rangkorrelationskoeffizienten als drittes psychophysiologisches Charakteristikum der Patienten verwendet. Zur Reliabilität und Validität von EMG-Messungen bei chronischen Schmerzpatienten liegen eine Reihe von positiven Befunden vor (vgl. Arena, Follick, Council, & Laser-Walston, 1986; Flor & Turk, 1989b).

12.7. Empirische Gruppierung der gesamten Patientenstichprobe

12.7.1. Theoretischer Hintergrund

Wie bereits in Kapitel 6 beschrieben, ist es Aufgabe der Diagnostik, die Symptome der Erkrankung auf den oben genannten Ebenen genau zu beschreiben und die die Erkrankung beeinflussenden Bedingungen zu ermitteln. Ebenso sind Variablen, die den Symptomen vorausgehen oder ihnen nachfolgen, zu erfassen und in einem Bedingungsmodell darzustellen. Aus früheren Untersuchungen sowie den in den vorangegangenen Kapiteln dargestellten Ergebnissen haben sich die folgenden Diagnostikinstrumente als besonders verläßlich herausgestellt:

1. Subjektiv-psychologische Ebene:
- Multidimensionaler Schmerzfragebogen (MPI-D)
- Fragebogen zur Erfassung schmerzbezogener Kognitionen (FSS)
- Kurzer Fragebogen zur Erfassung von Belastungen (KFB)

2. Motorisch-verhaltensmäßige Ebene:
- Beobachtung des Schmerzverhaltens

3. *Physiologisch-organische Ebene:*
- Medizinischer Befund
- Analyse des Oberflächen-EMGs mit den Parametern Baseline, Streßreagibilität, EMG-Diskrimination

Turk und Rudy (1987b,c) haben das Verfahren der Clusteranalyse verwendet, um Patientengruppen mit unterschiedlichen MPI-Profilen zu ermitteln. Sie fanden in einer großen Stichprobe heterogener Schmerzpatienten drei Patientencluster. Diese Cluster, die als "gute Bewältiger", "Patienten mit Problemen im interpersonellen Bereich" und "beeinträchtigte Patienten" beschrieben wurden, konnten auch in einer zweiten Stichprobe repliziert werden (s. Rudy et al., 1989). Diese Cluster unterscheiden sich vor allem in den Skalen Schmerzstärke, Beeinträchtigung, soziale Unterstützung und Lebenskontrolle.

12.7.2. Methodisches Vorgehen

Analog dem Vorgehen von Turk & Rudy (1987b,c) und Rudy et al. (1989) wurde versucht, mittels der oben genannten Meßinstrumente die Patienten dieser Untersuchung in möglichst homogene und maximal verschiedene Subgruppen mit charakteristischen Merkmalsausprägungen zu trennen.

In die Analyse wurden alle 205 in der Schmerzambulanz untersuchten Patienten einbezogen. Die Patienten waren im Durchschnitt 42.37 (SD= 10.18) Jahre alt, zu 62% weiblich und litten seit 9.15 (SD= 8.25) Jahren an chronischen Schmerzen. Von den 205 Patienten 59% gaben den Lendenwirbelsäulenbereich und 27% den Halswirbelsäulenbereich als primären Schmerzort an. Vierzehn Prozent klagten über Kiefergelenkschmerzen. Diesen Patienten wurden im Rahmen einer umfassenden Schmerzdiagnostik alle oben genannten Meßinstrumente vorgelegt. Für die Clusteranalyse wurden neben dem MPI-D zusätzlich 7 weitere Variablen ausgewählt, die für die drei Diagnoseebenen relevant waren und Patienten und Gesunde gut trennten: die EMG-Baseline, die Streßreagibilität und EMG-Diskrimination am Schmerzort; die Summe der Verhaltensbeobachtung während des Interviews; die Summe des Kurzen Fragebogens zur Erfassung alltäglicher Belastungen; der medizinische Befund und die schmerzbezogenen negativen Kognitionen des FSS. Alle Variablen wurden mittels einer z-Transformation standardisiert, um eine gemeinsame Metrik zu erhalten. Mit diesen Variablen wurde eine k-means-Clusteranalyse berechnet.

12.7.3. Ergebnisse

Als optimale Gruppenaufteilung erwies sich eine 4-Clusterlösung. Alle hier aufgeführten Meßinstrumente trennten die Gruppen hochsignifikant (s. Tab. 12-8).

Tabelle 12-8: Statistische Kennwerte der Clusteranalyse der 16 Variablen

Variable	df	F	p
MPI:			
Schmerzstärke	3	35.67	< .001
Beeinträchtigung	3	67.25	< .001
Lebenskontrolle	3	27.35	< .001
Affektive Verstimmung	3	25.91	< .001
Unterstützung	3	37.87	< .001
Bestrafende Reaktionen	3	6.14	< .001
Zuwendende Reaktionen	3	34.92	< .001
Ablenkende Reaktionen	3	18.92	< .001
Gesamtaktivität	3	19.76	< .001
Negative Kognitionen (FSS)	3	32.74	< .001
Gesamtstreß (KFB)	3	28.70	< .001
EMG-Diskrimination	3	6.36	< .001
EMG-Baseline	3	12.22	< .001
EMG-Reagibilität bei Streß	3	45.16	< .001
Medizinischer Befund	3	5.45	< .001
Verhaltensbeobachtung	3	33.07	< .001

Die Patienten der vier Cluster lassen sich als "gut angepaßt", "beeinträchtigt", "hoch psychophysiologisch reagibel" und "belastet/ mit wenig Unterstützung" charakterisieren. Die Ausprägungen der Variablen in den einzelnen Clustern sind in Abbildung 12-3 dargestellt. Auf der y-Achse der Abbildung sind die z-Werte der einzelnen Variablen mit einem Mittelwert von 0 und einer Standardabweichung von 1 aufgetragen.

Patienten in **Cluster 1** weisen eine geringe Schmerzstärke, wenig Beeinträchtigung durch den Schmerz und eine geringe affektive Verstimmung auf. Diese Patienten zeichnen sich durch eine überdurchschnittlich gute Lebenskontrolle aus, sind sehr aktiv und verfügen über eine gute EMG-Diskrimination. Sie erleben wenig Belastungen im Alltag, geben wenig negative schmerzbezogene Selbstinstruktionen an, zeigen wenig Schmerzverhalten und weisen einen geringen medizinischen Befund auf. Alle anderen Variablen sind im mittleren Bereich ausgeprägt. Dieser Subgruppe gehören 72 Patienten (35% der Stichprobe) an, die als vergleichsweise **"gut angepaßt"** bezeichnet werden können.

Bei **Cluster 2** fällt die hohe Schmerzintensität sowie die starke Beeinträchtigung durch den Schmerz auf, die mit einem ausgeprägten Schmerzverhalten einhergehen. Bemerkenswert ist weiterhin die hohe soziale Unterstützung sowie die vermehrte Zuwendung und Ablenkung durch die Bezugsperson. Auch die negativen schmerzbezogenen Selbstinstruktionen sind bei dieser Gruppe erhöht, alle anderen Reaktionen sind unauffällig. Dieser sehr **beeinträchtigten** Gruppe mit deutlichen **operanten** Aspekten sind 57 Patienten (28% der Stichprobe) zuzurechnen.

Die **dritte Subgruppe** besteht aus nur 16 Patienten (8% der Stichprobe) und läßt sich durch eine extrem hohe Streßreagibilität sowie hohe EMG-Werte in der Ruhephase charakterisieren. Diese Gruppe klagt auch über viele alltägliche Belastungen und erfährt wenig soziale Unterstützung. Sie erhält eher wenig Zuwendung für Schmerzverhalten und ist unterdurchschnittlich aktiv. Alle anderen Werte liegen im mittleren Bereich. Diese Gruppe kann als **psychophysiologisch reagibel** bezeichnet werden.

Patienten im **vierten Cluster** haben besonders niedrige Werte hinsichtlich der Lebenskontrolle, der sozialen Unterstützung und auch der Zuwendung für Schmerzverhalten. Diese Patienten werden für Schmerzverhalten eher bestraft, sind affektiv verstimmt und erleben viele alltägliche Belastungen. Darüberhinaus sind sie wenig aktiv. Dieser Gruppe, die als **belastet** und **wenig sozial unterstützt** charakterisiert werden kann, sind 62 Patienten zuzurechnen (30% der Stichprobe). Zur weiteren Charakterisierung und Validierung der vier Cluster wurde eine Varianzanalyse berechnet, in die die vier Cluster als unabhängige Variablen eingingen. Als abhängige Variablen wurden Parameter verwendet, die für die Clustertrennung relevant sind, aber nicht in die Clusteranalyse einbezogen worden waren. Es handelte sich dabei um die im Schmerztagebuch erfaßte Schmerzintensität, die Beeinträchtigung und Belastung durch den Schmerz, berufliche Belastungen, das bei der Funktionsprüfung beobachtete Verhalten, die Anzahl der Belastungen der Daily-Hassles-Skala, das Ausmaß an Hilflosigkeitsgefühlen dem Schmerz gegenüber (FSK) und den Gesamtwert des Beck-Depressionsfragebogens. In Tabelle 12-9 sind die Mittelwerte der Cluster für diese Bögen, die Ergebnisse der ANOVAs und der post-hoc Tukey-Tests dargestellt.

Es zeigten sich für alle Variablen signifikante Unterschiede in der erwarteten Richtung. So wies **Cluster 1** bei allen Variablen die niedrigste Ausprägung auf. In **Cluster 2** fanden sich die höchsten Werte für die Beeinträchtigung durch den Schmerz, die Schmerzstärke, die Belastung durch die Krankheit und für das Schmerzverhalten während der Funktionsprüfung. **Cluster 3** war durch die stärkste Ausprägung im Beck-Depressionsfragebogen und die höchste Anzahl von Alltagsbelastungen gekennzeichnet. Ein weiteres von den Clustervariablen unabhängiges EMG-Maß stand nicht zur Verfügung. In **Cluster 4** war die Belastung durch

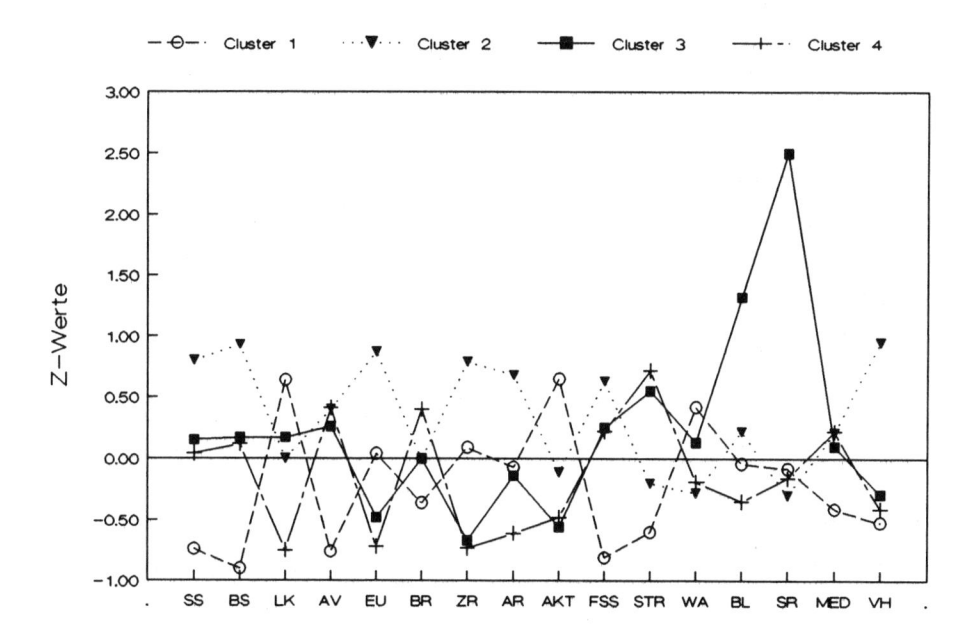

Abb. 12-3 Charakteristika der 4 Patientencluster (N= 205). Verwendete Abkürzungen:
SS = MPI-Schmerzstärke;
BS = MPI-Beeinträchtigung durch Schmerz;
LK = MPI-Lebenskontrolle;
AV = MPI-Affektive Verstimmung;
EU = MPI-Erlebte Unterstützung;
BR = MPI-Bestrafende Reaktionen;
ZR = MPI-Zuwendende Reaktionen;
AR = MPI-Ablenkende Rektionen;
AKT = MPI-Gesamtaktivität;
FSS = FSS-Skala 1:Hinderliche Selbstinstruktionen;
STR = Kurzer Fragebogen zu alltäglichen Belastungen;
WA = EMG-Wahrnehmung am relevanten Muskel;
BL = EMG-Baseline am relevanten Muskel;
SR = Streßreagibilität am relevanten Muskel;
MED = Medizinischer Befund;
VH = Summe der Verhaltensbeobachtung im Interview

Tabelle 12-9: Mittelwerte und Ergebnisse der Varianzanalyse der vier Cluster. Die in der letzten

		Variablen:		
		Cluster 1/ (bewältigend)	Cluster 2/ (beeinträchtigt)	Cluster 3/ (psychophysiologisch)
Schmerzintensität (Schmerztagebuch)	M SD	28.96 (14.07)	**49.02** (15.83)	41.14 (13.10)
Beeinträchtigung (Schmerztagebuch)	M SD	26.05 (15.87)	**54.65** (20.30)	37.86 (13.89)
BDI	M SD	6.93 (4.22)	13.92 (7.38)	**16.96** (8.20)
Anzahl der Hassles	M SD	27.00 (18.13)	37.96 (22.66)	**45.43** (22.75)
Belastung durch Krankheit (Schmerztagebuch)	M SD	18.67 (15.00)	**46.89** (22.44)	30.13 (19.29)
Belastung im Beruf	M SD	31.64 (18.83)	36.73 (18.79)	40.84 (16.78)
Verhalten in der Funktionsprüfung	M SD	12.90 (2.02)	**14.76** (13.55)	13.02 (2.87)
Hilflosigkeitsgefühle	M SD	1.25 (0.70)	**2.74** (1.03)	2.08 (0.85)

den Beruf besonders hoch ebenso wie die Anzahl der Alltagsbelastungen und der Depressionswert des BDI. Die Ergebnisse der ANOVA bestätigten somit die Charakterisierung der Cluster. Im folgenden Teil soll die Relevanz dieser Cluster für den Verlauf und Erfolg psychologischer und medizinischer Schmerztherapie untersucht werden. Die Clusterlösung muß in weiteren Stichproben auf ihre Robustheit überprüft werden. Sollte sie sich bestätigen lassen, könnten daraus auch Indikationen für respondente, operante, kognitiv-verhaltenstherapeutische und nicht-psychologische Interventionen abgeleitet werden.

12.8. Schlußfolgerungen

In diesem Kapitel wurden eine Reihe von Instrumenten zur Schmerzdiagnostik auf ihre Reliabilität und Validität überprüft. Es konnte gezeigt werden, daß sich bei Verwendung von standardisierten **medizinischen Befundbögen** schon bei der somatischen Befunderhebung eine hinreichende Übereinstimmung erzielen läßt.

Spalte angegebenen Zahlen geben die voneinander signifikant verschiedenen Cluster an.

Cluster 4 (belastet)	df	F	p	signifikante Unterschiede
36.68 (16.90)	3,144	13.07	<.001	1, 2; 2, 4
38.54 (17.73)	3,141	19.32	<.001	2 vs. 1, 3, 4
16.44 (10.80)	3,162	15.98	<.001	1 vs. 2, 3, 4
45.08 (22.69)	3,160	7.09	<.001	1 vs. 3, 4
32.87 (17.37)	3,139	17.21	<.001	1 vs. 2,3,4; 2 vs. 1, 3
42.25 (12.05)	3,139	3.14	<.03	1 vs. 4
13.27 (2.58)	3,106	2.75	<.05	1 vs. 2
2.27 (1.27)	3,183	22.85	<.001	1 vs. 2, 3, 4

Die deutsche Version des **West Haven-Yale Multidimensionalen Schmerzfragebogens** hat sich in einer Untersuchung als reliables und valides Instrument zur Erfassung unterschiedlicher Aspekte des chronischen Schmerzes erwiesen. Auch der **Fragebogen zur Erfassung schmerzbezogener Kontrollüberzeugungen (FSK)** und der Fragebogen zur Erfassung schmerzbezogener Selbstinstruktionen **(FSS)** haben sich in der ersten Untersuchung als psychometrisch angemessene Instrumente erwiesen.

Der **Kurze Fragebogen zur Erfassung alltäglicher Belastungen** ist ein einfach zu handhabendes Verfahren zur Messung der Streßbelastung bei Patienten und Gesunden. Das hier vorgeschlagene System zur Verhaltensbeobachtung bei chronischen Schmerzpatienten, der **Tübinger Bogen zur Erfassung von Schmerzverhalten** ist ein intern konsistentes, stabiles und valides Maß. Des weiteren wurden **psychophysiologische Parameter** untersucht, die Patienten und Gesunde gut trennen können. Weitere Untersuchungen mit größeren Stichproben sowie anderen Patientengruppen sind erforderlich, um diese ersten positiven Ergebnisse zu bestätigen.

Für die hier vorgestellten Ergebnisse der Unterteilung der Patienten in Untergruppen mit ähnlichen Merkmalen muß eine Kreuzvalidierung erfolgen, und die prädiktive Validität der Clusterlösungen für die Therapie muß weiter untersucht werden.

13. Therapiestudie: Vergleich von EMG-Biofeedback, kognitiver Verhaltenstherapie und medizinischer Behandlung

13.1. Fragestellung

Aus dem in Kapitel 4 dargestellten psychobiologischen Modell sowie den in Kapiteln 8-11 berichteten empirischen Befunden zur Streßreagibilität ergeben sich bei Patienten mit chronischen Schmerzsyndromen der Skelettmuskulatur als primäre Therapieziele die Reduktion von Muskelverspannungen und der Aufbau besserer Streß- und Schmerzbewältigungsstrategien. Streß- und Spannungsreduktion lassen sich auf unterschiedliche Weise erzielen. Die **traditionelle Behandlung** versucht, den Schmerz-Spannungs-Zirkel durch die Gabe von Analgetika, Muskelrelaxantien, Massagen, Krankengymnastik oder andere physiotherapeutische Maßnahmen zu erreichen. Hier ergibt sich das Problem, daß diese Interventionen zwar kurzfristig wirksam sind, langfristig aber an Wirkung verlieren, weil die Eigenaktivität des Patienten zu wenig betont wird und die Behandlungen meist eher passiven Charakters sind.

Das **EMG-Biofeedback** ist ein Therapieverfahren, das ebenfalls an den Symptomen der Verspannung ansetzt, jedoch die Entspannung primär durch die Aktivierung der Selbstkontrollfertigkeiten des Patienten erzielen möchte. Der Patient soll lernen, Verspannungen selbst wahrzunehmen und diese während der Therapie und insbesondere im Alltag zu vermindern. Zusätzlich wird sein Augenmerk auf Situationen und Tätigkeiten gelenkt, die Verspannungen der Muskulatur bewirken. In diesen Situationen soll der Patient die im Biofeedbacktraining gelernten Entspannungsfertigkeiten einsetzen.

Noch stärker an den Auslösern von Verspannungen in der Umwelt setzt ein **kognitiv-verhaltenstherapeutisch orientiertes Streß- und Schmerzbewältigungstraining** an. Hier wird zwar mit dem Patienten auch Muskelentspannung geübt, jedoch liegt der Schwerpunkt auf dem Erwerb von Strategien zur Streß- und Schmerzbewältigung. Es sollen so psychophysiologische Effekte von aversiven Umweltereignissen oder internen Stimuli schon frühzeitig unterbunden werden und unangemessene Bewältigungsstrategien durch einen adaptiven Bewältigungsstil ersetzt werden. Der Schmerz-Spannungs-Zirkel soll dadurch noch im Entstehen unterbrochen werden.

In dieser Studie wurden CWSS- und TMSS-Patienten (mit und ohne ausgeprägten somatischen Befund) mit (a) EMG-Biofeedback im Sinne eines psychophysiologischen Streßmanagements, (b) einem kognitiv-verhaltenstherapeutisch orientierten Streß- und Schmerzbewältigungstraining oder (c) ausschließlich medizinisch behandelt. Die medizinische Intervention diente als Kontrolle. Auf eine **Warteliste-Kontrollgruppe** wurde verzichtet, da es nicht primär darum gehen sollte, den Effekt psychologischer Intervention im Vergleich zu keiner Intervention zu demonstrieren. Es interessierte vielmehr, ob psychologische Behandlung im Vergleich zu der am besten indizierten medizinischen Behandlung zusätzliche bzw. langanhaltendere Effekte erzielen könnte. Es ist bekannt, daß Patienten mit chronischen Schmerzsyndromen der Skelettmuskulatur besonders therapieresistent sind. Bei Patienten auf einer Warteliste waren deshalb keine Verbesserungen zu erwarten. Dies wurde auch in Studien, die Wartelisten-Kontrollgruppen einsetzten, bestätigt (vgl. Turner, 1982; Turner & Clancy, 1988).

Auf eine **Placebo-Kontrollgruppe** wurde verzichtet, da wir in früheren Studien bei Patienten mit CWSS zeigen konnten, daß EMG-Biofeedback deutliche, über die Placebowirkung hinausreichende Effekte auf den Schmerz hat (vgl. Flor et al., 1983; 1986).

In dieser Studie wurden die folgenden Hypothesen untersucht:

1. Alle psychologisch behandelten Gruppen verbessern sich mehr als die ausschließlich medizinisch behandelte Kontrollgruppe. Diese Hypothese ergab sich aus der Auswahl der Patienten aus einer therapieresistenten Stichprobe und diente primär der Überprüfung der Chronizität.

2. Patienten mit einem ausgeprägten somatischen Befund profitieren von der psychologischen Behandlung ebenso wie Patienten mit einem geringen somati-schen Befund.

3. Patienten, die eine hohe EMG-Reagibilität im relevanten Muskel zeigen und zusätzlich eine schlechte Wahrnehmung und/oder Kontrolle ihrer Muskelspannung aufweisen, profitieren am meisten von EMG-Biofeedback.

4. Patienten, die neben hoher EMG-Reagibilität übermäßig viele Streß-Situationen erleben und über schlechte Streßbewältigungsfertigkeiten verfügen, profitieren mehr von einem kognitiv-verhaltenstherapeutisch orientierten Schmerz- und Streßbewältigungstraining.

5. Schmerzreduktion im Verlauf der Behandlung ist in beiden Trainings positiv korreliert mit Abnahmen der muskulären Hyperaktivität.

6. EMG-Biofeedback zeigt seine Hauptwirkung in der Verbesserung der Wahrnehmung und Kontrolle der Muskelspannung im relevanten Muskel.

7. Das kognitiv-verhaltenstherapeutisch orientiertes Streßbewältigungstraining zeigt seine Haupteffekte in einer generell verbesserten Streß- und Schmerzbewältigung und reduziertem Streßerleben.

13.2. Versuchsplan

Dreißig Patienten mit chronischem TMSS und 90 Patienten mit CWSS wurden nach dem Zufall einem kognitiv-verhaltenstherapeutisch orientierten Streß- und Schmerzbewältigungstraining, EMG-Biofeedback zur Streßbewältigung oder einer medizinischen Behandlung zugewiesen. Erfolgsmessungen wurden nach der Therapie und sechs Monate nach Abschluß der Behandlung vorgenommen. Zusätzlich gab ein Schmerztagebuch ein kontinuierliches Verlaufsprotokoll über die Dauer der Behandlung hinweg. Tabelle 13-1 faßt das experimentelle Design dieser Studie zusammen.

Tabelle 13-1: Versuchsplan

	Patientengruppe	
Behandlungstyp	TMSS	CWSS
EMG-Biofeedback	10	30
Streßbewältigung	10	30
Medizinische Behandlung	10	30

13.2.1. Patienten

An der Studie nahmen Patienten mit chronischen Rückenschmerzen und chronischen Kiefergelenkschmerzen teil, die den folgenden Einschlußkriterien genügten: Alter 18-65 Jahre, Diagnose: HWS-Syndrom, LWS-Syndrom oder Kiefergelenk-Myoarthropathie, keine entzündliche Erkrankung, keine neurologischen Komplikationen, keine zweite schwere Schmerzproblematik, keine psychotische Störung, Schmerzdauer mindestens 4 Monate, keine anstehende Operation oder Heilbehandlung, keine Pflasterallergie, keine Epilepsie, keine schwere kardiovaskuläre Störung, keine primäre Medikamentenabhängigkeit.

Insgesamt meldeten sich in dem die Studie umfassenden Zeitraum von 2,5 Jahren 213 Patienten an, die entweder von ihrem behandelnden Arzt überwiesen wurden oder durch Presseberichte auf die Schmerzambulanz aufmerksam gemacht worden waren. Von diesen 213 Patienten wurden 37 nach der Diagnostik einer tspannungsgruppe zugeteilt, die im Rahmen einer Dissertation untersucht wur- Von den verbleibenden 176 Patienten wurden 16 (9%) ausgeschlossen, da sie Aufnahmekriterien nicht erfüllten und 31 Patienten (18%) nahmen die Behandlung nicht auf. Die restlichen 129 in Frage kommenden Patienten wurden zufällig auf die 3 Behandlungsgruppen verteilt. Im Verlauf der Behandlung wurden 11 Patienten (9%) von der Therapie ausgeschlossen, da sie eine andere Behandlung aufnahmen (N= 4), eine weitere zu behandelnde Erkrankung auftrat (N= 5) oder keine Kooperation (Führen des Tagebuch etc.; N= 2) vorhanden war. Insgesamt brachen 36 Patienten (30%) die Behandlung vorzeitig ab. Die Gründe hierfür waren: Schmerzfreiheit (N= 2), Aufnahme einer anderen Behandlung (N= 2), zu großer Zeitaufwand bzw. zu große Entfernung (N= 13) und unbekannt (N= 19).[1]

Die drei Behandlungsgruppen unterschieden sich nicht signifikant hinsichtlich der Anzahl der ausgeschlossenen Patienten (chi^2(2)= 2.03, p= .36) oder der Anzahl der Therapieabbrecher (chi^2(2)= 1.59, p= .45). So wurden aus der Biofeedbackgruppe 3, aus der kognitiv-verhaltenstherapeutisch behandelten Gruppe 6 und aus der medizinisch betreuten Gruppe 2 Patienten ausgeschlossen. Das Biofeedbacktraining brachen 13 Patienten, die kognitive Verhaltenstherapie 14 und die medizinische Behandlung 9 Patienten ab. Insgesamt wurden 82 Patienten bis zum Therapieabschluß behandelt: 26 Patienten mit EMG Biofeedback (BFB), 26 Patienten mit kognitiver Verhaltenstherapie (KVT) und 30 Patienten ausschließlich medizinisch (MED).

Um gleiche Gruppengrößen sowie die gleiche Proportion von TMSS- und CWSS-Patienten pro Gruppe zu erhalten, wurden vier Patienten der medizinisch behandelten Gruppe nach dem Zufall von der Datenanalyse ausgeschlossen. Es verblieben demnach 78 Patienten in der Studie. Von den 57 CWSS-Patienten befanden sich jeweils 19, und von den 21 TMSS-Patienten jeweils 7 in jeder Behandlungsgruppe. Die demographischen Charakteristika der Patienten sind in Tabelle 13-2 aufgeführt. ANOVAs und chi^2-Tests ergaben keine signifikanten Unterschiede zwischen den Gruppen.

Die 21 TMSS-Patienten erhielten alle die Diagnose "chronische Kiefergelenk-Myoarthropathie", die auf folgenden Kriterien beruhte: Schmerzen im temporomandibulären Bereich, Ausschluß einer entzündlichen Erkrankung sowie allgemeinmedizinischer und zahnärztlicher Erkrankungen als Schmerzursache, Ausschluß eines akuten Traumas, Druckempfindlichkeit und Myogelosen der Kaumuskulatur oder Druckempfindlichkeit des Kiefergelenks. Sechzehn Patienten

---

[1] Die hier berichteten Abbrüche mögen hoch erscheinen, praktisch werden sie aber selten oder nicht in Therapieuntersuchungen dokumentiert. Wir nehmen an, daß es sich hier um die üblichen Abbruchraten handelt (s. Turk & Rudy, 1990).

wurden direkt von der Abteilung für Zahnärztliche Chirurgie und Paradontologie überwiesen, 5 Patienten hatten sich selbst an der Schmerzambulanz angemeldet. Von den 21 TMSS-Patienten wiesen 11 abnorme Röntgenbefunde auf, bei 10 Patienten war der Befund unauffällig.

Die 57 CWSS-Patienten klagten alle über Schmerzen im HWS- und/oder LWS-Bereich, die nicht auf eine zugrundeliegende Erkrankung oder ein akutes Trauma zurückzuführen waren.

Tabelle 13-2: Demographische und krankheitsbezogene Charakteristika der drei Behandlungsgruppen

	Biofeedback (N= 26)	Kognitive VT (N= 26)	Medizinische Behandlung (N= 26)	p
Alter (in Jahren) M (SD)	40.88 (10.01)	42.56 (9.42)	43.85 (9.62)	.54
Geschlecht weiblich N männlich N	16 10	16 10	18 8	.80
Diagnose CWSS N TMSS N	19 7	19 7	19 7	1.00
Schmerzdauer (in Jahren) M (SD) Wertebereich	9.21 (7.58) 0.5-25	10.48 (7.56) 0.5-27	8.52 (7.57) 0.5-32	.66

Die Patienten sollten eine muskuläre oder degenerative Schmerzursache aufweisen. Die Diagnosen der CWSS-Patienten sind in Tabelle 13-3 zusammengefaßt. Es zeigt sich, daß sie meisten Patienten unspezifische Diagnosen wie "Lendenwirbelsäulensyndrom" erhielten. Manche der verwendeten Bezeichnungen überlappen oder bezeichnen identische Pathologien. Sie wurden getrennt aufgeführt, um die unterschiedlichen Eingangsdiagnosen zu charakterisieren.

Von den 57 CWSS-Patienten hatten sich 34 selbst in der Schmerzambulanz angemeldet, 12 waren von niedergelassenen Orthopäden überwiesen und 11 Patienten kamen von der Orthopädischen Klinik der Universität Tübingen. Keiner der TMSS-Patienten war arbeitsunfähig; bei den CWSS-Patienten konnten zwei wegen ihrer Schmerzen ihrem Beruf nicht mehr nachgehen.

Die Medikamenteneinnahme war in beiden Diagnosegruppen gering. Von den 21 TMSS-Patienten nahm 1 Patient regelmäßig Analgetika, 7 verwendeten sie gelegentlich. Ein Patient nahm gelegentlich Tranquilizer und 4 Patienten verwendeten gelegentlich nicht rezeptpflichtige Schmerzmittel (z.B. Aspirin). Narkotika,

zündungshemmende Medikamente oder Muskelrelaxantien wurden von den
MSS-Patienten überhaupt nicht eingenommen. Nur 48% der TMSS-Patienten
ihmen zum Zeitpunkt der Diagnostik Medikamente zur Schmerzreduktion ein.

Tabelle 13-3: Diagnosen der CWSS-Patienten

Halswirbelsäulen- und Lendenwirbelsäulensyndrom	21 %
Lumbago, Lumboischialgie, Dorsolumbalgie	19.5 %
Lendenwirbelsäulensyndrom	18 %
Skoliose, Kyphose	11 %
Halswirbelsäulensyndrom, Cervicalsyndrom	10.5 %
Halswirbelsäulen- Lendenwirbelsäulen-Brustwirbelsäulensyndrom	5 %
Hypomobilität der Wirbelsäule	3.5 %
Sonstige (HWS-BWS-Syndrom, Spondylarthrose, Tendomyose, Spondylose)	11.5 %

Von den 57 CWSS-Patienten nahmen 38 bzw. 67% keine Medikamente ein.
Sieben Patienten gaben an, regelmäßig und 6 gelegentlich, verschreibungspflichtige Analgetika zu verwenden. Ein Patient nahm regelmäßig und 3 Patienten gelegentlich Narkotika, 4 Patienten regelmäßig und ein Patient gelegentlich Tranquilizer oder Antidepressiva. Zwei Patienten nahmen manchmal entzündungshemmende Medikamente und drei Patienten gelegentlich Muskelrelaxantien. Nicht verschreibungspflichtige Schmerzmittel verwendeten, 4 Patienten gelegentlich und ein Patient täglich.

13.2.2 Diagnoseinstrumente

Alle Patienten nahmen an der medizinischen und psychophysiologischen Untersuchung teil, die bereits in den Kapiteln 6 sowie 8-11 beschrieben wurde. In der folgenden Tabelle sind alle für die Therapiestudie verwendeten diagnostischen Meßverfahren zusammengestellt.

Hier sollen nur kurz die Therapieerfolgsmaße und die zusätzlichen Therapiebegleitmaße dargestellt werden, die übrigen Bögen bzw. Messungen wurden bereits in Kapitel 12 beschrieben. Von den standardisierten Diagnoseinstrumenten wurden diejenigen ausgewählt, für die eine Veränderung durch die Therapie erwartet wurde. Als Schmerzmaße wurden die MPI-D Skalen "Schmerzstärke" und "Beeinträchtigung" gewählt, sowie die im Tagebuch erfaßte Schmerzintensität. Als Maß für die affektive Veränderung wurde die MPI-D Skala "Affektive Verstimmung" verwendet. Als allgemeines Maß für die Selbsteffizienz diente die MPI-D Skala "Lebenskontrolle" und als schmerzbezogenes Kontrollmaß der FSS.

Tabelle 13-4: Diagnoseinstrumente der Therapiestudie

1. Medizinische Untersuchung:
    - standardisierter orthopädischer oder zahnmedizinischer Befundbogen

2. Subjektiv-psychologische Schmerzdiagnostik:
    - West Haven-Yale Multidimensionaler Schmerzfragebogen (deutsche Fassung)
    - Fragebogen zur Erfassung schmerzbezogener Kontrollüberzeugungen
    - Fragebogen zur Erfassung schmerzbezogener Selbstinstruktionen
    - Kurzer Fragebogen zu alltäglichen Belastungen
    - Beschwerdeliste
    - Beck-Depressionsfragebogen
    - Schmerztagebuch (Schmerzstärke)

3. Verhaltensbeobachtung
    - Tübinger Bogen zur Erfassung von Schmerzverhalten
    - Medikamentenverbrauch (Schmerztagebuch)
    - Arztbesuche (Interview)

4. Psychophysiologische Untersuchung (EMG, Herzrate, SCL)
    - Adaptation, Baseline
    - neutrale und Streß-Vorstellung
    - Wahrnehmung von Spannung am relevanten Muskel

5. Therapiebegleitmaße
    - Bewertung der Glaubwürdigkeit der Therapie
    - Einstufung des Selbsteffizienzerwartung
    - Einstufung der Patientenmitarbeit durch die Therapeuten
    - Einstufung der Zufriedenheit mit dem Therapeuten durch die Patienten

6. Zusätzliche Therapieerfolgsmaße
    - Einschätzung der Verbesserung durch die Patienten
    - Einschätzung der Verbesserung durch den Therapeuten bzw. Arzt
    - Nachinterview mit Fragen zu Übungen, Inanspruchnahme weiterer Behandlungen

Auf den FSK wurde wegen seiner hohen Korrelation mit dem FSS verzichtet. Als letztes Maß wurden auf der verbal-subjektiven Ebene noch allgemeine somatische Symptome mit der Beschwerdeliste erfaßt. Als Verhaltensmaße wurde die Verhaltensbeobachtung während des Interviews, die im Tagebuch angegebene Medikamentenmenge sowie die Anzahl der schmerzbezogenen Arztbesuche verwendet. Auf der physiologischen Ebene wurden die EMG-Baseline am Schmerzort, die Streßreagibilität und die EMG-Diskrimination als die Parameter ausgewählt, die Patienten und Gesunde am besten trennen.

Zur Einstufung der **Glaubwürdigkeit der Behandlung** wurde der Fragebogen von Borcovec und Nau (1973) verwendet. Dem Bogen wurden ein Item zur Einstufung der Selbsteffizienzerwartung bezüglich der Kontrollierbarkeit der Schmerzen beigefügt (s. Anhang 15.10.).

Die **Mitarbeit der Patienten** wurde am Ende jeder Sitzung durch den Therapeuten anhand von fünf Kriterien (Akzeptanz des psychologischen Modells, Mitarbeit in der Sitzung, Pünktlichkeit, Durchführung der Hausaufgaben, Verständnis der Therapieschritte) eingestuft (s. Anhang 15.11.).

Der **Patient bewertete den Therapeuten** bzw. den Arzt zu Beginn und am Ende der Behandlung hinsichtlich fünf Kriterien: Zufriedenheit, Verständnis, Vertrauen, Kompetenz, Weiterempfehlung (s. Anhang 15.12., 15.13.). Über die standardisierten Erfolgsmaße hinaus wurden der Patient und der Therapeut bzw. der behandelnde Arzt gebeten, den Behandlungserfolg anhand von 6 Abstufungen (verschlechtert, gleich, bis 30% Verbesserung, 30-60% Verbesserung, 60-90% Verbesserung, Schmerzfreiheit) global einzuschätzen (s. Anhang 15.15., 15.16., 15.17.). Zusätzlich wurde in einem Nachinterview erfragt, welche Therapiebestandteile als besonders nützlich erlebt worden waren, welche Übungen noch durchgeführt wurden, welche zusätzlichen Behandlungen (insbesondere im Katamnesezeitraum) unternommen wurden und wieviele schmerzbezogene Arztbesuche in einem Zeitraum von drei Monaten vor und nach der Behandlung stattfanden (s. Anhang 15.14.).

Alle standardisierten Diagnoseinstrumente wurden den Patienten vor der Behandlung, nach der Behandlung und bei der Katamnese, die im Mittel 6,5 Monate nach dem Therapieende stattfand, vorgelegt. Die psychophysiologische Untersuchung wurde zu diesen Zeitpunkten ebenfalls wiederholt. Das Schmerztagebuch wurde ab dem ersten Diagnostiktermin kontinuierlich bis zum Ende der Behandlung und für eine Woche anläßlich der Katamnese geführt. Die Therapiebegleitbögen wurden zu den oben genannten Zeitpunkten ausgefüllt.

Patienten, die nicht mehr an der Katamnese teilnehmen wollten, wurden telefonisch nach ihren derzeitigen Schmerzen, der Beeinträchtigung, der affektiven Verstimmung, der Lebenskontrolle, der erlebten Verbesserung durch die Behandlung sowie neuen Behandlungsversuchen befragt (s. Telefonkatamnese im Anhang 15.18.).

Fünfundfünfzig der 78 behandelten Patienten nahmen an der gesamten Katamnese teil, 15 füllten nur die Fragebögen aus und 5 wurden telefonisch befragt. Von 3 Patienten waren keine Katamnesedaten verfügbar (unbekannt verzogen, im Ausland).

Beim Vergleich der Patienten, die an der gesamten Katamnese teilnahmen, mit den Patienten, die sie verweigerten, zeigte sich, daß wenig gebesserte Patienten signifikant weniger bereit waren, zur Katamnese zu kommen ($p < .05$).

13.2.3. Behandlung

(a) EMG-Biofeedback. Die Patienten erhielten **8 Sitzungen** EMG-Biofeedback vom relevanten Muskel (M.Masseter bei den TMSS-Patienten und M.Erector spinae bzw. M. Trapezius bei den CWSS-Patienten). Nach einer edukativen Phase, in der den Patienten eine vereinfachte Form des Diathese-Streß Modells vorgestellt wurde, sowie einer 5-minütigen Baseline-Phase erhielten die Patienten pro Sitzung 30 Minuten EMG-Biofeedback. Das Training erfolgte zunächst unter Ruhebedingungen, dann wurden in jeder Sitzung relevante Streß-Situationen eingeführt (Vorstellung dieser Situation) wobei gleichzeitig EMG-Reduktion geübt wurde (vgl. Burish & Schwartz, 1980). Die Sitzungen wurden mit einer 5-minütigen Selbstkontrollphase (ohne Biofeedback) beendet. Nach der zweiten Sitzung erhielten die Patienten die Instruktion, zuhause Spannungswahrnehmungs- und Spannungsreduktionsübungen durchzuführen und diese zu protokollieren. Jede Sitzung dauerte 60 Minuten. Ein ausführliches Behandlungsprotokoll befindet sich im Anhang. Tabelle 13-5 zeigt den Ablauf der Sitzungen des EMG-Biofeedback Trainings.

Tabelle 13-5: Kurzprotokoll des Biofeedbacktrainings:

Sitzung 1:
- Erklärung eines psychobiologischen Modells chronischer Kiefergelenks- bzw. Rückenschmerzen, Diskussion der Rolle von Streß, Spannung, Schmerz, Angst, Immobilität und Bewältigung
- Rekonzeptualisierung von Schmerz als eine Art der Streßerfahrung
- Diskussion von Streß und Streßbewältigungsmöglichkeiten
- Erklärung der Biofeedback- und Entspannungsverfahren
- Biofeedback:
    5 Minuten Baseline mit Ableitung vom relevanten Muskel rechts und links
        und einem Kontrollmuskel
    5 Minuten Demonstration des Biofeedbackverfahrens
    10 x 2 Minuten Biofeedback bezogen auf den Baselinewert am relevanten Muskel
    5 Minuten Abschlußbaseline
- Einübung der diaphragmatischen Atmung
- Hausaufgabe: Streßtagebuch mit Aufzeichnung der Anspannung und Übung der vertieften
        Atmung,

Sitzung 2:
- Diskussion der Hausaufgaben
- Diskussion der Streßsituationen und unterschiedlicher Arten, mit Streß umzugehen.
- Biofeedback:
    5 Minuten Baseline
    15 x 2 Minuten Übung mit 4 biofeedbackfreien Phasen.
    5 Minuten Abschlußbaseline
- Hausaufgaben: Entspannungsübungen und deren Protokollierung

Sitzung 3:
- Diskussion der Hausaufgaben
- Biofeedback:
    5 Minuten Baseline
    15 x 2 Minuten Übung mit biofeedbackfreien Phasen und mit Einführung von
        Streßphasen (je zwei)
    5 Minuten Abschlußbaseline
- Hausaufgabe: Über den Tag verteilte Wahrnehmungs- und Kurzentspannungsübungen
        (nach dem Premack-Prinzip),

Tabelle 13-5 (Forts.): Kurzprotokoll des Biofeedbacktrainings:

Sitzung 4:
- Diskussion der Hausaufgaben
- Diskussion unterschiedlicher Verfahren, um Entspannung im relevanten Muskel zu erzielen (dies schließt physische und psychische Verfahren ein)
- Biofeedback:
    5 Minuten Baseline
    15 x 2 Minuten Training mit biofeedbackfreien Phasen und Stressorphasen
        (4 Streß-, 2 Ruhephasen)
    5 Minuten Abschlußbaseline
- Hausaufgaben: Verwendung der Entspannungsfertigkeiten in Streßsituationen,

Sitzung 5:
- Diskussion der Hausaufgaben
- Diskussion unterschiedlicher Entspannungsstrategien in verschiedenen Situationen.
- Biofeedback:
    5 Minuten Baseline
    15 x 2 Minuten Biofeedback am relevanten Muskel mit Streß- und Ruhephasen
        (dies schließt physische Stressoren mit ein)
    5 Minuten Abschlußbaseline
- Hausaufgaben: Übung von Entspannung in Schmerzsituationen,

Sitzung 6:
- Diskussion der Hausaufgaben
- Diskussion der Muskelentspannung als Präventivstrategie
- Biofeedback:
    5 Minuten Baseline
    15 x 2 Minuten Training mit Stressoren und ohne Feedback
    5 Minuten Abschlußbaseline
- Generalisierung und Transfer der Entspannungsübungen.
- Hausaufgaben: Entspannungsübungen in problematischen Situationen und Entspannung als
    präventives Verfahren,

Sitzung 7:
- Diskussion der Hausaufgaben
- Diskussion schwieriger Schmerz- und Streßsituationen und der Anwendung unterschiedlicher Entspannungsstrategien in unterschiedlichen Situationen
- Biofeedback:
    5 Minuten Baseline
    15 x 2 Minuten Biofeedback mit Streßphasen und biofeedbackfreien Phasen
    5 Minuten Abschlußbaseline
- Hausaufgaben: Übung der Entspannung und Streßbewältigung in problematischen Situationen

Sitzung 8:
- Diskussion der Hausaufgaben
- Biofeedback:
    5 Minuten Baseline
    15 x 2 Minuten Biofeedback mit langen Selbstkontroll- und Streßphasen
    5 Minuten Abschlußbaseline
- Übungen zur Rückfallprävention, abschließende Bewertung der Therapie

(b) Streßbewältigungstraining (SBT). In diesem Training, das ebenfalls über **acht Sitzungen** durchgeführt wurde, stand ein kognitiv-verhaltenstherapeutisches Konzept von Streß und Schmerz im Vordergrund. In der edukativen Phase erhielten die Patienten vereinfachte Informationen zum Diathese-Streß Modell chronischer Schmerzen. Schmerz wurde dabei als Streßsituation definiert, auf die sich allgemeine Streßbewältigungsfertigkeiten anwenden lassen. In der Übungsphase erlernten die Patienten eine Reihe von streß- und schmerzreduzierenden Bewältigungsfertigkeiten (z.B. Entspannung, kognitive Umstrukturierung, Aufmerksamkeitsumlenkung, Aktivitätssteigerung, Erhöhung sozialer Kontakte). Die Anwendung dieser Fertigkeiten wurde mittels Rollenspielübungen in der Vorstellung und in vivo eingeübt. In Hausaufgaben lernten die Patienten, streß-und schmerzauslösende Situationen zu identifizieren, ihre Reaktionen darauf zu analysieren und zunehmend alternative Bewältigungsmöglichkeiten einzusetzen. Dies sollte den Patienten im Sinne einer "Streßimpfung" (Meichenbaum, 1975) auf künftige belastende Situationen optimal vorbereiten. Für das Training lag ein Trainingsmanual (s. Tab. 13-6) vor, das wir, um die Akzeptanz des Trainings zu verbessern, ganz auf die individuellen Bedürfnisse des Patienten abstimmten (s. Anhang, Abschnitt 16.).

Tabelle 13-6: Kurzprotokoll des Streßbewältigungstrainings

Sitzung 1:
- Einführung
- Begründung für das Trainingsprogramm
- Diskussion des Zusammenhangs von Streß, Spannung, Schmerz und Bewältigung
- Überblick über die Diagnostikergebnisse
- Begründung für Entspannungsübungen
- Zwerchfellatmung
- Hausaufgaben: Streßtagebuch, Übung der Muskelentspannung

Sitzung 2:
- Diskussion der Hausaufgaben
- Zielformulierung
- Einübung der progressiven Muskelentspannung
- Diskussion unterschiedlicher Arten der Streßerfahrung und Möglichkeiten der Streßbewältigung durch Entspannung
- Hausaufgaben: Streßtagebuch und Entspannungübungen sowie Übungen nach dem Premack-Prinzip

Sitzung 3:
- Diskussion der Hausaufgaben
- Diskussion des Streßtagebuches
- Diskussion unterschiedlicher Methoden mit Streß umzugehen, hier besonders die Rolle von Selbstinstruktionen und aktiven Problemlösestrategien
- Einübung unterschiedlicher Streßbewältigungsstrategien und Entspannungsübungen
- Hausaufgaben: Anwendung kognitiver und verhaltensbetonter Streßbewältigungsstrategien, Entspannungübungen, Veränderung der Selbstgespräche

Sitzung 4:
- Diskussion der Hausaufgaben
- Diskussion der Gate-Control-Theorie sowie Besprechung von Möglichkeiten, das Tor zu öffnen und zu schließen
- Diskussion der Anwendung unterschiedlicher Strategien bei unterschiedlichen Stressoren
- Hausaufgaben: Übung von Möglichkeiten, das Tor zu schließen; Anwendung unterschiedlicher Strategien

Tabelle 13-6 (Forts.): Kurzprotokoll des Streßbewältigungstrainings

Sitzung 5:
- Diskussion der Hausaufgaben
- Prüfung der Zielerreichung
- Konzept des Schmerzes als eine Art von Stressor
- Diskussion und Übung der Entspannung als eine Art der Ablenkung
- Übung anderer Ablenkungsmöglichkeiten, insbesondere von Aktivitäten und Gedanken
- Diskussion des Zusammenhangs zwischen Gedanken, Aktivitäten, Emotionen und Schmerz
- Fortführung des Streßbewältigungstrainings, Liste von Möglichkeiten, das Tor zu öffnen oder zu schließen und Entspannungsübungen
- Hausaufgaben: Weitere Übung der Entspannung, weitere Möglichkeiten mit Schmerz und Streß umzugehen, spezifische Ablenkungsverfahren, Selbstinstruktionstraining

Sitzung 6:
- Diskussion der Hausaufgaben
- Diskussion der Verwendung unterschiedlicher Strategien bei unterschiedlichen Schmerzintensitäten, Einüben der Strategien
- Diskussion von Möglichkeiten, die Schmerzverstärkung zu verhindern
- Diskussion der Rolle von Aktivität und Einbindung von Aktivitätszielen (u.U. einschließlich Reduktion von Aktivitäten bzw. Neuplanung des Tagesablaufes mit)
- Diskussion spezifischer Beispiele dazu; Fortführung des Streßtrainings
- Fortführung des Streßbewältigungstrainings
- Diskussion von Möglichkeiten der Medikamentenreduktion
- Hausaufgaben: Fortsetzung der Entspannung, Aktivitätspläne, Protokollierung von Schmerz- und Streßepisoden und der Reaktion darauf, Medikamentenreduktion

Sitzung 7:
- Diskussion der Hausaufgaben
- Übersicht über die bisher verwendeten Strategien
- Training in unterschiedlichen Schmerz- und Streßbewältigungsstrategien im Sinne des Problemlösetrainings
- Diskussion der Aktivitätsziele
- Weitere Entspannungsverfahren
- Hausaufgaben: Tagebuch der Anwendung der Bewältigungsstrategien, weitere Entspannung, Arbeit an den definierten Therapiezielen

Sitzung 8:
- Diskussion der Hausaufgaben
- Weitere Übung von Problemlöse- und Bewältigungsstrategien
- Konsolidierung der Entspannung
- Diskussion spezifischer Problembereiche
- Diskussion von künftigen Plänen und Zielen
- Besprechung weiterer katamnestischer Untersuchungen und Interventionen
- Rückfallprävention
- Abschließende Bemerkungen

(4) Medizinische Behandlung. Die medizinische Behandlung wurde in dieser Studie mit den behandelnden Ärzten abgesprochen. Jeder Arzt verordnete die ihm relevant erscheinenden Interventionen mit Ausnahme von operativen Eingriffen. Es wurde jedoch genau über die verabreichten Behandlungen Protokoll geführt, die vom Umfang her der psychologischen Behandlung entsprechen sollten. Dabei zeigte sich, daß den CWSS-Patienten generell physikalisch-therapeutische Maßnahmen und Analgetika verschrieben wurden. So erhielten drei Patienten Analgetika, eine Patientin Tranquilizer und zwei Patienten Muskelrelaxantien. Sieben Patienten wurden krankengymnastische Übungen verschrieben, und 11 Patienten erhielten Massagen. An Kneippbehandlungen oder Bädern nahmen 9 Patienten teil, und ein Patient erhielt chiropraktische Manipulationen. Bei zwei Patienten wurden Nervenblockaden durchgeführt und zwei Patienten nahmen an einer 6-wöchigen Heilbehandlung in einem Kurort teil.

Die TMSS-Patienten erhielten eine spezifische an der Tübinger Universitätsklinik entwickelte TMSS-Behandlung, die, je nachdem ob eine Diskoordination oder eine Limitation überwog, variierte. Diese Behandlung bestand bei zwei Patienten aus dem Tragen einer Aufbißschiene, zwei Patienten erhielten eine Zahnspange, bei drei Patienten wurden Zahnkorrekturen durchgeführt und die restlichen Patienten führten Übungen zur Selbstbeobachtung, Selbstmassagen der Kiefermuskulatur sowie Übungen zur Reduktion des Zähnepressens durch, die der psychologischen Behandlung sehr ähnlich sind. Dieser Unterschied in den medizinischen Therapien ließ sich nicht beseitigen. Wegen der geringen Stichprobenzahl bei der TMSS-Gruppe wurden die Daten beider Diagnosegruppen zusammen analysiert; in einem gesonderten Abschnitt (s. 13.3.13) wird jedoch auf Unterschiede zwischen den beiden Patientengruppen eingegangen.

Die psychologischen Behandlungen wurden von fünf verschiedenen Therapeuten durchgeführt, die zufällig auf die Biofeedbackbehandlung und die kognitive Verhaltenstherapie verteilt wurden. Die medizinische Behandlung wurde von 9 verschiedenen Ärzten durchgeführt, die über das Behandlungskonzept und das Studienprotokoll informiert waren.

13.2.4. Datenanalyse

Die therapeutischen Veränderungen wurden mittels ANOVAs mit Meßwiederholung sowie Bonferroni-korrigierten post-hoc Tests auf ihre Signifikanz geprüft. Um die Daten mit den Ergebnissen anderer Arbeitsgruppen vergleichbar zu halten, wurde bei der Darstellung der Mittelwerte und Standardabweichungen sowie bei den Abbildungen auf eine Kombination miteinander korrelierender Variablen verzichtet.

Zur Abschätzung der klinischen Signifikanz und dem Vergleich der Veränderung auf den verschiedenen Meßebenen wurde die prozentuale Veränderung der Hauptvariablen ermittelt sowie Effektgrößen für die einzelnen Ebenen und die gesamte Studie berechnet. Die Vorhersage des Therapieerfolges aus den Ausgangsdaten erfolgte durch die Berechnung von Korrelationskoeffizienten zwischen der Veränderung und den Ausgangswerten. Für das Biofeedback wurde zusätzlich die Bedeutung der EMG-Veränderung in den Sitzungen sowie über die Sitzungen hinweg berechnet. Des weiteren wurde die Rolle organischer Befunde durch eine Zweiteilung der Gruppen am Median des Ausmaßes des somatischen Befundes und nachfolgenden ANOVAs analysiert. Zur Überprüfung der Relevanz der Diagnosegruppen wurden die Daten der TMSS- und CWSS-Patienten getrennt berechnet. Zusätzlich erfolgte eine Analyse der Therapieabbrecher durch Vergleiche der Ausgangswerte zwischen Abbrechern und Beendern.

13.3. Ergebnisse

13.3.1. Bewertung der Therapien und der Therapeuten ("Placeboeffekt") und Ausgangswerte der Erfolgsmaße

Alle drei Therapieverfahren wurden nach der ersten Therapiesitzung als glaubwürdig bewertet. Abbildung 13-1 gibt die Anfangsbewertung der Therapien wieder. Es zeigten sich keine signifikanten Unterschiede in der globalen Einstufung der Glaubwürdigkeit ($F(2,52) = 1.84$, $p = .17$).

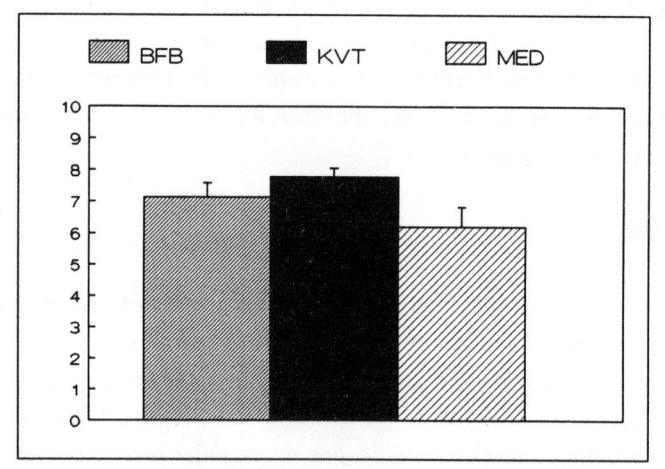

Abb. 13-1. Einstufung der Glaubwürdigkeit der Therapie in den drei Behandlungsgruppen. Die Skala hatte Endpunkte von 0 (unglaubwürdig) und 10 (extrem glaubwürdig).

Die Patienten stuften alle drei Behandlungen als logisch ($F(2,54) = 1.75$, $p = .18$) und als empfehlenswert ($F(2,54) = 1.65$, $p = .20$) ein. Die medizinische Behandlung wurde jedoch im Vergleich zu den psychologischen Behandlungen als weniger erfolgversprechend bewertet ($F(2,54) = 7.52$, $p = .001$). Die Teilnahme an der kognitiven Verhaltenstherapie wurde als erstrebenswerter gesehen als die

Teilnahme an einer medizinischen Behandlung ($F(2,54) = 3.30$, $p < .05$); die Werte für das Biofeedbacktraining lagen in der Mitte. Die Patienten erwarteten sich auch einen größeren Erfolg von den psychologischen Behandlungen ($F(2,54) = 5.08$, $p < .01$). Obwohl die Patienten insgesamt alle Therapien für glaubwürdig hielten, ergab sich eine positivere Einstellung zu den psychologischen Behandlungen, insbesondere der kognitiven Verhaltenstherapie. Diese Erwartung ist als unspezifischer Faktor zu sehen, der den Therapieerfolg beeinflussen kann.

Die Einstufung der Therapeuten durch die Patienten erfolgte in allen Gruppen und ergab einen Trend zu einer positiveren Einstufung der psychologischen im Vergleich zu den ärztlichen Therapeuten ($F(2,65) = 2.91$, $p = .06$). Bei der Analyse der Einzelitems zeigte sich, daß die Therapeuten aller drei Behandlungsgruppen als kompetent eingestuft wurden ($F(2,65) = 1.07$, $p = .35$). Jedoch waren die Patienten in der kognitiv-verhaltenstherapeutischen Gruppe signifikant ($p < .01$) zufriedener mit dem Therapeuten als die Patienten der MED-Gruppe ($F(2, 65) = 4.08$, $p = .02$), sie waren signifikant eher ($p < .05$) bereit, den Therapeuten weiterzuempfehlen und brachten ihm mehr ($p < .05$) Vertrauen entgegen ($F(2,65) = 2.62$, $p = .08$). Die BFB-Gruppe lag in der Einschätzung dieser Variablen zwischen der KVT- und der MED-Gruppe, fühlte sich aber tendenziell ($p = .07$) besser vom Therapeuten verstanden als die MED-Gruppe ($F(2,65) = 2.66$, $p = .08$). Aufgrund dieser Ergebnisse kann man von einer höheren Erfolgserwartung und Zufriedenheit der Patienten in der kognitiven Verhaltenstherapie ausgehen. Sollten diese unspezifischen Therapievariablen den Therapieerfolg entscheidend beeinflussen, so sollte er in der KVT-Gruppe besonders groß sein.

Bei den relevanten Therapieerfolgsmaßen gab es vor der Behandlung keine signifikanten Gruppenunterschiede (alle $p > .05$). Die mittlere Behandlungsdauer bei den MED-Patienten betrug wie in den psychologisch behandelten Gruppen 8 Stunden, jedoch war hier die Varianz größer als in der BFB- bzw. der KVT-Gruppe. Unterschiede zwischen den Gruppen nach der Therapie lassen sich somit nicht auf eine unterschiedliche Therapiedauer oder unterschiedliche Ausgangswerte zurückführen.

13.3.2. Veränderung der Schmerzwerte

(1) Verbal-subjektive Schmerzmaße. Für die **Schmerzstärke** des MPI-D ergab die univariate Varianzanalyse mit Meßwiederholung eine signifikante Gruppe x Zeit Interaktion ($F(4,124) = 2.88$, $p = .03$; s. Abb. 13-2). Nachfolgende ANOVAs mit a-priori Kontrasten für die psychologisch behandelten Gruppen versus die medizinisch betreute Gruppe zeigten zum Zeitpunkt der Katamnese einen signifikanten Unterschied zwischen den psychologischen Behandlungsgruppen und der medizini

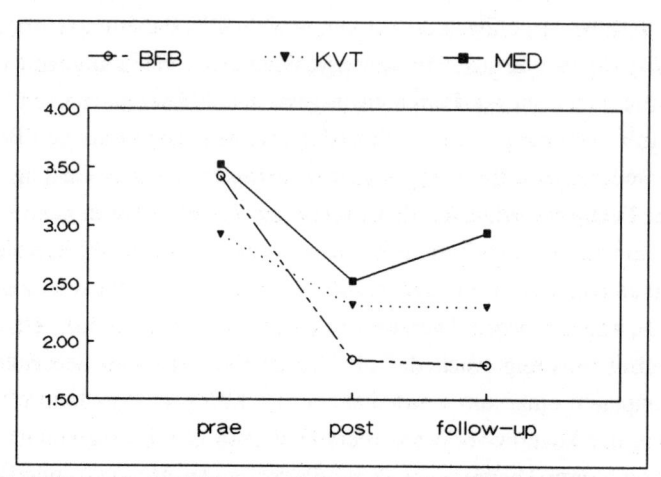

Abb. 13-2. Veränderung der MPI-Schmerzstärke in den drei Behandlungsgruppen

schen Gruppe (F(1,62)= 6.13, p= .02). Eine Analyse der Veränderungen der einzelnen Gruppen über die Zeit (Bonferroni-korrigierte t-Tests mit einem auf ein p von .005 adjustierten Alpha) ergab zu beiden Meßzeitpunkten eine signifikante Abnahme der Schmerzstärke für die BFB-Gruppe (p< .01) sowie für die MED-Gruppe im Prä- und Post-Vergleich.

Vergleichbare Resultate zeigten sich für die Skala **"Beeinträchtigung"** des MPI-D (s. Abb. 13-3). Auch hier war die Gruppe x Zeit Interaktion signifikant

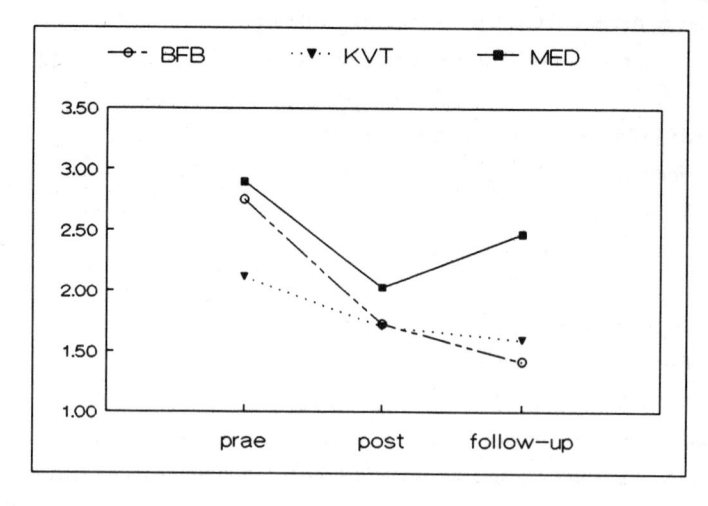

Abb. 13-3. Veränderung der Beeinträchtigung durch die Schmerzen in den drei Behandlungsgruppen

(F(4,122)= 3.22, p= .02). Die drei Gruppen unterschieden sich weder zum Zeitpunkt vor noch nach der Therapie signifikant. Beim Follow-up wurde der F-Wert für den Vergleich psychologische versus medizinische Behandlung signifikant (F(1,61) = 9.14, p < .01). Die Analyse der zeitlichen Verläufe ergab auch hier nur in der BFB-Gruppe eine signifikante Reduktion der Beeinträchtigung (p < .01) zu beiden Nachuntersuchungs-Zeitpunkten, für die MED-Gruppe im Prä-Post-Vergleich (p < .01) und in der KVT-Gruppe zu keinem Zeitpunkt (s. Abb. 13-3).

Als weiteres subjektiv-psychologisches Schmerzmaß wurde die im **Tagebuch** angegebene **Schmerzstärke** analysiert. Im Gegensatz zu den oben genannten Werten, die bis auf 12 Werte bei der Katamnese vollständig waren, fehlten hier bei der Katamnese Daten, so daß die Schmerzstärke anhand des Tagebuchs nur teilweise die Veränderungen wiedergibt. Die ANOVA mit Meßwiederholung ergab eine signifikante Zeit x Gruppe Interaktion (F(4,96) = 2.46, p = .05). Die Biofeedbackgruppe zeigte eine signifikante Abnahme der über eine Woche gemittelten Werte im Schmerztagebuch (p < .01) und unterschied sich bei Therapieende sowie bei der Katamnese signifikant von der MED-Gruppe (p < .05, s. Abb. 13-4), während sich weder in der KVT- noch der MED-Gruppe signifikante Veränderungen über die Zeit ergaben.

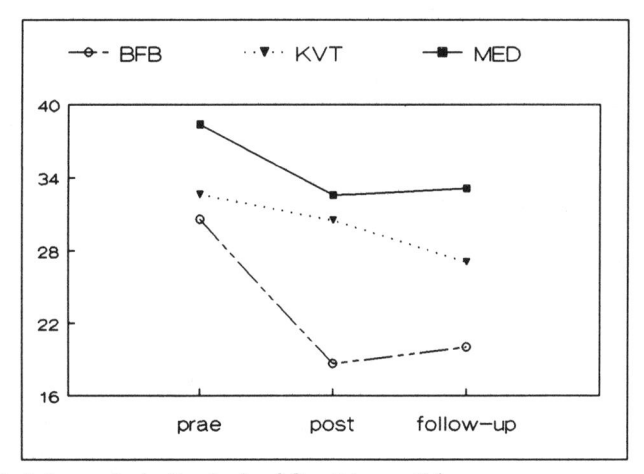

Abb. 13-4. Veränderung der im Tagebuch erfaßten Schmerzstärke

13.3.3. Veränderung der schmerzbezogenen Affektivität

Eine weitere MPI-D Variable, die in die Analyse miteinbezogen wurde, war die **affektive Verstimmung**. Hier zeigte sich erwartungsgemäß eine hochsignifikante Gruppe x Zeit Interaktion (F(4, 124) = 5.02, p < .001). Im zeitlichen Verlauf fand sich lediglich in der BFB-Gruppe eine signifikante Veränderung vom Zeitpunkt Prä hin zum Follow-up (p < .001), in der MED-Gruppe war zu diesem Zeitpunkt ein nicht signifikanter Anstieg der affektiven Verstimmung zu verzeichnen (s. Abb. 13-5). Auf eine Analyse des BDI wurde wegen seiner hohen Interkorrelation mit der Skala "Affektive Verstimmung" des MPI-D (r = .58) verzichtet.

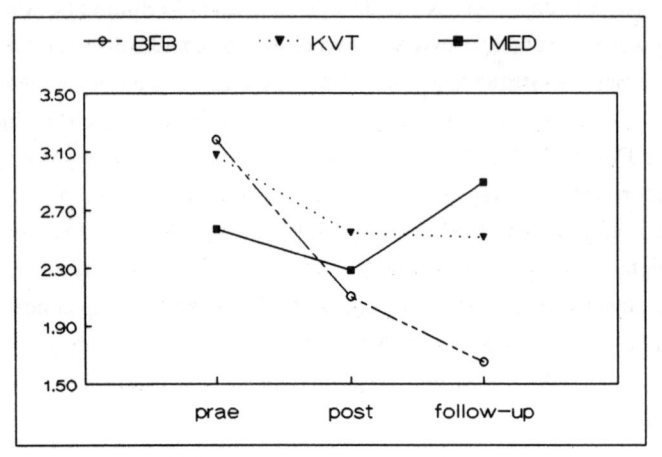

Abb. 13-5. Veränderung der affektiven Verstimmung in den drei Behandlungsgruppen

13.3.4. Veränderung der kognitiven Variablen

Die Analyse der **Lebenskontrolle** (MPI-D Skala) zeigte keine signifikante Gruppe x Zeit Interaktion (F(4,124) = 1.48, p = .27), jedoch wies im Prä-Follow-up Vergleich nur die BFB-Gruppe eine signifikante Zunahme der Lebenskontrolle auf (p < .001). Abbildung 13-6 zeigt die Veränderungen der Lebenskontrolle.

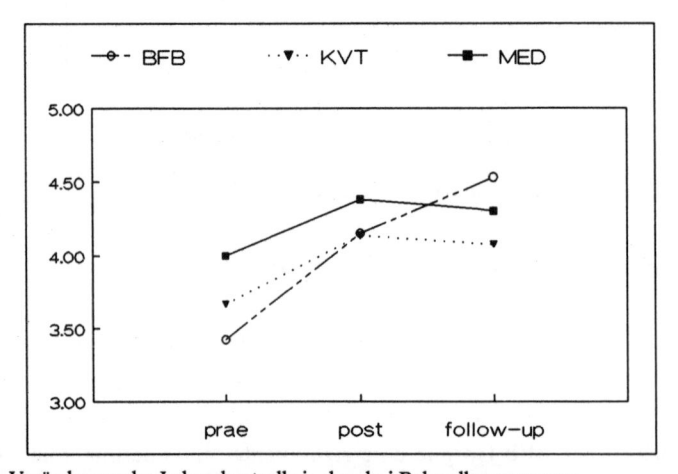

Abb. 13-6. Veränderung der Lebenskontrolle in den drei Behandlungsgruppen

Als weiteres, jedoch schmerzspezifisches Maß der kognitiven Bewertung von Ereignissen wurde der **Fragebogen zur Erfassung schmerzbezogener Selbstinstruktionen (FSS)** verwendet. Die ANOVA ergab einen signifikanten Zeit-Effekt ($F(2,110) = 25.69$, $p < .001$) sowie einen Trend zu einer signifikanten Interaktion ($F(4,114) = 2.29$, $p = .06$). Die hinderlichen Selbstinstruktionen nahmen in der BFB- ($p < .001$) sowie in der MED-Gruppe ($p < .01$) signifikant ab (s. Abb. 13-7).

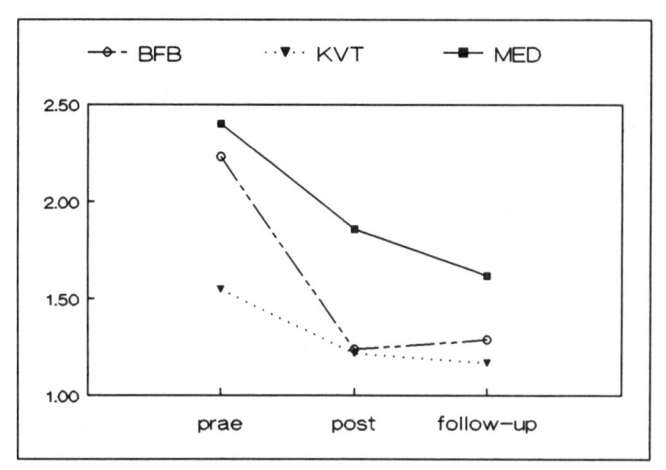

Abb. 13-7. Veränderung der hinderlichen Selbstinstruktionen (FSS 1) in den drei Behandlungsgruppen

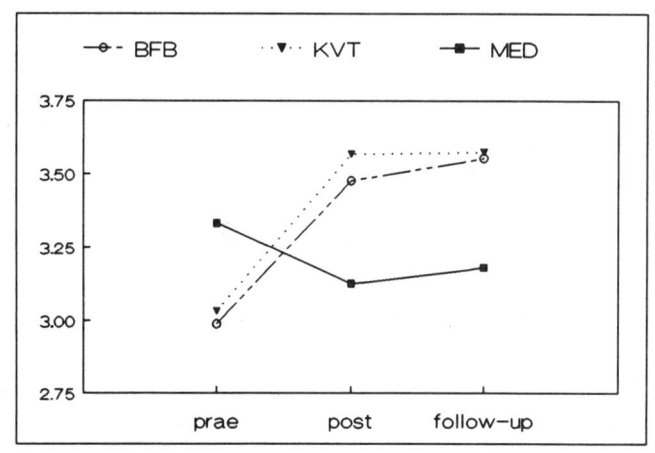

Abb. 13-8. Veränderung der förderlichen Selbstinstruktionen (FSS 2) in den drei Behandlungsgruppen

Die Interaktion Gruppe x Zeit war signifikant ($F(4,110) = 3.58$, $p = .01$). Die Analyse der Verläufe über die Zeit zeigte eine signifikante Zunahme der förderlichen

Selbstinstruktionen in beiden psychologisch behandelten Gruppen (p< .01), hingegen keine signifikante Veränderung in der MED-Gruppe (s. Abb. 13-8). Da sich die schmerzbezogenen Kontrollüberzeugungen ähnlich veränderten und zwischen FSS und FSK eine hohe Korrelation (r = .60) besteht, wurden die FSK-Werte nicht hier nicht als Erfolgsmaß miteinbezogen.

13.3.5. Körperliche Beschwerden

Schließlich wurde noch die v. Zerssen-Beschwerdeliste als Maß für die Veränderung **allgemeiner körperlicher Beschwerden** verwendet. Hier zeigten sich in allen Gruppen Veränderungen im Behandlungsverlauf, die für die BFB-Gruppe zu beiden Nachuntersuchungs-Zeitpunkten signifikant waren, während in der KVT-Gruppe nur der Prä-Post-Vergleich und in der MED-Gruppe nur der Prä-Katamnese Vergleich Signifikanz erreichte (alle p< .01; s. Abb. 13-9). Die ANOVA ergab einen signifikanten Effekt für die Zeit (F(2,108)= 20.57, p< .001), jedoch nicht für die Interaktion Gruppe x Zeit (F(4,108)= 1.10, p=.36).

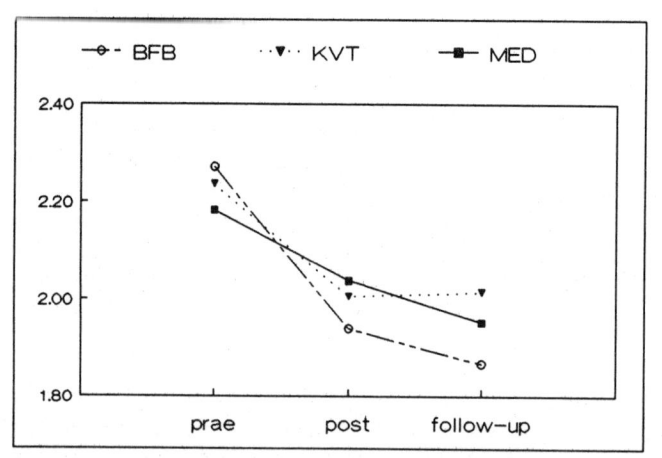

Abb. 13-9. Veränderung der körperlichen Beschwerden in den drei Behandlungsgruppen

Zusammenfassend läßt sich zur verbal-subjektiven Ebene feststellen, daß vornehmlich die Biofeedbackgruppe deutliche Verbesserungen in der Schmerzintensität und der Beeinträchtigung durch den Schmerz, der affektiven Verstimmung und den schmerzbezogenen Kognitionen aufwies. Die körperlichen Beschwerden nahmen in allen Gruppen ab, die Lebenskontrolle änderte sich in der BFB-Gruppe am deutlichsten, ohne daß die Gruppenunterschiede Signifikanz erreichten.

13.3.6. Verhaltensebene

Hier wurden weniger Veränderungen erwartet, da die Patientengruppen im allgemeinen aktiv waren und wenig Schmerzverhalten aufwiesen. Auch war die Veränderung des Schmerzverhaltens kein explizites Behandlungsziel.

Für die **Summe der Verhaltensbeobachtungen** im Interview ergab sich zwar ein signifikanter Zeiteffekt (F(2,52)= 5.66, p< .01), jedoch keine signifikante Gruppe x Zeit Interaktion. In den einzelnen Prä-Post- bzw. Prä-Follow-up-Vergleichen ergab sich bei Bonferroni-korrigiertem Alpha lediglich in der BFB-Gruppe ein Trend zu reduziertem Schmerzverhalten. Es ist allerdings zu beachten, daß die Ausgangswerte bei einem möglichen Wertebereich von 0-22 sehr niedrig lagen.

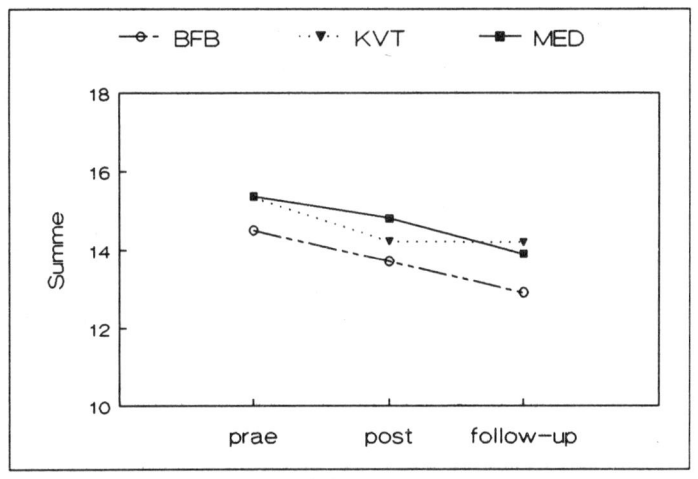

Abb. 13-10. Veränderung der Summe der Verhaltensbeobachtung

Als nächste verhaltensbezogene Variable wurde die **Medikation**, die im Tagebuch angegeben wurde, in die Analyse miteinbezogen. Da nur 21% der Patienten im Verlauf der Behandlung Medikamente einnahmen, ist dieser Wert nicht sehr aussagekräftig. Der Median der Medikamenteneinnahme lag bei Therapiebeginn in allen drei Gruppen bei 0. Bei Verwendung eines Bonferroni-korrigierten Signifikanzniveaus gab es weder im Therapieverlauf noch zwischen den Gruppen signifikante Unterschiede in der Medikation.

Als letztes Maß für Schmerzverhalten wurde die **Anzahl der Arztbesuche** in den 3 Monaten vor und nach der Behandlung verwendet. Hier zeigte sich in der MED-Gruppe eine Zunahme, in den anderen Gruppen hingegen eine Abnahme der Anzahl der Arztbesuche mit einem Trend zu einer signifikanten Gruppe x Zeit Interaktion (F(2,57)= 2.36, p= .10). Die KVT- und BFB-Gruppe unterschieden sich bei der Katamnese signifikant von der MED-Gruppe (p< .05; s. Abb. 13-11).

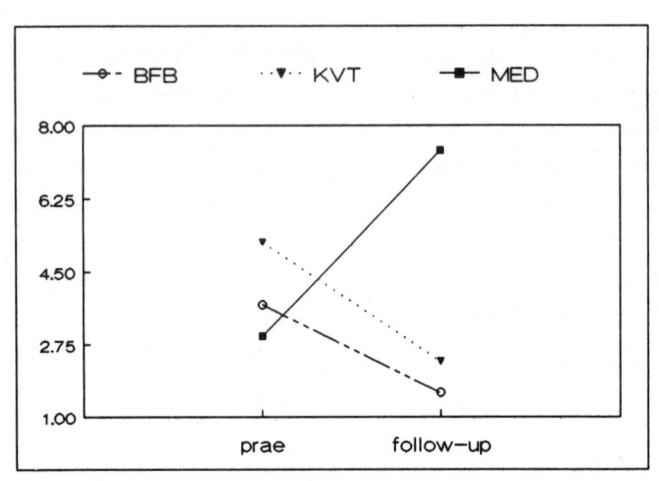

Abb. 13-11. Veränderung der Anzahl der schmerzbezogenen Arztbesuche in den drei Monaten vor und nach der Behandlung[1]

[1] Alle Patienten mußten unmittelbar nach der Behandlung bzw. nach 3 Monaten eine medizinische Untersuchung durchführen lassen, die hier miteinbezogen ist.

Auf die Verwendung der Aktivitätenliste des MPI-D wurde verzichtet, da sich zu Therapiebeginn keine Unterschiede zwischen Patienten und Gesunden gezeigt hatten. Weitere, vor allem in Schmerzkliniken verwendete Maße wie zum Beispiel die Arbeitsfähigkeit oder die Anzahl verlorener Arbeitstage hatten für diese Stichprobe keine Relevanz, da alle Patienten arbeitsfähig bzw. bereits berentet waren.

13.3.7. Ergebnisse auf der psychophysiologischen Ebene

Als psychophysiologische Veränderungsmaße wurden die Baseline am relevanten Muskel, die Streßreagibilität des relevanten Muskels sowie die EMG-Diskrimination verwendet. Bei den **EMG-Baseline**-Werten ergab sich weder eine signifikante Veränderung über die Zeit noch eine signifikante Gruppe x Zeit Interaktion. Wie aus Tabelle 13-7 ersichtlich ist, waren die Prä-Post-Abnahmen der Baseline am relevanten Muskel nur gering und unterschieden sich in den einzelnen Gruppen nicht wesentlich ($F(4,98) = .81$, $p = .52$).

Die **Streßreagibilität** am relevanten Muskel wurde wie schon in der psychophysiologischen Studie als Veränderung von der Prä- zur Post-Streßphase berechnet. Auch hier zeigten sich keine signifikanten Veränderungen über die Zeit bzw. zwischen den Gruppen (Gruppe x Zeit: $F(4,96) = .67$, $p = .61$). Wie aus Abbildung 13-12 ersichtlich ist, reduzierte sich die Streßreagibilität am deutlichsten in der BFB-Gruppe, wohingegen sich die Streßreagibilität in der MED-Gruppe erhöhte.

Aufgrund der relativ hohen Varianzen dieser Meßgröße insbesondere in der BFB-Gruppe nach der Behandlung (s. Tab. 13-7) wurden diese Unterschiede jedoch nicht signifikant.

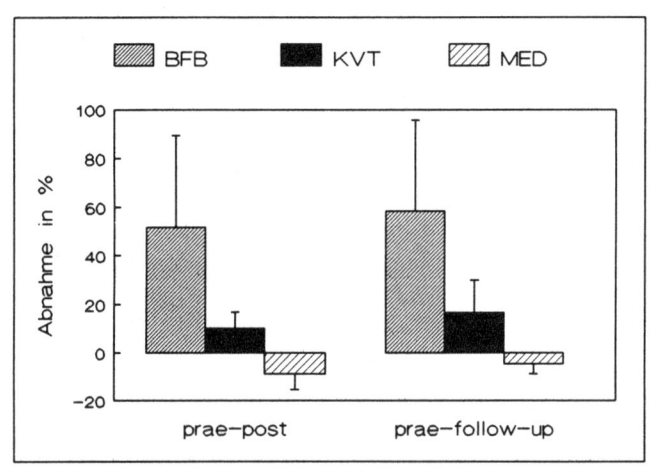

Abb. 13-12. Prozentuale Veränderung der Streßreagibilität im Verlauf der Studie

Um eventuell auftretende idiosynkratische Veränderungen der psychophysiologischen Reagibilität des EMGs näher zu untersuchen, wurden - neben der ANOVA - Zeitreihenanalysen der psychophysiologischen Parameter berechnet. Dabei wurde zunächst berechnet, ob die Daten autokorreliert waren und welcher Art die Autokorrelation war. Mit den um die Autokorrelation bereinigten Daten wurden z-Werte für den Vergleich der Baseline und der Vorstellungsphase berechnet. Diese z-Werte wurden dann in eine ANOVA gegeben, um Gruppenunterschiede zu allen Zeitpunkten zu berechnen. Auch diese Gruppenunterschiede waren nicht signifikant.

Als letztes psychophysiologisches Maß wurde die **EMG-Diskrimination** am relevanten Muskel analysiert. Hier ergab sich analog zur Abnahme der Baseline-Werte eine Verbesserung der Diskrimination in allen Gruppen, die vermutlich auf einen Übungseffekt zurückzuführen ist. Die Veränderungen über die Zeit wurden signifikant (Zeit: $F(2,112) = 8.57$, $p < .001$). Auffällig sind wiederum die hohen Varianzen dieser Variable. In Tabelle 13-7 sind die Mittelwerte und Standardabweichungen aller Therapieerfolgsmaße für die drei Behandlungsgruppen (MED; BFB, KVT) zu den drei Meßzeitpunkten (Prä, Post, Follow-up) dargestellt.

Zusammenfasssend läßt sich sagen, daß die physiologischen Variablen sich in die erwartete Richtung veränderten, Gruppenunterschiede jedoch nicht signifikant wurden.

Tabelle 13-7: Mittelwerte und Standardabweichung der Therapieerfolgsmaße in den drei Gruppen

	Prä M	(SD)	Post M	(SD)	Follow-up M	(SD)
MPI-Schmerzstärke						
BFB	3.424	(1.085)	1.848	(1.027)	1.803	(1.263)
KVT	2.924	(1.018)	2.318	(1.370)	2.303	(1.360)
MED	3.524	(1.133)	2.524	(1.500)	2.944	(1.448)
MPI-Beeinträchtigung						
BFB	2.752	(1.232)	1.728	(0.839)	1.418	(1.039)
KVT	2.119	(1.126)	1.710	(1.271)	1.598	(1.225)
MED	2.896	(1.292)	2.030	(1.465)	2.471	(1.317)
Schmerzstärke (Tagebuch)						
BFB	30.603	(15.527)	18.633	(12.355)	20.050	(14.826)
KVT	32.625	(17.424)	30.507	(19.794)	27.091	(18.048)
MED	38.380	(18.298)	32.553	(21.159)	33.115	(23.978)
MPI-Affektive Verstimmung						
BFB	3.182	(1.475)	2.106	(1.307)	1.652	(0.911)
KVT	3.076	(0.992)	2.545	(1.232)	2.515	(1.121)
MED	2.571	(1.326)	2.286	(1.018)	2.889	(0.755)
MPI-Lebenskontrolle						
BFB	3.424	(1.175)	4.162	(1.259)	4.530	(0.924)
KVT	3.667	(1.089)	4.136	(0.821)	4.076	(1.079)
MED	4.000	(1.121)	4.381	(0.950)	4.302	(0.954)
FSS-Hinderliche Selbstinstruktionen						
BFB	2.233	(1.066)	1.242	(1.029)	1.286	(0.860)
KVT	1.549	(1.005)	1.215	(1.014)	1.172	(0.926)
MED	2.400	(1.244)	1.859	(1.206)	1.620	(1.106)
FSS-Förderliche Selbstinstruktionen						
BFB	2.989	(0.772)	3.479	(0.975)	3.554	(0.893)
KVT	3.033	(0.852)	3.567	(0.917)	3.574	(0.625)
MED	3.333	(0.630)	3.127	(0.739)	3.182	(1.075)
Beschwerdeliste						
BFB	2.271	(0.475)	1.940	(0.414)	1.867	(0.402)
KVT	2.236	(0.410)	2.006	(0.496)	2.015	(0.383)
MED	2.183	(0.508)	2.038	(0.534)	1.952	(0.479)
Verhaltensbeobachtung (Summe)						
BFB	14.505	(2.487)	13.714	(2.813)	12.917	(2.906)
KVT	15.343	(4.312)	14.227	(4.023)	14.200	(4.280)
MED	15.365	(3.423)	14.810	(3.558)	13.900	(2.998)
Anzahl der Arztbesuche						
BFB	3.708	(7.416)	-----	-----	1.591	(2.016)
KVT	5.208	(8.648)	-----	-----	2.348	(4.519)
MED	2.962	(3.000)	-----	-----	7.400	(17.230)
EMG-Baseline						
BFB	2.360	(2.110)	1.500	(1.690)	1.970	(1.200)
KVT	1.720	(0.560)	1.730	(0.800)	2.120	(1.470)
MED	2.680	(1.990)	1.640	(1.140)	1.940	(1.200)
EMG-Streßreagibilität						
BFB	1.040	(1.450)	0.750	(0.490)	0.900	(0.610)
KVT	1.460	(1.960)	0.810	(1.160)	0.360	(1.970)
MED	1.000	(1.380)	0.730	(0.330)	0.750	(0.600)
EMG-Diskrimination						
BFB	0.620	(0.290)	0.630	(0.330)	0.790	(0.170)
KVT	0.540	(0.320)	0.650	(0.280)	0.680	(0.270)
MED	0.480	(0.320)	0.600	(0.370)	0.730	(0.200)

13.3.8. Zusammenfassende Bewertung der therapeutischen Effizienz der Ve

Die oben dargestellten Daten zeigen, daß sich die Effekte der hier un Therapien vor allem auf der verbal-subjektiven Ebene manifestieren. ben sich die deutlichsten Veränderungen. Auf der Verhaltensebene wie psychophysiologischen Ebene waren die Veränderungen weniger ausge lerdings war die untersuchte Stichprobe im Verhalten nicht übermäßig beeinträchtigt. Die mangelnde Signifikanz der psychophysiologischen Veränderungen ist zumindest zum Teil auf die hohe Variablität der Werte zurückzuführen.

Die **klinische Relevanz** der Ergebnisse soll anhand der am meisten veränderten Maße - der MPI-Schmerzstärke, Beeinträchtigung und affektive Verstimmung - verdeutlicht werden. Während in der BFB-Gruppe zum Katamnese-Zeitpunkt 65% der Patienten eine mehr als 30%ige Verbesserung der Beeinträchtigung berichteten, waren es in der KVT-Gruppe nur 39% und in der MED-Gruppe 23%. Die Daten für die Schmerzstärke sind vergleichbar. Das Biofeedback führte bei 68% der Patienten zu einer Schmerzabnahme von mindestens 30%; die KVT reduzierte nur bei 40% und die medizinische Behandlung nur bei 22% die Schmerzen um 30% oder mehr. Dieser Unterschied wird auch in der affektiven Verstimmung deutlich: hier ergab sich nur bei 12% der medizinisch behandelten Patienten eine deutliche Verbesserung im Vergleich zu 64% in der BFB- und 42% in der KVT-Gruppe. Das Biofeedback führte demnach nicht nur zu statistisch signifikanten, sondern auch klinisch relevanten Ergebnissen.

Diese Unterschiede zeigen sich weniger in der **globalen Bewertung** der Effizienz der Behandlungen durch die Patienten. Die Patienten waren mit allen Therapien überwiegend zufrieden: in der BFB-Gruppe gaben bei der Katamnese 72% der Patienten leichte bis deutliche Verbesserungen an, in der KVT 76% und in der MED-Gruppe 62%. Nicht verbessert oder verschlechtert waren nach der eigenen Einschätzung 28% der BFB-Patienten, 24% der KVT-Gruppe und 37% der medizinisch behandelten Patienten.

Eine **meta-analytische Auswertung** der Ergebnisse zeigt die Überlegenheit der BFB-Therapie auf allen Ebenen. Für die Meta-Analyse wurden für jedes Maß Effektgrößen berechnet, indem die Mittelwerte der Kontrollgruppe von denen der Experimentalgruppe substrahiert und durch die Standardabweichung der Kontrollgruppe dividiert wurden. Diese Berechnungen erfolgten getrennt für den Zeitpunkt nach der Therapie und der Katamnese. Effektgrößen wurden für den Vergleich der BFB- und der MED-Gruppe, der KVT- und der MED-Gruppe sowie der BFB- und der KVT-Gruppe berechnet. Negative Effektgrößen zeigen eine Verschlechterung der Experimentalgruppe gegenüber der Kontrollgruppe an, positive Effektgrößen weisen auf die therapeutische Effizenz der Experimentalgruppe

Tabelle 13-7 faßt die Mittelwerte aller relevanten Veränderungsmaße zusammen und Tabelle 13-8 zeigt die Ergebnisse der Meta-Analyse.

Tabelle 13-8: Effektgrößen der BFB- und KVT-Gruppe im Vergleich

	BFB versus MED		KVT versus MED		BFB versus KVT	
	Post-	Follow-up	Post-	Follow-up	Post-	Follow-up
Schmerz und Beeinträchtigung	0.44	0.70	0.44	0.45	0.31	0.30
Affekt	0.18	1.64	-0.25	0.50	0.36	0.77
Kognition	0.25	0.30	0.29	0.17	-0.03	0.09
Körperliche Beschwerden	0.18	0.18	0.06	-0.13	0.13	0.39
Verhalten	0.31	0.34	0.16	0.10	0.13	0.24
Psychophysiologie	0.03	0.01	-0.06	0.08	0.06	0.08
Gesamteffektgröße	0.24	0.42	0.09	0.21	0.13	0.23

Die Ergebnisse der Meta-Analyse weisen ebenfalls auf die deutliche Überlegenheit der Biofeedbacktherapie im Vergleich zur MED-Gruppe wie auch der KVT-Gruppe hin. Die hier berechneten Effektgrößen sind besonders deutlich im verbal-subjektiven Bereich. **Hypothese 1 muß bezüglich der hier untersuchten Stichprobe dahingehend modifiziert werden, daß EMG-Biofeedback, nicht jedoch kognitive Verhaltenstherapie, im Vergleich zur medizinischen Behandlung signifikant wirksamer ist.**

13.3.9. Therapeutische Veränderungen in Abhängigkeit vom somatischen Befund

In **Hypothese 2** war davon ausgegangen worden, daß die hier beschriebenen Behandlungen bei Patienten mit ausgeprägtem **somatischen Befund** ebenso wirksam sind wie bei Patienten ohne somatischen Befund. Traditionell wurde angenommen, daß psychologische Interventionen bei Patienten ohne organischen Befund wirksamer sind. Das in Kapitel 4 beschriebene psychobiologisches Modell geht im Gegensatz davon aus, daß psychobiologische Mechanismen bei jeder Art von Schmerz eine Rolle spielen können und deshalb psychologische Behandlung unabhängig vom medizinischen Befund indiziert sein kann. Um diese Hypothese zu untersuchen, wurden die Patienten jeder Behandlungsgruppe am Median in solche mit starken und solche mit geringen somatischen Befundwerten aufgeteilt. In diesen Wert ging die standardisierte **Summe der somatischen Symptome** der orthopädischen und zahnmedizinischen Befundbögen ein. Eine zweifaktorielle ANOVA mit den Faktoren Therapiegruppe und somatische Veränderung ergab weder für die Schmerzstärke ($F(4,118) = 1.56$, $p = .19$), noch für die Beeinträchtigung ($F(4,116) = 1.31$, $p = .27$) oder die affektive Verstimmung ($F(4,118) = .97$, $p = .43$) eine signifikante Interaktion zwischen somatischem Befund und Behandlungsart

(s. Tab. 13-9). Patienten mit ausgeprägtem und Patienten mit minimalem somatischen Befund profitierten somit gleichermaßen von den Behandlungen. Diese Annahme wurde auch durch die niedrige Korrelation (r = .10, n.s.) des Ausmaßes des somatischen Befundes und der Veränderung der MPI-Schmerzstärke bestätigt.

Tabelle 13-9: Mittelwerte und Standardabweichungen der Veränderungen in der Schmerzstärke, Beeinträchtigung und affektiven Verstimmung in Abhängigkeit vom somatischen Befund

	Prä- M (SD)	Post- M (SD)	Follow-up M (SD)
MPI-Beeinträchtigung			
BFB ohne Befund	2.354 (1.263)	1.772 (0.919)	1.668 (1.230)
BFB mit Befund	3.025 (1.254)	1.877 (1.101)	1.139 (1.034)
KVT ohne Befund	1.964 (1.244)	1.658 (1.038)	1.128 (0.746)
KVT mit Befund	2.378 (1.092)	2.002 (1.540)	2.151 (1.396)
MED ohne Befund	2.898 (1.504)	2.544 (1.588)	2.511 (1.441)
MED mit Befund	2.989 (1.235)	2.090 (1.443)	2.508 (1.250)
MPI-Schmerzstärke			
BFB ohne Befund	3.262 (1.200)	1.848 (1.158)	1.738 (1.200)
BFB mit Befund	3.472 (0.979)	2.111 (1.274)	1.879 (1.424)
KVT ohne Befund	3.210 (1.165)	2.308 (1.357)	1.750 (1.006)
KVT mit Befund	3.056 (1.188)	2.667 (1.583)	2.970 (1.402)
MED ohne Befund	3.767 (0.930)	3.296 (1.428)	3.092 (1.588)
MED mit Befund	3.479 (1.148)	2.229 (1.354)	2.846 (1.338)
MPI-Affektive Verstimmung			
BFB ohne Befund	3.119 (1.767)	1.758 (1.193)	1.738 (1.141)
BFB mit Befund	3.222 (1.076)	2.389 (1.332)	1.788 (0.922)
KVT ohne Befund	3.405 (1.228)	2.590 (1.435)	2.472 (0.915)
KVT mit Befund	2.778 (0.925)	2.333 (1.005)	2.636 (1.329)
MED ohne Befund	2.767 (1.491)	2.667 (0.817)	2.703 (0.992)
MED mit Befund	2.875 (1.429)	2.208 (1.067)	2.997 (0.686)

Der somatische Befund, der in die oben beschriebene Analyse einging, setzte sich aus der ungewichteten Summe aller Items der medizinischen Befundbögen zusammen. Als ein weiteres Maß für die organische Komponente, die am Schmerz beteiligt ist, dienten die im **Röntgenbefund** bzw. in **Computertomogrammen** festgestellten degenerativen Veränderungen der Gelenke bzw. Verlagerungen der Bandscheiben. Es wurden deshalb weitere ANOVAs berechnet, in die das Ausmaß der degenerativen Veränderung (kodiert als deutlich vorhanden - nicht vorhanden) sowie die Therapiegruppen als unabhängige Variablen eingingen. Auch hier zeigten sich weder für die Schmerzstärke $(F(4,110) = .36, p = .84)$ noch die Behinderung durch den Schmerz $(F(4,112) = .63, p = .64)$ signifikante Interaktionen zwischen der Therapiegruppe, dem Röntgenbefund und der Veränderung über die Zeit. Lediglich die affektive Verstimmung veränderte sich unterschiedlich in Abhängigkeit vom Röntgenbefund und der Therapiegruppe $(F(4,112) = 3.61, p < .01)$. So zeigte sich bei der Katamnese eine signifikant niedrigere affektive Verstimmung in der BFB-Gruppe ohne organischen Befund im Vergleich zu den medizinisch behandelten Gruppen und der KVT-Gruppe ohne organischen Befund.

Betrachtet man jedoch die Veränderungen über die Zeit, so zeigt sich daß beide BFB-Gruppen im Vorher-Nachher-Vergleich signifikant weniger depressiv wurden, während sich in der MED-Gruppe mit organischem Befund ein Trend zu einer Zunahme der affektiven Verstimmung finden ließ. **Die Hypothese einer stärkeren Wirksamkeit psychologischer Intervention bei Abwesenheit eines organischen Befundes läßt sich somit nicht bestätigen.**

13.3.10. Prädiktoren der therapeutischen Veränderung

In den Hypothesen 3 und 4 hatten wir postuliert, daß Patienten mit EMG-Diskriminationsproblemen und hoher Streßreagibilität deutlicher vom EMG-Biofeedback profitieren sollten als Patienten, die generell Probleme hatten, Streß und Schmerz zu bewältigen. Letztere sollten mehr Nutzen aus einem kognitiv-verhaltenstherapeutisch orientierten Streß- und Schmerzbewältigungstraining ziehen. Um diese Frage zu klären, wurden die Ausgangswerte des Streßfragebogens und der physiologischen Variablen sowie des FSS und der MPI-Skala "Lebenskontrolle" mit der Veränderung der Schmerzstärke, der Beeinträchtigung durch den Schmerz und der Veränderung der affektiven Verstimmung korreliert. Hier zeigte sich in der BFB-Gruppe ein **negativer** Zusammenhang zwischen der Abnahme der Schmerzstärke und der Beeinträchtigung sowie der psychophysiologischen Reagibilität vor der Behandlung $(r = -.42; r = -.41; p < .05)$. Weitere Korrelationen waren in der Biofeedbackgruppe nicht signifikant.

Zwischen dem Streßfragebogen und der therapeutischen Veränderung zeigte sich in keiner der Gruppen ein signifikanter Zusammenhang. In der KVT-Gruppe korrelierten die FSS-Skalen "Hinderliche Selbstinstruktionen" und die FSK-Skala "Hilflosigkeit" signifikant **negativ** mit der Abnahme der Beeinträchtigung durch Schmerz $(r = -.48; r = -.55, p < .05)$. In den anderen Gruppen ergaben sich bei diesen Variablen keine signifikanten Zusammenhänge.

Entgegen unserer Erwartung waren folglich hohe psychophysiologische Reagibilität und wenig Veränderungen im Biofeedback sowie ausgeprägte negative schmerzbezogene Kognitionen und wenig Veränderung in der kognitiven Verhaltenstherapie miteinander assoziiert. **Hypothesen 3 und 4 müssen dahingehend modifiziert werden, daß die psychophysiologische Reagibilität zwar ein Prädiktor für die Effizienz des BFB ist und ebenso die Schmerzbewältigung ein Prädiktor für die Effizienz der KVT, jedoch hohe Werte in der jeweiligen Variable mit <u>weniger</u> Veränderung assoziiert sind.** Möglicherweise ist die Behandlungsdauer (8 Sitzungen) zu kurz, um deutliche Veränderungen bei Problempatienten zu erzielen.

Unabhängig von spezifischen Hypothesen interessierte, ob es andere Prädiktoren für den Therapieerfolg geben könnte. Mögliche aus der Literatur bekannte Prädiktoren sind: Depression, demographische Variablen wie Alter und Geschlecht, Schmerzdauer, Selbsteffizienzerwartungen sowie Therapieerfolgserwartungen. Um Hinweise auf therapierelevante Variablen zu erhalten, wurden alle zu Beginn der Behandlung erhobenen Maße mit der Abnahme der Schmerzstärke, der Beeinträchtigung sowie der affektiven Verstimmung korreliert und dann in einer Regressionsanalyse überprüft. Die so erhaltenen Ergebnisse sollen Hinweise auf möglicherweise änderungsrelevante Variablen geben und bedürfen der weiteren Überprüfung.

Aus diesen Analysen ergab sich lediglich die **Schmerzdauer** als signifikanter Prädiktor der Abnahme der Schmerzstärke über alle Therapien hinweg ($r = -.308$, $r^2 = .08$, $F(1,66) = 6.94$, $p = .01$). Untersucht man die Korrelationen innerhalb der Therapiegruppen, so zeigt sich dieser negative Zusammenhang von Schmerzdauer und Therapieerfolg am deutlichsten in der KVT-Gruppe ($r = -.44$), weniger deutlich in der BFB- ($r = -.28$) und der MED-Gruppe ($r = -.14$). Dieser Zusammenhang zwischen der Schmerzdauer und der Abnahme der Schmerzen im Therapieverlauf hing nicht nur mit dem Alter zusammen: die Korrelation der beiden Variablen schrumpfte nach der Herauspartialisierung des Alters lediglich auf -.25. Die Chronizität des Schmerzes ist folglich unabhängig vom Alter ein Indikator für weniger Veränderung in der Schmerzbehandlung, insbesondere den psychologischen Therapien. Erfolgreiche und nicht erfolgreiche Patienten unterschieden sich in keiner weiteren der oben genannten Variablen signifikant (alle $p > .15$).

Eine zusätzliche Unterscheidung der Patienten, die den Therapieerfolg vorhersagen könnte, ist die **Clusterzugehörigkeit** der Patienten (s. Kap. 6, 12). Eine Kreuztabellierung der Cluster und der Verbesserung der Patienten ergab für die Schmerzstärke keine signifikanten Zusammenhänge (alle $p > .41$). Für die Variable Beeinträchtigung durch den Schmerz zeigte sich jedoch, daß sich die adaptiven Bewältiger des Clusters 1 im Biofeedback besonders wenig veränderten und die sehr gestreßten Patienten des Clusters 4 in der kognitiven Verhaltenstherapie wenig Verbesserung zeigten. In der medizinischen Behandlung zeigte sich ein Trend zu einem schlechteren Abschneiden der Patienten aus den Clustern 1 und 4. Bei der Veränderung der affektiven Verstimmung zeigte sich ein ähnlicher Trend: auch hier war in der BFB-Gruppe die Veränderung in Cluster 1 (adaptive Bewältiger) am geringsten, bei der KVT gab es einen Trend zu einem schlechteren Abschneiden von Cluster 1 (adaptiv) und 2 (beeinträchtigt), in der MED-Gruppe waren ebenfalls die Patienten aus Cluster 1 am wenigsten verändert. Es ist hier jedoch zu bedenken, daß die Patienten aus Cluster 1 von Anfang an im Vergleich zu den anderen Patienten weniger Schmerzen, Beeinträchtigung und affektive Verstimmung aufwiesen, also auch weniger Veränderungsspielraum hatten.

Ein möglicher weiterer Prädiktor der therapeutischen Veränderung könnte die **Durchführung der in der psychologischen Behandlung erlernten Streß- und Schmerzbewältigungsstrategien bzw. der in der medizinischen Behandlung erlernten gymnastischen Übungen** sein. Eine Analyse der Daten des Nachinterviews zeigte, daß zum Zeitpunkt der Nachuntersuchung 85% der Patienten der BFB- und 77% der Patienten der KVT-Gruppe mindestens 3 mal wöchentlich Entspannungsübungen durchführten, 34% der BFB- und 58% der KVT-Patienten mindestens 3 mal wöchentlich Schmerzablenkung übten sowie 23% der BFB- und 59% der KVT-Gruppe andere Selbstinstruktionen in Schmerzsituationen anwandten. Verhaltensänderungen wurden von 23% der BFB- und 35% der KVT-Gruppe regelmäßig geübt. Alle drei Behandlungsgruppen führten eher selten gymnastische Übungen durch, wandten Wärmezufuhr an, gingen Schwimmen oder Spazieren.

Zum Zeitpunkt der Katamnese führten die psychologisch behandelten Gruppen ihre Übungen immer noch häufig durch. So berichteten in der BFB-Gruppe noch 75%, daß sie mindestens 3 mal wöchentlich Entspannungsübungen durchführten, in der KVT-Gruppe waren dies nur 45%. Übungen zur Ablenkung führten in der BFB-Gruppe 55% regelmäßig durch, in der KVT-Gruppe 50%. Vierzig Prozent der BFB-Patienten und 50% der KVT-Patienten gaben an, regelmäßig ihre Selbstinstruktionen zu verändern. Häufige Übungen zur Verhaltensänderung berichteten 40% der BFB- und 30% der KVT-Patienten. Alle anderen Übungen (Gymnastik, Wärmezufuhr, Schwimmen, Spazierengehen) wurden nur von einem geringen Prozentsatz (0-20%) der Patienten aller Gruppen berichtet.

Als wirksamste Verfahren wurden in der BFB-Gruppe die Entspannung ($M = 1.19$, $SD = 1.60$, Bereich -3 (sehr schädlich) bis +3 (sehr nützlich)) und die Rückmeldung der Verspannnung ($M = 1.19$, $SD = 1.62$) eingestuft. In der KVT-Gruppe wurde als hilfreichste Methode die Veränderung der Selbstinstruktionen ($M = 1.35$, $SD = 1.38$), gefolgt von der Entspannung ($M = 1.31$, $SD = 1.40$) und der neuen Sichtweise des Problems ($M = 1.08$, $SD = 1.94$) genannt. Verhaltensänderungen und Ablenkungsstrategien wurden als weniger hilfreich ($M = 0.43$, $SD =$

1.75; M = 0.42, SD = 1.50) bewertet. Die medizinisch behandelten Patienten erlebten Bäder (M = 0.63, SD = .81), Krankengymnastik (M = 0.44, SD = .51) und Massagen (M = .38, SD = .72) als besonders hilfreich.

In der Biofeedbackgruppe waren Veränderungen in der Schmerzstärke, der Beeinträchtigung und der affektiven Verstimmung zum Zeitpunkt der Katamnese signifikant aus der Anzahl der Entspannungsübungen, der Anzahl der Übungen zur Ablenkung sowie teilweise der Übungen zur Verhaltensänderung nach der Behandlung vorhersagbar (s. Tab. 13-10).

Tabelle 13-10: Vorhersage des Therapieerfolges der Biofeedbackgruppe aus der Übung von Bewältigungsstrategien

	r	r²	F	df	p
Schmerzstärke:					
-Entspannung	.49	.20	7.16	1, 23	.01
-Ablenkung	.38	.11	3.86	1, 23	.06
-Verhaltensänderung	.34	.08	2.93	1, 23	.10
Beeinträchtigung:					
-Entspannung	.55	.28	10.19	1, 23	<.01
-Ablenkung	.55	.27	9.98	1, 23	<.01
-Verhaltensänderung	.36	.09	3.44	1, 23	.08
Affektive Verstimmung:					
-Entspannung	.36	.09	3.31	1, 23	.08
-Ablenkung	.49	.21	7.19	1, 23	<.01

Für den therapeutischen Erfolg waren folglich in der BFB-Gruppe die EMG-Reagibilität und das Ausmaß der Übung von Bewältigungsstrategien verantwortlich. In der KVT-Gruppe sagte das Ausmaß der negativen Einstellung zum Schmerz maßgeblich den Therapieerfolg voraus. Neben diesen therapiespezifischen Variablen war die Chronizität des Schmerzes ein Prädiktor für die Veränderung in allen Behandlungen. Die Clusterzugehörigkeit der Patienten spielte ebenfalls eine Rolle.

13.3.11. Differentielle Effekte der therapeutischen Interventionen

In den Hypothesen 5, 6 und 7 waren spezifische Annahmen zu differentiellen Effekten der therapeutischen Interventionen gemacht worden. So sollten die psychologischen Behandlungen zu deutlicheren Abnahmen in der psychophysiologischen Reagibilität führen als die medizinische Behandlung. Das EMG-Biofeedback sollte zu stärkerer Reduktion der EMG-Werte und besserer EMG-Wahrnehmung und die kognitive Verhaltenstherapie zu stärkerer Abnahme der Hilflosigkeit gegenüber Streß- und Schmerz und einer Zunahme an Bewältigungsstrategien führen. Die Daten dieser Untersuchung lassen eine genaue Überprüfung dieser Hypothesen nicht zu, da sich in den meisten Maßen nur die Biofeedbackgruppe signifikant verbesserte und überdies die deutlichsten Veränderungen in den verbal-subjektiven Maßen zu verzeichnen waren.

Die EMG-Baselinewerte und die EMG-Reagibilität in der Streßsituation nahmen in allen drei Behandlungsgruppen ab, ohne daß die Unterschiede signifikant wurden. Hypothese 5 läßt sich somit nicht bestätigen. Auch die in Hypothese 6 angenommene bessere Wahrnehmung und Kontrolle des EMGs in der Biofeedbackgruppe ließ sich nicht als differentieller Effekt erkennen. So verbesserte sich die EMG-Diskrimination in allen Gruppen signifikant, ebenso war die EMG-Reagibilität in allen Gruppen reduziert.

In Hypothese 7 war davon ausgegangen worden, daß die KVT-Gruppe besonders deutliche Abnahmen in der Belastung durch Streß und Schmerz und eine Zunahme an Bewältigungsverhalten zeigen sollte. Auch hier ließ sich jedoch kein gruppenspezifischer Effekt finden. Sowohl die BFB- als auch die KVT-Gruppe verwendeten nach der Behandlung signifikant mehr bewältigende Selbstaussagen (s. Tab. 13-7) und alle drei Behandlungsgruppen gaben mehr Lebenskontrolle nach der Behandlung an. Bei der Analyse des kurzen Streßfragebogens ergaben sich keine signifikanten Veränderungen.

Differentielle Effekte der Therapien ließen sich somit nicht nachweisen. Die BFB-Gruppe war die einzige, die signifikante Verbesserungen auch zur Katamnese hin aufwies. Sie zeigte die meisten Veränderungen auf der verbal-subjektiven Ebene, während sich die Ebenen des motorischen Verhaltens und der psychophysiologischen Reaktionen weniger änderten. Hypothesen 6 und 7 zur differentiellen Veränderung der Gruppen ließen sich somit nicht bestätigen.

13.3.12. Analyse der Abbrecher

Wie bereits in der Beschreibung der Stichprobe dieser Untersuchung erwähnt, brachen etwa 30% der Patienten die Teilnahme an der Studie ab. Diese Zahl ist ausreichend, um eine genauere Analyse der Abbrecher durchzuführen. Da keine spezifischen Hypothesen darüber vorlagen, wer die Behandlung abbrechen könnte, soll dies lediglich ein heuristischer Beitrag für künftige Studien sein. Aus der Sicht der kognitiven Verhaltenstherapie sind Erfolgserwartungen bezüglich der Therapie und Selbsteffizienzerwartungen des Patienten als Prädiktoren des Abbruchs wahrscheinlich. Weitere aus der Literatur bekannte Prädiktoren sind das Vorhandensein einer Depression sowie demographische Variablen wie Alter oder Geschlecht.

Für die in dieser Studie untersuchten Behandlungsverfahren ergaben sich nur wenige Prädiktoren des Therapieabbruchs. Analysiert man die Daten ohne Berücksichtigung der Art der Behandlung, so **zeigten sich das Ausmaß des somatischen Befundes und der behandelnde Therapeut als einzige Prädiktoren des Abbruchs**. Abbrecher hatten mit höherer Wahrscheinlichkeit einen weniger ausgeprägten medizinischen Befund (t= 1.98, p< .05). So betrug der mittlere z-Wert des somatischen Befundes in der Abbrechergruppe -.22 (SD= .85), während er sich in der Gruppe der Therapiebeender auf .21 (SD= 1.11) belief. Darüberhinaus befanden sich unter den Patienten eines der Therapeuten besonders viele Abbrecher ($chi^2(1)$= 7.18, p< .01).

13.3.13. Therapeutische Veränderungen in Abhängigkeit von der Diagnosegruppe

In diesem Abschnitt sollte geprüft werden, inwieweit die Diagnosegruppe (TMSS versus CWSS) einen Einfluß auf die therapeutischen Veränderungen hatte. Hierfür wurden für die TMSS- und CWSS Patienten getrennte ANOVAs mit Meßwiederholung berechnet und Einzelvergleiche der Veränderungen zwischen den Meßzeitpunkten durch Bonferroni-korrigierte post-hoc Tests vorgenommen. Dabei wurde das Alpha-Niveau auf .008 festgesetzt.

Für die TMSS-Patienten zeigten sich in den unterschiedlichen Behandlungsverfahren nur wenig differentielle Effekte. Alle drei Verfahren wirkten bei den TMSS-Patienten gleich gut. Die therapeutischen Effekte waren in der TMSS-Gruppe überdies deutlicher als in der CWSS-Gruppe. So ergaben sich für die MPI-Skalen Beeinträchtigung durch den Schmerz (F(2,24)= 11.15, p< .001), Schmerzstärke (F(2,24)= 13.45, p< .001), affektive Verstimmung (F(2,24)= 11.27, p< .001) ebenso wie die Anzahl der hinderlichen Selbstinstruktionen des FSS (F(2,24)= 17.88, p< .001), die somatischen Beschwerden (F(2,22)= 5.32, p= .01) und die im Schmerztagebuch erfaßte Schmerzstärke (F(2,18)= 8.39, p< .01) signifikante Abnahmen über die Zeit, jedoch keine signifikanten Interaktionen von Therapiegruppe und Zeit. Auch hypothesenspezifische Kontraste (psychologisch versus medizinisch behandelte Gruppen) wurden nicht signifikant.

In den psychophysiologischen und verhaltensbezogenen Maßen ergaben sich Trends zu einer signifikanten Verbesserung über die Zeit, jedoch keine signifikanten Interaktionen. In Abbildung 13-13 sind zwar die Veränderungen der TMSS- und CWSS-Patienten in den am meisten veränderten MPI-Variablen Schmerzstärke, Beeinträchtigung und affektive Verstimmung sowie der Schmerzintensität des Tagebuches einander gegenüber gestellt, jedoch fällt auf, daß die Werte der medizinisch behandelten Patienten zum Zeitpunkt der Katamnese teilweise (Beeinträchtigung, affektive Verstimmung) wieder anstiegen, jedoch

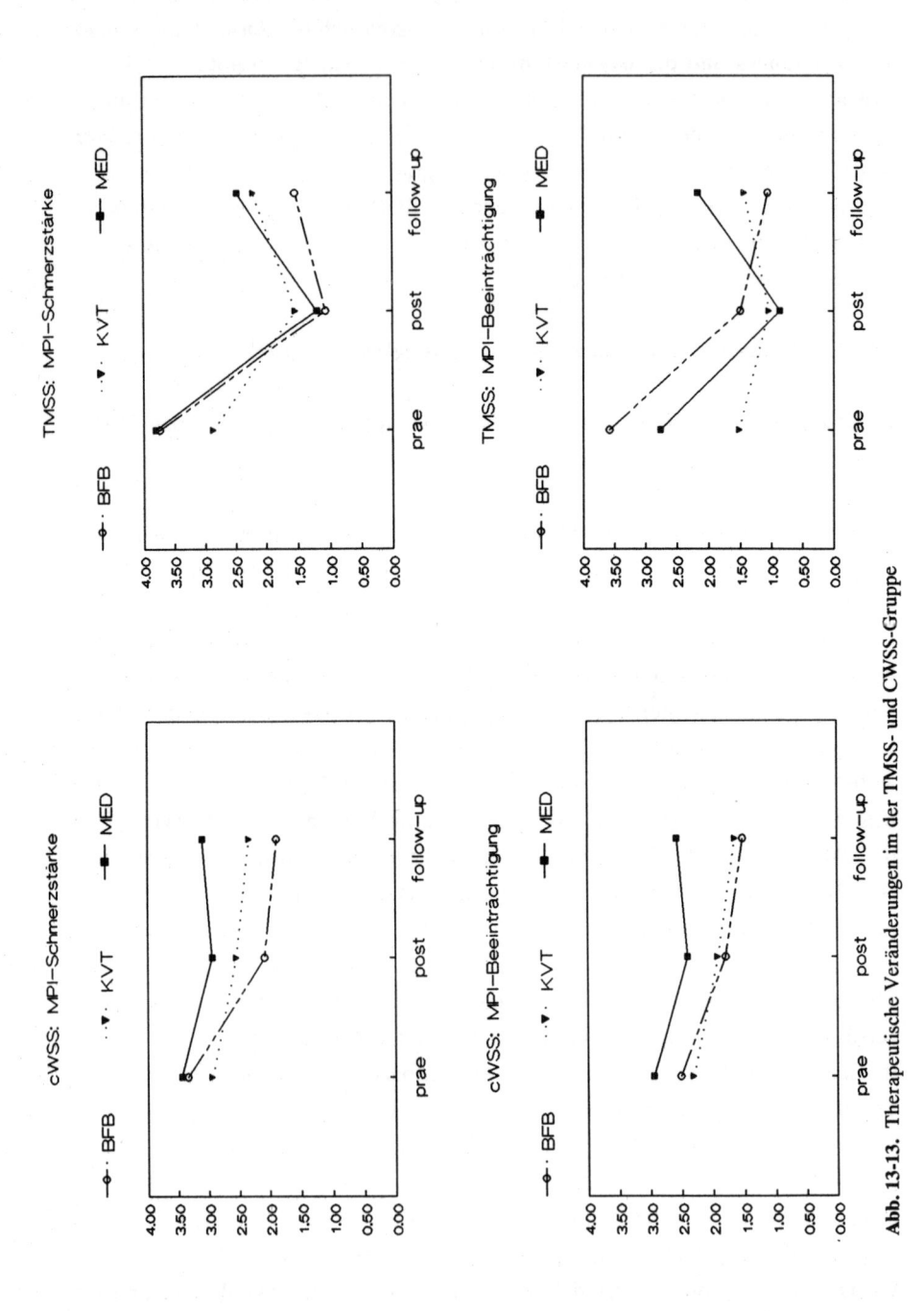

Abb. 13-13. Therapeutische Veränderungen in der TMSS- und CWSS-Gruppe

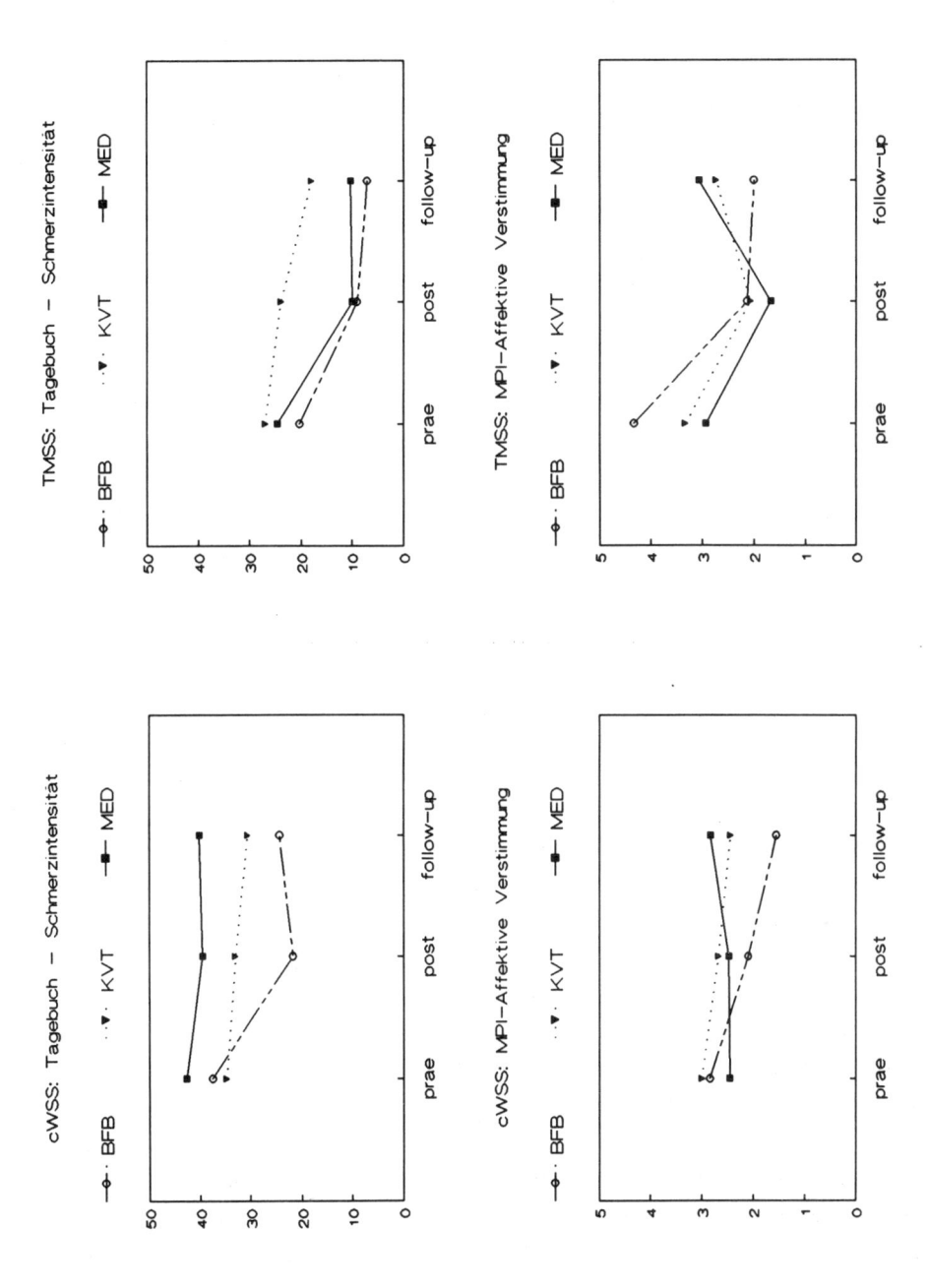

cWSS: Tagebuch – Schmerzintensität

··◦·· BFB ··▼·· KVT —■— MED

cWSS: MPI-Affektive Verstimmung

··◦·· BFB ··▼·· KVT —■— MED

TMSS: Tagebuch – Schmerzintensität

··◦·· BFB ··▼·· KVT —■— MED

TMSS: MPI-Affektive Verstimmung

··◦·· BFB ··▼·· KVT —■— MED

nicht signifikant von den Werten der anderen Gruppe verschieden waren. Die deutlich niedrigeren Ausgangswerte des Schmerztagebuches der TMSS-Patienten erklären sich durch den stärker episodischen Charakter der Schmerzen der TMSS-Gruppe, der die über eine Woche gemittelten Tagebuchwerte reduzierte.

In der CWSS-Gruppe ergaben sich deutlichere Unterschiede zwischen den Behandlungen. Die ANOVA führte zu signifikanten Interaktionen von Therapiegruppe und Zeit für die Variablen Schmerzstärke ($F(4,94) = 2.86$, $p = .03$), affektive Verstimmung ($F(4,94) = 3.0$, $p = .02$) sowie für das Schmerztagebuch ($F(4,72) = 2.44$, $p = .05$). Die Variablen "Beeinträchtigung durch den Schmerz", "hinderliche und förderliche schmerzbezogene Kognitionen" sowie die MPI-Skala "Lebenskontrolle" änderten sich zwar signifikant über die Zeit, ergaben jedoch keine signifikanten Interaktionen.

Einzelvergleiche der Veränderungen der CWSS-Patienten Therapiegruppen über die Zeit zeigten, daß in der BFB- ($p < .005$) und der MED-Gruppe ($p < .005$) die Beeinträchtigung im Prä-Post-Vergleich signifikant abnahm, diese Veränderung jedoch nur in der BFB-Gruppe bis zur Katamese stabil blieb ($p = .006$). Die BFB-Gruppe verbesserte sich zu beiden Meßzeitpunkten in der MPI-Schmerzstärke ($p < .001$) sowie der im Tagebuch angegebenen Schmerzintensität ($p < .008$) signifikant. Die affektive Verstimmung ($p < .001$) war ebenso wie die MPI-Skala "Lebenskontrolle" ($p < .001$) im Prä-Katamnese-Vergleich signifikant verbessert.

Weitere signifikante Veränderungen ergaben sich in den negativen schmerzbezogenen Kognitionen, die in der BFB-Gruppe im Prä-Post- und im Prä-Katamnese-Vergleich signifikant abnahmen, während die förderlichen schmerzbezogenen Selbstaussagen vom Zeitpunkt Prä zur Katamnese signifikant zunahmen ($p < .005$). In der KVT-Gruppe gab es lediglich zwei signifikante Veränderungen: die körperlichen Beschwerden nahmen im Prä-Post- sowie im Prä-Katamnese-Vergleich signifikant ab ($p < .005$), die EMG-Diskrimination verbesserte sich besonders deutlich bei der Katamnese ($p < .005$). In der MED-Gruppe gab es zu keinem Zeitpunkt Veränderungen, die das gewählte Signifikanzniveau erreichten. Bei den sonstigen psychophysiologischen und verhaltensbezogenen Maßen gab es zwar Trends zu signifikanten Abnahmen, die jedoch in keinem Fall das gewählte Signifikanzniveau erreichten.

Die in dieser Studie beobachtete deutliche Überlegenheit der Biofeedbackbehandlung gegenüber der kognitiven Verhaltenstherapie sowie der medizinischen Behandlung geht somit primär auf die CWSS-Patienten zurück. Bei den TMSS-Patienten ließen sich kaum differentielle Effekte der drei Behandlungsformen auffinden. Inwieweit dies auf die deutlich auf Selbstkontrolle des Problems abzielende differenzierte medizinische Behandlung der Abteilung für Zahnärztliche Chirurgie und Paradontologie zurückzuführen ist, läßt sich in dieser Studie nicht abschließend klären. Da die TMSS-Patienten eine signifikant kürzere Schmerzdauer als die CWSS-Patienten aufwiesen und Chronizität ein negativer Prädiktor für den Erfolg der hier diskutierten Therapien ist, könnte diese eine Rolle gespielt haben. Dafür spricht, daß sich die TMSS-Patienten generell mehr als die CWSS-Patienten verbesserten. Bei der Interpretation der TMSS-Daten bleibt ebenso kritisch anzumerken, daß die geringe Anzahl von 7 Patienten pro Behandlungsgruppe Schlüsse über diese Behandlung vorläufig macht.

13.4. Zusammenfassung und Diskussion

Die Ergebnisse dieser Studie zeigen, daß das EMG-Biofeedback bei Patienten mit chronischen Schmerzsyndromen der Skelettmuskulatur deutliche Verbesserungen der Schmerzproblematik bewirkt. Kognitive Verhaltenstherapie führte in der hier untersuchten Stichprobe nur punktuell zu Verbesserungen. Die medizinisch behandelte Kontrollgruppe verbesserte sich im Verlauf der Behandlung nur wenig. Der deutlichste Therapieerfolg zeigte sich bei den subjektiven Schmerzmaßen (MPI-Schmerzstärke, Schmerzintensität der letzten Woche im Schmerztagebuch, Beeinträchtigung durch Schmerz). Auch die affektive Verstimmung nahm deutlich ab. Schmerzbezogene negative Kognitionen waren verringert, förderliche Kognitionen traten vermehrt auf. In allen Gruppen nahmen die somatischen Beschwerden leicht ab.

Weniger therapeutische Veränderungen ließen sich auf der Verhaltensebene und der physiologischen Ebene finden. Dies mag einerseits damit zu tun haben, daß eine Veränderung von Schmerzverhalten in den hier durchgeführten Therapien kein explizites Therapieziel darstellte, andererseits diese Patienten vor der Behandlung relativ wenig Schmerzverhalten zeigten. **Differentielle Effekte** der Therapien ließen sich entgegen unseren ursprünglichen Hypothesen nicht nachweisen. Jedoch war die Ermittlung dieser Effekte durch die geringen Veränderungen der KVT- und der MED-Gruppe beeinträchtigt.

Dabei stellte sich die **Diagnosegruppe** als wichtiger Prädiktor des therapeutischen Erfolges heraus. In der CWSS-Gruppe war das Biofeedback deutlich überlegen, in der TMSS-Gruppe waren die Unterschiede zwischen den Behandlungen eher gering. Die TMSS-Gruppe wies insgesamt deutlichere Schmerzabnahmen auf als die CWSS-Gruppe.

Erstaunlicherweise spielte der **somatische Befund** für die therapeutische Effizienz kaum eine Rolle. Der psychophysiologische Prädiktor für den Erfolg der Biofeedback-Therapie sowie die kognitiven Prädiktoren für den Erfolg der KVT sollten weiter untersucht werden. Interessant wäre auch eine Analyse der Veränderungen im Behandlungsverlauf anhand der durch die Clusteranalyse identifizierten Patientenuntergruppen. Dies kann aber erst in einer größeren Patientenstichprobe erfolgen.

Die Analyse der Therapieabbrecher ergab nur wenig Prädiktoren für den Abbruch: Lediglich der somatische Befund und die Person des Therapeuten gaben Hinweise auf Abbrecher. Dabei war erstaunlich, daß ein geringer somatischer Befund mehr Therapieabbrüche vorhersagte.

Die hier dargestellten Ergebnisse ermutigen zur weiteren Untersuchung psy-:chophysiologisch orientierter Behandlung bei chronischen Schmerzpatienten.

14. Diskussion aller empirischen Befunde

Ein besonderes Anliegen verhaltensmedizinischer Forschung ist die Frage, wie psychosoziale Prozesse in physiologische und biochemische Veränderungen "übersetzt" werden und damit zu krankheitsrelevanten Variablen werden (Weiner, 1977). Ziel der vorliegenden Arbeit war die **Überprüfung eines psychobiologischen Modells chronischer Schmerzsyndrome der Skelettmuskulatur**. Im Mittelpunkt dieser Untersuchung stand die Annahme, daß Patienten mit chronischen Wirbelsäulensyndromen und Patienten mit chronischen Kiefergelenk-Myoarthropathien unter Belastung eine muskuläre Reaktionsstereotypie aufweisen, die zur Aufrechterhaltung der Schmerzen beiträgt.

Als weitere wesentliche Komponenten der Schmerzproblematik dieser Patienten wurde eine erhöhte Streßbelastung sowie unangemessener - durch operante und respondente Lernprozesse induzierter - Umgang mit Streß- und Schmerz angenommen. Wir wollen diese Aspekte, die in den Kapiteln 3, 4 und 5 ausführlich dargestellt wurden, hier nicht nochmals diskutieren. Stattdessen sollen die Ergebnisse der aus diesen Annahmen abgeleiteten psychophysiologischen Untersuchung sowie der Therapiestudie kritisch diskutiert und dazu in Bezug gesetzt werden.

14.1. Symptomspezifische Reagibilität

Die in den Kapiteln 8-11 dargestellten Daten lassen auf das Vorhandensein einer symptomspezifischen Hyperaktivität des EMGs bei Patienten mit chronischen Schmerzsyndromen der Skelettmuskulatur schließen.

TMSS. So zeigte sich bei den TMSS-Patienten im Vergleich zu den CWSS-Patienten und Gesunden am **linken** M. Masseter ein signifikant höherer Anstieg der EMG-Werte in der Streßsituation, nicht jedoch in der neutralen Situation. Am rechten M. Masseter zeigte sich eine entsprechende Veränderung, die jedoch nur einen Trend zu einem signifikanten Ergebnis aufwies. Warum die beiden Seiten unterschiedlich reagibel sind, ließ sich nicht klären. Die Reagibilität hängt nicht mit der Lateralisierung des Schmerzes zusammen, da nur am Schmerzort gemessene Werte keine anderen Ergebnisse erbrachten. Es ist festzustellen, daß die Veränderungen von geringem Ausmaß sind, da ja nur kurze Vorstellungsbilder verwendet wurden. In diesem Fall wirken sich etwas erhöhte Varianzen, wie sie hier beobachtet wurden, deutlicher auf die Signifikanz aus.

Im Vergleich zu den Massetermuskeln zeigten sich weder am Rücken noch am Bizeps signifikante Unterschiede zwischen den TMSS-Patienten und den Kontrollgruppen. Die Annahme einer symptomspezifischen Reagibilität bei TMSS ließ sich somit nur für den linken Massetermuskel erhärten.

Diese Veränderungen gingen nicht auf kurzfristige besonders hohe Spitzen in den Masseter-EMG-Anstiegen zurück, da sich die Maximal-EMG-Werte der Gruppen nicht unterschieden. Vielmehr dauerten die Anstiege über die Streßvorstellung hinweg an. Auch in der mittleren Standardabweichung der Phasen zeigten sich keine signifikanten Unterschiede, was darauf hinweist, daß die beobachteten Veränderungen der Mittelwerte nicht auf Veränderungen in der Variabilität zurückzuführen sind, sondern echte **Niveauänderungen** repräsentieren.

In Kapitel 5 wurden ausführlich die Probleme der Verwendung von Mittelwerten bei der Analyse physiologischer Daten diskutiert. Wir mußten hier jedoch auf die Methode der Mittelwertsberechnung zurückgreifen, da sich bei den Patienten und Versuchspersonen im Masseter eine recht hohe Variabilität dahingehend zeigte, daß sich jede Kau-, Schluck- oder Zahnpreßbewegung in einem EMG-Peak abbildete. Zeitreihenanalytische Verfahren sind auf eine stabile oder zumindest nur saisonal variierende Zeitreihe angewiesen (vgl. McCleary & Hay, 1980). Diese in keinem spezifischen zeitlichen Muster auftretenden EMG-Peaks machten eine Anwendung der Kalman-Filter-Analyse bzw. anderer zeitreihenanalytischer Verfahren problematisch. Es wurde deshalb auf deren Einsatz verzichtet.

Interessant ist, daß entgegen früheren Berichten in der Literatur (vgl. Dahlström, 1989) die **EMG-Ruhewerte** der Patienten und Gesunden nicht signifikant verschieden waren. Dies könnte eine Reihe von Gründen haben. Zunächst könnte man annehmen, daß die Diagnose der Kiefergelenk-Myoarthropathie nicht korrekt gestellt wurde oder aber, daß in der Studie Patienten mit gelenkbedingten TMSS (TMJD) und Patienten mit muskulär bedingten TMSS (TMPDS) vermischt waren und deshalb keine Unterschiede auftraten. Es wird in der Literatur davon ausgegangen, daß sich nur bei Patienten mit TMPS erhöhte EMG-Werte zeigen, Patienten mit Dysfunktionen des Kiefergelenks hingegen keine muskulären Veränderungen aufweisen (Laskin, 1969). Diese Unterscheidung in TMPS und TMJD ist jedoch umstritten. Unsere Diagnosen ergaben eine Übereinstimmungsreliabilität von mehr als .90, die als sehr gut anzusehen ist. Wir haben auf der Basis dieser Diagnosen versucht, in einer Gruppe von 22 TMSS Patienten eine exakte Trennung der Patienten in solche mit und ohne Gelenkbefund vorzunehmen (vgl. Flor, Birbaumer, Schulte & Roos, im Druck). In dieser Studie ohne fanden wir keine Unterschiede in der EMG-Reagibilität von Patienten mit und Gelenkbefund.

Auch in der hier berichteten Studie haben wir in den Kapitln 8-11 TMSS-Patienten aufgrund ihrer Gelenkbefunde in zwei Gruppen eingeteilt. Wir stützten uns dabei im Gegensatz zu der Studie von Flor et al. (im Druck) nicht ausschließlich auf den Gelenkbefund, sondern bildeten eine Summenscore aus einer Reihe von Variablen der medizinischen Befunderhebung. Auch hier ergaben sich keine Unterschiede zwischen den Gruppen.

Darüberhinaus stießen wir bei der Bemühung, Patienten mit TMPDS und TMJD zu identifizieren, auf eine Reihe von Problemen. So korrelierten eine Reihe von Variablen, die Gruppen trennen sollten, miteinander. Nach Laskin (1969) soll die TMPDS Diagnose insbesondere auf Tastbefunden der Kaumuskulatur basieren. Jedoch fanden sich auch bei Patienten mit ausgeprägten Veränderungen des Gelenkkopfes des TMJ Muskelschmerzen und umgekehrt fanden sich bei Patienten mit eindeutig unilateralem Schmerz und hohen Muskelbefunden auch drastische degenerative Veränderungen des Kiefergelenks. Aufgrund unserer Befunde halten wir die Unterscheidung der TMSS-Patienten in solche mit TMPDS- und solche mit TMJD für problematisch. Schulte (z.B. 1981, 1988) hat stattdessen die Unterscheidung der Patienten in eine Gruppe mit Diskoordination und eine Gruppe mit Limitation sowie eine Mischgruppe vorgeschlagen, die uns fruchtbarer erscheint. Wir konnten in der Studie von Flor et al. (im Druck) zeigen, daß sich hier bei einer sehr kleinen Stichprobengröße bereits ein Trend zu signifikanten Unterschieden im EMG zwischen den beiden Gruppen findet. Auch in dieser Studie haben wir diese Gruppen hinsichtlich ihrer Reagibilität überprüft und ebenfalls einen Trend zu signifikanten Unterschieden gefunden.

Ein weiterer wichtiger Parameter der muskulären Reagibilität, die **Rückkehr zum Ruhewert**, ließ sich in der vorliegenden Studie lediglich für die CWSS-Patienten zuverlässig überprüfen, da die Versuchspersonen im Anschluß an die Vorstellungsaufgabe sprachen und somit eine höhere Aktivierung der Massetermuskeln durch den Kauakt als aufgrund der belastenden Vorstellung erfolgte. Die Rückkehr zum Ruhewert wird bei den TMSS-Patienten in einer derzeit durchgeführten Studie mittels einer recht aufwendigen Induktionsmethode, die den Bericht umgeht, untersucht.

CWSS. Bei den CWSS-Patienten zeigten sich ebenfalls deutliche EMG-Veränderungen des lumbalen M. Erector spinae in der Streßphase, während die Veränderungen der neutralen Phase und auch die Veränderungen in den anderen Gruppen nicht signifikant waren. Dabei wurden nur die Anstiege des **linken** Erector spinae signifikant, ein Ergebnis, das den Daten der TMSS-Patienten vergleichbar ist. Es wurde überprüft, ob das Ergebnis auf eine Lateralisierung des Schmerzes zurückzuführen ist. Dabei zeigte sich, daß bei den CWSS-Patienten niemand nur eine einseitige Schmerzproblematik aufwies. Eine weitere Erklärung für die Signifikanz der Veränderung lediglich am linken M. Erector spinae könnte sein, daß auf der rechten Seite bei den HWS-Patienten von M. Trapezius und den LWS-Patienten vom M. Erector spinae abgeleitet wurde. Jedoch zeigte eine getrennte Analyse der Daten von beiden Ableitorten, daß es eine klare Präferenz der Reagibilität auf der linken Seite gab. Es ist möglich, ob diese Bevorzugung der linken Seite mit Hemisphärenunterschieden des Großhirns zusammenhängt.

Die geringe Differenzierung der Patientengruppen am M. Trapezius ist möglicherweise dadurch zu erklären, daß die TMSS-Patienten auch noch mit dem M. Trapezius reagierten, da dieser relativ nahe am Schmerzort liegt und auch zur Problematik beitragen soll. Außerdem weisen Patienten mit TMSS auch häufig Schmerzen im Nacken- und Schulterbereich auf. Wir waren davon ausgegangen, daß bei den Patienten mit primärer HWS-Problematik auch eine Trapezius-Überreagibilität festzustellen sein sollte. Zwar zeigte sich im Vergleich zur neutralen Situation bei den CWSS-Patienten einen hoher EMG-Anstieg, jedoch waren im Trapezius auch die Werte der Gesunden und TMSS-Patienten erhöht.

Interessant ist der erhöhte Wert der rechten und linken lumbalen Muskulatur im Ruhezustand. Dazu wurden von verschiedenen Autoren recht unterschiedliche Befunde berichtet (s. Kap. 5). Je nach Position des Patienten bei der EMG-Ableitung und je nach der vorherigen Präparation des Patienten wurden unterschiedliche oder gleiche Werte im Vergleich zu Gesunden beobachtet. Vermutlich ist der EMG-Ruhewert, der sehr stark von der Körperhaltung abhängt, ein psychophysiologisch wenig ergiebiges Maß.

Die **Rückkehr zum Ruhewert** war in der CWSS-Gruppe verzögert. Dies zeigte sich in einem signifikant erhöhten Maximalwert der Post-Streßphase, einer längeren Recovery-Zeit sowie einem Trend zu erhöhten Veränderungswerten. Auch hier ergaben sich die Unterschiede zwischen den Gruppen nur am linken M. Erector spinae. Diese verzögerte Rückkehr repliziert die Befunde der Studie von Flor et al. (1985). Dort zeigte sich für den linken M. Erector spinae ebenfalls ein signifikanter Unterschied, für den rechten M. Erector spinae nur ein Trend, obwohl in dieser Studie ein potenterer Stressor (Diskussion) verwendet wurde.

Wie postuliert, ergab sich für den Bizeps, die Herzrate und die Hautleitfähigkeit keine höhere Reagibilität der Patienten. Im Gegenteil, die CWSS-Patienten wiesen im Vergleich zu den Gesunden und den TMSS-Patienten eine niedrigere Herzfrequenz in der Ruhephase auf, und die Gesunden waren in der Streßsituation signifikant reagibler als die Patienten. Diese **Unterschiede in der Herzratenreagibilität** waren unerwartet, bestätigen jedoch Hinweise einer früheren Studie, in der die Gesunden bei einer Rechenaufgabe tendenziell höhere Werte als die Patienten aufwiesen (s. Flor, 1984). Diese erhöhte schmerzort-spezifische EMG-Reagibilität der Schmerzpatienten und die erhöhte cardiovaskuläre Reagibilität der Gesunden können als Hinweis auf eine Reaktionsstereotypie der Patienten verstanden werden. Herzratenanstieg unter Belastung ist eine normale physiologische Reaktion, die vermutlich der Wahrnehmungsabwehr dient, da sie durch eine Barorezeptorenstimulierung mit einer corticalen Desaktivierung und damit einer reduzierten Informationsverarbeitung gekoppelt ist (s. Lacey, 1967). Die Schmerzpatienten hingegen reagierten mit minimalen Herzratenanstiegen bzw. einer Herzraten-Dezeleration, die als erhöhte Aufnahmebereitschaft für sensorischen Input interpretiert wird und mit einer corticalen Aktivierung einhergeht. Möglicherweise sind Gesunde eher in der Lage, belastende Situationen abzuwehren, während Schmerzpatienten diese vermehrt wahrnehmen.

Kritisch ist in diesem Zusammenhang anzumerken, daß Lacey (1967) von phasischen Herzratenreaktionen ausging, während es sich hier um tonische Veränderungen handelte. Alternativ kann man die Daten in Anlehnung an Obrists (1976) Hypothese der somatisch-cardiovasculären Kopplung dahingehend interpretieren, daß bei den Gesunden eine aktive Bewältigung mit einer Dissoziation von Herzrate und EMG zu verzeichnen ist, während Schmerzpatienten möglicherweise einen passiven Bewältigungsstil aufweisen, der eine stärkere Kopplung der cardiovasculären und somatischen Aktivität zeigt. Der Zusammenhang zu den erhöhten EMG-Anstiegen der Schmerzpatienten bleibt bei dieser Interpretation jedoch ungeklärt. Es ist normalerweise ein Zusammenspiel von EMG-Anstieg und Herzratenanstieg zu erwarten. Zur Hypothese des stärker ausgeprägten passiven Bewältigungsstiles passen die deutlich Hilflosigkeit widerspiegelnden schmerzbezogenen Einstellungen der Schmerzpatienten. Diese Hypothese findet auch Unterstützung durch die signifikante negative ($r = -.38$) Korrelation der Herzratenreagibilität und der hilflosen Einstellung zum Schmerz (FSS1) sowie der signifikanten positiven Korrelation ($r = .43$) der Herzratenreagibilität und der aktiv bewältigenden Einstellung (FSS2) zum Schmerz.

14.2. EMG-Diskrimination

Wir hatten eine reduzierte Fähigkeit der Patienten, ihre Muskelspannung wahrzunehmen, als einen schmerzauslösenden bzw. schmerzverstärkenden Faktor postuliert (s. Kap. 4). Interessanterweise zeigten die Patienten in der nach der Herstellungsmethode gestalteten EMG-Diskriminationsaufgabe eine **generell reduzierte Diskriminationsfähigkeit**, die nicht auf die Muskulatur am Schmerzort beschränkt war. Diese reduzierte Diskriminationsfähigkeit war nicht durch Ermüdungserscheinungen, motivationale Defizite oder eine Dauerspannung der vom Schmerz betroffenen Muskulatur bedingt. Analysen des Verlaufes der Ruhe- und Aktivitätsphasen bestätigten dies, da sich über die Zeit keine signifikanten Unterschiede in den Kurvenverläufen der Patienten und Gesunden zeigten. Diese Befunde sind im Einklang mit den Berichten von Bischoff (1989), der bei Patienten mit Spannungskopfschmerz mittels eines Signalerkennungsverfahrens ebenfalls eine schlechtere Diskriminationsfähigkeit des EMGs nachwies. Dieses Defizit könnte die verzögerte Rückkehr zur Baseline nach einer Belastung erklären: schlechte Wahrnehmung der Muskelspannung läßt eine Kontrolle nicht zu.

Gleichzeitig nehmen Patienten mit chronischen Schmerzen möglicherweise andere interne Reize stärker wahr und interpretieren sie als schmerzhaft. Wir haben diese Hypothese in der vorliegenden Arbeit nicht explizit untersucht. Es ist jedoch auffallend, daß die Patienten mit chronischen Schmerzen im Verlauf der experimentellen Untersuchung ihre subjektiv erlebte Anspannung am Kiefer oder Rücken konsistent höher einstuften als die Gesunden. Betrachtet man die Korrelationen der subjektiven Spannungsratings und der tatsächlichen EMG-Werte (pro Patient über den Verlauf des Experiments berechnet), so sind diese durchgängig nicht signifikant (r's von -.06 bis .22, Flor, Schugens & Birbaumer, 1989a). Daten von A. Schmidt et al. (1989) zur Symptomwahrnehmung von CWSS-Patienten nach einer körperlich anstrengenden Aufgabe und in Ruhe zeigten ebenfalls, daß die Patienten körperliche Symptome stärker wahrnehmen. Diese an einem respondenten Modell des Schmerzes orientierte Hypothese sollte noch weiter untersucht werden. Die vorliegenden Daten weisen auf eine reduzierte Diskriminationsfähigkeit bezüglich des EMGs bei diesen Patienten hin.

14.3. EMG-Kontrolle

In der EMG-Kontrollaufgabe zeigte sich in allen Versuchsgruppen eine Unfähigkeit, das EMG in einem bestimmten Muskel auf eine Instruktion hin zu senken. Obwohl alle Versuchspersonen in der Lage waren, die Hautleitfähigkeit zu reduzieren, gelang das beim EMG praktisch nicht. Der Grund dafür waren sicher die niedrigen Ruhewerte der Probanden. Es wäre interessant zu prüfen, inwieweit Patienten und Gesunde in der Lage sind, die EMG-Werte nach einer Dauerbelastung zu senken. Dies wird derzeit in einer Nachfolgestudie überprüft. Obwohl sich zwischen Gesunden und Patienten keine Unterschiede in der Kontrollfähigkeit des EMGs finden ließen, bestätigt die Unfähigkeit aller Versuchteilnehmer, die Muskelspannung zu reduzieren doch die Hypothese der mangelnden EMG-Kontrolle des psychobiologischen Modells.

14.4. Antizipation von Schmerz

In dem in Kapitel 4 beschriebenen psychobiologischen Modell des Schmerzes war auf die potentiell wichtige Rolle der Antizipation von Schmerz bei der Vermeidung von Aktivitäten sowie der Aufrechterhaltung der erhöhten EMG-Reagibilität hingewiesen worden. In dieser Studie zeigte sich, daß die Antizipation einer Bewegungsaufgabe bei den Patienten zu einem signifikanten **Anstieg der Zustandsangst-Werte** führte, während die Gesunden keine Veränderungen der Angstwerte zeigten. Interessant war, daß die Patienten bei der Bewegung der schmerzenden Muskulatur ebenso wie bei der Bewegung der **nicht schmerzenden** Muskulatur mit Angstanstiegen reagierten. Obwohl die Aufgabe angstauslösend war, weigerte sich keiner der Patienten, die Aufgabe durchzuführen. Direktes Vermeidungsverhalten war somit nicht beobachtbar. Auch nicht beobachtet wurden Unterschiede im EMG-Anstieg zwischen den Versuchsgruppen. Dies ist erstaunlich, kam es doch in der belastenden Vorstellungsaufgabe zu deutlich höheren EMG-Veränderungen bei den Patienten. Es ist möglich, daß alle Versuchsteilnehmer auf die Ankündigung einer Bewegungsaufgabe hin mit einem die Bewegung vorbereitenden EMG-Anstieg reagierten, der den durch die Bewegungsangst ausgelösten EMG-Anstieg überdeckte. Es wäre deshalb sinnvoll, die Antizipation von Schmerz unabhängig von einer Bewegungsaufgabe zu prüfen. In einer derzeit laufenden Studie wird deshalb bei Patienten mit CWSS die EMG-Reagibilität bei der Antizipation eines Eiswasser-Schmerztestes geprüft.

14.5. Durchführung einer physisch belastenden Aufgabe

Die Hypothese einer Schmerzzunahme bei Bewegung konnte für beide Patientengruppen - insbesondere aber die CWSS-Patienten - bestätigt werden. Induktion hoher Muskelspannung (die Patienten und Gesunden erreichten EMG-Peaks von bis zu 70 Mikrovolt) erhöhte auch die subjektiven Schmerzratings. Dies weist auf den Zusammenhang von EMG-Anstiegen und Schmerzverstärkung hin. Eine größere Involvierung der Gelenke bei der Schmerzproduktion ist unwahrscheinlich, da insbesondere die CWSS-Patienten primär isometrische Kontraktionen durchführten. In einer derzeit laufenden Studie wird jedoch der Effekt einer rein isometrischen Kontraktion geprüft.

14.6. Streßbelastung

Sowohl in der Hassles-Skala als auch im kurzen Streßfragebogen zeigten sich deutliche Unterschiede zwischen den Patienten und den Gesunden. Während man argumentieren könnte, daß die Hassles-Skala viele gesundheitsbezogene Items enthält, erfragt der kurze Streßfragebogen vor allem Belastungen in der Familie, im sozialen Bereich, am Arbeitsplatz sowie die allgemeine Problemlösefähigkeit, die weniger direkt mit der Erkrankung zusammenhängen. So betrug in der in Kapitel 10 beschriebenen Patientenstichprobe der Zusammenhang der Beeinträchtigung durch den Schmerz und der 4 Unterskalen des kurzen Fragebogens zu Belastungen -.08 bis .22. Dieses Ergebnis deutet darauf hin, daß die Streßbelastung, die die Patienten angeben, weniger mit der Beeinträchtigung durch den Schmerz, sondern stärker mit anderen Faktoren zusammenhängt. Dies weist auf eine mögliche pathogenetische Rolle von Streßereignissen hin.

14.7. Ergebnisse der diagnostischen Vorstudien

Bei den diagnostischen Vorstudien konnten mehrere von Verfahren entwickelt werden, die reliabel und valide den Schmerz und seine Auswirkungen erfassen. Dabei wurde besonderer Wert auf die Diagnostik aller drei Ebenen der Schmerzerfahrung - der verbal-subjektiven, der verhaltensbezogenen und der physiologisch-organischen - gelegt. Die in Kapitel 4 postulierte reduzierte Kontrollerwartung der Schmerzpatienten konnte anhand des Fragebogens zur Erfassung schmerzbezogener Selbstinstruktionen (FSS) sowie anhand des Fragebogens zur Erfassung schmerzbezogener Kontrollerwartungen (FSK) belegt werden. Es wurde auch deutlich, daß sich Schmerz und Beeinträchtigung zu einem großen Teil (bis zu 65% aufgeklärte Varianz) aus diesen kognitiven Variablen vorhersagen lassen. Dabei ist jedoch kritisch anzumerken, daß sich aus Regressionsanalysen nicht die Richtung des Zusammenhangs ermitteln läßt. Vermutlich interagieren negative schmerzbezogene Einstellungen und das Schmerzerleben ständig miteinander. Längsschnittstudien, die bei Patienten mit akutem Schmerz die Entwicklung der Chronifizierung und der Einstellung zum Schmerz verfolgen, könnten besseren Aufschluß über die Richtung des Zusammenhangs geben.

Die Ergebnisse der **Clusteranalyse** weisen darauf hin, daß ein großer Prozentsatz der Patienten dieser Stichprobe über Belastungen im Alltag klagt und/oder hoch psychophysiologisch reagibel ist. Für diese Patienten sind die von uns in der Therapiestudie untersuchten Verfahren der Streß- und Schmerzbewältigung bzw. das Biofeedback besonders geeignet. Die ebenfalls große Gruppe der gut angepaßten Patienten und auch die stark durch den Schmerz beeinträchtigten sowie deutlich für Schmerzverhalten verstärkten Patienten würden möglicherweise mehr von anderen Verfahren profitieren. Die Frage der empirischen Bildung von Patientenuntergruppen sowie der differentiellen Indikation verschiedener Verfahren bei diesen Patienten ist noch weiter zu untersuchen. Gerade auf diesem Gebiet gibt es nach wie vor Forschungsdefizite.

14.8. Ergebnisse der Therapiestudie

Ziel der Therapiestudie war die Überprüfung von zwei am psychobiologischen Modell orientierten verhaltensmedizinischen Therapieverfahren. Es wurde davon ausgegangen, daß EMG-Biofeedback als psychophysiologisches Verfahren direkt an der den Schmerz mitaufrechterhaltenden Reaktionsstereotypie ansetzt und den Streß-Spannungs-Schmerz-Zirkel unterbricht. Ein kognitiv-verhaltenstherapeutisch orientiertes Streß- und Schmerzbewältigungstraining soll dieses Ziel dadurch erreichen, daß schon frühzeitig Streß- und Schmerzereignisse bewältigt werden, sie sich demnach nicht in demselben Ausmaß in physiologischen Veränderungen manifestieren können.

In dieser Untersuchung ergab sich eine eindeutige **Überlegenheit des EMG-Biofeedback** im Vergleich zur kognitiven Verhaltenstherapie sowie der medizinischen Behandlung. Dabei zeigten sich die deutlichsten Veränderungen in den verbal-subjektiven Maßen der Schmerzintensität, der Beeinträchtigung, der affektiven Verstimmung sowie der Einstellung zum Schmerz. Es ist auffallend, daß sich auch in der KVT-Gruppe die förderlichen Selbstinstruktionen verbesserten und die Anzahl der Arztbesuche abnahm, ohne daß sich dies jedoch auf die Schmerzstärke auswirkte. Die vergleichsweise geringe Effizienz der medizinisch verordneten Behandlung, die sich primär aus Physiotherapie und Analgetika zusammensetzte, war zu erwarten, da für diese Studie explizit Patienten mit chronifizierten Schmerzproblemen gewählt wurden, die sich der traditionellen Behandlung gegenüber als resistent erwiesen hatten.

Der mangelnde Erfolg der kognitiven Verhaltenstherapie überraschte jedoch. Dies widerspricht den Befunden der Literatur zur kognitiven Verhaltenstherapie bei chronischem Schmerz. Die mangelnde Effizienz könnte mehrere Gründe haben: Zunächst ist festzustellen, daß die Behandlung mit 8 Sitzungen relativ kurz war. Jedoch weichen 8 Sitzungen nicht so beträchtlich von den in der Literatur meist berichteten 10-12 Sitzungen (z.B. Kerns et al., 1986) ab, daß die Behandlungsdauer allein die Ergebnisse erklären könnte. Ein weiterer Grund könnte sein, daß die KVT in dieser Studie mit einer medizinischen Behandlung, nicht lediglich einer Warteliste-Kontrollgruppe verglichen wurde. Betrachtet man den Verlauf der Schmerzwerte der Warteliste-Kontrollgruppen in publizierten Studien (z.B. Turner, 1982; Turner & Clancy, 1988), so zeigt sich meist eine **Verschlechterung** der unbehandelten Gruppen. Diese Verschlechterung könnte real sein, könnte aber auch darauf beruhen, daß Patienten auf einer Warteliste Interesse an einer Schmerzbehandlung haben und deshalb bei der zweiten Untersuchung ihr Schmerzproblem als unverändert oder verstärkt darstellen wollen.

Auch wenn diese Vermutungen zutreffen, so bleibt doch der deutliche Erfolg der EMG-Biofeedbackgruppe bestehen. Wir haben ähnliche Behandlungserfolge in früheren Studien nachgewiesen (Flor et al., 1983; 1986), in denen wir jedoch eine gezielte Patientenselektion betrieben hatten. In dieser Studie wurden alle Patienten ohne Berücksichtigung der anfänglichen EMG-Werte aufgenommen. Auch ist festzuhalten, daß die Patienten dieser Stichprobe arbeitsfähig waren und eher im Erleben als dem Verhalten vom Schmerz beeinträchtigt waren. Somit ist die Stichprobe der in Kapitel 10 dargestellten Studie der Stichprobe der Untersuchung von Bush et al. (1985), in der kaum Therapieerfolge zu verzeichnen waren, vergleichbar. Möglicherweise sind die unterschiedlichen Erfolge auf die unterschiedlichen Vorgehensweisen beim EMG-Biofeedback zurückzuführen. In dieser Studie wurde das Biofeedback in einem Streßbewältigungs-Rahmen gelehrt mit großer Betonung auf Aufgaben zum Umgang mit Streß und Übungen zu Hause, während Bush et al. den größten Wert auf die Veränderung der Ruhewerte im Labor legten.

Eine Analyse der Effekte des Biofeedback zeigte die meisten Veränderungen im verbal-subjektiven Bereich weniger Veränderungen im Verhalten und der Psychophysiologie und **kaum differentielle Effekte**. In beiden psychologisch behandelten Gruppen verbesserte sich die Einstellung zum Schmerz und es kam zu einer Abnahme der Inanspruchnahme der Gesundheitsversorgung. In allen Behandlungsgruppen verbesserte sich die EMG-Diskrimination, die Ruhewerte sowie die Reagibilität veränderten sich nicht signifikant unterschiedlich. Die in der Literatur häufig geäußerte Annahme, daß EMG-Biofeedback primär durch kognitive Mechanismen und weniger durch Veränderungen der physiologischen Reagibilität wirkt (vgl. Biedermann et al., 1987; Nouwen & Solinger, 1979), ließ sich auch in dieser Studie bestätigen.

Wie erwartet, ergaben sich **therapiespezifische Prädiktoren** für den Therapieerfolg. So profitierten Patienten mit besonders hoher EMG-Reagibilität weniger vom EMG-Biofeedback, Patienten mit besonders ausgeprägten negativen und passiven Einstellungen zum Schmerz profitierten weniger von der kognitiven Verhaltenstherapie. Diese Ergebnisse sind erstaunlich, da wir eher erwartet hatten, daß Patienten mit hoher psychophysiologischer Reagibilität mehr vom [Bio-]back und Patienten mit sehr negativen Einstellungen mehr von der KVT [profitie-]ren sollten als Patienten mit weniger ausgeprägten Befunden. Die hier g[efundenen] Ergebnisse sind möglicherweise auf die kurze Behandlungsdauer zurückzu[führen, die] die Problemfälle eventuell nicht genügend berücksichtigte. Psychophysiol[ogische] Prädiktoren für den Therapieerfolg wurden für EMG-Biofeedback bei chronischem Kopfschmerz auch von Blanchard et al. (1983) berichtet. Die hier gefundenen therapiespezifischen Prädiktoren sind unseres Wissens bislang noch nicht in der Literatur zu psychologischen Schmerztherapien berichtet worden und sollten repliziert werden.

Als weitere Prädiktoren des Therapieerfolges ergaben sich die **Übungen**, welche die Patienten durchführten. Dabei sagten die Übungen zum Zeitpunkt der Nachuntersuchung im Anschluß an die Therapie die Verbesserung bei der Katamnese voraus, nicht jedoch die Übungen zum Zeitpunkt der Katamnese. Die Bedeutung der Befolgung der Therapeuten-Anweisungen (Compliance) ist auch von anderen Autoren berichtet worden (Blanchard et al., 1983; Kabat-Zinn et al., 1986). Es gibt jedoch auch Hinweise, daß die Compliance keine Rolle beim Therapieerfolg spielt (Haynes at al., 1975)

Ein allgemeiner Prädiktor für die Verbesserung war darüber hinaus die **Dauer der Erkrankung**. Je länger die Störung bestand, desto geringer war die Wahrscheinlichkeit, eine Verbesserung zu erzielen. Dies wurde auch von anderen Autoren als schlechtes prognostisches Kriterium berichtet (s. Keefe et al., 1981b; Swanson et al., 1979) und weist auf die Wichtigkeit frühzeitiger Intervention bei diesen Patienten hin. Es gibt jedoch auch Berichte, nach denen Chronizität ein positives prognostisches Kriterium ist (s. Block et al., 1980). Möglicherweise variiert die Bedeutung einzelner Prädiktoren mit der Art der therapeutischen Intervention.

Der **somatische Befund** spielte bei der Verbesserung keine Rolle. Dieses Ergebnis deckt sich nicht mit den Annahmen zur besonderen Eignung psychologischer Intervention bei sogenannten "psychogenen Schmerzen", d.h. Schmerzsyndromen mit einem wenig ausgeprägten organischen Befund. Die Ergebnisse stützen jedoch die Annahmen verhaltensmedizinisch orientierter Autoren (vgl. Birbaumer, 1985; Flor, im Druck), die für die Indikation verhaltenstherapeutischer Maßnahmen weniger die Abwesenheit eines somatischen Befundes, sondern vielmehr den Nachweis positiver psychologischer Indikationskriterien fordern und bessere Erfolge bei mehr pathophysiologischen Befunden postulieren. Besonders interessant ist das Ergebnis, daß ein geringer somatischer Befund eher zum Therapieabbruch führte als ein ausgeprägter organischer Befund. Dies war ein unerwartetes Ergebnis, das ebenfalls repliziert werden sollte.

Die hier berichtete **Abbruchrate** von 30% liegt im Rahmen der bei Schmerztherapien angegebenen Werte, ebenso die Nichtaufnahme der Behandlung von ca. 25% der Patienten. So berichteten Kerns et al. (1986) 20% Abbrecher, Bradley et al. (1987) 25%. Nach Baekeland und Lundwall (1975) kommen nur 43-80% der Patienten nach dem ersten Besuch zurück, bei der 3. Sitzung sind 70% abgesprungen. In der Literatur sind als Prädiktoren des Abbruchs Faktoren wie Geschlecht (Kabat-Zinn & Chapman-Waldrop, 1988), Alter (Keefe et al., 1981a) oder soziale Unterstützung (Baekeland & Lundwall, 1975) genannt worden, Faktoren, die hier keine Rolle spielten. In dieser Studie war lediglich das Ausmaß des somatischen Befunds sowie die Person des Therapeuten für die Abbruchquote maßgeblich.

Ein interessanter Aspekt der hier berichteten Untersuchung ist das weit **bessere Abschneiden der TMSS- im Vergleich zu den CWSS-Patienten**. So verbesserten sich die TMSS-Patienten im Durchschnitt mehr als die CWSS-Patienten und profitierten auch gleichermaßen von allen Behandlungen. Es ließ sich nicht eindeutig klären, ob die größere Verbesserung auf die kürzere Schmerzdauer oder die stärker auf Selbstkontrolle abzielende medizinische Behandlung der Zahnklinik zurückzuführen war. Da sich jedoch die Patienten aller drei Gruppen weit deutlicher verbesserten als die CWSS-Patienten, spielt die Schmerzdauer sicher eine Rolle.

Die Daten der 6-Monats-Katamnese zeigen, daß die Unterschiede zwischen den Behandlungen erst zu diesem Zeitpunkt deutlich werden. Dies macht es unwahrscheinlich, daß **Placeboeffekte** eine größere Rolle bei der Therapieeffizienz spielten. Eine 18-Monats-Katamnese wird weiteren Aufschluß über die Dauer der hier beobachteten Erfolge bringen. Ein weiterer Hinweis darauf, daß Erwartungseffekte eher eine geringe Rolle bei den Therapieerfolgen gespielt haben dürften, ist der Umstand, daß die Patienten der KVT-Gruppe die höchste Therapieerwartung aufwiesen und am meisten mit der Therapie und den Therapeuten zufrieden waren, sich jedoch insgesamt nur sehr wenig verbesserten.

14.9. Bezug der psychophysiologischen, der Diagnostik- und der Therapiedaten zum psychobiologischen Modell

Aus den oben geschilderten Daten wird ersichtlich, daß eine Reihe von Annahmen des in Kapitel 4 dargestellten psychobiologischen Modells bestätigt werden konnten. So war bei den hier untersuchten CWSS- und TMSS-Patienten eine Reaktionsstereotypie am vom Schmerz betroffenen Muskel nachweisbar. Des weiteren ließ sich eine höhere Streßbelastung der Patienten aufzeigen, die diese Reaktionsstereotypie aufrechterhält. Ebenso entwickelten die Patienten eine deutliche antizipatorische Bewegungsangst gekoppelt mit signifikanten Schmerzanstiegen bei der Anspannung der Muskulatur. Darüberhinaus waren die Patienten weniger als die Gesunden in der Lage, ihre Muskelspannung adäquat wahrzunehmen. Die Schmerzpatienten verfügten über eine ausgeprägte hilflose Einstellung dem Schmerz gegenüber, die eng mit ihrer Schmerzerfahrung und z.T. auch mit dem Schmerzverhalten gekoppelt war. Diese Ergebnisse zeigen, daß bei Patienten mit chronischen Schmerzsyndromen der Skelettmuskulatur psychologische Faktoren eine wichtige Rolle bei der Aufrechterhaltung und möglicherweise auch bei der Genese des chronischen Schmerzes spielen. Aus den hier berichteten Daten ergibt sich weiterhin, daß zwischen der subjektiv-psychologischen, der motorisch-behavioralen und der physiologisch-organischen Ebene nur wenig Zusammenhänge nachweisbar sind, und deshalb eine Erfassung des Schmerzes auf allen drei Ebenen - wie aus dem Modell abgeleitet - essentiell ist.

In der Therapiestudie zeigte sich, daß ein Behandlungsverfahren, das direkt an den psychophysiologischen Veränderungen ansetzt - das EMG-Biofeedback -, eine besonders effiziente Therapiemethode ist. Die deutlichsten therapieabhängigen Veränderungen wurden in den verbal-subjektiven Variablen, weniger auf der Verhaltensebene und den psychophysiologischen Variablen sichtbar. Die Daten machen jedoch deutlich, daß auch bei Patienten mit ausgeprägten organischen Befunden ein psychologisch orientiertes Behandlungsverfahren effektiv sein kann. Die aus dem psychobiologischen Modell abgeleitete Annahme, daß bei Chronifizierung psychologische Prozesse eine wesentliche Rolle bei der Aufrechterhaltung der Schmerzen spielen, kann durch die Therapieerfolge zwar nicht belegt, jedoch gestützt werden.

14.10. Schlußfolgerungen

Aus den hier berichteten Daten ergeben sich eine Reihe von Schlußfolgerungen für die Erforschung, Diagnostik und Behandlung chronischer Schmerzsyndrome der Skelettmuskulatur.

Die in Kapitel 5 aufgestellten methodischen Kriterien zur Analyse der **Psychophysiologie** chronischer Schmerzsyndrome haben sich in dieser Untersuchung bewährt und sollten in weiteren Studien berücksichtigt werden. Insbesondere sind weitere Untersuchungen zur Psychophysiologie wohldefinierter Schmerzsyndrome erforderlich. Wir haben das hier formulierte psychobiologische Modell nur auf eine ausgewählte Gruppe von Patienten mit chronischen Schmerzsyndromen der Skelettmuskulatur bezogen, die jedoch zahlenmäßig einen großen Prozentsatz der chronischen Schmerzpatienten ausmacht. Weitere Studien sollten über die hier untersuchten respondenten Aspekte hinaus die Rolle operanter Faktoren und deren Interaktion mit den hier beschriebenen psychophysiologischen Charakteristika dieser Patientengruppe ermitteln.

Für die **Diagnostik** der CWSS- und TMSS-Patienten ergibt sich die Forderung, daß eine umfassende Messung des Schmerzes, seiner Antezedenzen und Konsequenzen, auf den oben diskutierten drei Ebenen erfolgen sollte. Die hier entwickelten bzw. überprüften Instrumente lassen diese multidimensionale Schmerzdiagnostik zu und erlauben die Bildung von Patientenuntergruppen mit gemeinsamen Charakteristika des Umgangs mit dem Schmerz. Weitere Untersuchungen zur prädiktiven Validität dieser Clusterbildungen sind erforderlich. Diese Mehrebenen-Diagnostik überwindet die Dichotomie der psychogen-somatogen Klassifikation von chronischen Schmerzpatienten, die den realen Gegebenheiten der psychobiologischen Interaktionen bei chronischem Schmerz nicht gerecht wird.

Für die **Behandlung** dieser Patienten ergibt sich insbesondere für die CWSS-Patienten die Forderung einer interdisziplinären Intervention, welche die psychologischen Schmerzkomponenten berücksichtigt. Angesichts der negativen Prognose bei langer Schmerzdauer, ist die frühe Intervention besonders indiziert. Aus den Ergebnissen dieser Untersuchung sollte nicht der Schluß abgeleitet werden, daß ausschließlich medizinische Maßnahmen bei chronischen Schmerzpatienten grundsätzlich nicht effektiv sind. Aus dieser Studie ergibt sich lediglich die Schlußfolgerung, daß bei Patienten mit chronischen Schmerzsyndromen der Skelettmuskulatur, die sich vorheriger medizinischer Behandlung gegenüber als resistent erwiesen haben, EMG-Biofeedback den Behandlungserfolg verbessern kann. Bei den TMSS-Patienten waren medizinische und psychologische Interventionen vergleichbar effektiv, möglicherweise aufgrund der kürzeren Schmerzdauer.

Im Vergleich zu Patienten-Stichproben anderer Studien zur interdisziplinären Schmerztherapie waren die Patienten dieser Untersuchung in ihrem Verhalten weniger von Schmerz beeinträchtigt. Invalide oder arbeitsunfähige Patienten würden möglicherweise mehr von einer operant orientierten Therapie profitieren. Diese Hypothese wird derzeit in einer weiteren Studie überprüft. Die Frage der differentiellen Indikation verschiedener psychologisch und medizinisch orientierter Therapieverfahren ist für die Zukunft besonders wichtig.

14.11. Zusammenfassung

Ziel dieser Arbeit war die Darstellung und Überprüfung eines psychobiologischen Modells chronischer Schmerzen der Skelettmuskulatur.

Im theoretischen Teil der Arbeit wurde zunächst eine Einführung in das Gebiet der Schmerzforschung gegeben sowie Fragen der Definition, Klassifikation und Epidemiologie chronischer Schmerzen diskutiert. Dabei wurde Schmerz als eine Reaktion auf der verbal-subjektiven, der motorisch-behavioralen und der organisch-physiologischen Ebene definiert (s. Birbaumer, 1984) und die Notwendigkeit einer psychobiologischen Perspektive betont. In Kapitel 2 wurde ein Überblick über wichtige Aspekte der Nociception sowie der Schmerzmodulation gegeben und insbesondere auf die Pathophysiologie der chronischen Wirbelsäulensyndrome und der chronischen Kiefergelenkschmerzen eingegangen, die im Mittelpunkt der in dieser Arbeit vorgestellten empirischen Untersuchungen stehen. Die psychologischen Grundlagen des Schmerzes wurden in der Form nichtbehavioraler und behavioraler Modelle abgehandelt. Die nichtbehavioralen Modelle (psychoanalytisch, systemisch, Schmerzpersönlichkeit, Schmerz als depressives Äquivalent, psychogener Schmerz) wurden als wenig ergiebig für die Diagnose und Behandlung chronischer Scherzen erachtet. Ein größerer Stellenwert wurde den behavioralen Modellen zugesprochen, die postulieren, daß operante und respondente Mechanismen ebenso wie Modellernen und kognitive Prozesse eine wichtige Rolle bei der Schmerzentstehung und der Schmerzaufrechterhaltung spielen.

In Kapitel 4 wurde ein psychobiologisches Modell chronischer Schmerzen der Skelettmuskulatur formuliert. Chronische Schmerzen der Skelettmuskulatur wurden als in besonderem Maße von psychologischen Faktoren beeinflußt gesehen. Ausgehend vom Drei-Ebenen-Modell des Schmerzes wurde die Interaktion psychologischer und biologischer Faktoren bei der Schmerzerfahrung betont und empirisch belegt. Das Modell geht davon aus, daß vier Faktoren beim Auftreten chronischer Schmerzen der Skelettmuskulatur eine Rolle spielen: (1) eine körperliche Diathese, die auf eine genetische Prädisposition, Lernerfahrungen, arbeitsbezogene Faktoren oder ein akutes Trauma zurückgehen kann; (2) das Auftreten aversiver interner oder externer Stimulation, das als Streß erlebt wird; (3) ein unangemessenes Repertoire an Bewältigungsfertigkeiten; und (4) das Einwirken respondenter und operanter Lernprozesse, die insbesondere die Aufrechterhaltung der Schmerzen beeinflussen. Es wurden eine Reihe von empirischen Befunden zur Rolle dieser Faktoren dargestellt und auf die Notwendigkeit gezielter Forschung zu den Grundannahmen des Modells, das derzeit eher heuristischen Charakter hat, hingewiesen.

In Kapitel 5 wurde ein kritischer Überblick über Untersuchungen zur Psychophysiologie der CWSS und TMSS gegeben, bei dem eine Gewichtung der Studien nach theoretischen und methodischen Gesichtpunkten erfolgte. Es ließen sich Hinweise für das Auftreten einer symptomspezifischen Hyperreagibilität des EMGs bei diesen Patienten finden. Es wurde jedoch auch betont, daß Weiterentwicklungen der Methodik unumgänglich sind, um zu besser abgesicherten Schlußfolgerungen zur Psychophysiologie des Schmerzes zu gelangen.

In den Kapiteln 6 und 7 wurden die Grundlagen einer multidimensionalen Schmerzdiagnostik sowie einer verhaltensmedizinisch orientierten Schmerztherapie diskutiert. Dabei wurden die wesentlichen Verfahren der experimentellen und klinischen Schmerzdiagnostik zusammenfassend dargestellt und bezüglich ihrer Anwendbarkeit in der Diagnostik chronischer Schmerzpatienten untersucht. Anschließend wurde das Vorgehen der Psychophysiologischen Schmerzambulanz der Universität Tübingen beschrieben. Die Darstellung des Standes der verhaltensmedizinisch orientierten Schmerztherapie sowie wichtiger offener Fragen der Therapieforschung zum chronischen Schmerz schloß den theoretischen Teil ab.

Im empirischen Teil wurde zunächst in 4 Teilstudien (Kapitel 8-11) die Relevanz wichtiger Annahmen des psychobiologischen Modells untersucht. Patienten mit CWSS, Patienten mit TMSS und Gesunde wurden in ihrer Reagibilität auf eine neutrale und eine belastende Vorstellung hin untersucht. Dabei erfolgten Ableitungen des EMGs vom rechten und linken Masseter, den linken Bizeps, dem linken Trapezius, dem rechten Trapezius oder lumbalen Erector spinae (je nachdem ob der Schmerzort die LWS oder die HWS war), dem linken lumbalen M. Erector spinae, der Herzrate und der Hautleitfähigkeit. In einer zweiminütigen Ruhephase zu Beginn der Untersuchung zeigten sich signifikant höhere Werte am linken M. Erector spinae der CWSS-Patienten, die auch eine niedrigere Herzfrequenz zeigten.

Bei den Vorstellungsphasen fand sich in der Streßphase eine höhere EMG-Reagibilität des linken Masseters der TMSS- und eine erhöhte Reagibilität des linken M. Erector spinae der CWSS-Patienten. Auch die Rückkehr zum Ruhewert war beim relevanten Muskel der CWSS-Patienten verzögert. In der Bizeps- und Trapeziusaktivität sowie der Hautleitfähigkeit zeigten sich zwischen Patienten und Gesunden keine Unterschiede. Die Herzratenreagibilität war bei den Gesunden höher als bei den Patienten. Die EMG-Diskrimination war bei den Patienten am relevanten wie auch am irrelevanten (nicht vom Schmerz betroffenen Muskel) geringer als bei den Gesunden. Die Patienten berichteten darüber hinaus höhere Angstanstiege bei der Antizipation einer potentiell schmerzhaften Bewegungsaufgabe sowie mehr Schmerzen nach der Durchführung der Aufgabe. Die Patienten gaben auch eine höhere Streßbelastung an und weniger Fähigkeiten, mit Belastungen umzugehen.

Keine Unterschiede zwischen Patienten und Gesunden ergaben sich bei einer Aufgabe, in der die Spannung am relevanten oder irrelevanten Muskel zu verringern war. Patienten und Gesunde waren gleichermaßen schlecht in der Lage, ihre EMG-Werte zu reduzieren. Die Antizipation einer potentiell schmerzhaften

Bewegungsaufgabe führte zu keinen differentiellen EMG-Anstiegen bei Patienten und Gesunden. Die erhöhte Streßreagibilität der Patienten war unabhängig vom somatischen Befund und korrelierte wenig mit subjektiven Variablen. Diese Daten belegen wesentliche Annahmen des psychobiologischen Modells.

In Kapitel 12 wurden diagnostische Vorarbeiten zu der in Kapitel 13 geschilderten Therapiestudie dargestellt. Eine deutsche Version des West Haven-Yale Multidimensionalen Schmerzfragebogens (MPI-D) wurde erstellt und erste Untersuchungen, die für die Reliabilität und Validität des Schmerzfragebogens sprechen, wurden berichtet. Des weiteren wurde ein Fragebogen zur Erfassung schmerzbezogener Selbstinstruktionen sowie ein Fragebogen zur Erfassung schmerzbezogener Kontrollüberzeugungen entwickelt. Erste Untersuchungen beider Fragebögen lassen auf gute Reliabilität und Validität der Meßinstrumente schließen. Zur Messung von Alltagsbelastungen in möglichst kurzer Form wurde schließlich noch der Kurze Fragebogen zur Erfassung alltäglicher Belastungen entwickelt, der hoch mit der Hassles-Skala korreliert, intern konsistent und stabil ist. Zur Messung des Schmerzverhaltens der Patienten wurde der Tübinger Bogen zur Erfassung des Schmerzverhaltens konzipiert, der eine einfach zu handhabende Rating-Skala ist, die psychometrisch vielversprechend ist. Weitere in der Studie verwendete Meßverfahren, die bereits untersucht sind, wurden in Kapitel 12 ebenfalls besprochen. Abschließend wurden die Ergebnisse einer Clusteranalyse dargestellt, die das Ziel hatte, mittels der genannten Meßverfahren Patienten-Untergruppen zu identifizieren, die auf den drei Meßebenen gemeinsame Charakteristika aufweisen. Unter der Verwendung von 16 Skalen ergaben sich 4 deutlich verschiedene Untergruppen von Schmerzpatienten, die als "bewältigend", "beeinträchtigt", "psychophysiologisch hochreagibel" und "belastet" bezeichnet wurden.

In der Therapiestudie wurde die Effizienz von EMG-Biofeedback, kognitiver Verhaltenstherapie und traditioneller medizinischer Behandlung bei Patienten mit CWSS und TMSS verglichen. Ausgehend vom psychobiologischen Modell war postuliert worden, daß psychologische Behandlung bei diesen therapieresistenten Patienten effektiver sein sollte als die herkömmliche medizinische Intervention. Es zeigte sich jedoch eine deutliche Überlegenheit des EMG-Biofeedback im Vergleich zu den beiden anderen Behandlungen, die insbesondere bei der 6-Monats-Katamnese deutlich wurde. Die größte Veränderung zeigte sich dabei in den verbal-subjektiven Maßen. Auf der weniger beeinträchtigten Verhaltensebene ergaben sich ebenso wie auf der physiologisch-organischen Ebene kaum Veränderungen. Interessant ist die Abnahme der Inanspruchnahme der Gesundheitsversorgung in beiden psychologisch behandelten Gruppen, die auf eine Reduktion des "Drehtüreffekts" bei diesen Patienten hinweist.

Der Therapieerfolg war in der Biofeedbackgruppe negativ mit der EMG-Reagibilität und positiv mit der Anzahl der Übungen, in der kognitiven Verhaltenstherapie negativ mit der anfänglichen Einstellung zum Schmerz und in allen Gruppen negativ mit der Chronizität assoziiert. Abbrecher waren stärker in der Gruppe mit geringerem somatischem Befund vertreten und waren auch von der Person des behandelnden Therapeuten beeinflußt.

Der somatische Befund spielte bei der Effizienz der Behandlung keine Rolle. Wichtig war jedoch die Diagnosegruppe: TMSS-Patienten verbesserten sich bei allen Behandlungen mehr als die CWSS-Patienten und profitierten gleichermaßen von allen Behandlungen. Da die am wenigsten verbesserte Gruppe (kognitive Verhaltenstherapie) die höchste Therapieerwartung und die beste Bewertung des Therapeuten angab, ist es unwahrscheinlich, daß unspezifische Effekte (Placebo) eine größere Rolle bei der Effizienz der Behandlungen gespielt haben. Es ist wichtig festzustellen, daß die hier behandelten Patienten zwar chronisch schmerzkrank, jedoch noch arbeitsfähig waren. Inwieweit EMG-Biofeedback auch bei invaliden Patienten erfolgreich ist, bedarf der weiteren Überprüfung.

Die Daten der hier vorgestellten Studien stimmen gut mit dem vorgestellten psychobiologischen Modell überein und ermutigen zu weiteren Untersuchungen der Rolle psychologischer Variablen bei Patienten mit chronischen Schmerzsyndromen.

Anhang

15. Fragebögen

15.1. West Haven-Yale Multidimensionaler Schmerzfragebogen (MPI-D)

Name: _____   Datum: _____

Teil 1

In diesem Abschnitt stellen wir Fragen zu Ihrem Schmerzproblem und wie die Schmerzen Ihr Leben beeinflussen. Unter jeder Frage ist eine 7-teilige Skala. Bitte lesen Sie jede Frage genau und machen Sie dann einen Kreis um die Zahl, die am besten Ihrer Antwort entspricht.

Beispiel: Wie aufgeregt sind Sie, wenn Sie zum Zahnarzt gehen?

```
0           1    2    3    4    5    6
überhaupt                        äußerst
nicht aufgeregt                  aufgeregt
```

Falls Sie überhaupt nicht aufgeregt sind, wenn Sie zum Zahnarzt gehen, machen Sie bitte einen Kreis um die 0. Falls Sie äußerst aufgeregt sind, kreisen Sie die 6 ein. Niedrige Zahlen bedeuten weniger und höhere mehr Aufgeregtheit.

Bitte beantworten Sie jede der folgenden Fragen. Versuchen Sie so aufrichtig und genau wie möglich zu antworten.

1. Schätzen Sie das Ausmaß Ihrer derzeitigen Schmerzen ein (jetzt, im Moment)!

```
0        1    2    3    4    5        6
keine                             der extremste
Schmerzen                         Schmerz, den
                                  den ich je er-
                                  lebt habe
```

2. Wie sehr behindert Sie Ihr Schmerz durchschnittlich bei täglichen Aktivitäten?

```
0            1    2    3    4    5        6
der Schmerz                           der Schmerz
behindert mich                        behindert
überhaupt nicht                       mich stark
```

3. Wie sehr beeinträchtigt der Schmerz Ihre Arbeitsfähigkeit?

```
0              1    2    3    4    5        6
überhaupt keine                          extreme Be-
Beeinträchtigung                         einträchtigung
```

O Machen Sie hier ein Kreuz, falls Sie nicht wegen Ihrer Schmerzen, sondern aus anderen Gründen nicht mehr arbeiten.

4. Wie sehr beeinträchtigen die Schmerzen die Freude und Zufriedenheit, die Sie aus Ihren sozialen und Freizeitaktivitäten schöpfen?

0	1	2	3	4	5	6
keine Beeinträchtigung						extreme Beeinträchtigung

5. Wieviel Unterstützung oder Hilfe erhalten Sie von Ihrem Partner (Ihrer Bezugsperson) im Hinblick auf Ihr Schmerzproblem?

0	1	2	3	4	5	6
überhaupt keine Unterstützung						äußerst viel Unterstützung

6. Stufen Sie Ihre allgemeine Stimmung in der letzten Woche ein!

0	1	2	3	4	5	6
äußerst schlechte Stimmung						äußerst gute Stimmung

7. Wie stark waren Ihre Schmerzen in der letzten Woche? (im Durchschnitt)

0	1	2	3	4	5	6
überhaupt nicht stark						äußerst stark

8. Wie stark wirkt sich der Schmerz auf Ihre Fähigkeit aus, an Freizeit- und sozialen Aktivitäten teilzunehmen?

0	1	2	3	4	5	6
keine Beeinträchtigung						extreme Beeinträchtigung

9. Wie sehr haben sich die Schmerzen auf die Zufriedenheit ausgewirkt, die Sie bei Unternehmungen mit Ihrer Familie erleben?

0	1	2	3	4	5	6
keine Beeinträchtigung						extreme Beeinträchtigung

10. Wieviel Sorgen macht sich Ihr Partner (Ihre Bezugsperson) um Sie wegen Ihrer Schmerzen?

0	1	2	3	4	5	6
überhaupt keine Sorgen						äußerst große Sorgen

11. Wieviel Kontrolle hatten Sie Ihrer Meinung nach über Ihr Leben in der letzten Woche?

0	1	2	3	4	5	6
überhaupt keine Kontrolle						äußerste Kontrolle

12. Wie sehr leiden Sie unter Ihren Schmerzen?

0	1	2	3	4	5	6
ich leide überhaupt nicht						ich leide äußerst stark

13. Wie sehr beeinträchtigen die Schmerzen Ihre Beziehung zum Partner, zur Familie oder zur Bezugsperson?

    0   1   2   3   4   5   6
    keine   extreme Be-
    Beeinträchtigung   einträchtigung

14. Wie sehr beeinträchtigen die Schmerzen Ihre Arbeitsfreude und Arbeitszufriedenheit?

    0   1   2   3   4   5   6
    keine   extreme Be-
    Beeinträchtigung   einträchtigung

    O   Machen Sie hier ein Kreuz, falls Sie zur Zeit nicht arbeiten!

15. Wieviel Aufmerksamkeit schenkt Ihr Partner (Ihre Bezugsperson) Ihrem Schmerzproblem?

    0   1   2   3   4   5   6
    überhaupt   äußerst große
    keine Aufmerksamkeit   Aufmerksamkeit

16. Wie gut konnten Sie in der letzten Woche Ihrer Meinung nach mit Ihren Problemen umgehen?

    0   1   2   3   4   5   6
    überhaupt nicht   äußerst gut

17. Wieviel Kontrolle glauben Sie über Ihre Schmerzen zu haben?

    0   1   2   3   4   5   6
    überhaupt   sehr viel
    keine Kontrolle   Kontrolle

18. Wie sehr beeinträchtigen Ihre Schmerzen Ihre Fähigkeit, Hausarbeit zu tun?

    0   1   2   3   4   5   6
    keine   extreme Be-
    Beeinträchtigung   einträchtigung

19. Wie gut konnten Sie in der letzten Woche mit Belastungen (Streß) in Ihrem Leben umgehen?

    0   1   2   3   4   5   6
    überhaupt nicht gut   äußerst gut

20. Wie sehr beeinträchtigt der Schmerz Ihre Fähigkeit, Pläne für alle Arten von Aktivitäten zu machen?

    0   1   2   3   4   5   6
    überhaupt keine   extreme Be-
    Beeinträchtigung   einträchtigung

21. Wie gereizt waren Sie in der letzten Woche?

    0   1   2   3   4   5   6
    überhaupt   äußerst
    nicht gereizt   gereizt

22. Wie sehr beeinträchtigen Ihre Schmerzen Ihre Beziehungen zu Freunden und Bekannten?

    0   1   2   3   4   5   6
    keine   extreme Be-
    Beeinträchtigung   einträchtigung

23. Wie angespannt oder ängstlich waren Sie in der letzten Woche?

    0   1   2   3   4   5   6
    überhaupt nicht   äußerst an-
    angespannt und   gespannt und
    ängstlich   ängstlich

Teil 2

Wenn Ihr Partner (Ihre Bezugsperson) weiß, daß Sie Schmerzen haben, wie reagiert er/sie dann?

Bitte machen Sie einen Kreis um die Zahl, die am besten angibt, wie oft Ihr Partner (Ihre Bezugsperson) die angegebene Reaktion zeigt, wenn Sie Schmerzen haben.

Bitte beantworten Sie alle Fragen!

1. Fragt mich, was er/sie tun kann, um zu helfen

    0   1   2   3   4   5   6
    nie   sehr oft

2. Verhält sich gereizt mir gegenüber

    0   1   2   3   4   5   6
    nie   sehr oft

3. Übernimmt meine Aufgaben und Pflichten

    0   1   2   3   4   5   6
    nie   sehr oft

4. Spricht mit mir über etwas anderes, um mich von den Schmerzen abzulenken

    0   1   2   3   4   5   6
    nie   sehr oft

5. Drückt ihre/seine Enttäuschung (Frustration) mir gegenüber aus

    0   1   2   3   4   5   6
    nie   sehr oft

6. Versucht, mich dazu zu bringen, mich auszuruhen

   0   1   2   3   4   5   6
   nie   sehr oft

7. Versucht, mich dazu zu bringen, etwas zu tun, aktiv zu sein

   0   1   2   3   4   5   6
   nie   sehr oft

8. Wird ärgerlich mit mir

   0   1   2   3   4   5   6
   nie   sehr oft

9. Ermutigt mich, an einem Hobby zu arbeiten

   0   1   2   3   4   5   6
   nie   sehr oft

10. Bringt mir etwas zu essen oder zu trinken

    0   1   2   3   4   5   6
    nie   sehr oft

11. Schaltet den Fernseher (oder Radio) ein, um mich vom Schmerz abzulenken

    0   1   2   3   4   5   6
    nie   sehr oft

Teil 3

Im folgenden finden Sie eine Liste mit 18 alltäglichen Tätigkeiten. Bitte geben Sie an, wie oft Sie jede dieser Tätigkeiten ausüben, indem Sie einen Kreis um die entsprechende Zahl machen.

Bitte lassen Sie keine Frage aus!

1. Geschirr spülen

   0   1   2   3   4   5   6
   nie   sehr oft

2. Rasen mähen (_ *Bitte kreuzen Sie hier an, falls Sie keinen Rasen haben*)

   0   1   2   3   4   5   6
   nie   sehr oft

3. Zum Essen gehen

   0   1   2   3   4   5   6
   nie   sehr oft

4. Einkaufen gehen

0	1	2	3	4	5	6
nie						sehr oft

5. Im Garten arbeiten (__ *Bitte kreuzen Sie hier an, falls Sie keinen Garten haben*)

0	1	2	3	4	5	6
nie						sehr oft

6. Ins Kino/ Theater/ Konzert gehen

0	1	2	3	4	5	6
nie						sehr oft

7. Freunde besuchen

0	1	2	3	4	5	6
nie						sehr oft

8. Beim Saubermachen im Haus helfen

0	1	2	3	4	5	6
nie						sehr oft

9. Am Auto arbeiten (__ *Bitte kreuzen Sie hier an, falls Sie kein Auto haben*)

0	1	2	3	4	5	6
nie						sehr oft

10. Eine Mahlzeit vorbereiten

0	1	2	3	4	5	6
nie						sehr oft

11. Auto waschen (__ *Bitte kreuzen Sie hier an, falls Sie kein Auto haben*)

0	1	2	3	4	5	6
nie						sehr oft

12. Einen Ausflug machen

0	1	2	3	4	5	6
nie						sehr oft

13. In einen Park gehen

0	1	2	3	4	5	6
nie						sehr oft

14. Wäsche waschen

0	1	2	3	4	5	6
nie						sehr oft

15. Reparaturen im Haus durchführen

    0　　1　　2　　3　　4　　5　　6
    nie　　　　　　　　　　　　　　sehr oft

16. Sich sexuell betätigen

    0　　1　　2　　3　　4　　5　　6
    nie　　　　　　　　　　　　　　sehr oft

17. Einen kurzen Spaziergang machen

    0　　1　　2　　3　　4　　5　　6
    nie　　　　　　　　　　　　　　sehr oft

18. Sich sportlich betätigen (z.B. schwimmen gehen)

    0　　1　　2　　3　　4　　5　　6
    nie　　　　　　　　　　　　　　sehr oft

15.2. Fragebogen zur Erfassung schmerzbezogener Selbstinstruktionen (FSS)

Name: _____ Datum: _____

Wir führen ständig ein inneres Zwiegespräch mit uns selbst. Beispielsweise ermuntern wir uns, bestimmte Dinge zu tun; wir tadeln uns, wenn wir einen Fehler gemacht haben; oder wir loben uns für unsere Leistungen. Auch wenn wir Schmerzen haben, gehen uns bestimmte Gedanken durch den Kopf - andere, als wenn es uns gut geht. Im folgenden finden Sie typische Gedanken von Menschen, die Schmerzen haben.

Bitte lesen Sie jede der folgenden Feststellungen durch und geben Sie dann an, wie häufig Ihnen dieser Gedanke durch den Kopf geht, wenn Sie Schmerzen haben. Machen Sie bitte einen Kreis um die zutreffende Zahl der nachstehenden Skala, die von 0 (= fast nie) bis 5 (= fast immer) geht.

Das denke ich..

		fast nie					fast immer
1.	Wenn ich ruhig bleibe und mich entspanne, geht es mir besser.	0	1	2	3	4	5
2.	Diese Schmerzen halte ich nicht mehr aus.	0	1	2	3	4	5
3.	Ich kann gegen meine Schmerzen selbst etwas tun.	0	1	2	3	4	5
4.	Egal was ich auch tue, ich kann doch nichts ändern an meinen Schmerzen.	0	1	2	3	4	5
5.	Ich muß mich jetzt entspannen.	0	1	2	3	4	5
6.	Ich werde schon damit fertig.	0	1	2	3	4	5
7.	Ich muß schnell ein Schmerzmittel nehmen.	0	1	2	3	4	5
8.	Es wird bald wieder besser werden.	0	1	2	3	4	5
9.	Das hört ja nie mehr auf.	0	1	2	3	4	5
10.	Ich bin ein hoffnungsloser Fall.	0	1	2	3	4	5
11.	Es gibt noch schlimmere Dinge als meine Schmerzen.	0	1	2	3	4	5
12.	Ich schaffe das schon.	0	1	2	3	4	5
13.	Wann wird es wieder schlimmer?	0	1	2	3	4	5
14.	Die Schmerzen machen mich fertig.	0	1	2	3	4	5
15.	Ich kann nicht mehr.	0	1	2	3	4	5
16.	Diese Schmerzen machen mich noch verrückt.	0	1	2	3	4	5
17.	Ablenkung hilft am besten.	0	1	2	3	4	5
18.	Ich kann mir selbst helfen.	0	1	2	3	4	5

15.3 Fragebogen zur Erfassung schmerzbezogener Kontrollüberzeugungen (FSK)

Name:_____ Datum:_____

Im folgenden finden Sie einige Einstellungen und Reaktionen zum chronischen Schmerz, die andere Patienten geäußert haben.

Bitte geben Sie jeweils an, ob Sie der Äußerung zustimmen oder nicht, indem Sie einen Kreis um die für Sie zutreffende Zahl der untenstehenden Skala machen, die von 0 (= trifft gar nicht zu) bis 5 (= trifft sehr zu) reicht.

	Trifft gar nicht zu					Trifft sehr zu
1. Ich kann meine Schmerzen vorhersehen. Es gibt Warnsignale.	0	1	2	3	4	5
2. Egal, was ich auch tue, ich kann meine Schmerzen selbst nicht beeinflussen.	0	1	2	3	4	5
3. Psychische Belastungen verschlimmern meine Schmerzen.	0	1	2	3	4	5
4. Ich kann meine Schmerzen selbst lindern.	0	1	2	3	4	5
5. Wenn ich Schmerzen habe, helfen nur noch Medikamente oder ein Besuch beim Arzt.	0	1	2	3	4	5
6. Ich betrachte meine Schmerzen als Herausforderung.	0	1	2	3	4	5
7. Ich lasse mich von meinen Schmerzen nicht unterkriegen und kämpfe dagegen an.	0	1	2	3	4	5
8. Gegen meine Schmerzen bin ich machtlos.	0	1	2	3	4	5
9. Schmerzen sind ein Schicksalsschlag, den man erdulden muß.	0	1	2	3	4	5
10. Ich glaube nicht, daß ich selbst etwas gegen meine Schmerzen tun kann.	0	1	2	3	4	5
11. Ich versuche, meine Schmerzen so oft wie möglich zu vergessen.	0	1	2	3	4	5
12. Ich mache mir Sorgen über die Zukunft wegen meiner Schmerzen.	0	1	2	3	4	5
13. Ich habe früher versucht, etwas gegen meine Schmerzen zu unternehmen, aber ich habe es aufgegeben, da es keinen Erfolg brachte.	0	1	2	3	4	5
14. Am besten werde ich mit den Schmerzen fertig, wenn ich versuche, mich abzulenken.	0	1	2	3	4	5
15. Ich habe gelernt, mit meinen Schmerzen zu leben.	0	1	2	3	4	5
18. Ich kann mir selbst helfen.	0	1	2	3	4	5

15.4. Kurzer Fragebogen zu Belastungen (KFB)

Name: _____ Datum: _____

Im folgenden finden Sie einige ergänzende Fragen zu Ihrer derzeitigen Lebenssituation. Bitte kreuzen Sie an, inwieweit die jeweilige Feststellung auf Sie zutrifft. Falls sie genau zutrifft, kreuzen Sie bitte die 5 an; falls sie überhaupt nicht zutrifft, kreuzen Sie bitte die 0 an; und falls Ihre Antwort dazwischen liegt, kreuzen Sie die 1, 2, 3 oder 4 an, je nach-dem wie sehr Sie der Feststellung zustimmen.

		Trifft gar nicht zu					Trifft genau zu
1.	Ich habe viele Freunde.	0	1	2	3	4	5
2.	Ich fühle mich ständig unter Druck bei meiner Arbeit.	0	1	2	3	4	5
3.	Ich bin mit meinem Familienleben sehr zufrieden.	0	1	2	3	4	5
4.	Ich bin mit meiner Partnerschaft (meinem Verhältnis zur Bezugsperson) sehr zufrieden.	0	1	2	3	4	5
5.	Meine Arbeit ist belastend.	0	1	2	3	4	5
6.	Ich lasse mich leicht von kleinen Problemen überwältigen.	0	1	2	3	4	5
7.	Ich bin mit meinen sozialen Kontakten zufrieden.	0	1	2	3	4	5
8.	Ich fühle mich oft unter Druck.	0	1	2	3	4	5
9.	Ich habe oft Streit mit meinem Partner (meiner Bezugsperson).	0	1	2	3	4	5
10.	Ich fühle mich oft einsam.	0	1	2	3	4	5
11.	Es fällt mir schwer, mit Streß umzugehen.	0	1	2	3	4	5
12.	In meiner Familie gibt es viele Auseinandersetzungen.	0	1	2	3	4	5
13.	Ich verstehe mich gut mit meinem Partner (meiner Bezugsperson).	0	1	2	3	4	5
14.	Ich habe viele soziale Kontakte.	0	1	2	3	4	5
15.	Es fällt mir schwer, Probleme im Alltag zu bewältigen.	0	1	2	3	4	5
16.	Meine Partnerschaft (Beziehung zur wichtigsten Bezugsperson) ist glücklich.	0	1	2	3	4	5

15.5. Schmerzfragebogen für Bezugspersonen

Es ist für uns sehr wichtig zu erfahren, wie Sie die Schmerzen Ihres Partners (Ihrer Begleitperson) erleben, da Sie diese Schmerzen besser als sonst jemand kennen. Wir möchten auch gerne wissen, wie sich die Schmerzen auf Sie selbst und auf Ihre Beziehung auswirken. Dies hilft uns sehr bei der Diagnose und Behandlung der Schmerzen Ihres Partners (Ihrer Begleitperson).

Bitte lesen Sie jede der folgenden Fragen sorgfältig durch und beantworten Sie jede Frage. Bitte lassen Sie **keine** Frage aus.

Teil 1

1. Name des Patienten:_____

2. Termin: D1   D2   D3   D4

3. Datum:_____

4. Wie sind Sie mit dem Patienten verwandt?

    o Ehepartner
    o Partner
    o Kind
    o Elternteil
    o Geschwister
    o Bekannte(r)

5. Ihr Alter:_____   6. Ihr Geschlecht: oweiblich   omännlich

7. Familienstand

    o ledig
    o in fester Beziehung lebend   ___(in Jahren)
    o verheiratet   ___(in Jahren)
    o geschieden   ___(in Jahren)
    o getrennt lebend   ___(in Jahren)
    o verwitwet   ___(in Jahren)

8. Kinder: o nein   o ja _____ wieviele?

9. Wohnsituation:

    o alleine
    o lebe mit Kindern
    o lebe mit Partner
    o lebe mit Familie
    o lebe mit anderen Familienmitgliedern
    o lebe mit anderen _____
      (Bitte angeben, z.B. Wohngemeinschaft)

10. Schulbildung

   o Sonderschule
   o Haupt-(Volks-)schule ohne Abschluß
   o Haupt-(Volks-)schule mit Abschluß
   o Mittlere Reife
   o Abitur
   o abgeschlossenes Fachhochschul-/Hochschulstudium
   o sonstiges _____

11. Berufsstellung:

   o ungelernter oder angelernter Arbeiter
   o Facharbeiter (mit Lehrabschluß)
   o Angestellter/Beamter
   o selbständig
   o nicht selbständig
   o nicht berufstätig   seit wann?_____

12. Falls Sie nicht berufstätig sind, kreuzen Sie Zutreffendes an:

   o im Haushalt tätig
   o in Ausbildung
   o im Studium
   o in Umschulung
   o in Rehabilitationsmaßnahme
   o arbeitslos
   o erwerbsunfähig
   o pensioniert/berentet
   Falls berentet oder erwerbsunfähig, ist dies wegen der Schmerzen
   o Ja   o Nein

13. Arbeitszeit:

   o ganztags   o halbtags
   o Teilzeit   o nicht berufstätig

14. Ausgeübter Beruf:_____

15. Dauer der Berufstätigkeit:_____(in Jahren)

16. Leiden Sie selbst an chronischen Schmerzen?   o Ja o Nein

17. Bitte kreuzen Sie den **wichtigsten** Schmerzort an!

   o Kopfschmerzen   o Gesichtsschmerzen
   o Schulterschmerzen   o Schmerzen in den Armen
   o Schmerzen in der Brust   o Bauchschmerzen
   o Kreuzschmerzen   o Schmerzen in den Beinen
   o andere: _____ (bitte angeben)

18. Wie lange leiden Sie schon an diesem Schmerzproblem ?_____ (Jahre)

Teil 2

In diesem Abschnitt stellen wir Fragen zu Ihrem Schmerzproblem und wie die Schmerzen Ihr Leben beeinflussen. Unter jeder Frage ist eine 7-teilige Skala. Bitte lesen Sie jede Frage genau und machen Sie dann einen Kreis um die Zahl, die am besten Ihrer Antwort entspricht.

Beispiel: Wie aufgeregt sind Sie, wenn Sie zum Zahnarzt gehen?

```
0          1    2    3    4    5    6
überhaupt                           äußerst
nicht aufgeregt                     aufgeregt
```

Falls Sie überhaupt nicht aufgeregt sind, wenn Sie zum Zahnarzt gehen, machen Sie bitte einen Kreis um die 0. Falls Sie äußerst aufgeregt sind, kreisen Sie die 6 ein. Niedrige Zahlen bedeuten weniger und höhere mehr Aufgeregtheit.

Bitte beantworten Sie jede der folgenden Fragen. Versuchen Sie so aufrichtig und genau wie möglich zu antworten.

1. Wie stark waren die Schmerzen **Ihres Partners (Ihrer Begleitperson)** in der **letzten Woche**?

```
0          1    2    3    4    5    6
überhaupt                           äußerst stark
nicht stark
```

2. Wie sehr beeinträchtigen die Schmerzen **Ihren Partner (Ihre Begleitperson)** bei täglichen Aktivitäten?

```
0          1    2    3    4    5    6
keine                               extreme Be-
Beeinträchtigung                    einträchtigung
```

3. Wie sehr haben die Schmerzen seit dem Beginn der Erkrankung die Arbeitsfähigkeit **Ihres Partners (Ihrer Begleitperson)** beeinträchtigt?

```
0          1    2    3    4    5    6
keine                               extreme Be-
Beeinträchtigung                    einträchtigung
```

4. Wie sehr haben die Schmerzen Ihres Partners (Ihrer Begleitperson) die Freude und Zufriedenheit, die **Sie** aus Ihren sozialen und Freizeitaktivitäten schöpfen, beeinträchtigt?

```
0          1    2    3    4    5    6
keine                               extreme Be-
Beeinträchtigung                    einträchtigung
```

5. Wie sehr haben die Schmerzen Ihres Partners (Ihrer Begleitperson) **Ihre** Beziehung zu Bekannten und Freunden beeinträchtigt?

```
0          1    2    3    4    5    6
keine                               extreme Be-
Beeinträchtigung                    einträchtigung
```

6. Bitte stufen Sie **Ihre** allgemeine Stimmung in der **letzten Woche** ein.

0	1	2	3	4	5	6
äußerst schlechte Stimmung						äußerst gute Stimmung

7. Wie zufrieden waren **Sie** in der **letzten Woche** mit Ihrem Leben im allgemeinen?

0	1	2	3	4	5	6
überhaupt nicht zufrieden						äußerst zufrieden

8. Wie sehr hat der Schmerz die Fähigkeit **Ihres Partners (Ihrer Begleitperson)**, an Freizeitaktivitäten und anderen sozialen Ereignissen teilzunehmen, beeinträchtigt?

0	1	2	3	4	5	6
keine Beeinträchtigung						extreme Beeinträchtigung

9. Wie sehr haben die Schmerzen Ihres Partners (Ihrer Begleitperson) die Freude und Zufriedenheit, die **Sie** aus Aktivitäten mit der Familie schöpfen, beeinträchtigt?

0	1	2	3	4	5	6
keine Beeinträchtigung						extreme Beeinträchtigung

10. Wie beunruhigt sind **Sie** über die Schmerzen Ihres Partners (Ihrer Begleitperson)?

0	1	2	3	4	5	6
überhaupt nicht beunruhigt						extrem beunruhigt

11. Wieviel Kontrolle hatten **Sie** Ihrer Meinung nach in der letzten Woche über Ihr Leben?

0	1	2	3	4	5	6
keine Kontrolle						äußerste Kontrolle

12. Wie sehr leidet **Ihr Partner (Ihre Begleitperson)** wegen seiner (ihrer) Schmerzen?

0	1	2	3	4	5	6
kein Leiden						äußerst starkes Leiden

13. Wie sehr haben die Schmerzen Ihres Partners (Ihrer Begleitperson) **Ihre** Beziehung zu Ihrem Partner, Familie oder Begleitperson beeinträchtigt?

0	1	2	3	4	5	6
keine Beeinträchtigung						extreme Beeinträchtigung

14. Wie sehr haben die Schmerzen Ihres Partners (Ihrer Begleitperson) die Freude und Zufriedenheit, die **Sie** aus **Ihrer** Arbeit schöpfen, beeinträchtigt?
 (___ *Machen Sie hier ein Kreuz, falls Sie z. Zt. nicht arbeiten und zwar nicht wegen der Schmerzen Ihrer Begleitperson.*)

 0   1   2   3   4   5   6
 keine   extreme Be-
 Beeinträchtigung   einträchtigung

15. Wieviel Aufmerksamkeit schenken Sie dem Schmerzproblem **Ihres Partners (Ihrer Begleitperson)**?

 0   1   2   3   4   5   6
 überhaupt keine   äußerst
 Aufmerksamkeit   große Auf-
                                        merksamkeit

16. Wie gut waren **Sie** in der **letzten Woche** in der Lage, mit **Ihren** Problemen umzugehen?

 0   1   2   3   4   5   6
 überhaupt   extrem gut
 nicht gut

17. Wie sehr haben die Schmerzen **Ihres Partners (Ihrer Begleitperson)** seine (ihre) Fähigkeit Hausarbeit zu tun beeinträchtigt?

 0   1   2   3   4   5   6
 keine   extreme Be-
 Beeinträchtigung   einträchtigung

18. Wie sehr haben die Schmerzen **Ihres Partners (Ihrer Begleitperson)** seine (ihre) Fähigkeit beeinträchtigt, Aktivitäten zu planen?

 0   1   2   3   4   5   6
 keine   extreme Be-
 Beeinträchtigung   einträchtigung

19. Wie gereizt waren **Sie** in der letzten Woche?

 0   1   2   3   4   5   6
 überhaupt   extrem
 nicht gereizt   gereizt

20. Wie sehr haben die Schmerzen **Ihres Partners (Ihrer Begleitperson)** seine (ihre) Beziehungen zu Freunden und Bekannten beeinträchtigt?

 0   1   2   3   4   5   6
 keine   extreme Be-
 Beeinträchtigung   einträchtigung

21. Wie angespannt oder ängstlich waren **Sie** in der **letzten Woche**?

 0   1   2   3   4   5   6
 überhaupt nicht   extrem ange-
 angespannt und   spannt und
 ängstlich   ängstlich

22. Wie abhängig ist **Ihr Partner (Ihre Begleitperson)** von Ihnen wegen **seines (ihres)** Schmerzproblems?

   0   1   2   3   4   5   6
   überhaupt nicht   extrem
   abhängig   abhängig

23. Wie sehr haben die Schmerzen Ihres Partners (Ihrer Begleitperson) **Ihre** Arbeitsfähigkeit beeinträchtigt?

   (___ *Machen Sie hier ein Kreuz, falls Sie derzeit nicht arbeiten und dies nicht mit dem Schmerzproblem Ihres Partners/Ihrer Begleitperson zusammenhängt.*)

   0   1   2   3   4   5   6
   keine   extreme Be-
   Beeinträchtigung   einträchtigung

24. Wie sehr haben die Schmerzen Ihres Partners (Ihrer Begleitperson) den Umfang an Hausarbeit, den **Sie** bewältigen, beeinträchtigt?

   0   1   2   3   4   5   6
   keine   extreme Be-
   Beeinträchtigung   einträchtigung

25. Wie sehr haben die Schmerzen Ihres Partners (Ihrer Begleitperson) **Ihre** Fähigkeit, an Freizeitaktivitäten und sozialen Aktivitäten teilzunehmen, beeinträchtigt?

   0   1   2   3   4   5   6
   keine   extreme Be-
   Beeinträchtigung   einträchtigung

26. Wie ärgerlich werden Sie mit **Ihrem Partner (Ihrer Begleitperson)** wegen seines (ihres) Schmerzproblems?

   0   1   2   3   4   5   6
   überhaupt nicht   extrem
   ärgerlich   ärgerlich

27. Wie sehr haben die Schmerzen Ihres Partners (Ihrer Begleitperson) die Freude und Zufriedenheit, die **er (sie)** aus Unternehmungen mit der Familie schöpft, beeinträchtigt?

   0   1   2   3   4   5   6
   keine   extreme Be-
   Beeinträchtigung   einträchtigung

28. Wie enttäuscht sind **Sie** über Ihren Partner (Ihre Begleitperson) wegen seines (ihres) Schmerzproblems?

   0   1   2   3   4   5   6
   überhaupt nicht   extrem
   enttäuscht   enttäuscht

29. Wie sehr haben die Schmerzen Ihres Partners (Ihrer Begleitperson) die Befriedigung, die **er** (**sie**) aus der Arbeit schöpft, beeinträchtigt?

(___ Geben Sie hier an, ob Ihr Partner/Ihre Begleitperson derzeit nicht arbeitet)

0	1	2	3	4	5	6
keine Beeinträchtigung						extreme Beeinträchtigung

30. Wie sehr haben die Schmerzen Ihres Partners (Ihrer Begleitperson) die Freude und Zufriedenheit, die **er** (**sie**) aus Freizeitaktivitäten und sozialen Aktivitäten schöpft, beeinträchtigt?

0	1	2	3	4	5	6
keine Beeinträchtigung						extreme Beeinträchtigung

Teil 3

In diesem Teil möchten wir gerne wissen, wie Sie reagieren, wenn Ihr Partner (Ihre Begleitperson) Schmerzen hat. Bitte machen Sie einen Kreis um die Zahl, die am besten angibt, wie oft Sie auf diese Weise reagieren, wenn Ihr Partner (Ihre Begleitperson) Schmerzen hat.

Bitte beantworten Sie alle Fragen!

1. Ignoriere ihn (sie).

0	1	2	3	4	5	6
nie						sehr oft

2. Frage ihn (sie), was ich tun kann, um zu helfen.

0	1	2	3	4	5	6
nie						sehr oft

3. Lese ihm (ihr) vor.

0	1	2	3	4	5	6
nie						sehr oft

4. Verhalte mich ihm (ihr) gegenüber gereizt.

0	1	2	3	4	5	6
nie						sehr oft

5. Übernehme seine (ihre) Aufgaben und Pflichten.

0	1	2	3	4	5	6
nie						sehr oft

6. Spreche mit ihm (ihr) über etwas anderes, um ihn (sie) von den Schmerzen abzulenken.

   0   1   2   3   4   5   6
   nie   sehr oft

7. Drücke meine Enttäuschung (Frustration) ihm (ihr) gegenüber aus.

   0   1   2   3   4   5   6
   nie   sehr oft

8. Versuche, ihn (sie) dazu zu bringen, sich auszuruhen.

   0   1   2   3   4   5   6
   nie   sehr oft

9. Versuche, ihn (sie) dazu zu bringen, etwas zu tun, aktiv zu sein.

   0   1   2   3   4   5   6
   nie   sehr oft

10. Werde ärgerlich mit ihm (ihr).

    0   1   2   3   4   5   6
    nie   sehr oft

11. Ermutige ihn (sie), an einem Hobby zu arbeiten.

    0   1   2   3   4   5   6
    nie   sehr oft

12. Bringe ihm (ihr) etwas zu essen oder zu trinken.

    0   1   2   3   4   5   6
    nie   sehr oft

13. Schalte den Fernseher (oder Radio) ein, um ihn (sie) vom Schmerz abzulenken.

    0   1   2   3   4   5   6
    nie   sehr oft

14. Drücke Mitgefühl aus.

    0   1   2   3   4   5   6
    nie   sehr oft

15. Erkenne seine (ihre) Schmerzen an, aber lasse ihn (sie) allein.

    0   1   2   3   4   5   6
    nie   sehr oft

16. Versuche ihn (sie) zu beruhigen, indem ich seine (ihre) Klagen anhöre.

    0   1   2   3   4   5   6
    nie   sehr oft

17. Sage ihm (ihr), daß er (sie) sich nicht übernehmen soll.

    0   1   2   3   4   5   6
    nie   sehr oft

Teil 4

Im folgenden finden Sie eine Liste mit 18 alltäglichen Tätigkeiten. Bitte geben Sie an, wie oft Ihr Partner (Ihre Begleitperson) jede dieser Tätigkeiten ausübt, indem Sie einen Kreis um die entsprechende Zahl machen.

Bitte lassen Sie keine Frage aus!

1. Geschirr spülen

    0   1   2   3   4   5   6
    nie   sehr oft

2. Rasen mähen (_ *Bitte kreuzen Sie hier an, falls Sie keinen Rasen haben*)

    0   1   2   3   4   5   6
    nie   sehr oft

3. Zum Essen gehen

    0   1   2   3   4   5   6
    nie   sehr oft

4. Einkaufen gehen

    0   1   2   3   4   5   6
    nie   sehr oft

5. Im Garten arbeiten (_ *Bitte kreuzen Sie hier an, falls Sie keinen Garten haben*)

    0   1   2   3   4   5   6
    nie   sehr oft

6. Ins Kino/ Theater/ Konzert gehen

    0   1   2   3   4   5   6
    nie   sehr oft

7. Freunde besuchen

    0   1   2   3   4   5   6
    nie   sehr oft

8. Beim Saubermachen im Haus helfen

    0   1   2   3   4   5   6
    nie   sehr oft

9. Am Auto arbeiten (__ *Bitte kreuzen Sie hier an, falls Sie kein Auto haben*)

0 1 2 3 4 5 6
nie   sehr oft

10. Eine Mahlzeit vorbereiten

0 1 2 3 4 5 6
nie   sehr oft

11. Das Auto waschen (__ *Bitte kreuzen Sie hier an, falls Sie kein Auto haben*)

0 1 2 3 4 5 6
nie   sehr oft

12. Einen Ausflug machen

0 1 2 3 4 5 6
nie   sehr oft

13. In einen Park gehen

0 1 2 3 4 5 6
nie   sehr oft

14. Wäsche waschen

0 1 2 3 4 5 6
nie   sehr oft

15. Reparaturen im Haus durchführen

0 1 2 3 4 5 6
nie   sehr oft

16. Sich sexuell betätigen

0 1 2 3 4 5 6
nie   sehr oft

17. Einen kurzen Spaziergang machen

0 1 2 3 4 5 6
nie   sehr oft

18. Sich sportlich betätigen (z.B. schwimmen gehen)

0 1 2 3 4 5 6
nie   sehr oft

19. An einem Hobby arbeiten

0 1 2 3 4 5 6
nie   sehr oft

20. Ein Buch lesen

0	1	2	3	4	5	6
nie						sehr oft

21. Mit einem/er Freund/in telefonieren

0	1	2	3	4	5	6
nie						sehr oft

Teil 5

Wir führen ständig ein inneres Zwiegespräch mit uns selbst. Wir ermuntern uns beispielsweise, bestimmte Dinge zu tun; wir tadeln uns, wenn wir einen Fehler gemacht haben; oder wir loben uns für unsere Leistungen. Auch wenn wir bei anderen Schmerzen beobachten, gehen uns bestimmte Gedanken durch den Kopf - andere als wenn es unserem Partner (unserer Begleitperson) gut geht. Im folgenden finden Sie typische Gedanken von Menschen, die bei anderen Schmerzen beobachten.

Bitte lesen Sie jeweils jede Feststellung durch und geben Sie dann an, wie häufig Ihnen dieser Gedanke durch den Kopf geht, wenn Ihr Partner (Ihre Begleitperson) Schmerzen hat. Machen Sie bitte einen Kreis um die zutreffende Zahl der nachstehenden Skala, die von 0 (= fast nie) bis 5 (= fast immer) geht.

	Das denke ich..					
	fast nie					fast immer
1. Wenn ich ruhig bleibe und mich entspanne, geht es mir besser.	0	1	2	3	4	5
2. Diese Schmerzen kann ich nicht länger mitansehen.	0	1	2	3	4	5
3. Ich kann gegen seine (ihre) Schmerzen selten etwas tun.	0	1	2	3	4	5
4. Egal was ich auch tue, ich kann doch nichts an seinen (ihren) Schmerzen ändern.	0	1	2	3	4	5
5. Ich muß mich jetzt entspannen.	0	1	2	3	4	5
6. Ich werde schon damit fertig.	0	1	2	3	4	5
7. Er (sie) muß schnell eine Tablette (Schmerzmittel) nehmen.	0	1	2	3	4	5
8. Es wird bald wieder besser werden.	0	1	2	3	4	5
9. Das hört ja nie mehr auf.	0	1	2	3	4	5
10. Er (sie) bin ein hoffnungsloser Fall.	0	1	2	3	4	5
11. Es gibt noch schlimmere Dinge als seine (ihre) Schmerzen.	0	1	2	3	4	5
12. Er (sie) wird es schon schaffen.	0	1	2	3	4	5

Teil 5 (Forts.)

		Das denke ich..					
		fast nie					fast immer
13.	Wann wird es wieder schlimmer?	0	1	2	3	4	5
14.	Seine (ihre) Schmerzen machen mich fertig.	0	1	2	3	4	5
15.	Ich kann nicht mehr.	0	1	2	3	4	5
16.	Diese Schmerzen machen mich noch verrückt.	0	1	2	3	4	5
17.	Ablenkung hilft am besten.	0	1	2	3	4	5
18.	Er (sie) kann sich selbst helfen.	0	1	2	3	4	5

Teil 6

Im folgenden finden Sie einige Einstellungen und Reaktionen zum chronischen Schmerz bei Begleitpersonen, die andere Personen geäußert haben.

Bitte geben Sie jeweils an, in welchem Ausmaß Sie der Äußerung zustimmen, indem Sie einen Kreis um die zutreffende Zahl der untenstehenden Skala machen, die von 0 (= trifft gar nicht zu) bis 5 (= trifft sehr zu) reicht.

		Trifft gar nicht zu					Trifft sehr zu
1.	Ich kann seine (ihre) Schmerzen vorhersehen. Es gibt Warnsignale.	0	1	2	3	4	5
2.	Egal, was ich auch tue, ich kann seine (ihre) Schmerzen nicht beeinflussen.	0	1	2	3	4	5
3.	Psychische Belastungen verschlimmern seine (ihre) Schmerzen.	0	1	2	3	4	5
4.	Ich kann seine (ihre) Schmerzen selbst lindern.	0	1	2	3	4	5
5.	Wenn er (sie) Schmerzen hat, helfen nur noch Medikamente oder ein Besuch beim Arzt.	0	1	2	3	4	5
6.	Ich betrachte seine (ihre) Schmerzen als Herausforderung.	0	1	2	3	4	5
7.	Ich lasse mich von seinen (ihren) Schmerzen nicht unterkriegen und kämpfe dagegen an.	0	1	2	3	4	5
8.	Gegen seine (ihre) Schmerzen bin ich machtlos.	0	1	2	3	4	5
9.	Schmerzen sind ein Schicksalsschlag, den man erdulden muß.	0	1	2	3	4	5
10.	Ich glaube nicht, daß ich selbst etwas gegen seine (ihre) Schmerzen tun kann.	0	1	2	3	4	5
11.	Ich versuche, seine (ihre) Schmerzen so oft wie möglich zu vergessen.	0	1	2	3	4	5
12.	Ich mache mir Sorgen über die Zukunft wegen seiner (ihrer) Schmerzen.	0	1	2	3	4	5

Teil 6 (Forts.)

	Trifft gar nicht zu					Trifft sehr zu
13. Ich habe früher versucht, etwas gegen seine (ihre) Schmerzen zu unternehmen, aber ich habe es aufgegeben, da es keinen Erfolg brachte.	0	1	2	3	4	5
14. Am besten werde ich mit seinen (ihren) Schmerzen fertig, wenn ich versuche, mich abzulenken.	0	1	2	3	4	5
15. Ich habe gelernt, mit seinen (ihren) Schmerzen zu leben.	0	1	2	3	4	5

Teil 7

Im folgenden finden Sie einige ergänzende Fragen zu Ihrer derzeitigen Lebenssituation. Bitte kreuzen Sie an, inwieweit die jeweilige Feststellung auf Sie zutrifft. Falls sie genau zutrifft, kreuzen Sie bitte die 5 an; falls sie überhaupt nicht zutrifft, kreuzen Sie bitte die 0 an; und falls Ihre Antwort dazwischen liegt, kreuzen Sie die 1, 2, 3 oder 4 an, je nach-dem wie sehr Sie der Feststellung zustimmen.

	Trifft gar nicht zu					Trifft genau zu
1. Ich habe viele Freunde.	0	1	2	3	4	5
2. Ich fühle mich ständig unter Druck bei meiner Arbeit.	0	1	2	3	4	5
3. Ich bin mit meinem Familienleben sehr zufrieden.	0	1	2	3	4	5
4. Ich bin mit meiner Partnerschaft (meinem Verhältnis zur Bezugsperson) sehr zufrieden.	0	1	2	3	4	5
5. Meine Arbeit ist belastend.	0	1	2	3	4	5
6. Ich lasse mich leicht von kleinen Problemen überwältigen.	0	1	2	3	4	5
7. Ich bin mit meinen sozialen Kontakten zufrieden.	0	1	2	3	4	5
8. Ich fühle mich oft unter Druck.	0	1	2	3	4	5
9. Ich habe oft Streit mit meinem Partner (meiner Bezugsperson).	0	1	2	3	4	5
10. Ich fühle mich oft einsam.	0	1	2	3	4	5
11. Es fällt mir schwer, mit Streß umzugehen.	0	1	2	3	4	5
12. In meiner Familie gibt es viele Auseinandersetzungen.	0	1	2	3	4	5

Teil 7 (Forts.)

	Trifft gar nicht zu					Trifft genau zu
13. Ich verstehe mich gut mit meinem Partner (meiner Bezugsperson).	0	1	2	3	4	5
14. Ich habe viele soziale Kontakte.	0	1	2	3	4	5
15. Es fällt mir schwer, Probleme im Alltag zu bewältigen.	0	1	2	3	4	5
16. Meine Partnerschaft (Beziehung zur wichtigsten Bezugsperson) ist glücklich.	0	1	2	3	4	5

Teil 8

Bitte geben Sie an, wie häufig Sie die folgenden Verhaltensweisen beim Ihrem Partner (Ihrer Bezugsperson) beobachtet haben, wenn er (sie) Schmerzen hat.

	fast nie	manchmal	immer
1. Humpeln	O	O	O
2. Stöhnen	O	O	O
3. Gesicht verziehen	O	O	O
4. Verkrampfte starre Haltung	O	O	O
5. Befühlen der schmerzenden Stelle	O	O	O
6. Häufiges Wechseln der Haltung	O	O	O
7. Verlangsamte Bewegungen	O	O	O
8. Klagen über Schmerzen	O	O	O
9. Verweigern von Aktivitäten wegen Schmerzen	O	O	O
10. Weinen	O	O	O
11. Schonen	O	O	O

15.6. Interview

1. Therapeut:_____ 2. Datum:_____
3. Name:_____
4. Alter:_____ 5. Geschlecht:_____
6. Überweisender Arzt:_____

Schmerzbeschreibung

7. Ort der Schmerzen:

8. Lateralisierung:

9. Erstes Auftreten:

10. Dauer:

11. Anlaß der Schmerzen:

12. Diagnose (evtl. vom Arzt erfragen)

13. Schmerzart beschreiben lassen (Adjektive)

14. Zeitliche Charakterisik:

15. Schmerzdauer (pro Tag im Durchschnitt)

16. Schmerzhäufigkeit:

17. Ausbreitung der Schmerzen?

18. Was halten Sie für die Ursache der Schmerzen?

19. Was haben Sie gegen die Schmerzen unternommen?
    (Bitte genau beschreiben)

Jahr	Art der Behandlung	Dauer	Erfolg (kurz- und langfristig)

20. Wie oft haben Sie im letzten Jahr wegen Ihrer Schmerzen einen Arzt aufgesucht?

21. Wie oft in den letzten 3 Monaten?

22. Wo haben Sie jetzt Schmerzen?

23. Was beeinflußt Ihre Schmerzen? Was macht sie besser oder schlimmer (1=wahrscheinlich, 2=sicher)?

    1. Wetter
    2. Kälte
    3. Tageszeit
    4. wahrgenommenes Aktivitätsniveau
    5. Stimmung
    6. Gesellschaft
    7. Belastungen (Familie, Arbeitsplatz)
    8. Bewegungen (Kiefer bzw. Rücken)
    9. Sonstiges

24. Was tun Sie selbst gegen Ihre Schmerzen? (einzeln beschreiben, lang- und kurzfristiger Erfolg)

25. Gibt es Warnsignale für Ihre Schmerzen?

    welche: _____

26. Leidet ein anderes Familienmitglied auch unter Schmerzproblemen?
    (wer, wie lang, Schmerztyp)

27. Welche Medikamente nehmen Sie jetzt gegen Ihre Schmerzen?

Name	Menge	Effekt

28. Welche Medikamente haben Sie früher gegen Ihre Schmerzen eingenommen?

Name	Menge	Effekt

Allgemeines Befinden

29. Depressive Erscheinung (Therapeuten-Beurteilung)

30. Wie hat der Schmerz Ihre Stimmung beeinflußt?

31. Leiden Sie an Schlaflosigkeit? Welche Art? Wegen oder unabhängig von den Schmerzen?

32. Haben Sie sonstige körperliche Beschwerden, die mit den Schmerzen in Zusammenhang stehen?

Familie - Freunde - Freizeit

33. Wie hat der Schmerz Ihre Partnerschaft beeinflußt?

    1. Lag der Schmerzbeginn vor/nach dem Beziehungsbeginn?

    2. Zufriedenheit mit Ihrer Partnerschaft?

3. Gab es Beziehungsprobleme vor dem Schmerzbeginn?

4. Hat sich der Schmerz auf die Beziehung ausgewirkt?

   a) Beziehung hat sich verbessert

   b) Beziehung hat sich verschlechtert

34. Wie hat der Schmerz das Familienleben beeinflußt?

   1. Wie hat der Schmerz die Beziehung zueinander beeinflußt?

   2. Auswirkung auf Kinder?

   3. Zufriedenheit mit Familienleben?

   4. Gab es familiäre Probleme vor dem Schmerzbeginn?

   5. Hat Schmerz diese verstärkt?

   6. Hat Schmerz diese vermindert?

35. Finden Sie Verständnis oder Hilfe für Ihr Schmerz-problem?

   1. beim Partner?

   2. bei Ihren Eltern?

   3. bei Ihrem(n) Kind(ern)

36. Gibt es Bedingungen in der Partnerschaft/Familie, die sich auf Entstehung oder Aufrechterhaltung der Schmerzen auswirken? -- (beschreiben)

37. Hat sich Schmerz auf sexuelle Beziehungen ausgewirkt?

   1. Frequenz?

   2. Interesse am Sex?

   3. Befriedigung?

38. Wie hat sich Schmerz auf soziale Beziehungen aus-gewirkt?
    Haben soziale Beziehungen abgenommen?

    1. Frequenz
    2. Interesse
    3. Zufriedenheit

39. In welchem Maße gab es vor Schmerzbeginn soziale Beziehungen?

40. Hat sich Schmerz auf Freizeit ausgewirkt?

    1. Art der Aktivität
    2. Frequenz
    3. Interesse
    4. Sind andere Aktivitäten an die Stelle der alten getreten?
    5. Zufriedenheit?

41. Wie sieht ein typischer Tagesablauf aus?

    (1) Wochentags
    (2) Wochenende?

Arbeitsleben

42. Sind Sie berufstätig? Wieviele Stunden/Woche?

43. Besteht Invalidität? % ?

44. Hat es finanzielle Einbußen gegeben wegen des Schmerzproblems?

45. Falls Sie nicht berufstätig sind, wieviele Stunden am Tag sind Sie aktiv?

46. Wie viele Stunden sind Sie außerhalb Ihrer Berufszeit aktiv?
    (durchschnittliche tägliche Stundenzahl pro Woche)

47. Wie hat sich das Schmerzproblem aufs Arbeitsleben ausgewirkt?

48. Wie verhalten sich Chef und Arbeitskollegen?

49. Gibt es Bedingungen am Arbeitsplatz, die zur Schmerzentstehung oder -aufrechterhaltung beitragen können? (beschreiben)

50. Wie (1) zufrieden sind Sie mit der Arbeit?

   (2) interessiert sind Sie daran, zu arbeiten?

51. Erleben Sie Ihre Arbeit im Hinblick auf den Schmerz eher als

   1. Belastung

   2. oder mehr als Ablenkung?

52. Geschichte bisheriger psychologischer /psychiatrischer Behandlung:

   wann?

   wo?

   warum?

   Effektivität?

53. Alkohol- oder Medikamentenabhängigkeit:

   wann (von...bis)?

   kontinuierlich/sporadisch?

   als Hilfe gegen den Schmerz?

54. a) Beginn der ersten Schmerzperiode

   b) Beginn dieser Episode

55. Läuft derzeit ein Berentungsverfahren?

56. a) Fehlzeiten in Tagen im letzten Jahr:_____

   b) Fehlzeiten in Tagen in den letzten drei Monaten:___

15.7. Schmerztagebuch

Anleitung

Mit Hilfe dieses Schmerztagebuches soll der Verlauf Ihrer Schmerzen erfaßt werden. Dieses Tagebuch ist ein wichtiger Bestandteil Ihrer Behandlung, da wir so mehr über die Art und das Ausmaß Ihrer Schmerzen erfahren und Ihnen besser helfen können. Dazu ist es notwendig, daß Sie täglich Eintragungen vornehmen. Für jeden Tag ist ein Blatt vorgesehen. Um Mißverständnisse auszuschließen, finden Sie im folgenden einige Erläuterungen zu den einzelnen Skalen, so daß Sie bei Unklarheiten hier nachschlagen können.

Fragen 1-2
Die beiden Fragen richten sich auf unterschiedliche Aspekte von Schmerz, d.h. sie messen nicht das Gleiche. Beurteilen Sie deshalb beide Fragen unabhängig voneinander. Es steht Ihnen jeweils eine Skala zur Verfügung, die den ganzen Schmerzbereich umfaßt:

gar nicht |————————————| extrem stark

Geben Sie durch einen Strich auf der Linie an, wie stark Ihr Schmerz in dem entsprechenden Zeitraum einzuordnen ist. Zusätzlich ist eine eine Zahlenskala angegeben, die ebenfalls den gesamten Schmerzbereich umfaßt. Kreuzen Sie jeweils die Zahl an, die der Stärke Ihres Schmerzes entspricht.

           0   1   2   3   4   5   6
gar nicht   extrem stark

Frage 3
Geben Sie hier das Ausmaß Ihrer körperlichen Aktivität im allgemeinen an.

Frage 4
Geben Sie hier an, wie aktiv Sie den schmerzenden Muskel (Kiefer- bzw. Rückenmuskel - auch wenn dieser gerade nicht weh tut) bewegt haben.

Frage 5
Geben Sie hier an, wie stark Sie in Ihren Tätigkeiten durch den Schmerz oder die Erwartung von Schmerzen behindert werden.

Frage 6
Notieren Sie die Namen und die Menge der Schmerzmedikamente, die Sie im Laufe des Tages zu sich genommen haben, sowie die Uhrzeit der Einnahme.

Frage 7
Geben Sie an, in welchem Umfang Ereignisse, die an diesem Tag aufgetreten sind, Sie belastet oder gestreßt haben. Machen Sie einen Strich an der Stelle, die am besten Ihre Belastung wiedergibt.

gar nicht |————————————| extrem

Frage 8
Beurteilen Sie Ihre Stimmung unter verschiedenen Gesichtspunkten. Geben Sie durch einen Strich auf der Linie zu jedem Gegensatzpaar an, wie Sie sich gefühlt haben.

Schmerztagebuch

Name:_____   Datum:_____

Füllen Sie jeden Tag ein Tagebuchblatt aus und geben Sie die ausgefüllten Blätter jeweils bei der nächsten Therapiesitzung ab.

Wochentag: Mo Di Mi Do Fr Sa So

1) Wie stark sind Ihre Schmerzen gewesen?

                                                    Schmerzzahl

Morgens |————————————| 0 1 2 3 4 5 6
Mittags |————————————| 0 1 2 3 4 5 6
Abends |————————————| 0 1 2 3 4 5 6
Nachts |————————————| 0 1 2 3 4 5 6
gar nicht   extrem stark   gar nicht   extrem

2) Wie unerträglich sind Ihre Schmerzen gewesen?

                                                    Schmerzzahl

Morgens |————————————| 0 1 2 3 4 5 6
Mittags |————————————| 0 1 2 3 4 5 6
Abends |————————————| 0 1 2 3 4 5 6
Nachts |————————————| 0 1 2 3 4 5 6
gar nicht   extrem   gar nicht   extrem
unerträglich   unerträglich   unerträglich

3) Wie körperlich aktiv sind Sie heute im allgemeinen gewesen?

    überhaupt nicht |————————————| sehr viel

4) Haben Sie den schmerzenden Körberbereich häufig bewegt (Kiefer bzw. Rücken)?

    überhaupt nicht |————————————| sehr viel

5) Wie sehr sind Sie durch Ihren Schmerz beeinträchtigt worden?

    überhaupt nicht |————————————| sehr viel

6) Art und Anzahl der Schmerzmittel?
   Name:_____ Menge:_____ Zeit:_____
   Name:_____ Menge:_____ Zeit:_____
   Name:_____ Menge:_____ Zeit:_____
   Name:_____ Menge:_____ Zeit:_____

7) Welche belastenden Vorkommnisse sind heute aufgetreten?
   1. Belastungen, Streß im Beruf (oder Haushalt, falls Hausfrau)

      gar keine ├─────────────────┤ extreme

   2. Belastungen, Streß in der Familie

      gar keine ├─────────────────┤ extreme

   3. Belastungen, Streß im Alltag (Verkehr, Behörden, Einkauf)

      gar keine ├─────────────────┤ extreme

   4. Belastungen, Streß im Zusammenhang mit der Erkrankung

      gar keine ├─────────────────┤ extreme

8) Wie haben Sie sich heute gefühlt?

   entspannt   ├─────────────────┤ verkrampft
   depressiv   ├─────────────────┤ vergnügt
   gereizt   ├─────────────────┤ unbeschwert
   gelassen   ├─────────────────┤ störbar
   schwermütig ├─────────────────┤ fröhlich
   ärgerlich   ├─────────────────┤ unbelastet

15.8. Tübinger Bogen zur Erfassung von Schmerzverhalten (TBS)

15.8.1. Verhaltensbeobachtung

Name:_____   Termin:_____   Beobachter:_____

Bitte geben Sie an, wie häufig Sie die folgenden Verhaltensweisen beim Patienten beobachtet haben:

	fast nie	manchmal	immer
1. Humpeln	O	O	O
2. Stöhnen	O	O	O
3. Gesicht verziehen	O	O	O
4. Verkrampfte starre Haltung	O	O	O
5. Befühlen der schmerzenden Stelle	O	O	O
6. Häufiges Wechseln der Haltung	O	O	O
7. Verlangsamte Bewegungen	O	O	O
8. Klagen über Schmerzen	O	O	O
9. Verweigern von Aktivitäten wegen Schmerzen	O	O	O
10. Weinen	O	O	O
11. Schonen	O	O	O

15.8.2. Definition der TBS-Kategorien

1. *Humpeln*: Ungleichmäßiger, holpriger Gang

2. *Stöhnen:* Tiefes Einatmen und anschließendes stoßartiges Ausatmen in Verbindung mit einem Laut

3. *Gesicht verziehen:* Schmerzliche Veränderung der Mimik

4. *Verkrampfte starre Haltung:* Fehlen von fließenden Veränderungen in Mimik und/oder Gestik und/oder im Bewegungsablauf

5. *Befühlen der schmerzenden Stelle:* Gezieltes Anfassen des schmerzenden Bereiches für mehr als 2 Sekunden

6. *Häufiges Wechseln der Haltung:* Gewichtsverlagerungen, Hin- und Herrutschen, Veränderung der Position von Kopf, Armen oder Beinen ohne äußere Notwendigkeit

7. *Verlangsamte Bewegungen:* Auffallende Verlangsamung beim Durchführen bestimmter Bewegungen oder im Bewegungsablauf

8. *Klagen über Schmerzen:* Verbale Schmerzäußerungen, auch "au" o.ä.

9. *Verweigern von Aktivitäten wegen Schmerzen:* Weigerung, bestimmte Bewegungen auch nur ansatzweise durchzuführen

10. *Weinen*

11. *Schonen*: Übervorsichtiges oder nur unvollständiges Ausführen von Bewegungen

15.9. Funktionsprüfung (Video)

Anweisungen

1. Gehen Sie bitte 3 x zwischen Tür und Fenster hin und her.
   Bitte stufen Sie die Stärke Ihrer augenblicklichen Schmerzen auf einer Skala von 0 bis 6 (gar nicht/ unerträglich) ein! _____

2. Bitten setzen Sie sich auf diese Liege.
   - Strecken Sie beide Arme so weit wie möglich nach oben und lassen Sie sie langsam wieder herabgleiten
   - Führen Sie den ausgestreckten rechten Arm nach vorn, nach links und dann an der linken Schulter vorbei und so weit Sie können nach hinten in Richtung auf die Wand
   - Führen Sie den ausgestreckten linken Arm nach vorn, nach rechts und an der rechten Schulter vorbei in Richtung auf die Wand so weit Sie können

   Wie stark sind Ihre Schmerzen jetzt, wenn Sie sie zwischen 0 (gar nicht) und 6 (unerträglich) einschätzen? _____

3. Bitte öffnen Sie den Mund, ohne daß es weh tut. Den Abstand zwischen den Zähnen werde ich mit dem Zentimetermaß messen. (Abstand in mm: ____)
   Und nun öffnen Sie bitte den Mund so weit, wie Sie nur können.
   (Abstand in mm: _____)

   Wie stark sind Ihre Schmerzen jetzt, wenn Sie sie zwischen 0 (gar nicht) und 6 (unerträglich) einschätzen? _____

4. Sie werden nachher bei der Untersuchung im Labor ge-beten, einige Übungen durchzuführen, und ich möchte Sie bitten, sie schon hier einmal durchzuführen. Dies ein sehr wichtiger Test. Im Labor werden die Übungen länger dauern.
   - Die Schulterblätter nach hinten drücken und wieder nach vorn holen, jeweils so weit Sie können (der Versuchsleiter gibt die Anweisungen "nach hinten", "nach vorn" im 5-sec-Takt und dies 10 x).

   Wie stark sind Ihre Schmerzen jetzt (0-6)? _____

5. Jetzt sollen Sie bitte abwechselnd die Kiefer zusam-menpressen und dann den Mund so weit öffnen, wie Sie können (der Versuchsleiter gibt die Anweisungen im 10 x 5-sec-Takt).

   Wie stark sind Ihre Schmerzen jetzt (0-6)? _____

6. Bitte schieben Sie nun den Unterkiefer so weit wie mög-lich nach vorn und be-halten diese Stellung so lange bei wie Sie können.

   Wie stark sind Ihre Schmerzen jetzt (0-6)? _____

   Vielen Dank! Sie können jetzt von der Liege aufstehen.

7. Bitte beugen Sie sich nach vorne und führen die Fingerspitzen in Richtung Fuß boden, ohne daß Ihnen dieses Bücken weh tut. Ich werde mit einem Zenti-metermaß den Abstand zum Boden messen. (Abstand in cm: _____)
   -Jetzt bücken Sie sich bitte so tief, wie Sie können! (Abstand in cm: _____)

   Wie stark sind Ihre Schmerzen jetzt (0-6)? _____

15.10. Therapiebewertung (durch Patient)

Name:_____ Datum:_____ Sitzung:_____

1. Wie logisch erscheint Ihnen diese Art der Behandlung?

   1 2 3 4 5 6 7 8 9 10
   überhaupt nicht   sehr

2. Wie erfolgversprechend erscheint Ihnen die Behandlung?

   1 2 3 4 5 6 7 8 9 10
   überhaupt nicht   sehr

3. Wie gerne würden Sie die Behandlung einem Freund/einer Freundin empfehlen?

   1 2 3 4 5 6 7 8 9 10
   überhaupt nicht   sehr

4. Wie gerne würden Sie an der Ihnen beschriebenen Schmerzbehandlung teilnehmen?

   1 2 3 4 5 6 7 8 9 10
   überhaupt nicht   sehr

5. Wie erfolgreich, glauben Sie, wird diese Behandlung für Sie sein?

   1 2 3 4 5 6 7 8 9 10
   überhaupt nicht   sehr

6. Wie sicher sind Sie, daß Sie Ihre Schmerzen selbst kontrollieren können?

   1 2 3 4 5 6 7 8 9 10
   überhaupt nicht   sehr

15.11. Einstufung der Patientenmotivation durch den Therapeuten

Name des Patienten:_____ Datum:_____

Name des Therapeuten:_____ Sitzung Nr. 1 2 3 4 5 6 7 8

1. Patient akzeptiert psychologisches Modell

   1 2 3 4 5 6 7 8 9 10
   überhaupt nicht   sehr

2. Patient führt Hausaufgaben durch

   1 2 3 4 5 6 7 8 9 10
   überhaupt nicht   sehr

3. Patient versteht Therapieschritte

   1   2   3   4   5   6   7   8   9   10
   überhaupt nicht   sehr

4. Patient arbeitet in Therapiesitzung mit

   1   2   3   4   5   6   7   8   9   10
   überhaupt nicht   sehr

5. Patient kommt pünktlich und zum vereinbarten Termin

   1   2   3   4   5   6   7   8   9   10
   überhaupt nicht   sehr

15.12. Fragebogen zu den Sitzungen: Bewertung des Therapeuten

Bitte beantworten Sie die folgenden Fragen zur Sitzung. Sie brauchen Ihren Namen nicht anzugeben, wir kennzeichnen den Bogen lediglich mit einer Nummer. Ihr Therapeut/Ihre Therapeutin wird den Bogen nicht sehen. Bitte antworten Sie so, wie es Ihrem derzeitigen Gefühl entspricht.

Name:_____ Datum:_____

Name des Therapeuten:_____

1. Wie zufrieden sind Sie mit Ihrem Therapeuten?

   0   1   2   3   4   5   6
   überhaupt   sehr zu-
   nicht zufrieden   frieden

2. Wie gut versteht Ihr Therapeut Ihre Schmerzen?

   0   1   2   3   4   5   6
   überhaupt nicht   sehr gut

3. Wieviel Vertrauen bringen Sie Ihrem Therapeuten entgegen?

   0   1   2   3   4   5   6
   überhaupt   sehr großes
   kein Vertrauen   Vertrauen

4. Wie gut kennt sich Ihr Therapeut bei der Behandlung chronischer Schmerzen aus?

   0   1   2   3   4   5   6
   überhaupt nicht   sehr gut

5. Würden Sie Ihren Therapeuten weiterempfehlen?

   0   1   2   3   4   5   6
   überhaupt nicht   sehr gerne

15.13. Fragebogen zur Bewertung Ihres Arztes

Im folgenden bitten wir Sie, uns mitzuteilen, wie zufrieden Sie mit Ihrem Arzt waren. Sie brauchen Ihren Namen nicht anzugeben, wir kennzeichnen den Bogen lediglich mit einer Nummer. Ihr Arzt wird den Bogen nicht sehen. Bitte antworten Sie so, wie es Ihrem derzeitigen Gefühl entspricht. Kreuzen Sie die 0 an, wenn Sie überhaupt nicht zufrieden sind und die 6, wenn Sie sehr zufrieden sind. Wählen Sie die 1 bis 5, wenn Ihre Antwort dazwischen liegt.

Name: _____ Datum: _____

Name Ihres Arztes: _____

1. Wie zufrieden sind Sie mit Ihrem Arzt?

   0   1   2   3   4   5   6
   überhaupt   sehr zu-
   nicht zufrieden   zufrieden

2. Wie gut versteht Ihr Arzt Ihre Schmerzen?

   0   1   2   3   4   5   6
   überhaupt nicht   sehr gut

3. Wieviel Vertrauen bringen Sie Ihrem Arzt entgegen?

   0   1   2   3   4   5   6
   überhaupt   sehr großes
   kein Vertrauen   Vertrauen

4. Wie gut kennt sich Ihr Arzt bei der Behandlung chronischer Schmerzen aus?

   0   1   2   3   4   5   6
   überhaupt nicht   sehr gut

5. Würden Sie Ihren Arzt weiterempfehlen?

   0   1   2   3   4   5   6
   überhaupt nicht   sehr gerne

15.14. Nachinterview

1. Name:_____

2. Datum:_____   3. Nachbefragung 1   2

4. Therapiegruppe   BFB   SBW   MED   ENT

5. Medizinisch behandelte Patienten:

   Welche therapeutischen Maßnahmen wurden durchgeführt?

Art der Behandlung	Dauer/Häufigkeit	Effizienz (-3 bis +3)
(1)		
(2)		
(3)		
(4)		

6. Was hat besonders geholfen, warum?

Behandlung	Grund
(1)	
(2)	
(3)	
(4)	

7. Psychologisch behandelte Patienten: Wie sehr half...

   (1) Entspannung

   ```
   0         1    2    3    4    5         6
   überhaupt nicht                         sehr
   ```

   (2) Ablenkung

   ```
   0         1    2    3    4    5         6
   überhaupt nicht                         sehr
   ```

   (3) Veränderung der Selbstinstruktionen

   ```
   0         1    2    3    4    5         6
   überhaupt nicht                         sehr
   ```

   (4) Veränderung im Verhalten (Aktivitäten, Selbstbehauptung, Medikamente, ...)

   ```
   0         1    2    3    4    5         6
   überhaupt nicht                         sehr
   ```

(5) Neue Sichtweisen des Problems (Streß, Eigenverantwortung...)

0	1	2	3	4	5	6
überhaupt nicht						sehr

(6) Rückmeldung der Verspannung

0	1	2	3	4	5	6
überhaupt nicht						sehr

8. Wie häufig wenden Sie die gelernten Techniken an?

```
0 = nie
1 = < 1 */Woche
2 = 1-3 */Woche
3 = 3-6 */Woche
4 = > 1 */Tag
```

(1)	Entspannung	0	1	2	3	4
(2)	Ablenkung	0	1	2	3	4
(3)	Selbstinstruktion	0	1	2	3	4
(4)	Verhaltensänderung	0	1	2	3	4
(5)	Gymnastik	0	1	2	3	4
(6)	....	0	1	2	3	4
(7)	....	0	1	2	3	4

9. Wie oft waren Sie beim Arzt seit der letzten Untersuchung?

_____

_____

_____

10. Welche Behandlungen wurden durchgeführt, wie oft?

_____

_____

_____

_____

11. Erläuterung zum allgemeinen Wohlbefinden

_____

_____

_____

_____

15.15. Patienten-Fragebogen zum Therapieerfolg

Name:_____ Datum:_____

Wir bitten Sie, hier anzukreuzen, wie sehr sich Ihrer Meinung nach Ihre Beschwerden durch die Behandlung, an der Sie teilgenommen haben, verbessert bzw. verschlechtert haben.

_____ Verschlechterung

_____ keine Verbesserung

_____ leichte Verbesserung

_____ deutliche Verbesserung

_____ sehr starke Verbesserung

_____ Beschwerdefreiheit

15.16. Therapeuten-Fragebogen zum Therapieerfolg

Name des Therapeuten:_____ Datum_____

Name:_____

Wir bitten Sie, hier anzukreuzen, wie sehr sich die Beschwerden Ihrer Patientin/Ihres Patienten seit der Befunderhebung vor der Behandlung verbessert bzw. verschlechtert haben. Wir bitten Sie dabei um eine globale Einschätzung der Veränderung.

_____ Verschlechterung

_____ keine Verbesserung (0 %)

_____ leichte Verbesserung (bis 30 %)

_____ deutliche Verbesserung (bis 60 %)

_____ sehr starke Verbesserung (über 60 %)

_____ Beschwerdefreiheit (100 %)

15.17. Arzt-Fragebogen zum Therapieerfolg

Name:_____ Datum:_____

Name des Arztes:_____

Wir bitten Sie, hier anzukreuzen, wie sehr sich die Beschwerden Ihrer Patientin/Ihres Patienten seit der Befunderhebung vor der Behandlung verbessert bzw. verschlechtert haben. Wir bitten Sie dabei um eine globale Einschätzung der Veränderung.

_____	Verschlechterung
_____	keine Verbesserung (0 %)
_____	leichte Verbesserung (bis 30 %)
_____	deutliche Verbesserung (bis 60 %)
_____	sehr starke Verbesserung (über 60 %)
_____	Beschwerdefreiheit (100 %)

15.18. Telefonische Befragung zur Katamnese

Name:_____   Datum_____

1. Schätzen Sie das Ausmaß Ihrer **derzeitigen** Schmerzen ein (jetzt im Moment)!

0	1	2	3	4	5	6
keine Schmerzen						der extremste Schmerz, den ich je erlebt habe

2. Wie sehr behindert Sie der Schmerz durchschnittlich bei täglichen Aktivitäten?

0	1	2	3	4	5	6
der Schmerz behindert mich überhaupt nicht						der Schmerz behindert mich sehr stark

3. Wie sehr beeinträchtigt der Schmerz Ihre Arbeitsfähigkeit?

0	1	2	3	4	5	6
überhaupt keine Beeinträchtigung						extreme Beeinträchtigung

4. Wie sehr beeinträchtigen die Schmerzen die Freude und Zufriedenheit, die Sie aus Ihren sozialen und Freizeitaktivitäten schöpfen?

0	1	2	3	4	5	6
keine Beeinträchtigung						extreme Beeinträchtigung

5. Stufen sie Ihre allgemeine Stimmung in der **letzten Woche** ein!

0	1	2	3	4	5	6
äußerst schlechte Stimmung						äußerst gute Stimmung

6. Wie stark waren Ihre Schmerzen in der **letzten Woche** (im Durchschnitt)?

0	1	2	3	4	5	6
überhaupt nicht stark						äußerst stark

7. Wieviel Kontrolle hatten Sie Ihrer Meinung nach über Ihr Leben in der **letzten Woche**?

0	1	2	3	4	5	6
überhaupt keine Kontrolle						äußerst gute Kontrolle

8. Wie sehr leiden Sie unter Ihren Schmerzen?

0	1	2	3	4	5	6
ich leide überhaupt nicht						ich leide äußerst stark

9. Wie gut konnten Sie in der **letzten Woche** Ihrer Meinung nach mit Ihren Problemen umgehen?

0	1	2	3	4	5	6
überhaupt nicht						äußerst gut

10. Wieviel Kontrolle glauben Sie über Ihre Schmerzen zu haben?

0	1	2	3	4	5	6
überhaupt keine Kontrolle						sehr viel Kontrolle

11. Wie gut konnten Sie in der **letzten Woche** mit Belastungen (Streß) in Ihrem Leben umgehen?

0	1	2	3	4	5	6
überhaupt nicht gut						äußerst gut

12. Wie gereizt waren Sie in der **letzten Woche**?

0	1	2	3	4	5	6
überhaupt nicht gereizt						äußerst gereizt

13. Wie angespannt oder ängstlich waren Sie in der **letzten Woche**?

0	1	2	3	4	5	6
überhaupt nicht angespannt und ängstlich						äußerst angespannt und ängstlich

14. Wieviele Stunden in der Woche sind Sie berufstätig? ___
    bei Hausfrauen: Wieviele Stunden sind Sie pro Woche im Haushalt tätig? ___

15. Gab es Veränderungen in der Arbeitstätigkeit?

    O Ja   O Nein

    Welche?_____

16. Welche Behandlungen wurden in den letzten **drei Monaten** (D3) bzw. im **letzten Jahr** (D4) durchgeführt?

Behandlung	Dauer	Effekt (+, -, 0)

17. Hat sich Ihr Schmerzproblem im Vergleich zur Zeit vor der Behandlung verändert ?

    _____ Verschlechterung
    _____ keine Verbesserung
    _____ leichte Verbesserung
    _____ deutliche Verbesserung
    _____ sehr starke Verbesserung
    _____ Beschwerdefreiheit

18. Wie oft führen Sie die gelernten Übungen durch? (med. und psych.) _____
    Welche?

    _____
    _____
    _____
    _____
    _____

19. Ist in der letzten Zeit ein Ereignis aufgetreten, das die Beantwortung dieser Fragen beeinflußt hat?

    O Ja   O Nein
    (Wenn ja, beschreiben)

    _____
    _____
    _____
    _____

16. Therapiemanual: Streß-und Schmerzbewältigungstraining

16.1. Trainingsprotokoll für das Streßbewältigungstraining (SBT)

Sitzung 1
- Einführung
- Begründung für das Trainingsprogramm
- Diskussion des Zusammenhangs von Streß, Spannung, Schmerz und Bewältigung, Überblick über die Diagnostikergebnisse, Begründung für Entspannungsübungen
- Zwerchfellatmung
- *Hausaufgaben*: Streßtagebuch, Übung der Zwerchfellatmung
- *Materialien:* Therapiebegleitbogen 1 (Streßtagebuch)

Sitzung 2
- Diskussion der Hausaufgaben
- Zielformulierung
- Einübung der progressiven Muskelentspannung
- Diskussion unterschiedlicher Arten der Streßerfahrung und Möglichkeiten der Streßbewältigung durch Entspannung
- *Hausaufgaben*: Streßtagebuch und Entspannungübungen sowie Übungen nach dem Premack-Prinzip
- *Materialien:* Therapiebegleitbogen 2a (Entspannung)
  Therapiebegleitbogen 2b (Zielformulierung)
  Therapiebegleitbogen 2c (Selbsteffizienz)

Sitzung 3
- Diskussion der Hausaufgaben
- Diskussion des Streßtagebuches
- Diskussion unterschiedlicher Methoden mit Streß umzugehen (hier besonders die Rolle von aktiven Problemlösestrategien und Selbstinstruktionen, Einübung unterschiedlicher Streßbewältigungsstrategien und Entspannungsübung
- *Hausaufgaben*: Anwendung kognitiver und verhaltensbetonter Streßbewältigungsstrategien
  Veränderung der Selbstgespräche
  Entspannungsübungen
- *Materialien*: Therapiebegleitbogen 3 (Selbstgespräche)

Sitzung 4
- Diskussion der Hausaufgaben
- Diskussion der Gate-Control-Theorie und Besprechung von Möglichkeiten, das Tor zu öffnen und zu schließen
- Diskussion der Anwendung unterschiedlicher Strategien bei verschiedenen Stressoren
- *Hausaufgaben:* Übung von Möglichkeiten, das Tor zu schließen
  Anwendung unterschiedlicher Strategien
- *Materialien:* Therapiebegleitbogen 4 (Tor-Kontroll-Theorie)

Sitzung 5
- Diskussion der Hausaufgaben
- Prüfung der Zielerreichung
- Konzept des Schmerzes als eine Art von Stressor

Sitzung 5 (Forts.)
- Diskussion und Übung der Entspannung als eine Art der Ablenkung
- Übung anderer Ablenkungsmöglichkeiten, insbesondere von Aktivitäten und Gedanken
- Diskussion des Zusammenhangs zwischen Gedanken, Aktivitäten, Emotionen und Schmerz
- Fortführung des Streßbewältigungstrainings, Liste von Möglichkeiten, das Tor zu öffnen oder zu schließen, und Entspannungsübungen
- *Hausaufgaben:* Weitere Übung der Entspannung,
  Weitere Möglichkeiten, mit Schmerz und Streß umzugehen
  Spezifische Ablenkungsverfahren
  Selbstinstruktionstraining
- *Materialien:* Therapiebegleitbogen 5 (Ablenkung)

Sitzung 6
- Diskussion der Hausaufgaben
- Diskussion der Verwendung unterschiedlicher Strategien bei unterschiedlichen Schmerzintensitäten
- Diskussion von Möglichkeiten, die Schmerzverstärkung zu verhindern
- Übungen zur Rolle von Aktivität und Entwicklung von Aktivitätszielen (dies schließt u.U. Reduktion von Aktivität bzw. Neuplanung des Tagesablaufes mit ein)
- Diskussion spezifischer Beispiele dazu
- Fortführung des Streßbewältigungstrainings
- Diskussion von Möglichkeiten der Medikamentenreduktion
- *Hausaufgaben:* Fortsetzung der Entspannung
  Aktivitätspläne
  Protokollierung von Schmerz- und Streßepisoden und der Reaktion darauf
  Medikamentenreduktion
- *Materialien:* Therapiebegleitbogen 6 (Aktivität)

Sitzung 7
- Diskussion der Hausaufgaben
- Übersicht über die bisher verwendeten Strategien
- Training in unterschiedlichen Schmerz- und Streßbewältigungsstrategien
- Diskussion der Aktivitätsziele
- Weitere Entspannungsverfahren
- *Hausaufgaben:* Tagebuch über die Anwendung der Bewältigungsstrategien,
  Weitere Entspannung
  Arbeit an den definierten Therapiezielen
- *Materialien:* Therapiebegleitbogen 7 (Problemlösen)

Sitzung 8
- Diskussion der Hausaufgaben
- Weitere Diskussion von Problemlöse- und Bewältigungsstrategien
- Konsolidierung der Entspannung
- Diskussion spezifischer Problembereiche
- Diskussion von künftigen Plänen und Zielen
- Rückfallprävention
- Besprechung weiterer katamnestischer Untersuchungen und Interventionen
- Abschließende Bemerkungen

16.2. Generelle Anweisungen zum Streß- und Schmerzbewältigungstraining für den Trainer (vor der 1. Sitzung)

Man kann man prinzipiell **3 Phasen** des SBT unterscheiden:

1. Edukative Phase	- Modellvermittlung - Selbstbeobachtung
2. Trainingsphase	- Erwerb von Streß- und Schmerzbewältigungsfertigkeiten
3. Anwendungsphase	- Anwendung der Fertigkeiten in der Vorstellung, im Rollenspiel und in vivo

Theoretische Basis des SBT ist das transaktionale Streßmodell von LAZARUS. Wichtig ist, daß es hier auch um **Prävention**, nicht nur um Bewältigung geht, d.h. "Streß-Inokulation"!

Man geht hier davon aus, daß

a) der Patient **aktiv** die Umwelt mitgestaltet (Bandura's reziproker Determinismus!),
b) kognitive Strukturen wesentlich das Erleben bestimmen und zu verändern sind,
c) die Betonung aber auf der Verhaltensänderung liegt, da anzunehmen ist, daß diese besonders starke Wirkung auf "self-efficacy" hat (s. Bandura, 1977),
d) die Selbstkontrolle des Individuums wichtig ist: Gefühle, Verhalten, Kognitionen sollen sich so ändern, daß das Individuum Ziele erreichen kann, Aufbau von 'resourcefulness'.

Generelle Regeln, die der Trainer beachten soll:

1. Der Patient soll nicht belehrt werden, sondern Ziel ist die **Zusammenarbeit** mit dem Patienten als Partner; gemeinsam legen sie Behandlungsziele und den Behandlungsplan fest.
2. Es gibt **inhaltlich** gesehen kein standardisiertes Vorgehen. Welche Probleme bearbeitet werden, hängt von den speziellen Streßsituationen und Schmerzepisoden des Individuums ab. Welche Strategien sinnvoll sind, hängt ebenso von den Möglichkeiten der Klienten ab.
Es gibt aber einen methodischen und konzeptionellen Rahmen, *dem man folgen kann (siehe unten).*
3. Besondere Bedeutung kommt der **Anfangsphase** zu, in der den Patienten das Behandlungskonzept vermittelt wird. Dabei ist es entscheidend, vom Denken der Patienten auszugehen - also Befürchtungen, Erwartungen, Wünsche zu erfragen und dann dort anzusetzen. Das SBT- Modell sollte den Patienten nicht überge-

...lpt werden, sondern ausgehend von ihren derzeitigen Modellen entwickelt werden. Kommen falsche Konzepte durch überweisende Ärzte zustande, so sollte diesen Rückmeldung gegeben werden.

... **Streßsituationen** werden als **zu lösende Probleme** definiert und **Verhaltensänderungen als Experimente** gesehen - im Sinne des Hypothesentestens (Mahoney: "Der Klient als Wissenschaftler").

Ablauf des SBT (modifiziert nach Meichenbaum & Cameron, 1983)

1. Modellbildung

a) Datensammlung und Rekonzeptualisierung
- durch Diagnoseinstrumente (Interview, Fragebögen, Selbstbeobachtung) typische Streßsituationen und Probleme ermitteln
- Datenintegration
- Modell bei Patienten bilden
- Unterscheiden zwischen Defizit in Fertigkeit und Ausführung
- Ziele formulieren
- Behandlungsplan

b) Training der Patienten in Problemanalyse und Streßidentifikation

2. Training von Streßbewältigungsfertigkeiten

a) Erwerb von Fertigkeiten
- "palliative" Fertigkeiten (Entspannung, Ablenkung, Änderung der Selbstgespräche, Ausdruck von Gefühlen, soziale Unterstützung)
- "instrumentelle" Fertigkeiten (= Problemlösetraining, das Veränderungen von konkretem Verhalten, Selbstsicherheit, Veränderung von Aktivitätsplänen usw. umfaßt)
- breites Repertoire an Fertigkeiten für flexibles Reagieren

b) Einüben der Fertigkeiten
- Übung in der Vorstellung und Rollenspiel sind hilfreich
- Training von Selbstinstruktionen ist wichtig zur Ausbildung von Mediatoren des Bewältigungsverhaltens

3. Anwendungs- und Durchführungsplan

a) Induktion der Anwendung von Fertigkeiten
- Verwendung von Bewältigungsvorstellungen, frühe Streßzeichen als Signal für Bewältigung einsetzen
- Rollenspiel von antizipierten Streßsituationen / Klienten fungieren als

- "Trainer" von Gruppenmitgliedern, die ein ähnliches Problem haben
- "Rollenspiel" - Einstellung in der Realität
- Einführung von abgestuften Stressoren in der Sitzung
- in vivo Übungen als Hausaufgaben
- **> Aufbau von self-efficacy (SE)**

b) Aufrechterhaltung und Generalisierung
- Aufbau von SE in Situationen, die die Klienten als problematisch ansehen
- Strategien zum Umgang mit Rückfall und Versagen erarbeiten

Allgemeine Richtlinien:
- Anfangsphase und Überweisung ernst nehmen
- Zusammenarbeit mit Klienten / Einbezug von Bezugspersonen
- strukturierte, langsam anwachsende Erfolgserlebnisse vermitteln (SE wächst)
- realistische Erwartungen bezüglich Verlauf und Ergebnis der Therapie wecken
- wenn ein Stillstand eintritt, wird mit Problemlöseverhalten reagiert (Modell!)

16.3. Sitzung 1

- Einführung
- Begründung für das Trainingsprogramm
- Diskussion des Zusammenhangs von Streß, Spannung, Schmerz und Bewältigung, Überblick über die Diagnostikergebnisse, Begründung für Entspannungsübungen
- Zwerchfellatmung

- *Hausaufgaben*: Streßtagebuch, Übung der Zwerchfellatmung

- *Materialien*: Therapiebegleitbogen 1 (Streßtagebuch)

16.3.1. Instruktion zur Therapiemotivierung der Patienten

Zunächst ist es wichtig, den Patienten zu sagen, daß die Schmerzbewältigung im Mittelpunkt steht. Dies geschieht bei der kognitiven Verhaltenstherapie durch das Vermitteln von Methoden der Streß- und Schmerzbewältigung. Das Training wird von Psychologen durchgeführt, da Psychologen Experten für Entspannungsverfahren und Methoden der Schmerzbewältigung sind. Das ist keine Aussage über die Ursachen der Schmerzen. Es gibt keine "eingebildeten" oder rein "psychisch" bedingten Schmerzen (außer bei psychiatrischen Erkrankungen, und solche Patienten werden mit diesem Programm nicht behandelt, da diese in die Psychiatrie überwiesen werden). Jeder Schmerz, den die Patienten berichten, ist echt und wird ernstgenommen.

Die Patienten haben vielleicht gehört, daß man keine körperliche Ursache für die Schmerzen finden könne. Dies ist richtig, wenn man sich nur auf das Röntgenbild verläßt. Viele Schmerzen können mit Muskelverspannungen und anderen Ursachen zusammenhängen, die man auf dem Röntgenbild nicht sehen kann. Deshalb werden im Labor Messungen durchgeführt, die aufzeigen, inwieweit die Muskeln am Schmerz beteiligt sind. Meistens finden sich dort Probleme, die die Schmerzen miterklären. Es handelt sich dabei um einen relativ neuen Forschungsbereich, der noch nicht überall bekannt ist. Deshalb ist es durchaus möglich, daß man bei anderen Untersuchungen nichts findet.

Im anderen Fall - wenn bei Patienten deutliche degenerative Veränderungen gefunden werden - können die Muskeln trotzdem eine entscheidende Rolle spielen. In den Bandscheiben oder Wirbeln gibt es keine Nerven, die Schmerzen weiterleiten könnten. Der Großteil der Schmerzen bei degenerativen Veränderungen kommt von den Muskeln, die sich reaktiv verspannen. Außerdem wissen wir heute, daß degenerative Veränderungen an den Gelenken den Schmerz allein nicht erklären können. Es gibt viele Menschen mit starken degenerativen Veränderungen, die ganz gesund sind und keine Schmerzen haben. Bei der Entstehung der Schmerzen müssen deshalb auch Muskeln und Bindegewebe beteiligt sein. Diese Tatsache ist aber durchaus positiv zu sehen. An den Gelenken und Bandscheiben läßt sich nur durch Operationen etwas verändern, während Muskelverspannungen durch Übungen gut zu beeinflussen sind, d.h. man kann selbst etwas tun, um die Verspannung und den Schmerz zu lindern.

Ziel dieses Therapieprogramms ist es, daß die Patienten lernen, selbst etwas zu tun, um die Schmerzen zu vermindern, und zwar durch eine bessere Bewältigung von Streß und Schmerz. Dadurch wird die Passivität und die Abhängigkeit von medizinischen Behandlungen und Medikamenten reduziert. Es hat sich gezeigt, daß bei chronischen Schmerzen eine rein medizinische Behandlung vielfach ineffektiv ist, und daß Maßnahmen zur Streß- und Schmerzbewältigung sehr viel wirkungsvoller sein können. Insbesondere die Reduktion von streßbedingten Verspannungen hat sich als hilfreich erwiesen. Etwa 80-90 % aller so behandelten Patienten berichten Verbesserungen. Man kann den Patienten nicht versprechen, daß die Schmerzen völlig verschwinden werden. Einige der Patienten wurden ganz schmerzfrei, andere haben weniger starke oder weniger häufige Schmerzen, und wieder andere können jetzt einfach besser damit umgehen und sind aktiver geworden. Wir haben festgestellt, daß der Erfolg der Behandlung direkt vom persönlichen Einsatz des Patienten abhängt, d.h. je mehr ein Patient übt und mitmacht, desto größer ist der Behandlungserfolg.

Patienten sind oft skeptisch, da sie von Arzt zu Arzt gewandert sind, ohne Hilfe zu erhalten. Sie sind verärgert über Ärzte, hilflos und demoralisiert. Häufig befindet sich der Patient in einem Annäherungs-Vermeidungs-Konflikt: die Schmerzen sind unerträglich und er will Hilfe, gleichzeitig hat der Schmerz aber auch positive Effekte, die einer Gesundung entgegenstehen (Zuwendung, finanzielle Vorteile etc.). Diese Probleme müssen angesprochen und Bedenken bzgl. psychologisch orientierter Therapie offen diskutiert werden. Nur durch eine solche Offenheit kann von Anfang an eine gute therapeutische Beziehung aufgebaut werden. Wenn der Patient Bedenken nicht von sich aus anspricht, der Therapeut aber den Eindruck hat, daß sie bestehen, kann man ein Gespräch mit den Worten "Manche Patienten befürchten, daß ... " einleiten und den Patienten allmählich involvieren und motivieren. Man sollte auf jeden Fall von Anfang an die Verwirrung, die Erwartungen und Motive des Patienten antizipieren, sie offen ansprechen und schließlich in Bahnen leiten, die mit den kognitiv-verhaltenstherapeutischen Therapiezielen in Einklang stehen. Der Patient soll zur aktiven Mitarbeit bei der Lösung seines "Schmerzproblems" gewonnen werden. Obwohl die Behandlung strukturiert und problemorientiert erfolgt, ist sie doch so flexibel, daß die individuellen Probleme des Patienten angesprochen und bearbeitet werden können.

16.3.2. Patienteninformation (TMSS-Patienten)

Chronische Kiefergelenkschmerzen sind ein sehr häufiges Problem. Bis zu 5% der Bevölkerung sind davon betroffen. Lange Zeit herrschte die Annahme vor, daß die Schmerzen von Veränderungen im Kiefergelenk verursacht werden - deshalb auch der Name Kiefergelenkschmerzen. Es hat sich jedoch gezeigt, daß nur ein sehr kleiner Prozentsatz der Patienten an einer Gelenkerkrankung leidet. Bei vielen Patienten sind die Schmerzen durch die Muskeln, die Sehnen und das Bindegewebe verursacht. Deshalb hat sich in letzter Zeit zunehmend die Bezeichnung temporo-mandibuläre Schmerzsyndrome durchgesetzt, wobei "temporomandibulär" lediglich auf die Gegend, wo die Schmerzen auftreten, hinweist, ohne eine Aussage über die Ursachen zu machen. Es hat sich nämlich gezeigt, daß langandauernde Überbeanspruchung der Kiefermuskulatur ein häufiger Grund für die Entstehung von Schmerzen im Kieferbereich ist. Das zeigt sich auch darin, daß die Schmerzen oft erst als Verkrampfung und Verhärtung der Kiefermuskeln erlebt werden, und die Mundöffnung im allgemeinen durch diese Verspannung eingeschränkt wird.

Neben dem Schmerz und der Verspannung treten oft Knacken und Knirschen in den Gelenken auf, ebenso Ohrensausen, eine Beeinträchtigung des Gleichgewichts, Übelkeit und Ausbreitung der Schmerzen in andere Gebiete. Dabei handelt es sich um ganz normale Symptome bei temporomandibulären Schmerzsyndromen und es besteht kein Grund zur Beunruhigung. So können zum Beispiel die Gleichgewichtsprobleme dadurch mitbedingt sein, daß die Muskeln, die bei temporomandibulären Schmerzsyndromen (TMSS) involviert sind, ganz nahe am Gleichgewichtssinn liegen. Sehr häufig treten bei dieser Störung auch Kopfschmerzen auf, die meist durch eine Schonhaltung der Muskulatur bedingt sind. Diese Schonhaltung entsteht, weil wir, wenn wir Schmerz erleben, andere Muskeln still halten, so daß die Spannung, die dann dort entsteht, letztlich Schmerz mitverursacht. Oft ist eine, manchmal sind aber auch beide Gesichtshälften vom Schmerz betroffen. Alle diese Symptome gehen im allgemeinen im Laufe der hier angebotenen Behandlung zurück, lediglich das Knacken und Knirschen kann unverändert bleiben. Da aber Knacken und Knirschen auch bei Personen auftreten, die keine TMSS-Schmerzen haben, besteht kein Grund zur Beunruhigung.

Wie kann man sich nun das Zustandekommen des Schmerzes bei TMSS erklären? Wir wissen zum jetzigen Zeitpunkt nicht, wie der Schmerz ursprünglich begann. Es ist möglich, daß anfangs eine Veränderung im Aufbiß eintrat, oder daß es eine Veränderung an den Gelenken gab, oder daß Sie schon immer dazu neigten, Ihre Muskeln unter Streß zu verspannen. Wir wissen die genaue Ursache zum heutigen Zeitpunkt, wenn die Störung bereits chronisch geworden ist, nicht. Wichtig ist, wie der Schmerz **gegenwärtig** aufrechterhalten wird. Hier zeigt sich im Hinblick auf die bei Ihnen vorgenommene Muskelspannungsmessung, daß sich Ihre Kiefermuskulatur unter Streß verspannt. Das heißt nun nicht, daß Sie notwendigerweise mehr Streß erleben müssen als andere Menschen, oder daß es unnormal ist, auf Streß mit Verspannung zu reagieren. Verspannung bei Auftreten von Streß ist eine ganz normale Reaktion, die bei uns allen vorkommt. Diese Anspannung macht uns bereit, auf Bedrohung zu reagieren und war in Zeiten, in denen schnelles Weglaufen oder Angreifen die richtige Reaktion auf eine Bedrohung war, sehr nützlich. Heute ist dies nicht mehr so - die meisten Streßsituationen sind sozialer Art - und wir können diese nicht körperlich abreagieren. So bleibt die Spannung oft im Körper bestehen und kann Probleme verursachen.

Sie fragen sich vielleicht, warum ausgerechnet im Kieferbereich Verspannungen auftreten. Die Gründe hierfür wissen wir nicht genau, aber Patienten berichten oft, daß die Schmerzen z.B. nach dem Ziehen der Weisheitszähne oder nach einer Verletzung am Kiefer begannen. So ist es möglich, daß eine Körperregion dann anfälliger für Verspannungen wird, wenn dort eine Verletzung oder eine körperliche Veränderung auftrat. Es kann aber auch sein, daß Gewohnheiten, die sich im Laufe von Jahren entwickelt haben, wie zum Beispiel Kaugummikauen oder Nägelbeißen, diese Muskulatur empfänglicher für Verspannungen machen.

Wie kann nun Streß Schmerz auslösen oder verstärken? Es ist eine Tatsache, daß bei langer Verspannung automatisch Schmerz entsteht. Sie können das prüfen, indem Sie lange Zeit eine Faust machen und damit die Muskeln in Ihrer Hand sehr stark anspannen. Zunächst wird die Blutzufuhr zu den Muskeln reduziert; Sie können dies daran sehen, daß die Hand an Farbe verliert. Das heißt aber auch, daß nicht genügend Nahrung, vor allem Sauerstoff, in die Muskeln gelangt. Solch ein Versorgungsmangel ist sehr gefährlich, da Muskeln so geschädigt werden und Muskelfasern absterben können. Der Körper weist uns auf diese Gefahr durch ein Schmerzsignal hin. Die Schmerzen entstehen durch Reizung von schmerzleitenden Nervenfasern an den betroffenen Stellen. Dabei spielen eine Reihe von chemischen Substanzen wie z.B. Bradykinin eine Rolle. Diese Substanzen stimulieren entweder die schmerzleitenden Nervenfasern direkt oder sensibilisieren sie. Da diese Auswirkungen der Verspannung sehr langsam ablaufen, tritt der Hauptschmerz nicht immer sofort bei der maximalen Verspannung auf, sondern kann Stunden später einsetzen, so daß der Zusammenhang von Streß, Spannung und Schmerz nicht immer gleich einsichtig ist. Wenn dann der Schmerz einsetzt, wirkt dieser wiederum als Stressor und verstärkt die Spannung, so daß ein Teufelskreis aus Streß, Spannung und Schmerz entstehen kann, der den Schmerz über lange Zeit aufrechterhält.

Langandauernde Verspannungen können in der Folge auch zu Veränderungen an den Gelenken führen. So gibt es z.B. Untersuchungen bei Patienten mit Rückenschmerzen, die zeigen, daß mit zunehmender Muskelspannung auch der Druck auf die Bandscheibe zunimmt, und es in der Folge zu einer Schädigung der Bandscheiben und der Gelenke kommen kann. Leider nehmen wir im allgemeinen diese Verspannungen nicht wahr, sondern bemerken erst, wenn der Schmerz einsetzt, daß etwas nicht stimmt, . Zu diesem Zeitpunkt ist es aber fast zu spät, sich zu entspannen, da die schmerzerzeugenden chemischen Prozesse schon ablaufen. Es wäre deshalb wichtig, Verspannungen frühzeitig wahrzunehmen, um sie gleich reduzieren zu können. Das ist das Ziel des Streßbewältigungstrainings.

Bevor wir ausführlicher die Behandlung diskutieren, möchte ich noch kurz mit Ihnen über das Streßkonzept sprechen. Sehr frühe Annahmen über Streß gingen davon aus, daß es bestimmte Ereignisse gibt, die überaus streßvoll sind, und daß Personen, die solchen Ereignissen ausgesetzt werden, in ähnlicher Weise darauf reagieren. Es handelt sich dabei um so drastische Ereignisse wie z.B. den Verlust des Arbeitsplatzes, den Verlust eines nahen Verwandten durch Tod, eine Krankheit usw. Es hat sich aber in letzter Zeit gezeigt, daß diese "großen" Streßereignisse nicht unbedingt für die Entstehung von Verspannungen verantwortlich sind, sondern daß Verspannungen vor allem als Reaktion auf kleine, alltägliche Stressoren auftreten können. Es kann sich dabei um soziale oder körperliche Stressoren handeln. So ist z.B. "Ständig-unter-Zeitdruck-stehen" ein sehr häufiges Streßereignis. Wir werden Sie im Verlauf der Behandlung bitten, stärker auf solche kleinen Streßereignisse zu achten und zu lernen, statt mit Verspannung mit Entspannung zu reagieren.

Es gibt eine Reihe von Möglichkeiten, wie wir unsere Kiefermuskeln verspannen können. So beißen viele von uns die Zähne aufeinander oder knirschen tagsüber oder nachts mit den Zähnen. Gerade wenn wir die Zähne aufeinanderbeißen, wird das kaum von anderen bemerkt, und erschwert, sich dieser Angewohnheit bewußt zu werden. Menschen, die nachts mit den Zähnen knirschen, verursachen jedoch oft Geräusche und erfahren dies von anderen. Das hilft natürlich, diese Gewohnheit zu erkennen. Es ist wichtig, daran zu denken, daß man oft die Zähne aufeinanderbeißen oder mit den Zähnen knirschen kann, ohne es zu bemerken. Die geringste Verspannung der Muskeln, die durch dieses Zähneknirschen entsteht, ist eine sehr starke Belastung für die Muskeln des Gesichts. Eine ganze Reihe von Muskeln spielen bei Bewegungen des Kiefers eine Rolle: die Massetermuskeln im unteren Kieferbereich, die Temporalismuskeln, der Frontalismuskel und auch Muskeln, die tief innen, nahe am Gelenk liegen wie die Pterygoideusmuskeln. Diese Muskeln können sich durch Gewohnheiten wie eine starre Haltung des Kinns oder auf-die-Lippen-beißen oder starkes und häufiges Lächeln verspannen. Natürlich ist Lächeln nicht schlimm, wenn es jedoch ein starres und fixiertes Lächeln wird, das sehr lange im Gesicht bleibt, kann es Probleme verursachen. Das Ziel unseres Trainings wird es sein, solche Gewohnheiten entdecken und verändern zu lernen.

16.3.3. Patienteninformation (CWSS)

Chronische Rückenschmerzen sind ein sehr häufiges Problem. Bis zu 20 % der Bevölkerung sind davon betroffen. Lange Zeit herrschte die Annahme vor, daß diese Rückenschmerzen von Veränderungen in den Wirbeln verursacht sind; deshalb auch der Name 'chronische Wirbelsäulensyndrome'. Es hat sich jedoch gezeigt, daß nur ein sehr kleiner Prozentsatz der Patienten an einer Gelenkerkrankung leidet. Bei vielen Patienten sind die Schmerzen durch Muskeln, Sehnen und Bindegewebe mitbedingt. Es kann vorkommen, daß chronische Rückenschmerzen zunächst durch Veränderungen an den Wirbeln und der Wirbelsäule ausgelöst werden, später aber durch Verspannungen der die Wirbelsäule umgebenden Muskulatur aufrechterhalten werden. Es ist jedoch auch möglich, daß zunächst Verspannungen auftreten, die erst in der Folge zu Veränderungen der Wirbeln und Bandscheiben führen. Es gibt Hinweise, daß mit zunehmender Verspannung auch der Druck auf die Bandscheiben zunimmt, und Bandscheibenschäden schließlich eine Folge von langandauernden Verspannungen sein können.

Zum jetzigen Zeitpunkt, wenn der Schmerz bereits chronisch geworden ist, können wir nicht mehr feststellen, was die ursprüngliche Ursache war. Wichtig ist, wie der Schmerz jetzt, im Moment, aufrechterhalten wird. Hier zeigt es sich im Hinblick auf die bei Ihnen vorgenommene Muskelspannungsmessung, daß sich Ihre Rückenmuskeln unter Streß verspannen. Das heißt nun nicht, daß Sie notwendigerweise mehr Streß erleben müssen als andere Menschen, oder daß es unnormal ist, auf Streß mit Verspannung zu reagieren. Anspannung beim Auftreten von Streß ist eine ganz normale Reaktion, die bei uns allen vorkommt. Diese Anspannung macht uns bereiter, auf Bedrohung zu reagieren, und war in Zeiten, in denen schnelles Weglaufen oder Angreifen die richtige Reaktion auf eine Bedrohung war, sehr nützlich. Heute ist es nicht mehr so - die meisten Streßsituationen sind sozialer Art - und wir können diese nicht körperlich abreagieren. So bleibt die Spannung oft im Körper bestehen und kann Probleme verursachen.

Sie fragen sich vielleicht, warum bei Ihnen ausgerechnet im Rückenbereich Verspannungen auftreten. Den genauen Grund wissen wir nicht, aber von Patienten wird oft berichtet, daß die Schmerzen nach Phasen starker körperlicher Belastung oder aber auch in der Folge eines akuten Schmerzproblems begannen. So ist es möglich, daß eine Gegend dann anfälliger für Verspannungen wird, wenn dort eine Verletzung auftritt, oder sie häufig starken körperlichen Belastungen ausgesetzt ist.

Wie kann nun Streß Schmerz auslösen oder verstärken? Es ist eine Tatsache, daß bei langandauernder Verspannung automatisch Schmerz entsteht. Sie können das prüfen, indem Sie lange Zeit eine Faust machen und dadurch die Muskeln in Ihrer Hand sehr stark anspannen. Zunächst wird die Blutzufuhr zu den Muskel reduziert; Sie können dies daran sehen, daß die Hand an Farbe verliert. Das heißt auch, daß nicht genügend Nahrung, vor allem Sauerstoff, in den Muskel gelangt. Solch ein Versorgungsmangel ist sehr gefährlich, da der Muskel so geschädigt werden kann, und Muskelfasern absterben können. Der Körper weist uns nun auf diese Gefahr durch ein Schmerzsignal hin. Die Schmerzen entstehen durch Reizung von schmerzleitenden Nervenfasern an den betroffenen Stellen. Dabei spielen eine Reihe von chemischen Substanzen wie z.B. Bradykinin eine Rolle. Solche Substanzen stimulieren entweder die schmerzleitenden Nervenfasern direkt oder sensibilisieren sie. Da diese Auswirkungen der Verspannung sehr langsam ablaufen, tritt der Hauptschmerz nicht immer sofort bei der maximalen Verspannung auf, sondern kann Stunden später einsetzen, so daß der Zusammenhang von Streß, Verspannung und Schmerz nicht immer gleich einsichtig ist. Wenn dann der Schmerz einsetzt, wirkt er wiederum als Stressor und verstärkt die Verspannung, so daß ein Teufelskreis aus Streß, Verspannung und Schmerz entstehen kann, der den Schmerz über lange Zeit aufrechterhält.

Diese langandauernden Verspannungen können in der Folge zu Veränderungen der Gelenke führen. So gibt es z.B. Untersuchungen bei Patienten mit Rückenschmerzen, die zeigen, daß mit zunehmender Muskelspannung auch der Druck auf die Bandscheibe zunimmt, was zur Schädigung der Bandscheiben und der Gelenke beitragen kann. Leider nehmen wir im allgemeinen diese Verspannungen nicht wahr, sondern wir merken erst, wenn der Schmerz einsetzt, daß etwas nicht stimmt. Zu diesem Zeitpunkt ist es aber fast zu spät, sich zu entspannen, da die schmerzerzeugenden chemischen Prozesse schon ablaufen. Es wäre deshalb wichtig, Verspannungen frühzeitig wahrzunehmen, um sie gleich reduzieren zu können.

Bevor wir die weitere Behandlung fortsetzen, möchte ich noch kurz mit Ihnen über das Streßkonzept sprechen. Sehr frühe Annahmen über Streß gingen davon aus, daß es bestimmte Ereignisse gibt, die überaus streßvoll sind, und daß Personen, die diesen Ereignissen ausgesetzt werden, in ähnlicher Weise darauf reagieren. Es handelt sich um so drastische Ereignisse wie z.B. den Verlust des Arbeitsplatzes, den Verlust eines nahen Verwandten durch Tod, eine Krankheit usw.. Es hat sich aber in letzter Zeit gezeigt, daß diese "großen" Streßereignisse nicht unbedingt für die Entstehung von Verspannungen verantwortlich sind, sondern daß Verspannungen vor allem als Reaktion auf kleine, alltägliche Stressoren auftreten können. Es kann sich dabei um soziale oder körperliche Stressoren handeln. So ist z.B. "Ständig-unter-Zeitdruck-stehen" ein sehr häufiges Streßereignis. Wir werden Sie im Verlauf der Behandlung bitten, stärker auf diese kleinen Streßereignisse zu achten und zu lernen, auf diese statt mit Verspannung mit Entspannung zu reagieren. Es gibt eine Reihe von Möglichkeiten, wie wir unsere Rückenmuskulatur verspannen können. So gibt es Befunde von Patienten mit chronischen Rükkenschmerzen, die zeigen, daß wir auch nachts im Schlaf sehr angespannt bleiben und deshalb morgens oft gerädert und mit Schmerzen aufwachen. Viele von uns arbeiten auch unter starker Anspannung. So ist es beispielsweise häufig der Fall, daß Sekretärinnen beim Maschineschreiben sehr viel mehr Spannung im oberen Rückenbereich produzieren, als eigentlich für das Schreiben nötig ist. Bei anderen Patienten wiederum hat sich gezeigt, daß unter Streßbelastung, z.B nach einem Streit mit dem Partner oder mit Arbeitskollegen, die Spannung der Rückenmuskulatur stark ansteigt und aufrechterhalten bleibt. Die Spannung bleibt vor allem dann aufrechterhalten, wenn wir nicht abschalten können und belastende Situationen uns noch länger im Kopf herum gehen. Es gibt also eine ganze Reihe von Möglichkeiten, wie Streß, Verspannung und Schmerz zusammenhängen können. Ziel dieser Behandlung wird es sein, die bei Ihnen wichtigen Auslöser für Streß, Verspannung und Schmerz zu erkennen und abzubauen.

16.3.4. Kurzentspannung durch Zwerchfellatmung

Eine gute Möglichkeit, sich zu entspannen, ist die Konzentration auf richtige Atmung. Die meisten Menschen atmen falsch. Sie ziehen den Bauch beim Einatmen ein und schieben ihn beim Ausatmen heraus, d.h. sie atmen im Brustraum. Chronische Verspannungen blockieren die freie Atmung noch mehr. Äußere Streßbedingungen und emotionale Konflikte können diese Verspannungen auslösen und eine tiefe, entspannte Atmung verhindern.

Die richtige Atmung ist die sog. Zwerchfell- oder Bauchatmung. Wenn wir die Hand auf den Bauch legen und tief einatmen, wobei wir die Bauchdecke nach außen schieben, können wir spüren, wie das Zwerchfell von der Bauchmuskulatur nach unten gedrückt wird. Dadurch kann die Lunge mehr Sauerstoff aufnehmen und eine tiefere Entspannung ist möglich. Außerdem wird die verbrauchte Luft besser ausgeatmet und man kann mehr Sauerstoff aufnehmen und Verspannungen abbauen. Langsame, tiefe Atmung fördert auch die Durchblutung verspannter Körperteile und reduziert somit Verspannungen.

Bitte versuchen Sie jetzt die Bauchatmung. Legen Sie die Hand auf den Bauch, spüren Sie, wie die Bauchdecke sich hebt, wenn Sie einatmen, langsam ... und wie sie sich wieder senkt, wenn Sie ausatmen.

Atmen Sie durch die Nase, nicht durch den Mund. Atmen Sie ohne Anspannung ein und aus dem Bauch. Ziehen Sie nicht die Schultern hoch.

Machen Sie die Übung so oft wie möglich zuhause. Wählen Sie eine Tätigkeit, die Sie tagsüber häufig ausüben (Kaffee trinken, telefonieren). Prüfen Sie jedesmal, wenn Sie diese Tätigkeit beginnen, Ihre Anspannung und entspannen Sie sich dann durch Bauchatmung - ganz kurz, in wenigen Sekunden. Oder kleben Sie blaue "Entspannungspunkte" (als Markierungspunkte im Laden zu kaufen) oder kleine Zettel mit dem Wort "ruhig" oder "entspannt" an eine Stelle, auf die Ihr Blick oft fällt, und üben Sie die Wahrnehmung Ihrer Anspannung und die Bauchatmung, wenn Sie die Punkte oder Zettel sehen. Denken Sie daran: diese tiefe Atmung wird nur automatisch, wenn Sie sie oft genug einüben. Wenn Sie Schmerzen haben, hilft die Bauchatmung Ihnen, sich zu entspannen und den Spannungsschmerz zu reduzieren. Stellen Sie sich vor, wie bei jedem Ausatmen die Spannung aus ihrem Körper fließt und etwas vom Schmerz mitnimmt, und wie bei jedem Einatmen Ruhe und Entspannung sich ausbreitet und den Schmerz mehr und mehr verdrängt.

Therapiebegleitbogen 1

Streßtagebuch

Name: _____   Datum: _____

Bitte machen Sie jedes Mal eine Entragung in dieses Tagebuch, wenn Sie sich getreßt fühlen, d.h. wenn Sie traurig, wütend, ärgerlich, ängstlich sind, sich unter Druck fühlen oder ein anderes negatives Gefühl empfinden. Bitte geben Sie genau das Datum und die Uhrzeit an, was passiert ist, was Sie gedacht, gefühlt und getan haben, und wie angespannt Sie in der Situation waren (von 0= ganz entspannt bis 10= sehr angespannt). Diese Eintragungen sind für Ihre Behandlung sehr wichtig.

Datum, Zeit	was passierte?	was haben Sie gedacht?	was haben Sie gefühlt?	was haben Sie getan?	wie angespannt waren Sie? (0-10)

16.4. Sitzung 2

- Diskussion der Hausaufgaben
- Zielformulierung
- Einübung der progressiven Muskelentspannung
- Diskussion unterschiedlicher Arten der Streßerfahrung und Möglichkeiten der Streßbewältigung durch Entspannung

- *Hausaufgaben*: Streßtagebuch und Entspannungübungen sowie Übungen nach dem Premack-Prinzip

- *Materialien*: Therapiebegleitbogen 2a (Entspannung)
  Therapiebegleitbogen 2b (Zielformulierung)
  Therapiebegleitbogen 2c (Selbsteffizienz)

16.4.1. Progressive Muskelentspannung

Das Entspannungsverfahren, das Sie jetzt lernen, heißt **"Progressive Muskelentspannung"**. Mit dieser Methode können Sie die Spannung in allen Muskeln Ihres Körpers verringern. Mit ein wenig Übung können Sie auf diese Weise immer ruhiger und entspannter werden. Zunächst werden Sie lernen, Verspannungen aller wichtigen Muskeln Ihres Körpers wahrzunehmen. Durch die abwechselnde Anspannung und Entspannung dieser Muskeln werden Sie immer besser den Unterschied zwischen Anspannung und Entspannung kennenlernen und zunehmend mehr von der Anspannung aus ihrem Körper verschwinden lassen. Wenn ich Sie bitte, die Muskeln anzuspannen, halten Sie bitte die Spannung für etwa 5 Sekunden und lassen Sie die Spannung bitte sofort herausfließen. Wenn Sie die Muskeln entspannen, lassen Sie sie bitte sofort ganz locker. Spannen Sie den Muskel jedoch nur soweit an, bis Sie eine deutliche Anspannung empfinden, nicht soweit, daß es schmerzt. Wenn Sie einen Muskel zu stark anspannen, kann das einen schmerzhaften Krampf erzeugen. Wenn Sie Schmerzen in einem Muskel haben, spannen Sie ihn bitte nur ganz leicht an.

Wir werden nun beginnen. Ihre Arme sollten locker auf der Stuhllehne aufliegen und Ihre Füße sollten bequem nebeneinander stehen. Atmen Sie ruhig und gleichmäßig. Konzentrieren Sie sich ein wenig auf Ihre Atmung und entspannen Sie sich so weit wie möglich (30 Sekunden).

Richten Sie jetzt Ihre Aufmerksamkeit auf die rechte Hand und den Unterarm ... Machen Sie eine Faust, so daß alle Muskeln in Ihrer Hand und dem Unterarm angespannt sind. Halten Sie die Spannung ... Achten Sie auf die Anspannung in diesen Muskeln ... und jetzt entspannen Sie sich wieder ... Lassen Sie alle Anspannung aus diesen Muskeln herausfließen und lassen Sie Ihren rechten Arm immer entspannter werden (30 Sekunden) ... Jetzt versuchen Sie es noch einmal. Machen Sie eine Faust mit der rechten Hand und lassen Sie alle Muskeln ganz angespannt werden. Halten Sie die Spannung. Fühlen Sie sie in allen Fingern, der Hand und dem Arm ... und jetzt entspannen Sie wieder. Lassen Sie die ganze Spannung herausfließen ... Lassen Sie den rechten Arm ganz locker werden ... und fühlen Sie den Unterschied zwischen der Anspannung und der Entspannung ... Achten Sie auf das angenehme Gefühl der Entspannung, das sich jetzt in ihrem rechten Arm ausbreitet ....

Jetzt spannen Sie bitte die Muskeln in Ihrem rechten Oberarm an, indem Sie den Ellbogen nach unten drücken. Spannen Sie nur die Muskeln im Oberarm an und lassen Sie die Muskeln im Unterarm und der Hand ganz locker. Halten Sie die Spannung und achten Sie auf die Empfindungen im Oberarm ... Und jetzt entspannen Sie den Arm wieder ... Lassen Sie alle Spannung aus dem Oberarm herausfließen, dem Unterarm und der Hand, hinaus durch die Fingerspitzen in den Stuhl. Lassen Sie den ganzen Atem immer entspannter werden ... Genießen Sie das angenehme Gefühl der Entspannung, das sich jetzt im rechtem Arm ausbreitet ... und jetzt noch einmal. Spannen Sie den rechten Oberarm an. Machen Sie ihn sehr hart und halten Sie die Spannung für einige Sekunden ... und jetzt entspannen Sie sich wieder. Lassen Sie alle Spannung aus dem rechten Oberarm fließen und fühlen Sie wieder den Unterschied zwischen der Anspannung und der Entspannung ... und genießen Sie das angenehme Gefühl der Entspannung ....

Weitere Muskelgruppen:
- linke Hand und Unterarm
- linker Oberarm
- Stirn
- Augenbrauen zusammenziehen, Nase rümpfen
- Zähne zusammenbeißen und Mundwinkel auseinanderziehen
- Kinn auf die Brust ohne sie zu berühren
- Schultern hoch und zurückziehen
- Hohlkreuz machen
- Bauch einziehen
- rechtes Bein strecken, Zehen Richtung Kopf
- rechten Fuß anspannen und Zehen unterrollen
- linkes Bein strecken, Zehen Richtung Kopf
- rechten Fuß anspannen und Zehen unterrollen
- linken Fuß anspannen und Zehen unterrollen

... Nun, da sie viele Muskeln in Ihrem Körper angespannt und entspannt haben, lehnen Sie sich zurück und genießen Sie die Entspannung in Ihrem Körper ... Atmen Sie tief ein und lassen Sie beim Ausatmen Ihre Muskeln immer entspannter werden ... Mit jedem Atemzug entspannen Sie Ihre Muskeln ein wenig mehr ... und fühlen Sie wie Sie immer entspannter werden....

In den nächsten Minuten werde ich nichts sagen, damit Sie sich ganz auf Ihre Entspannung konzentrieren können und das Gefühl genießen können ... Wenn Sie noch irgendwo Spannungen spüren, spannen Sie den Muskel nochmals an und entspannen Sie dann wieder und lassen Sie alle Anspannung aus Ihrem Körper fließen ... Atmen Sie ruhig und gleichmäßig und entspannen Sie sich ....(ca. 3 Minuten).

Wann immer Sie soweit sind, bewegen Sie bitte Ihre Hände und Füße ... Atmen Sie dann tief ein und strecken Sie sich ... Wenn Sie bereit sind, öffnen Sie die Augen und fühlen Sie sich frisch und entspannt ....

Therapiebegleitbogen 2a

Entspannungsübungen

Name:_____   Datum:____

Bitte machen Sie jedesmal, wenn Sie eine Entspannungsübung durchführen, eine Eintragung in diesen Bogen. Geben Sie das Datum und die Uhrzeit an und schätzen Sie dann ein, wie angespannt Sie heute sind, und wieviel Schmerzen Sie heute haben. Verwenden Sie dafür eine Skala von 0 = keine Spannung, kein Schmerz, bis 10 = extreme Spannung, extremer Schmerz.

Bitte stufen Sie Ihre Spannung und Ihren Schmerz vor und nach jeder Entspannungsübung ein und beschreiben Sie in der letzten Spalte Probleme oder Schwierigkeiten, die dabei aufgetreten sind.

Datum, Zeit	Spannung vorher (0-10)	Spannung nachher (0-10)	Schmerz vorher (0-10)	Schmerz nachher (0-10)	Bemerkungen zum Uebungserfolg, Schwierigkeiten

Therapiebegleitbogen 2b

Zielformulierung

Hinweis für den Therapeuten:

Der Prozeß der Zielformulierung ist eine Kooperation von Patient und Therapeut. Aus der diagnostischen Information und den Angaben des Patienten werden kurz-, mittel- und langfristige Ziele definiert.
Hierbei ist es nützlich, Bezugspersonen einzubeziehen. Der Therapeut hilft auch bei der Spezifizierung der oft vagen Vorstellungen des Patienten. Die Ziele müssen spezifisch und meßbar sein. So ist z.B. ein Ziel "sich besser fühlen" wertlos, während spezifische Ziele wie "x Stunden pro Woche mit den Kindern verbringen" hilfreich ist. Das Ziel muß auch den körperlichen Beschränkungen des Patienten Rechnung tragen. Kleine, leicht erreichbare Ziele am Anfang sind wichtig, um positive Verstärkung zu erreichen und das Selbstvertrauen des Patienten zu stärken.

Therapieziele sollten in den folgenden Bereichen formuliert werden und mit Selbsteffizienz-Ratings versehen werden (siehe Therapiebegleitbogen 2c):

Bereich		Ziel	
	kurzfristig	mittelfristig	langfristig
1. Medikamente			
2. körperliche Aktivität			
3. Freizeit			
4. Arbeit/ Haushalt			
5. Familie			
6. sozialer Bereich			
7. Sonstiges			

Therapiebegleitbogen 2c

Streßbewältigungstraining: 'self efficacy' - Rating

(Die Erwartung bzgl. des Ergebnisses (outcome expectancy, OE) und der Selbsteffizienz (SE) wird auf einer Skala mit der Gewißheit 0 bis 100% vom Therapeuten eingestuft)

Ziel 1: _____
OE 0 % _____ 100 %
SE 0 % _____ 100 %

Ziel 2: _____
OE 0 % _____ 100 %
SE 0 % _____ 100 %

Ziel 3: _____
OE 0 % _____ 100 %
SE 0 % _____ 100 %

Ziel 4: _____
OE 0 % _____ 100 %
SE 0 % _____ 100 %

Ziel 5: _____
OE 0 % _____ 100 %
SE 0 % _____ 100 %

Ziel 6: _____
OE 0 % _____ 100 %
SE 0 % _____ 100 %

16.5. Sitzung 3

- Diskussion der Hausaufgaben
- Diskussion des Streßtagebuches
- Diskussion unterschiedlicher Methoden mit Streß umzugehen (hier besonders die Rolle von aktiven Problemlösestrategien und Selbstinstruktionen, Einübung unterschiedlicher Streßbewältigungsstrategien und Entspannungsübung

- *Hausaufgaben*: Anwendung kognitiver und verhaltensbetonter Streßbewältigungsstrategien
  Veränderung der Selbstgespräche
  Entspannungsübungen

  Materialien: Therapiebegleitbogen 3 (Selbstgespräche)

16.5.1. Allgemeines Problemlösetraining

Hier sollte vom Streßtagebuch und Schmerztagebuch der Patienten ausgegangen werden und Situationen identifiziert werden, die veränderbar sind, wo es also nicht nur darum geht, mit Entspannung und positiven Selbstinstruktionen zu reagieren. **Ziel dieser Einheit ist es, ein allgemeines Problemlöseverhalten aufzubauen, das den flexiblen Einsatz der gelernten Methoden ermöglicht.** Dabei sind folgende Schritte nötig:

1. Definition des Hauptproblems und Abgrenzung von Nebenproblemen
2. Identifikation und Erkennen von Gefühlen, Kogni'tionen und Verhalten hinsichtlich des Problems
3. Pause - zuerst nach der Analyse des Problems - Entspannung
4. Soviele Lösungen wie möglich generieren ohne Zensur ("Brainstorming")
5. Wie würden andere Menschen mit so einem Problem reagieren?
6. Pro und Kontra jeder Lösung überlegen - Konsequenzen und Hindernisse diskutieren, Kognitionen neu identifizieren
7. Rangordnung der Lösungen festlegen
8. Wahl treffen
9. Einüben des Verhaltens unter Berücksichtigung von Kognitionen und Gefühlen
10. Neubewertung des Problems und Übung zuhause.

Diese Sequenz kann beliebig oft durchlaufen werden. Es ist wichtig ist, mit den Patienten zusammenarbeiten und nichts vorgeben.

16.5.2. Veränderungen von Selbstgesprächen in Streßsituationen

Wie schon vorher besprochen sind meist nicht Ereignisse an sich belastend, sondern wie wir sie erleben, bewerten und bewältigen. Zwischen der Situation und dem Gefühl, das sie hervorruft, stehen Gedanken und Selbstgespräche.

Situation bedrohlich?
Bewertung kann ich damit umgehen?
Gefühl

Die Bewertung der Situation ist oft irrational - man nimmt die Situation einseitig oder verzerrt wahr. Überzeugungen, die sich aus früheren Erfahrungen gebildet haben, lassen uns die Situation in einer bestimmten Weise wahrnehmen. Beispielsweise kann man die Situation, daß Kinder weiter Lärm machen, obwohl man ihnen gesagt hat, daß man Schmerzen hat und Ruhe braucht, sehr unterschiedlich.

= = > **Gedanken**: "Niemand nimmt Rücksicht auf mich; niemand kümmert sich darum, wie es mir geht; ich bin nichts wert und zu nichts nutze"
= = > **Gefühl**: Niedergeschlagenheit, Hoffnungslosigkeit

Es ist wichtig, zusammen mit den Patienten diese Selbstgespräche zu identifizieren und Konsequenzen für das Erleben zu diskutieren.

Man könnte die Situation auch anders interpretieren:
= = > **Gedanken**: "Die Kinder sind wieder einmal gedankenlos, sie waren den ganzen Tag in der Schule und wollen jetzt mal spielen und haben, was ich gesagt habe, einfach vergessen."
= = > **Gefühl**: evtl. Ärger / Unmut über Gedankenlosigkeit, evtl. Verständnis für Situation und deshalb neutral

Wie ein Mensch in einer Situation reagiert, hängt ganz entscheidend von der Vorerfahrung mit ähnlichen Situationen und der Einstellung zu sich und anderen ab. Es ist wichtig, diese **Einstellungen herauszufinden** und **zu verändern**.

Fragen, die bei der Identifikation von solchen Einstellungen helfen:
1) War die Situation wirklich so, wie ich sie erlebt habe?
2) Auch wenn es so ist, was ist daran so schlimm?
3) Kommen diese Gedanken auch in anderen Situationen vor?
= = > gibt es ein Grundmuster?

Bei der Veränderung kann helfen:
- *genaue Untersuchung, ob die Erwartungen und Einstellungen a) realistisch, b) nützlich sind.*
- *Erproben von alternativen Denk- und Handlungsmustern.*

Bei TMSS - Patienten z.B. häufig:
- *sich Zeit für sich selbst zugestehen*
- *Schuldgefühle bezüglich vertaner Zeit abbauen*
- *Überzeugung, daß alles perfekt sein muß, überwinden*

An dieser Stelle kann auch Bibliotherapie nützlich (z.B. Lazarus & Fay, 1977) sein.

Therapiebegleitbogen 3

Selbstgespräche in Streß- und Schmerzsituationen

Name: _____ Datum: _____

Bitte schreiben Sie auf dieses Blatt die Gedanken auf, die Ihnen durch den Kopf gehen, wenn Sie eine unangenehme Situation erleben oder wenn Sie Schmerzen haben. Bewerten Sie dann die Gedanken und ersetzen Sie hinderliche durch förderliche Gedanken.

Situation (Kurzbeschreibung)	Hinderliche Gedanken	Bewertung (Gefühl, Schaden, Anspannung)	Förderliche Gedanken	Bewertung (Gefühl, Nutzen, Anspannung)

16.6. Sitzung 4

- Diskussion der Hausaufgaben
- Diskussion der Gate-Control-Theorie und Besprechung von Möglichkeiten, das Tor zu öffnen und zu schließen
- Diskussion der Anwendung unterschiedlicher Strategien bei verschiedenen Stressoren

- *Hausaufgaben:* Übung von Möglichkeiten, das Tor zu schließen
  Anwendung unterschiedlicher Strategien
- *Materialien:* Therapiebegleitbogen 4 (Tor-Kontroll-Theorie)

16.6.1. Tor - Kontroll - Theorie des Schmerzes

Ich will mit Ihnen hier über moderne Sichtweisen des Schmerzproblem sprechen, die unsere Ansichten über den Schmerz und seine Behandlung revolutioniert haben.

Früher dachte man, daß man in dem Maße Schmerz empfindet, wie eine äußerliche Verletzung vorliegt. Mit anderen Worten, je größer die Wunde, desto größer die Schmerzempfindung. Man glaubte also, daß sich der an der Körperoberfläche zugefügte Schaden genau in einem Schmerzzentrum des Gehirns abbildet. Bei extrem starken Schmerzen hat man dann versucht, diese Schmerzbahn zu durchtrennen, und machte dabei eine interessante Beobachtung: oft war der Schmerz nach der Operation nicht verringert, sondern wurde sogar noch stärker. Die Annahme einer klaren 1:1-Beziehung zwischen Verletzung und Schmerz kann also nicht stimmen. Ein weiterer Beleg hierfür ist auch die Beobachtung, daß z.B. Soldaten, die verwundet wurden, oft nur wenig Schmerzen hatten, während Zivilisten mit den gleichen Wunden über ganz schlimme Schmerzen klagten. Folglich hängt es noch von anderen Dingen außer einer Verletzung ab, wieviel Schmerzen wir erleben. Manche Patienten erleben auch starke Schmerzen, ohne daß sich eine Verletzung finden läßt.

Ein Psychologe, MELZACK, und ein Physiologe, WALL, haben ein Schmerzmodell vorgeschlagen, das viele dieser Rätsel lösen kann. Sie gingen davon aus, daß es im Rückenmark und im Gehirn eine Reihe von "Toren" gibt, die je nachdem, wie weit sie geöffnet oder geschlossen sind, mehr oder weniger Schmerz durchlassen. Dadurch ergeben sich vielfältige Möglichkeiten, die Weiterleitung von Schmerz vom Entstehungsort zum Gehirn zu beeinflussen. Sie stellten weiterhin fest, daß es viele Möglichkeiten gibt, das Tor zu öffnen und zu schließen: zentral vom Gehirn aus (durch Aufmerksamkeit, durch Gefühle, durch Gedanken) wie auch von der schmerzenden Stelle (durch hemmende Nervenimpulse z.B. von Massage, Reiben, Wärme). Eine wichtige Schlußfolgerung dieses Modells ist, daß wir dem Schmerz nicht hilflos ausgeliefert sind, sondern viele Möglichkeiten haben, das Tor zu schließen und auf diese Weise den Schmerz auszuschalten oder zumindest zu vermindern. *(Hier sollte man die Patienten nach je einer Strategie der Schmerzreduktion fragen, die zentral bzw. peripher ansetzt, und diese im Rahmen der Theorie erklären. Dasselbe sollte man für schmerzverstärkende/schmerzauslösende Ereignisse tun.)*

Beispielsweise führt ein Mangel an Bewegung des betroffenen Körperteils dazu, daß schmerzhemmende Fasern, die bei leichter Bewegung aktiv sind, nicht genügend gereizt werden und deshalb die Schmerzsignale auf Rückenmarksebene nicht genügend gehemmt werden, d.h. das Tor wird geöffnet. Zusätzlich erhöht sich durch Inaktivität die Wahrscheinlichkeit von Verspannungen, was über verringerte Durchblutung und Sauerstoffmangel zur Reizung von Schmerzbahnen führt. Als Folge von Inaktivität können Depression und ein Mangel an sozialem Kontakt und anderen Verstärkungen auftreten, die das Tor auf zentraler Seite (vom Gehirn aus) öffnen können (z.B. serotonerge Bahnen). Im Gegensatz dazu kann Aktivität schmerzhemmende Fasern reizen und durch besseres Allgemeinbefinden auch zentral das Tor schließen. Ähnlich kann Entspannung sowohl peripher als auch zentral wirken.

16.6.2. Zur Verwendung unterschiedlicher Strategien bei unterschiedlichen Streß-/ Schmerzintensitäten

Es ist recht hilfreich, Schmerz- und Streßepisoden in Phasen oder Stufen zu unterteilen, da man kleinere Abschnitte besser bewältigen kann, und die unterschiedlichen Bewältigungsverfahren in den verschiedenen Phasen des Schmerz- und Streßerlebens jeweils besser oder schlechter wirken.

Es lassen sich 4 Phasen einer Schmerz-/Streßepisode unterscheiden:
1) **Vorbereitung** auf den Schmerz/Stressor
2) **Konfrontation**, Umgang mit der Empfindung
3) **Bewältigung** von Gefühlen und Empfindungen in kritischen Phasen
4) **Bewertung** der Bewältigung und Selbstverstärkung

Man kann hier als Beispiel jemanden angeben, der sich einer schmerzhaften medizinischen Prozedur unterziehen muß: Wie kann man sich da vorbereiten? Was sagt man sich selbst, wenn man a) ängstlich bzw. b) nicht ängstlich ist? Wie geht man dann mit der Situation um? Was kann man denken, fühlen? Wie kann man mit Gedanken und Gefühlen in bestimmten Momenten umgehen, z.B. wenn man Spritzen bekommt? Und wie kann man sich am Ende verstärken? Wie kann der Patient das anwenden? Was tut er schon? Was kann er verbessern? Welche Effekte haben Gedanken/Gefühle/Verhalten auf den Schmerz - am Anfang / bei starkem Schmerz/bei Nachlassen des Schmerzes?

Beispiele: 1. Achte auf negative Gedanken; 2. Verwende diese negativen Gedanken als Signal für Veränderung; 3. Sage Dir Sätze, die bei der Bewältigung helfen.

Beispiele für den **inneren Dialog** während einer Schmerz-/Streßepisode:

ad 1) **Vorbereitung**
- Entwickle einen Plan, tu etwas
   z.B. - Ich muß mich jetzt entspannen
      - Ich kann damit umgehen, ich muß es nur versuchen
      - Ich brauche einen Plan
      - Was kann ich jetzt tun, das positiv ist?

ad 2) **Konfrontation**
- Verwende Bewältigungsstrategien flexibel
   z.B. - Ich lasse mich nicht unterkriegen
      - Was könnte ich jetzt tun?
      - Ich könnte jetzt ... (Spaziergang machen, massieren, Fernseher einschalten, mich mit einem Bild ablenken, aktiv entspannen ...)

ad 3) **Bewältigung bzw. Kritische Momente**:
   z.B. - Es wird jetzt schwieriger, aber ich kann damit umgehen
      - Es dauert nicht ewig - bald wird es besser
      - Wenn ich mich verspanne und aufrege, wird es nur schlimmer ...
      - Ich kann die Kontrolle behalten.

ad 4) **Bewertung bzw. Selbstverstärkung**
   z.B. - Ich habe es versucht und es ging schon viel besser
      - Ich habe es geschafft, die Situation unter Kontrolle zu behalten.

Der Patient soll selbst versuchen, negative Selbstinstruktionen zu erkennen und in jeder Phase durch förderliche zu ersetzen. Es ist wichtig, den Zusammenhang von Situation - Bewertung - Gefühl - Verhalten zu diskutieren und am Verhalten des Patienten zu verdeutlichen.

Therapiebegleitbogen 4

Übungen zum Tor-Kontroll-Modell

Name: _____   Datum: _____

Tor-Kontroll-Modell des Schmerzes

Wir haben in dieser Sitzung ausführlich besprochen, wie Schmerz durch ein "Tor" im Rückenmark vermindert oder verstärkt werden kann. Bitte überlegen Sie nochmals, welche Dinge, die Sie erleben oder tun, das Tor schließen und welche es öffnen könnten.

Bitte nennen Sie mindestens 5 Tätigkeiten oder Ereignisse, die das Tor öffnen, und 5, die es schließen:

Dinge, die das Tor öffnen (Schmerz verstärken)	Dinge, die das Tor schließen (Schmerz vermindern)
1.	1.
2.	2.
3.	3.
4.	4.
5.	5.

16.7. Sitzung 5

- Diskussion der Hausaufgaben
- Prüfung der Zielerreichung
- Konzept des Schmerzes als eine Art von Stressor
- Diskussion und Übung der Entspannung als eine Art der Ablenkung
- Übung anderer Ablenkungsmöglichkeiten, insbesondere von Aktivitäten und Gedanken
- Diskussion des Zusammenhangs zwischen Gedanken, Aktivitäten, Emotionen und Schmerz
- Fortführung des Streßbewältigungstrainings, Liste von Möglichkeiten, das Tor zu öffnen oder zu schließen, und Entspannungsübungen

- *Hausaufgaben:* Weitere Übung der Entspannung,
  Weitere Möglichkeiten, mit Schmerz und Streß umzugehen
  Spezifische Ablenkungsverfahren
  Selbstinstruktionstraining
- *Materialien:* Therapiebegleitbogen 5 (Ablenkung)

16.7.1. Ablenkung als Möglichkeit der Schmerzbewältigung

Patienteninstruktion:
Sie haben sicher schon oft gemerkt, daß Sie mehr oder weniger Schmerzen empfinden, je nachdem, womit Ihre Aufmerksamkeit gerade beschäftigt ist. Wenn Sie sich z.B. langweilen und nichts Interessantes zu tun haben, nehmen Sie den Schmerz viel eher wahr, als wenn Sie etwas Interessantes tun, z.B. ein Fußballspiel im Fernsehen anschauen *(Beispiele erfragen und diskutieren).* Dies hängt damit zusammen, daß wir uns zu einem Zeitpunkt nur auf eine Sache voll konzentrieren können und anderes in den Hintergrund tritt. Unsere Aufmerksamkeit ist wie ein Suchscheinwerfer. Die Dinge, auf die wir uns konzentrieren, sind klar und deutlich, anderes tritt fast unbeachtet in den Hintergrund.

Setzen Sie sich jetzt im Stuhl zurück, schließen Sie die Augen und entspannen Sie sich ein wenig ... Jetzt achten Sie darauf, wohin Ihre Aufmerksamkeit wandert ... Sagen Sie sich: "Ich nehme jetzt wahr" ... Sie werden merken, daß Sie sich dabei auf Dinge außerhalb Ihres Körpers konzentrieren können ... Geräusche, Töne ... oder daß Sie sich auf Gedanken oder Empfindungen im Körper konzentrieren können, z.B. Ihre Hände, Ihren Herzschlag ... Lassen Sie Ihre Aufmerksamkeit zwischen außen und innen hin- und herpendeln und stellen Sie fest, wie beim Wechsel der eine Gegenstand Ihrer Aufmerksamkeit verblaßt und der andere ins Zentrum Ihrer Wahrnehmung tritt. Sie können nun selbst Ihre Wahrnehmung steuern und sie flexibel wie einen Suchscheinwerfer einzusetzen lernen.

Statt des Bildes des Suchscheinwerfers läßt sich auch das Bild eines Fernsehgerätes verwenden: Man kann vom 1. Programm zum 2. Programm umschalten - das Signal vom Ersten ist dann noch da, aber wir können es nicht wahrnehmen. **Ähnliches können wir mit unserer Aufmerksamkeit erreichen: Wir können "umschalten" - vom Schmerz zu einer anderen Empfindung.**

Es gibt eine Reihe von Möglichkeiten, die Wahrnehmung vom Schmerz abzulenken, z.B. durch Konzentration auf ein angenehmes Vorstellungsbild oder Umformung der Körperempfindungen oder durch äußere Ablenkung wie einen spannenden Film oder ein interessantes Gespräch.

Wir werden Ihnen hier verschiedene Ablenkungsmöglichkeiten anbieten. *Wichtig ist jedoch, daß Sie die für Sie besten Möglichkeiten zur Ablenkung selbst erkennen und erlernen und evtl. neue, für Sie besonders nützliche Ablenkungsformen entdecken.*

a) Äußere Ablenkung

Eine gute Möglichkeit, uns von Schmerz abzulenken, ist, daß wir uns auf Ereignisse, Aufgaben oder Dinge um uns herum konzentrieren. Eine Patientin überlegte sich z.B., wie sie ihre Wohnungseinrichtung verändern könnte und blätterte entsprechende Kataloge durch, wenn die Schmerzen zu unangenehm wurden. Ein anderer Patient versuchte, knifflige Kreuzworträtsel zu lösen, wieder andere Patienten können sich gut durch Fernsehen oder einen Spaziergang ablenken.

b) Innere Ablenkung

Auch hier gibt es viele Möglichkeiten. **Entspannung** als Ablenkungsmethode haben Sie schon kennengelernt. Durch die Konzentration auf die Entspannung und auf die Entspannungsworte können Sie sich nicht so stark auf das Schmerzerleben konzentrieren und verspüren so weniger Schmerzen.

Eine weitere Möglichkeit, sich abzulenken, ist es, **alle Gedanken auf eine Aktivität zu richten**, z.B. Pläne für das Wochenende zu machen oder zu singen. Manche Patienten finden auch beten hilfreich.

Eine besonders gute Methode der Ablenkung ist die Verwendung **positiver Vorstellungsbilder**. Solche Vorstellungsbilder sind nicht nur ablenkend und entspannend, sondern bringen uns auch in eine bessere Stimmung und reduzieren so den Schmerz *(dieser Zusammenhang wird später noch ausführlich diskutiert)*. Entscheidend ist, daß Sie verschiedene Methoden ausprobieren und die bei Ihnen am besten wirkenden auswählen. **Aufmerksamkeitsänderung ist eine einfache Methode der Schmerzbewältigung mit minimalem Risiko im Vergleich z.B. zu Tabletten und Spritzen!**

Was tun Sie, um sich abzulenken? Wie wirkem Ihre Strategien das auf den Schmerz? (Tor-Kontroll-Theorie)

Ratschläge für gute Ablenkungsstrategien:
- viele verschiedene Sinnesreize miteinbeziehen
- je nach Schmerzintensität einfachere oder komplexere Verfahren verwenden (bei geringen und auch bei starken Schmerzen insbesondere einfache, bei mittlerer Schmerzstärke eher komplexere Ablenkungsstrategien zu verwenden)
- auf jeden Fall Reize ausschalten, die an den Schmerz erinnern (z.B. nicht auf die schmerzenden Körperstellen schauen)
- die Patienten sollen selbst Strategien entwickeln. Gut sind einfache Wiederholungen und rhythmische Tätigkeiten, z.B. zu Musik schaukeln.

16.7.2. Bildhafte Vorstellung/Selbsthypnose als Möglichkeit der Aufmerksamkeitskontrolle

Angenehme, bildhafte Vorstellungen sind eine besonders gute Möglichkeit, sich vom Schmerz abzulenken und so die Schmerzempfindung zu beeinflussen. Auch bei dieser Strategie ist es sinnvoll, sich zu entspannen, da dann Vorstellungsbilder viel deutlicher werden.

Da Sie bereits die progressive Muskelentspannung gelernt haben, möchten wir Ihnen hier ein weiteres Entspannungsverfahren anbieten, daß durch Eigensuggestion und Selbsthypnose Ihre Aufmerksamkeit umzulenken hilft.

Sitzen Sie bitte so bequem wie möglich, mit beiden Füßen nebeneinander auf dem Boden und den Armen auf den Armlehnen oder in Ihrem Schoß. Entspannen Sie sich und atmen Sie ruhig und gleichmäßig und konzentrieren Sie sich ganz auf meine Stimme.

Sie haben sicher schon etwas über Hypnose gehört. Vielleicht befürchten Sie, daß man mit diesem Verfahren andere Leute kontrollieren kann. In Zusammenhang mit Schmerzen verstehen wir unter Hypnose lediglich eine Veränderung Ihrer Aufmerksamkeit, d.h. Sie lernen, sich nur auf einen Teil Ihrer Umgebung zu konzentrieren und alles andere nicht wahrzunehmen. In einem derartigen Zustand hören Sie meine Stimme bzw. Ihre eigenen Suggestionen zu entspannen viel besser. Sie können sich auch viel besser entspannen als in Ihrem normalen Wachzustand.

Wir sprechen hier von Selbst- bzw. Eigenhypnose, da Sie sich selbst die Anweisungen geben werden, die ich Ihnen jetzt vorspreche. *(Hören Sie sich dieses*

Tonband mehrmals an und versuchen Sie sich, den Ablauf zu merken. Sie können sich dann mit diesen Anweisungen selbst entspannen.)

Atmen Sie jetzt langsam und tief ... Atmen Sie tief ein ... füllen Sie Ihre Lunge ganz mit Luft ... und dann atmen Sie jetzt langsam aus ... sehr langsam ... und lassen Sie beim Ausatmen alle Anspannung verschwinden ... Sie sind entspannt und ruhig.

Jetzt öffnen Sie Ihre Augen und blicken nach oben und lehnen den Kopf zurück ... Halten Sie den Kopf ruhig und suchen Sie sich einen Punkt an der Wand vor Ihnen, so daß Sie leicht nach oben schauen, vielleicht dahin, wo sich Wand und Decke treffen ... Jetzt konzentrieren Sie sich ganz auf diesen Punkt ... Versuchen Sie nicht zu blinzeln ... Lassen Sie diesen Punkt ganz in Ihre Aufmerksamkeit treten ... Starren Sie auf diesen Punkt ... und spüren, wie Ihre Augen müde werden ... Ihre Augen werden müde ... Ihre Lider werden schwer, ganz schwer ... und je schwerer Ihre Augenlider werden, desto schwieriger wird es für Sie, die Augen offen zu halten ... schwerer und schwerer ... und jetzt lassen Sie Ihre Augen langsam zufallen ... und entspannen sich ... während Sie langsam und gleichmäßig weiteratmen ... und hören Sie mir zu ...

Nun, da Ihre Augen geschlossen sind, fühlen Sie, wie sich Ihr Körper und Ihr Geist entspannen ... Ihr Herz und Ihre Atmung. Die Zeit vergeht langsam ... Die Sekunden werden sehr lang ... und Sie haben viel Zeit, um ganz ruhig und entspannt zu werden ... Sie fühlen sich immer ruhiger, entspannter, angenehmer ... eins mit sich selbst ... eins mit allem .. mit jedem Atemzug entspannen Sie sich mehr und mehr ... mit jedem Atemzug sagen Sie, "ruhig und entspannt" ... "ruhig und entspannt" ... "ruhig und entspannt" ...

Ich zähle jetzt von 10 bis 1 rückwärts. Mit jeder Zahl, entspannen Sie sich mehr und mehr ... Sie sinken in einen Zustand ruhiger, friedlicher Entspannung ... genießen Sie das angenehme Gefühl, immer entspannter zu werden ... entspannter als Sie sich je zuvor fühlten ... 10 ... Ich fühle mich ruhig und entspannt .. ich empfinde große innere Ruhe ... mein Geist ist entspannt ... mein Körper ist entspannt ... ich entspanne mehr und mehr ... 9 ... Meine Entspannung nimmt zu ... ich fühle mich ruhig ... ich fühle mich entspannt ... mehr und mehr entspannt ... ruhig und voller Frieden ... 8 ... Mein Körper sinkt in immer tiefere Entspannung ... mein Geist ist ruhig ... ich fühle innere Ruhe und Zufriedenheit ... ruhig und entspannt ... 7 ... immer mehr entspannt ... ruhiger und ruhiger ... ein inneres Gefühl der Ruhe ... ganz unbeschwert ... beruhigt und friedvoll ... 6 ... wachsende Entspannung ... endlose Ruhe ... tiefer und tiefer ... sehr ruhig und entspannt ... tiefe innere Ruhe und Geborgenheit ... 5 ... ruhig und friedvoll ... immer entspannter ... Die Muskeln entkrampfen sich ... der Körper läßt los ... die Gedanken schweben ... 4 ... tiefe innere Entspannung ... völlig entspannt ... im Einklang mit allem ... ruhig und voller Frieden ... ganz ruhig ... 3 ... sehr langsame Atmung ... Körper und Geist sind ruhig und frei ... sehr entspannt ... ruhig ... still ... losgelöst ... leicht ... 2 ... tief entspannt ... tiefe innere Ruhe ... ruhig und zufrieden ... der Körper ruht ... leicht und schwebend ... 1 ... ganz und gar entspannt ... tiefe innere Ruhe ... Wohlbefinden ... große Ruhe ...

Nun - da Sie so tief entspannt sind ... genießen Sie dieses Gefühl für einige Zeit ... spüren Sie Ihren langsamen, tiefen Atem ... nehmen Sie jeden Atemzug wahr und genießen Sie die angenehmen Empfindungen in Ihrem Körper ... Sie sind ganz entspannt ... ganz ruhig ... Sie fühlen jetzt, wie eine warme, langsame Welle der Entspannung durch Ihren Körper flutet ... lassen Sie sie im Kopf beginnen ... fühlen Sie die Wärme im Kopf und Ihrem Gesicht, jeder Muskel ist entspannt ... sie breitet sich nun aus zu Ihrem Hals ... den Schultern ... sie entspannt die Muskeln und wärmt Sie ... Lassen Sie die Woge in Ihre Arme fließen ... hinunter zu den Ellbogen ... den Unterarmen ... den Händen ... in jeden Finger ... die Hände werden ganz schwer und warm und entspannt ... die Entspannung breitet sich im Körper aus ... im Brustkorb ... dem Rücken ... den Bauchmuskeln ... den Hüften ... die Wärme breitet sich in den Oberschenkeln aus ... den Knien ... den

Waden ... langsam zu den Füßen ... in jede Zehe ... die Woge der Entspannung hat sich nun im ganzen Körper ausgebreitet ... und Sie sind noch ruhiger und entspannter ...

Nun stellen Sie sich eine sehr angenehme und entspannte Szene vor ... vielleicht einen Ort, wo Sie einmal gewesen sind und sich sehr wohlgefühlt haben ... vielleicht im Urlaub ... eine ruhige Bucht, einen Sandstrand, an einem See, im Wald ... wählen Sie einen schönen und entspannenden Ort ... und lassen Sie jetzt Ihre Gedanken zu diesem Ort schweifen ... Stellen Sie sich vor, daß Sie dort sind ... Fühlen Sie alle Empfindungen, die damit einhergehen ... Falls Sie draußen sind ... Spüren Sie die Luft und die Sonne auf Ihrer Haut ... die Geräusche ... die Gerüche ... die Gefühle ... Verbringen Sie nun ein paar Minuten an diesem besonderen Ort ... fühlen Sie sich wohl ... fühlen Sie sich entspannt und ruhig ...

Ich zähle nun bis 10 und während ich zähle, fühlen Sie sich wacher und wacher ... 1 ... 2 ... Sie fühlen sich wacher ... 3 ... 4 ... bewegen die Hände und Füße und den Kopf ... 5 ... 6 ... atmen Sie tief durch und fühlen Sie sich wacher ... 7 ... 8 ... atmen Sie nochmals tief durch und strecken Sie sich ... 9 ... 10 ... öffnen Sie langsam die Augen ... und wenn Sie soweit sind, stehen Sie auf und fühlen Sie sich entspannt und munter.

An dieser Stelle kann man Patienten über Erfolg berichten lassen; was war schwierig?

Auch vom Therapeuten können spezielle Bilder verwendet werden (s. die Anleitungen zu den Bildern "Am See" und "Berghütte"). Beim letzten Bild ("Berghütte") kann man evtl. eine Handschuh-Anästhesie ausprobieren (nach Kroger und Fezler, 1976).

Teil 2: Spezielle Bilder

(insbesondere bei Patienten, die kein eigenes Bild finden, oder auch einfach zur Illustration; auch für die nächste Sitzung geeignet)

a) Am See

Stellen Sie sich vor, daß Sie an einem großen See stehen und über das Wasser hinüberblicken - bis zum Ufer auf der anderen Seite. Vor Ihnen erstreckt sich ein schmaler Sandstrand und hinter Ihnen eine Wiese mit hohem Gras und bunten Blumen. Es ist ein wunderschöner Junitag und sehr heiß. Die Sonne brennt herab und taucht die Landschaft in ein grelles Licht. Der Himmel ist hellblau mit kleinen Schäfchenwolken. Ein sanfter Wind weht, der die Bäume leicht hin und her bewegt. Sie spüren den Wind auf der Haut, er spielt mit Ihrem Haar. Sie haben nichts zu tun ... Sie haben den ganzen Tag für sich ... nichts kümmert Sie ...
Sie gehen hinunter zum See durch den heißen Sand und immer wenn Sie ein wenig einsinken, fühlen Sie kalten, nassen, harten Sand unter Ihren Fußsohlen ... und dann wieder die Hitze... Sie hören, wie die Wellen gegen das Ufer schlagen und Sie hören Vogelrufe im Schilf auf der anderen Seite ... Sie setzen sich in den Sand und blicken hinaus auf den See ... Der See glitzert wie ein silberner Spiegel, der die Sonnenstrahlen widerspiegelt ... Sie blicken starr in das weiße Licht ... silberfarben und strahlend ... Sie fühlen, wie Sie müde werden, und stehen auf und gehen hinaus ins Wasser, um sich zu erfrischen ... Das Wasser spielt um Ihre Knöchel .. Es ist warm und angenehm ... Je weiter Sie hineingehen, desto kühler wird es ... Sie spüren die frische Kühle an den Beinen bis zu den Knien ... Sie fühlen sich erfrischt und gehen langsam zurück über den Sand zur Wiese ... Sie legen sich ins weiche Gras, das der Wind leicht hin und her bewegt ... Sie sehen gelbe Dotterblumen und violette Glockenblumen um sich herum ... am Wiesenrand sehen Sie roten Klatschmohn ... Sie blicken in den blauen Himmel und

sehen, wie kleine weiße Wolken vorüberziehen. Sie fühlen, wie Sie selbst nach oben getragen werden und mitziehen ... ganz losgelöst, frei und entspannt

-- > *der Therapeut beendet das Bildes durch Zählen von 1 bis 10*

Ich zähle nun bis 10 und während ich zähle, fühlen Sie sich wacher und wacher ... 1 ....2 ... Sie fühlen sich wacher ...3 ....4 ....bewegen die Hände und Füße und den Kopf ... 5...6 ... atmen tief durch und fühlen sich wacher ... 7... 8 ... atmen nochmals tief durch und strecken sich ... 9 ...10 ... öffnen langsam die Augen ... und wenn Sie soweit sind, stehen Sie auf und fühlen sich entspannt und munter.

b) Berghütte

Sie befinden sich in einer Hütte in den Bergen. Es ist dunkel und mitten im Winter. Draußen heult der Wind. Drinnen sitzen Sie vor einem offenen Kamin. Sie starren in die glühenden Flammen und die brennende Glut. Sie spüren die Hitze, die ein Kribbeln in Ihren Schenkeln verursacht. Während Ihr Rücken kühl ist, spüren Sie die Hitze des Feuers auf Ihrem Gesicht, dem Oberkörper, dem Bauch und den Oberschenkeln. Sie hören das Knacken der Scheite und das Prasseln des Harzes. Sie riechen den Rauch des Fichtenholzes. Die Flammen malen dunkle Schatten an die Wand. Es ist ganz dunkel im Raum mit Ausnahme des Kaminfeuers.

Jetzt stehen Sie auf. Sie gehen zum Fenster hinüber. Der Frost hat ein Spitzenmuster auf die Scheibe gezeichnet. Sie legen Ihre Finger auf das kalte harte Fensterglas. Fühlen Sie, wie die Wärme Ihrer Finger das Eis schmelzen läßt. Sie schauen hinaus. Sie sehen den Vollmond und sein silberfarbenes Licht, der Schnee ist leuchtend weiß im Mondlicht. Große, dunkle Tannenbäume werfen dunkle, violette Schatten auf den weißen Schneee. Sie öffnen das Fenster. Fühlen Sie, wie es dem Druck Ihrer Hand weicht und sich öffnet. Sie atmen tief die kühle, saubere, prickelnde, frische, reine Bergluft ein *(--- >der Patient soll hier tief einatmen und der Therapeut mit ihm)*. Fühlen Sie, wie sich der Oberkörper beim Ausatmen gänzlich entspannt. Es ist ein gutes Gefühl zu atmen. Sie riechen den Duft der Tannenzweige...

Jetzt schließen Sie das Fenster wieder. Gehen Sie zum Feuer zurück. Sie legen sich auf ein Bärenfell neben dem Kamin. Sie fühlen sich müde. Das Heulen des Windes, die Wärme des Feuers, der Geruch des Rauches, das Knacken der Scheite ... alles klingt so weit, weit entfernt ... während Sie sich treiben lassen ... und schweben .. und träumen ... in dieser Berghütte in einer Winternacht

-- > *der Therapeut beendet das Bildes durch Zählen von 1 bis 10*

Ich zähle nun bis 10 und während ich zähle, fühlen Sie sich wacher und wacher ... 1 ....2 ... Sie fühlen sich wacher .. 3 ....4 ....bewegen die Hände und Füße und den Kopf ...5.. 6 ... atmen tief durch und fühlen sich wacher ...7...8... atmen nochmals tief durch und strecken sich ...9 ...10 ... öffnen langsam die Augen ... und wenn Sie soweit sind, stehen Sie auf und fühlen sich entspannt und munter.

Therapiebegleitbogen 5

Ablenkung vom Schmerz

Name: _____   Datum: _____

Bitte überlegen Sie nochmals, welche Ablenkungsmöglichkeiten vom Schmerz bei Ihnen bisher wirksam waren und schreiben Sie sie nieder. Überlegen Sie dann, welche neuen Möglichkeiten Sie ausprobieren wollen und nennen Sie drei, die Sie in dieser Woche zusätzlich verwenden wollen.

Bisher verwendete Ablenkung	Neue Ablenkungsmethoden
1.	1.
2.	2.
3.	3.
4.	4.
5.	5.

16.8. Sitzung 6

- Diskussion der Hausaufgaben
- Diskussion der Verwendung unterschiedlicher Strategien bei unterschiedlichen Schmerzintensitäten
- Diskussion von Möglichkeiten, die Schmerzverstärkung zu verhindern
- Übungen zur Rolle von Aktivität und Entwicklung von Aktivitätszielen (dies schließt u.U. Reduktion von Aktivität bzw. Neuplanung des Tagesablaufes mit ein)
- Diskussion spezifischer Beispiele dazu
- Fortführung des Streßbewältigungstrainings
- Diskussion von Möglichkeiten der Medikamentenreduktion

- *Hausaufgaben:* Fortsetzung der Entspannung
  Aktivitätspläne
  Protokollierung von Schmerz- und Streßepisoden und der Reaktion darauf
  Medikamentenreduktion

- *Materialien:* Therapiebegleitbogen 6 (Aktivität)

16.8.1. Aktivitätssteigerung/Aktivitätsreduktion

Je nach Art des Schmerzproblems des Patienten sind entweder Aktivitätssteigerung oder Aktiviätsreduktion (im Sinne besserer Planung von Aktiviäts- und Ruhephasen) sinnvolle Therapieziele.

a) Aktiviätssteigerung
Eine Steigerung der Aktivität wird oft ein Ziel sein bei Patienten mit chronischen Wirbelsäulensyndromen, die in ihrer Bewegung eingeschränkt sind. Diese Bewegungseinschränkung ist fast immer schmerzbedingt, nur in seltenen Fällten medizinisch indiziert. Dennoch ist eine Rücksprache mit dem Arzt über etwaige Beschränkungen der körperlichen Aktiviät notwendig. Anschließend sollte man den Patienten erklären, wie Inaktivität durch Muskelverspannung und -athrophie zu mehr Schmerzen führen kann. Es ist auch zu erwähnen, daß Bewegung in verspannten und lange nicht benutzten Muskeln zunächst schmerzt; diese Schmerzen verschwinden aber bei längerer Übung bald vorüber.

Körperliche Betätigung löst Verspannungen, fördert die Durchblutung, reduziert Depression und bietet Ablenkung vom Schmerz - alles Effekte, die letztendlich schmerzreduzierend sind. Die Aktivitätssteigerung sollte anhand eines Plans angegangen werden und auch graphisch dargestellt werden, da dies sehr verstärkend wirken kann. Man beginnt die körperliche Aktivität auf einem Niveau, das für den Patienten gut erreichbar ist, und erhöht dann die Quoten langsam, aber stetig. So erlebt der Patient positive Verstärkung und erwirbt ein Gefühl der Kontrolle über seine Schmerzen.

```
                                                          x
                                                      x   x
                                                  x   x   x
z.B. Anzahl der                               x   x   x   x
Kniebeugen oder                           x   x   x   x   x
bewältigte Trep-                     x    x   x   x   x   x
penstufen                    x   x   x    x   x   x   x
                           ┼───┼───┼───┼───┼───┼───┼───
                             1   2   3   4   5   6   7
```

Wichtig: Aktivitätsziele sollten unabhängig vom Schmerz festgelegt werden - mit Ausnahme des ersten Ziels, das unter der Schmerzgrenze liegen sollte. Auf keinen Fall sollte der Patient solange üben, bis Schmerzen auftreten, und erst zu diesem Zeitpunkt aufhören. Auf diese Weise würde Inaktivität (negativ) verstärkt. Die Ziele sollten deshalb immer **unterhalb** der Schmerzgrenze liegen!

b) Aktivitätsreduktion
Eine Reduktion der täglichen Aktivität dürfte häufig ein Therapieziel bei Patienten mit Kiefergelenksmyoarthropathien oder Kopfschmerzen sein. Diese Patienten sind typischerweise überaktiv, d.h. sie legen keine ausreichenden Ruhepausen ein und fühlen sich schuldig, wenn sie sich Zeit für sich nehmen. Mit diesen Patienten müssen feste **Tagesablaufpläne** vorbereitet werden, wobei bestimmte, nicht essentielle Aktivitäten eliminiert und dafür Ruhepausen eingeschoben werden, die exakt geplant werden müssen. Man kann mit diesen Patienten auch anhand des 'Pleasant Event Schedule' oder ähnlichen Bögen gezielt selbstverstärkende Aktivitäten planen. Der Therapeut sollte unbedingt den Zusammenhang von Aktivität/Zeitdruck-Streß-Spannung-Schmerz ansprechen. Die Patienten sollten darauf hingewiesen werden, daß man eigentlich besser "funktioniert", wenn man ausgeruht und entspannt, also nicht angespannt ist. Bei diesen Patienten ist es wichtig, den Unterschied zwischen geplanter Aktivität/Entspannung und Inaktivität/Energielosigkeit herauszuarbeiten und zu verdeutlichen, daß das Therapieziel nicht weniger, sondern mehr Energie ist. In diesem Zusammenhang ist es sinnvoll, die den positiven Effekt von Entspannungsübungen zu betonen. ist bei diesen Patienten sinnvoll. Um diesen Patienten eine Verhaltensänderung zu erleichtern, sollten konkrete Tagesablaufpläne erstellt werden.

Beispiel

8 - 9	Uhr	20 min Entspannung		*Auf diesem Plan sollte neben*
9 - 10	Uhr			*der Entspannung auch konkret*
10 - 11	Uhr			*ermittelt werden, wieviel der Pa-*
11 - 12	Uhr	20 min Entspannung		*tient arbeitet, wieviel andere Ak-*
12 - 13	Uhr			*tivitäten er ausführt und wie dies*
13 - 14	Uhr			*gebenenfalls reduziert werden*
14 - 15	Uhr			*kann.*

usw.

16.8.2. Therapieprotokoll: Medikamentenreduktion

Die Medikamentenreduktion ist ein wichtiger Bestandteil der therapeutischen Intervention, da die meisten Patienten zu sehr von Schmerzmitteln abhängig sind. Die Medikamentenreduktion muß immer in Absprache mit dem behandelnden Arzt erfolgen, da deutliche Nebenwirkungen bei der Reduktion auftreten können. Die Reduktion bezieht sich im allgemeinen auf Schmerzmittel, kann jedoch nach Absprache mit dem Arzt im Einzelfall auch andere Medikamente umfassen (z.B. Tranquilizer). Im Rahmen der kognitiven VT wird besonders Wert auf die Selbstkontrolle und Selbstverantwortlichkeit des Patienten bei der Medikamentenreduktion gelegt. Dem Schmerztagebuch kann man entnehmen, wieviele Medikamente in welchen Zeitabständen der Patient nimmt. Anhand dieser Informationen wird mit dem Patienten ein Reduktionsplan festgelegt, der als erster Schritt den **Wechsel von einer schmerzkontingenten zu einer nichtkontingenten Medikamenteneinnahme** enthält. Anfänglich sollte die Menge der Schmerzmittel gleichgehalten werden sowie der ungefähre zeitliche Abstand der Einnahme. Die Medikamenteneinnahme sollte zunäachst nur in bestimmten Intervallen, **schmerzunabhängig,** erfolgen. Erst im Anschluß an diese Maßnahme erfolgt die Reduktion.

Wenn der Patient diese Ziele nicht erreicht und keine Reduktion erfolgt, sollten die Gründe, die den Patienten an der Durchführung hindern, ausführlich besprochen und der Plan gegebenenfalls modifiziert werden. Oft ist es erforderlich, auf mit der Medikamentenreduktion einhergehenden körperlichen bzw. psychischen Mißempfindungen einzugehen und den Patienten mit dem Hinweis zu beruhigen, daß dies nur normale Begleiterscheinungen sind.

Medikationsziele sollten im Sinne des 'goal-attainment-scaling' definiert und bewertet und im Tagebuch protokolliert werden.

Therapiebegleitbogen 6

Aktivitätskurve

Ausgewählte körperliche Aktivität:_____

Dauer oder Anzahl der Wiederholungen oder zurückgelegte Entfernung am ersten Tag: _____

Aktivitätsziel:_____

Bitte tragen Sie täglich Ihren Übungsfortschritt in die untenstehende Kurve ein.

Tag___ ___ ___ ___ ___ ___ ___ ___ ___ ___
Uhrzeit ___ ___ ___ ___ ___ ___ ___ ___ ___ ___

Tragen Sie unten das heutige Datum, die Uhrzeit und die heutige Leistung ein - z.B. 5.8.1990, 13 h, 10 Kniebeugen oder 1 Minute Radfahren und tun Sie das für jeden Tag. Denken Sie daran, die Leistung nur langsam zu steigern.

16.9. Sitzung 7

- Diskussion der Hausaufgaben
- Übersicht über die bisher verwendeten Strategien
- Training in unterschiedlichen Schmerz- und Streßbewältigungsstrategien
- Diskussion der Aktivitätsziele
- Weitere Entspannungsverfahren

- *Hausaufgaben:* Tagebuch über die Anwendung der Bewältigungsstrategien
  Weitere Entspannung
  Arbeit an den definierten Therapiezielen

- *Materialien:* Therapiebegleitbogen 7 (Problemlösen)

16.9.1. Allgemeines Problemlösetraining

In dieser Sitzung sollten nun alle Strategien, die bisher erworben wurden, im Rahmen eines allgemeninen Problemlösetrainings eingesetzt werden. **Ziel dieser Einheit ist es, ein allgemeines Problemlöseverhalten aufzubauen, das den flexiblen Einsatz der gelernten Methoden ermöglicht.** Dabei sind folgende Schritte nötig:

1. Definition des Hauptproblems und Abgrenzung von Nebenproblemen
2. Identifikation und Erkennen von Gefühlen, Kognitionen und Verhalten in Bezug auf das Problem
3. Pause - zuerst nach der Analyse des Problems - Entspannung
4. Soviele Lösungen wie möglich generieren ohne Zensur ("Brainstorming")
5. Wie würden andere Menschen mit so einem Problem reagieren?
6. Pro und Kontra jeder Lösung überlegen - Konsequenzen und Hindernisse diskutieren, Kognitionen neu identifizieren
7. Rangordnung der Lösungen festlegen
8. Wahl treffen
9. Einüben des Verhaltens unter Berücksichtigung von Kognitionen und Gefühlen
10. Neubewertung des Problems und Übung zuhause.

Diese Sequenz kann beliebig oft durchlaufen werden. Es ist sehr wichtig, mit den Patienten zusammenzuarbeiten und ihnen nichts vorgeben.

Hier sollen die bisher gelernten Strategien im Hinblick auf ihre Eignung für unterschiedliche Streß- und Schmerzsituationen untersucht werden. Es soll die für jeden einzelnen Patienten optimale Kombination der Verfahren individuell erarbeitet werden.

Therapiebegleitbogen 7

Problemlösen

Bitte wählen Sie ein Problem aus, daß Sie derzeit belastet und analysieren Sie das Problem anhand der in der letzten Stunde besprochenen Schritte.

1. Beschreiben Sie das Problem. Was ist der wichtigste Punkt dabei?

2. Welche Gefühle löst das Problem in Ihnen aus?

3. Was sind Ihre Ziele bezüglich des Problems? Welche Wünsche haben Sie?

4. Welche Lösungsmöglichkeiten fallen Ihnen ein? Schreiben Sie alles auf, was Ihnen in den Kopf kommt. Falls es Ihnen schwerfällt - entspannen Sie sich erst einmal und überlegen Sie dann.

   Bewerten Sie die Lösungen nicht danach, ob sie durchführbar sind.

5. Überlegen Sie, was für oder gegen jede Lösung spricht. Wie würden andere reagieren?

6. Stellen Sie eine Rangfolge der Lösungen auf, aufsteigend von der schlechtesten zur besten Lösung.

7. Wählen Sie die beste Lösung aus.

8. Überlegen Sie, ob sich Ihre Sicht des Problems geändert hat. Wie läßt sich die Lösung umsetzen?

16.10. Sitzung 8

- Diskussion der Hausaufgaben
- Weitere Diskussion von Problemlöse- und Bewältigungs-strategien
- Konsolidierung der Entspannung
- Diskussion spezifischer Problembereiche
- Diskussion von künftigen Plänen und Zielen
- Rückfallprävention
- Besprechung weiterer katamnestischer Untersuchungen und Interventionen
- Abschließende Bemerkungen

In der letzten Sitzung soll nochmals ein Überblick über alle gelernten Verfahren gegeben und bei dieser Gelegenheit erneut auf die Probleme der Patienten eingegangen werden. Zur Rückfallprävention werden kritische Situationen antizipiert und gemeinsam analysiert, d.h. die zu erwartenden Gedanken, Gefühle sowie das Verhalten werden untersucht und Lösungsstrategien eingeübt. Das Erreichen der Therapieziele, die in der 2. Sitzung erarbeitet wurden, wird besprochen. Die Patienten sollen weitere Ziele für ihre eigenen Übungen planen und werden dabei vom Therapeuten verstärkt. Die wichtige Rolle weiterer Übungen wird nochmals betont.

17. Therapiemanual für die EMG - Biofeedbacktherapie

17.1. Kurzprotokoll der Sitzungen

Sitzung 1:

- Erklärung eines psychobiologischen Modells chronischer Kiefergelenks- bzw. Rückenschmerzen, Diskussion der Rolle von Streß, Spannung, Schmerz, Angst, Immobilität und Bewältigung
- Rekonzeptualisierung von Schmerz als eine Art der Streßerfahrung
- Diskussion von Streß und Streßbewältigungsmöglichkeiten
- Erklärung des Biofeedback- und Entspannungsverfahren
- *Biofeedback*
  5 Minuten Baseline mit Ableitung vom relevanten Muskel rechts und links und einem Kontrollmuskel
  5 Minuten Demonstration des Biofeedbackverfahrens
  10 x 2 Minuten Biofeedback bezogen auf den Baselinewert am relevanten Muskel
  5 Minuten Abschlußbaseline
- Einübung der diaphragmatischen Atmung
- *Hausaufgaben:* Streßtagebuch mit Aufzeichnung der Anspannung
  Übung der vertieften Atmung
- *Materialien:* Therapiebegleitbogen 1 (Streßtagbuch)

Sitzung 2

- Diskussion der Hausaufgaben; Diskussion der Streßsituationen und unterschiedlicher Arten, mit Streß umzugehen
- *Biofeedback:*
  5 Minuten Baseline
  15 x 2 Minuten Übung mit 4 biofeedbackfreien Phasen
  5 Minuten Abschlußbaseline
- *Hausaufgaben:* Entspannungsübungen und deren Protokollierung
- *Materialien:* Therapiebegleitbogen 2 (Streßtagebuch mit Protokollierung der Entspannung)

Sitzung 3

- Diskussion der Hausaufgaben
- *Biofeedback:*
  5 Minuten Baseline
  15 x 2 Minuten Übung mit biofeedbackfreien Phasen und mit Einführung von Streßphasen (je zwei)
  5 Minuten Abschlußbaseline
- *Hausaufgaben:* über den Tag verteilte Wahrnehmungs- und Kurzentspannungsübungen (nach dem Premack-Prinzip)
- *Materialien:* Therapiebegleitbogen 2

Sitzung 4

- Diskussion der Hausaufgaben
- Diskussion unterschiedlicher Verfahren, um Entspannung des relevanten Muskels zu erzielen (einschließlich physische und psychische Verfahren)
- *Biofeedback:*
  5 Minuten Baseline

Sitzung 4 (Forts.)
- *Biofeedback (Forts.):*
    15 x 2 Minuten Training mit biofeedbackfreien Phasen und Streßphasen
        (4 Streß-, 2 Ruhephasen)
    5 Minuten Abschlußbaseline
- *Hausaufgaben:* Verwendung der Entspannungsfertigkeiten in Streßsituationen
- *Materialien:* Therapiebegleitbogen 2

Sitzung 5

- Diskussion der Hausaufgaben
- Diskussion unterschiedlicher Entspannungsstrategien in verschiedenen Situationen
- *Biofeedback:*
    5 Minuten Baseline
    15 x 2 Minuten Biofeedback am relevanten Muskel mit Streß- und Ruhephasen (einschließlich physische Stressoren mit ein)
    5 Minuten Abschlußbaseline
- Weitere Übung der Muskelentspannung mit Diskussion von Entspannung als Schmerzreduktionsmethode
- *Hausaufgaben:* Übung von Entspannung in Schmerzsituationen
- *Materialien:* Therapiebegleitbogen 2

Sitzung 6

- Diskussion der Hausaufgaben
- Diskussion der Muskelentspannung als Präventivstrategie
- *Biofeedback:*
    5 Minuten Baseline
    15 x 2 Minuten Training mit Stressoren und ohne Feedback
    5 Minuten Abschlußbaseline
- Verwendung von "cue-kontrollierter" Entspannung; Generalisierung und Transfer der Entspannungsübungen
- *Hausaufgaben:* Entspannungsübungen in problematischen Situationen
    Entspannung als präventives Verfahren
- *Materialien:* Therapiebegleitbogen 2

Sitzung 7

- Diskussion der Hausaufgaben
- Diskussion schwieriger Schmerz- und Streßsituationen und der Anwendung unterschiedlicher Entspannungsstrategien in unterschiedlichen Situationen
- *Biofeedback:*
    5 Minuten Baseline
    15 x 2 Minuten Biofeedback mit streß- und feedbackfreien Phasen
    5 Minuten Abschlußbaseline
- *Hausaufgaben:* Übung der Entspannung und Streßbewältigung in problematischen Situationen
- *Materialien:* Therapiebegleitbogen 2

Sitzung 8

- Diskussion der Hausaufgaben
- *Biofeedback:*
    5 Minuten Baseline
    15 x 2 Minuten Biofeedback mit langen Selbstkontroll- und Streßphasen
    5 Minuten Abschlußbaseline
- Übungen zur Rückfallprävention, abschließende Bewertung der Therapie

17.2 Ablaufplan Biofeedbacktherapie

Sitzung 1   Min

5 Min	Baseline	
10 x 2 Min	Tonbeispiel	
10 x 2 Min	Biofeedback	20
5 Min	ohne Ton	

Sitzung 2

5 Min	Baseline	
5 x 2 Min	Biofeedback	10
1 x 2 Min	ohne Ton	12
4 x 2 Min	Biofeedback	20
1 x 2 Min	ohne Ton	22
4 x 2 Min	Biofeedback	30
5 Min	ohne Ton	

Sitzung 3

5 Min	Baseline	
4 x 2 Min	Biofeedback	8
1 x 2 Min	ohne Ton	10
4 x 2 Min	Biofeedback	18
1 x 2 Min	ohne Ton	20
5 x 2 Min	Biofeedback	30
5 Min	ohne Ton	

Sitzung 4

5 Min	Baseline	
4 x 2 Min	Biofeedback	8
1 x 2 Min	ohne Ton	10
2 x 2 Min	Biofeedback	14
1 x 2 Min	Streß	16
2 x 2 Min	Biofeedback	20
1 x 2 Min	ohne Ton	22
2 x 2 Min	Biofeedback	26
1 x 2 Min	Streß	28
1 x 2 Min	Biofeedback	30
5 Min	ohne Ton	

Sitzung 5

5 Min	Baseline	
4 x 2 Min	Biofeedback	8
1 x 2 Min	ohne Ton	10
2 x 2 Min	Biofeedback	14
1 x 2 Min	Streß	16
2 x 2 Min	Biofeedback	20
1 x 2 Min	ohne Ton	22

Sitzung 5 (Forts.)   Min

2 x 2 Min	Biofeedback	26
1 x 2 Min	Streß	28
1 x 2 Min	Biofeedback	30
5 Min	ohne Ton	

Sitzung 6

5 Min	Baseline	
4 x 2 Min	Biofeedback	8
1 x 2 Min	ohne Ton	10
2 x 2 Min	Biofeedback	14
1 x 2 Min	Streß	16
2 x 2 Min	Biofeedback	20
1 x 2 Min	ohne Ton	22
2 x 2 Min	Biofeedback	26
1 x 2 Min	Streß	28
1 x 2 Min	Biofeedback	30
5 Min	ohne Ton	

Sitzung 7

5 Min	Baseline	
4 x 2 Min	Biofeedback	8
1 x 2 Min	ohne Ton	10
2 x 2 Min	Biofeedback	14
1 x 2 Min	Streß	16
2 x 2 Min	Biofeedback	20
1 x 2 Min	ohne Ton	22
2 x 2 Min	Biofeedback	26
1 x 2 Min	Streß	28
1 x 2 Min	Biofeedback	30
5 Min	ohne Ton	

Sitzung 8

5 Min	Baseline	
4 x 2 Min	Biofeedback	8
4 Min	ohne Ton	12
3 x 2 Min	Biofeedback	18
3 x 2 Min	Streß	24
3 x 2 Min	Biofeedback	30
5 Min	Abschluß-Baseline	

17.3. Patienteninformation (TMSS-Patienten)

Chronische Kiefergelenkschmerzen sind ein sehr häufiges Problem. Bis zu 5% der Bevölkerung sind davon betroffen. Lange Zeit herrschte die Annahme vor, daß die Schmerzen von Veränderungen im Kiefergelenk verursacht werden - deshalb auch der Name Kiefergelenkschmerzen. Es hat sich jedoch gezeigt, daß nur ein sehr kleiner Prozentsatz der Patienten an einer Gelenkerkrankung leidet. Bei vielen Patienten sind die Schmerzen durch die Muskeln, die Sehnen und das Bindegewebe verursacht. Deshalb hat sich in letzter Zeit zunehmend die Bezeichnung temporomandibuläre Schmerzsyndrome durchgesetzt, wobei "temporomandibulär" lediglich auf die Gegend, wo die Schmerzen auftreten, hinweist, ohne eine Aussage über die Ursachen zu machen. Es hat sich nämlich gezeigt, daß langandauernde Überbeanspruchung der Kiefermuskulatur ein häufiger Grund für die Entstehung von Schmerzen im Kieferbereich ist. Das zeigt sich auch darin, daß die Schmerzen oft erst als Verkrampfung und Verhärtung der Kiefermuskeln erlebt werden, und die Mundöffnung im allgemeinen durch diese Verspannung eingeschränkt wird.

Neben dem Schmerz und der Verspannung treten oft Knacken und Knirschen in den Gelenken auf, ebenso Ohrensausen, eine Beeinträchtigung des Gleichgewichts, Übelkeit und Ausbreitung der Schmerzen in andere Gebiete. Dabei handelt es sich um ganz normale Symptome bei temporo-mandibulären Schmerzsyndromen und es besteht kein Grund zur Beunruhigung. So können zum Beispiel die Gleichgewichtsprobleme dadurch mitbedingt sein, daß die Muskeln, die bei temporomandibulären Schmerzsyndromen (TMSS) involviert sind, ganz nahe am Gleichgewichtssinn liegen. Sehr häufig treten bei dieser Störung auch Kopfschmerzen auf, die meist durch eine Schonhaltung der Muskulatur bedingt sind. Diese Schonhaltung entsteht, weil wir, wenn wir Schmerz erleben, andere Muskeln still halten, so daß die Spannung, die dann dort entsteht, letztlich Schmerz mitverursacht. Oft ist eine, manchmal sind aber auch beide Gesichtshälften vom Schmerz betroffen. All diese Symptome gehen im allgemeinen im Laufe der hier angebotenen Behandlung zurück, lediglich das Knacken und Knirschen kann unverändert bleiben. Da aber Knacken und Knirschen auch bei Personen auftreten, die keine TMSS-Schmerzen haben, besteht kein Grund zur Beunruhigung.

Wie kann man sich nun das Zustandekommen des Schmerzes bei TMSS erklären? Wir wissen zum jetzigen Zeitpunkt nicht, wie der Schmerz ursprünglich begann. Es ist möglich, daß anfangs eine Veränderung im Aufbiß eintrat, oder daß es eine Veränderung an den Gelenken gab, oder daß Sie schon immer dazu neigten, Ihre Muskeln unter Streß zu verspannen. Wir wissen die genaue Ursache zum heutigen Zeitpunkt, wenn die Störung bereits chronisch geworden ist, nicht. Wichtig ist, wie der Schmerz **gegenwärtig** aufrechterhalten wird. Hier zeigt sich im Hinblick auf die bei Ihnen vorgenommene Muskelspannungsmessung, daß sich Ihre Kiefermuskulatur unter Streß verspannt. Das heißt nun nicht, daß Sie notwendigerweise mehr Streß erleben müssen als andere Menschen, oder daß es unnormal ist, auf Streß mit Verspannung zu reagieren. Verspannung bei Auftreten von Streß ist eine ganz normale Reaktion, die bei uns allen vorkommt. Diese Anspannung macht uns bereit, auf Bedrohung zu reagieren und war in Zeiten, in denen schnelles Weglaufen oder Angreifen die richtige Reaktion auf eine Bedrohung war, sehr nützlich. Heute ist dies nicht mehr so - die meisten Streßsituationen sind sozialer Art - und wir können diese nicht körperlich abreagieren. So bleibt die Spannung oft im Körper bestehen und kann Probleme verursachen.

Sie fragen sich vielleicht, warum ausgerechnet im Kieferbereich Verspannungen auftreten. Die Gründe hierfür wissen wir nicht genau, aber Patienten berichten oft, daß die Schmerzen z.B. nach dem Ziehen der Weisheitszähne oder nach einer Verletzung am Kiefer begannen. So ist es möglich, daß eine Körperregion dann anfälliger für Verspannungen wird, wenn dort eine Verletzung oder eine körperliche Veränderung auftrat. Es kann aber auch sein, daß Gewohnheiten, die sich im Laufe von Jahren entwickelt haben, wie zum Beispiel Kaugummikauen oder Nägelbeißen, diese Muskulatur empfänglicher für Verspannungen machen.

Wie kann nun Streß Schmerz auslösen oder verstärken? Es ist eine Tatsache, daß bei langer Verspannung automatisch Schmerz entsteht. Sie können das prüfen, indem Sie lange Zeit eine Faust machen und damit die Muskeln in Ihrer Hand sehr stark anspannen. Zunächst wird die Blutzufuhr zu den Muskeln reduziert; Sie können dies daran sehen, daß die Hand an Farbe verliert. Das heißt aber auch, daß nicht genügend Nahrung, vor allem Sauerstoff, in die Muskeln gelangt. Solch ein Versorgungsmangel ist sehr gefährlich, da Muskeln so geschädigt werden und Muskelfasern absterben können. Der Körper weist uns auf diese Gefahr durch ein Schmerzsignal hin. Die Schmerzen entstehen durch Reizung von schmerzleitenden Nervenfasern an den betroffenen Stellen. Dabei spielen eine Reihe von chemischen Substanzen wie z.B. Bradykinin eine Rolle. Diese Substanzen stimulieren entweder die schmerzleitenden Nervenfasern direkt oder sensibilisieren sie. Da diese Auswirkungen der Verspannung sehr langsam ablaufen, tritt der Hauptschmerz nicht immer sofort bei der maximalen Verspannung auf, sondern kann Stunden später einsetzen, so daß der Zusammenhang von Streß, Spannung und Schmerz nicht immer gleich einsichtig ist. Wenn dann der Schmerz einsetzt, wirkt dieser wiederum als Stressor und verstärkt die Spannung, so daß ein Teufelskreis aus Streß, Spannung und Schmerz entstehen kann, der den Schmerz über lange Zeit aufrechterhält.

Langandauernde Verspannungen können in der Folge auch zu Veränderungen an den Gelenken führen. So gibt es z.B. Untersuchungen bei Patienten mit Rückenschmerzen, die zeigen, daß mit zunehmender Muskelspannung auch der Druck auf die Bandscheibe zunimmt, und es in der Folge zu einer Schädigung der Bandscheiben und der Gelenke kommen kann. Leider nehmen wir im allgemeinen diese Verspannungen nicht wahr, sondern bemerken erst, wenn der Schmerz einsetzt, daß etwas nicht stimmt, . Zu diesem Zeitpunkt ist es aber fast zu spät, sich zu entspannen, da die schmerzerzeugenden chemischen Prozesse schon ablaufen. Es wäre deshalb wichtig, Verspannungen frühzeitig wahrzunehmen, um sie gleich reduzieren zu können. Das ist das Ziel der Biofeedbackbehandlung.

Bevor wir ausführlicher die Behandlung diskutieren, möchte ich noch kurz mit Ihnen über das Streßkonzept sprechen. Sehr frühe Annahmen über Streß gingen davon aus, daß es bestimmte Ereignisse gibt, die überaus streßvoll sind, und daß Personen, die solchen Ereignissen ausgesetzt werden, in ähnlicher Weise darauf reagieren. Es handelt sich dabei um so drastische Ereignisse wie z.B. den Verlust des Arbeitsplatzes, den Verlust eines nahen Verwandten durch Tod, eine Krankheit usw. Es hat sich aber in letzter Zeit gezeigt, daß diese "großen" Streßereignisse nicht unbedingt für die Entstehung von Verspannungen verantwortlich sind, sondern daß Verspannungen vor allem als Reaktion auf kleine, alltägliche Stressoren auftreten können. Es kann sich dabei um soziale oder körperliche Stressoren handeln. So ist z.B. "Ständig-unter-Zeitdruck-stehen" ein sehr häufiges Streßereignis. Wir werden Sie im Verlauf der Behandlung bitten, stärker auf solche kleinen Streßereignisse zu achten und zu lernen, statt mit Verspannung mit Entspannung zu reagieren.

Es gibt eine Reihe von Möglichkeiten, wie wir unsere Kiefermuskeln verspannen können. So beißen viele von uns die Zähne aufeinander oder knirschen tagsüber oder nachts mit den Zähnen. Gerade wenn wir die Zähne aufeinanderbeißen, wird das kaum von anderen bemerkt, und erschwert, sich dieser Angewohnheit bewußt zu werden. Menschen, die nachts mit den Zähnen knirschen, verursachen jedoch oft Geräusche und erfahren dies von anderen. Das hilft natürlich, diese Gewohnheit zu erkennen. Es ist wichtig, daran zu denken, daß man oft die Zähne aufeinanderbeißen oder mit den Zähnen knirschen kann, ohne es zu bemerken. Die geringste Verspannung der Muskeln, die durch dieses Zähneknirschen entsteht, ist eine sehr starke Belastung für die Muskeln des Gesichts. Eine ganze Reihe von Muskeln spielen bei Bewegungen des Kiefers eine Rolle: die Massetermuskeln im unteren Kieferbereich, die Temporalismuskeln, der Frontalismuskel und auch Muskeln, die tief innen, nahe am Gelenk liegen wie die Pterygoideusmuskeln. Diese Muskeln können sich durch Gewohnheiten wie eine starre Haltung des Kinns oder Auf-die-Lippen-beißen oder starkes und häufiges Lächeln verspannen. Natürlich ist Lächeln nicht schlimm, wenn es jedoch ein starres und fixiertes Lächeln wird, das sehr lange im Gesicht bleibt, kann es Probleme verursachen. Das Ziel unseres Trainings wird es sein, solche Gewohnheiten entdecken und verändern zu lernen.

17.4. Patienteninformation (CWSS)

Chronische Rückenschmerzen sind ein sehr häufiges Problem. Bis zu 20 % der Bevölkerung sind davon betroffen. Lange Zeit herrschte die Annahme vor, daß diese Rückenschmerzen von Veränderungen in den Wirbeln verursacht sind; deshalb auch der Name 'chronische Wirbelsäulensyndrome'. Es hat sich jedoch gezeigt, daß nur ein sehr kleiner Prozentsatz der Patienten an einer Gelenkerkrankung leidet. Bei vielen Patienten sind die Schmerzen durch Muskeln, Sehnen und Bindegewebe mitbedingt. Es kann vorkommen, daß chronische Rückenschmerzen zunächst durch Veränderungen an den Wirbeln und der Wirbelsäule ausgelöst werden, später aber durch Verspannungen der die Wirbelsäule umgebenden Muskulatur aufrechterhalten werden. Es ist jedoch auch möglich, daß zunächst Verspannungen auftreten, die erst in der Folge zu Veränderungen der Wirbeln und Bandscheiben führen. Es gibt Hinweise, daß mit zunehmender Verspannung auch der Druck auf die Bandscheiben zunimmt, und Bandscheibenschäden schließlich eine Folge von langandauernden Verspannungen sein können.

Zum jetzigen Zeitpunkt, wenn der Schmerz bereits chronisch geworden ist, können wir nicht mehr feststellen, was die ursprüngliche Ursache war. Wichtig ist, wie der Schmerz jetzt, im Moment, aufrechterhalten wird. Hier zeigt es sich im Hinblick auf die bei Ihnen vorgenommene Muskelspannungsmessung, daß sich Ihre Rückenmuskeln unter Streß verspannen. Das heißt nun nicht, daß Sie notwendigerweise mehr Streß erleben müssen als andere Menschen, oder daß es unnormal ist, auf Streß mit Verspannung zu reagieren. Anspannung beim Auftreten von Streß ist eine ganz normale Reaktion, die bei uns allen vorkommt. Diese Anspannung macht uns bereiter, auf Bedrohung zu reagieren, und war in Zeiten, in denen schnelles Weglaufen oder Angreifen die richtige Reaktion auf eine Bedrohung war, sehr nützlich. Heute ist es nicht mehr so - die meisten Streßsituationen sind sozialer Art - und wir können diese nicht körperlich abreagieren. So bleibt die Spannung oft im Körper bestehen und kann Probleme verursachen.

Sie fragen sich vielleicht, warum bei Ihnen ausgerechnet im Rückenbereich Verspannungen auftreten. Den genauen Grund wissen wir nicht, aber von Patienten wird oft berichtet, daß die Schmerzen nach Phasen starker körperlicher Belastung oder aber auch in der Folge eines akuten Schmerzproblems begannen. So ist es möglich, daß ein Bereich anfälliger für Verspannungen wird, wenn dort eine Verletzung auftritt, oder er häufig starken körperlichen Belastungen ausgesetzt ist.

Wie kann nun Streß Schmerz auslösen oder verstärken? Es ist eine Tatsache, daß bei langandauernder Verspannung automatisch Schmerz entsteht. Sie können das prüfen, indem Sie lange Zeit eine Faust machen und dadurch die Muskeln in Ihrer Hand sehr stark anspannen. Zunächst wird die Blutzufuhr zu den Muskel reduziert; Sie können dies daran sehen, daß die Hand an Farbe verliert. Das heißt auch, daß nicht genügend Nahrung, vor allem Sauerstoff, in den Muskel gelangt. Solch ein Versorgungsmangel ist sehr gefährlich, da der Muskel so geschädigt werden kann, und Muskelfasern absterben können. Der Körper weist uns nun auf diese Gefahr durch ein Schmerzsignal hin. Die Schmerzen entstehen durch Reizung von schmerzleitenden Nervenfasern an den betroffenen Stellen. Dabei spielen eine Reihe von chemischen Substanzen wie z.B. Bradykinin eine Rolle. Solche Substanzen stimulieren entweder die schmerzleitenden Nervenfasern direkt oder sensibilisieren sie. Da diese Auswirkungen der Verspannung sehr langsam ablaufen, tritt der Hauptschmerz nicht immer sofort bei der maximalen Verspannung auf, sondern kann Stunden später einsetzen, so daß der Zusammenhang von Streß, Verspannung und Schmerz nicht immer gleich einsichtig ist. Wenn dann der Schmerz einsetzt, wirkt er wiederum als Stressor und verstärkt die Verspannung, so daß ein Teufelskreis aus Streß, Verspannung und Schmerz entstehen kann, der den Schmerz über lange Zeit aufrechterhält.

Diese langandauernden Verspannungen können in der Folge zu Veränderungen der Gelenke führen. So gibt es z.B. Untersuchungen bei Patienten mit Rückenschmerzen, die zeigen, daß mit zunehmender Muskelspannung auch der Druck auf die Bandscheibe zunimmt, was zur Schädigung der Bandscheiben und der Gelenke beitragen kann. Leider nehmen wir im allgemeinen diese Verspannungen nicht wahr, sondern wir merken erst, wenn der Schmerz einsetzt, daß etwas nicht stimmt. Zu diesem Zeitpunkt ist es aber fast zu spät, sich zu entspannen, da die schmerzerzeugenden chemischen Prozesse schon ablaufen. Es wäre deshalb wichtig, Verspannungen frühzeitig wahrzunehmen, um sie gleich reduzieren zu können.

Bevor wir die weitere Behandlung fortsetzen, möchte ich noch kurz mit Ihnen über das Streßkonzept sprechen. Sehr frühe Annahmen über Streß gingen davon aus, daß es bestimmte Ereignisse gibt, die überaus streßvoll sind, und daß Personen, die diesen Ereignissen ausgesetzt werden, in ähnlicher Weise darauf reagieren. Es handelt sich um so drastische Ereignisse wie z.B. den Verlust des Arbeitsplatzes, den Verlust eines nahen Verwandten durch Tod, eine Krankheit usw.. Es hat sich aber in letzter Zeit gezeigt, daß diese "großen" Streßereignisse nicht unbedingt für die Entstehung von Verspannungen verantwortlich sind, sondern daß Verspannungen vor allem als Reaktion auf kleine, alltägliche Stressoren auftreten können. Es kann sich dabei um soziale oder körperliche Stressoren handeln. So ist z.b. "Ständig-unter-Zeitdruck-stehen" ein sehr häufiges Streßereignis. Wir werden Sie im Verlauf der Behandlung bitten, stärker auf diese kleinen Streßereignisse zu achten und zu lernen, auf diese statt mit Verspannung mit Entspannung zu reagieren. Es gibt eine Reihe von Möglichkeiten, wie wir unsere Rückenmuskulatur verspannen können. So gibt es Befunde von Patienten mit chronischen Rükkenschmerzen, die zeigen, daß wir auch nachts im Schlaf sehr angespannt bleiben und deshalb morgens oft gerädert und mit Schmerzen aufwachen. Viele von uns arbeiten auch unter starker Anspannung. So ist es beispielsweise häufig der Fall, daß Sekretärinnen beim Maschineschreiben sehr viel mehr Spannung im oberen Rückenbereich produzieren, als eigentlich für das Schreiben nötig ist. Bei anderen Patienten wiederum hat sich gezeigt, daß unter Streßbelastung, z.B nach einem Streit mit dem Partner oder mit Arbeitskollegen, die Spannung der Rückenmuskulatur stark ansteigt und aufrechterhalten bleibt. Die Spannung bleibt vor allem dann aufrechterhalten, wenn wir nicht abschalten können und belastende Situationen uns noch länger im Kopf herum gehen. Es gibt also eine ganze Reihe von Möglichkeiten, wie Streß, Verspannung und Schmerz zusammenhängen können. Ziel dieser Behandlung wird es sein, die bei Ihnen wichtigen Auslöser für Streß, Verspannung und Schmerz zu erkennen und abzubauen.

17.5. Instruktion zur Therapiemotivierung der Patienten

Zunächst ist es wichtig, dem Patienten zu sagen, daß die Schmerzbehandlung im Mittelpunkt steht. Die angestrebte Schmerzreduktion soll beim Biofeedback durch Verminderung von Streß und Verspannungen, die die Schmerzen aufrechterhalten, erreicht werden. Das Training wird von Psychologen durchgeführt, da Psychologen Experten für das Erlernen von Entspannungsverfahren und Methoden der Schmerzbewältigung sind. Damit ist keine keine Aussage über die Ursachen der Schmerzen verbunden. Es gibt keine "eingebildeten" oder rein "psychisch" bedingten Schmerzen (außer bei psychiatrischen erkrankten Patienten, die deshalb in die Psychiatrie überwiesen werden). Jeder Schmerz, den der Patient berichtet, ist echt und wird ernstgenommen.

Die Patienten haben vielleicht gehört, daß man keine körperliche Ursache für die Schmerzen finden könne. Eine solche Aussage ist zutreffend, wenn man sich in erster Linie auf das Röntgenbild verläßt, wie es in der Medizin häufig vorkommt. Viele Schmerzen können aber mit Muskelverspannungen zusammenhängen, die man auf dem Röntgenbild nicht sehen kann. Deshalb führen wir im Labor Messungen durch, die aufzeigen, inwieweit die Muskeln am Schmerz beteiligt sind. Meistens finden sich Veränderungen der Muskelspannung, die die Schmerzen miterklären können. Allerding sind diese Befunde noch recht neue Forschung, die nicht überall bekannt ist. Zwangsläufig kann es deshalb vorkommen, daß man bei anderen Untersuchungen "nichts findet".

Wenn bei Patienten deutliche degenerative Veränderungen gefunden werden, können die Muskeln trotzdem eine entscheidende Rolle für den Schmerz spielen. In den Wirbeln oder Bandscheiben gibt es keine Nerven, die Schmerzen weiterleiten könnten. Der Großteil der Schmerzen bei degenerativen Veränderungen rührt von den Muskeln, die sich reaktiv verspannen. Außerdem wissen wir heute, daß degenerative Veränderungen an den Gelenken den Schmerz allein nicht erklären können. Es gibt viele Menschen mit starken degenerativen Veränderungen, die sich ganz wohl fühlen und keine Schmerzen haben. Bei der Schmerzentstehung müssen auch Muskeln und Bindegewebe beteiligt sein. Diese Tatsache hat durchaus positive Aspekte. An den Wirbeln und Bandscheiben läßt sich nur durch Operationen etwas verändern, während Muskelverspannnungen gut durch Übungen zu verändern sind, d.h. man kann selbst etwas tun, um die Verspannung und den Schmerz zu vermindern.

Ziel dieses Therapieprogramms ist es, daß die Patienten dadurch daß sie lernen, Streß und Verspannungen besser zu bewältigen, selbst etwas tun, um die Schmerzen zu verringern. Das befreit sie aus der Abhängigkeit von Medikamenten und medizinischen Behandlungen. Es hat sich gezeigt, daß bei chronischen Schmerzen eine rein medizinische Behandlung vielfach nicht effektiv ist, und daß Maßnahmen zur Streß-und Schmerzbewältigung deutliche Veränderungen des Schmerzes bewirken. Insbesondere die Reduktion von streßbedingten Verspannungen hat sich als hilfreich erwiesen. Etwa 80-90 % aller so behandelten Patienten berichten Verbesserungen durch die Behandlung.

Wir können nicht versprechen, daß die Schmerzen völlig verschwinden werden. Einige unserer Patienten wurden ganz schmerzfrei, andere haben weniger starke oder weniger häufige Schmerzen, und wieder andere können jetzt einfach besser damit umgehen und sind aktiver geworden. Wir haben festgestellt, daß der Erfolg der Behandlung direkt vom persönlichen Einsatz des Patienten abhängt, d.h. je mehr ein Patient übt und Einsatz zeigt, desto größer ist der Behandlungserfolg.

Die Patienten sind oft skeptisch, da sie von Arzt zu Arzt gewandert sind, ohne Hilfe zu erhalten. Sie sind verärgert über Ärzte, oft hilflos und demoralisiert. Häufig befindet sich der Patient auch in einem Annäherungs-Vermeidungs-Konflikt: die Schmerzen sind unerträglich und er will Hilfe, gleichzeitig haben die

Schmerzen aber auch positive Effekte, die einer Gesundung entgegenstehen (Zuwendung, finanzielle Vorteile, etc.). Diese Probleme müssen angesprochen und Bedenken bezüglich einer psychologisch orientierten Therapie offen diskutiert werden. Nur durch eine solche Offenheit kann eine gute therapeutische Beziehung aufgebaut werden. Wenn der Patient Bedenken nicht von sich aus anspricht, der Therapeut aber den Eindruck hat, daß sie bestehen, kann man ein Gespräch mit den Worten "Manche Patienten befürchten, daß..." einleiten und den Patienten allmählich involvieren und motivieren. Von Anfang an sollten die Verwirrung, die Erwartungen und Motive des Patienten antizipiert, offen angesprochen und schließlich in Bahnen geleitet werden, die mit den verhaltenstherapeutischen Therapiezielen in Einklang stehen. Der Patient soll zur aktiven Mitarbeit bei der Lösung seines "Schmerzproblems" gewonnen werden. Obwohl die Behandlung strukturiert und problemorientiert abläuft, ist sie dennoch so flexibel, daß die inividuellen Probleme des Patienten angesprochen und bearbeitet werden können.

17.6. Biofeedback - Instruktion

Wie bereits vorher angesprochen, wird uns das Biofeedbackverfahren bei der Veränderung von Verspannungen helfen. Das Wort "Biofeedback" kommt aus dem Englischen und bedeutet, daß ein biologisches Signal wie z.B. der Blutdruck oder die Muskelspannung gemessen und zurückgemeldet ("Feedback") wird, um die Person über das Ausmaß z.B. der Muskelspannung zu informieren. Wie Sie wissen, ist es für uns sehr schwierig, Muskelspannungen wahrzunehmen, weil wir kein Sinnesorgan für die Muskelspannung besitzen. Mit anderen Worten, man kann Muskelspannung nicht sehen oder riechen oder hören. Es ist folglich sehr schwierig, erhöhte Muskelspannung zu erkennen und zu verändern. Das Biofeedbackverfahren hilft dadurch, daß die Spannung am Muskel über Meßfühler erfaßt wird. Diese sehr kleinen Signale werden dann verstärkt und in Töne übertragen. Auf diese Weise können wir hören, was in unseren Muskeln vorgeht. Ein sehr hoher, schriller Ton bedeutet, daß der Muskel sehr verspannt ist, ein niedriger, tiefer Brummton bedeutet, daß der Muskel sehr entspannt ist. So werden wir ständig über das Ausmaß der Muskelspannung in unseren Kiefermuskeln/Rückenmuskeln informiert. Sie sollen dann ausprobieren, welche Gewohnheiten und Aktivitäten Ihre Muskelspannung erhöhen oder erniedrigen. Sie können so lernen, Ihre Muskelspannung immer besser wahrzunehmen.

Interessanterweise kann man Kontrolle über die Muskelspannung ausgeübt werden, sobald man sie bewußt wahrnimmt. Mit anderen Worten, wir lernen zu hören, wann unsere Muskeln verspannt und nicht verspannt sind, welche Tätigkeiten diese Verspannung erhöhen und welche sie erniedrigen. Das Ziel des Trainings ist es, die Muskeln soweit wie möglich zu entspannen, d.h. den Biofeedbackton möglichst abzustellen. Wenn Sie beginnen, mit dem Biofeedbackgerät zu arbeiten, werden Sie feststellen, daß die Muskelspannung ansteigt, wenn Sie die Zähne zusammenbeißen oder den Kiefer von rechts nach links bewegen - Sie werden einen sehr hohen, schrillen Ton hören. Wenn Sie hingegen den Mund leicht geöffnet halten und die Muskeln entspannen, wird der Ton tiefer werden und schließlich ganz verschwinden (bei Kieferpatienten). Entsprechend können Sie den Ton auch erhöhen, wenn Sie ein Hohlkreuz machen oder die Schultern hochziehen. Wenn Sie dagegen ganz ruhig und bequem sitzen, geht der Ton nach unten (Rückenpatienten). Nachdem Sie auf diese Art und Weise zu spüren gelernt haben, wie sich verspannte Muskeln anfühlen, werden wir mit Ihnen daran arbeiten, daß Sie sie sich entspannen können. Dieses Ziel wird zunächst durch das Biofeedbackverfahren und durch Entspannungsübungen in den Sitzungen erreicht werden. Es ist aber sehr wichtig, daß Sie lernen, Spannungen auch dann wahrzunehmen und zu reduzieren, wenn Sie nicht in der Biofeedbacksituation sind, d.h. wenn Sie zu Hause, bei der Arbeit usw. beschäftigt sind.

Wir werden jede Sitzung mit einer 5-minütigen Ruhephase beginnen, in der wir messen, wie angespannt Ihre Muskeln an diesem Tag sind. Sie brauchen in dieser Phase nichts anderes zu tun, als still mit geschlossenen Augen dazusitzen und zu versuchen, sich möglichst wenig zu bewegen. Wir nehmen diese ersten fünf Minuten in jeder Sitzung als ein Maß für Ihren generellen Ruhewert und werden Veränderungen von Sitzung zu Sitzung auf diese Art und Weise messen. Innerhalb jeder Biofeedbacksitzung werden wir mit Ihnen jeweils in Zwei-Minutenabschnitten die Entspannung der Kiefermuskeln/Rückenmuskeln üben. Ihr Ziel ist es, den Muskel so weit zu entspannen, daß Sie den Feedbackton, den Sie hören, abstellen können.

Wir werden mit sehr leicht zu erreichenden Zielen beginnen und die Entspannungsaufgabe zunehmend schwieriger für Sie machen. So wird der Ton am Anfang abgestellt, wenn Sie Ihre Spannung um etwa 5 % reduziert haben. Gelingt Ihnen dies für die Länge eines zweiminütigen Versuchsabschnittes, dann ist Ihr nächstes Ziel, die Muskelspannung um 10% zu reduzieren usw. Diese Aufgabe ist nicht so schwierig, wie sie vielleicht klingt. Fast alle Patienten lernen relativ schnell, ihre Muskelspannung zu vermindern. Äußerst wichtig ist auf alle Fälle, daß Sie unterschiedliche Methoden ausprobieren, wie Sie die Muskelspannung reduzieren können. Manche Patienten berichten, daß ihre Muskelspannung reduziert wird, wenn sie sich auf eine angenehme Vorstellung konzentrieren, andere konzentrieren sich auf ihre Atmung oder versuchen, an überhaupt nichts zu denken. Auch hat sich gezeigt, daß die Position des Kiefers/ Rückens eine wichtige Rolle spielt. So sind die Kiefermuskeln/Rückenmuskeln am entspanntesten, wenn Sie den Mund leicht geöffnet haben und sich die Zähne nicht berühren bzw. wenn Sie den Rücken ganz leicht rund machen. Wir möchten Sie bitten, dies am Anfang einfach auszuprobieren und die beste Position für Ihren Kiefer/Rücken und die beste Methode, sich gedanklich zu entspannen, herauszufinden. Mit zunehmender Übung werden Sie merken, wann sich Ihre Muskeln verspannt anfühlen, und wann sie entspannt sind. Wenn Sie versuchen, sich zu entspannen, sollten Sie beachten, sich nicht zu stark unter Druck zu setzen, da Sie sich dabei automatisch anspannen und verkrampfen. Am besten ist es, wenn Sie sich auf den Ton konzentrieren und die Entspannung einfach kommen lassen, ohne eine größere Anstrengung zu unternehmen.

Ein entscheidender Punkt beim Biofeedbacktraining ist weiterhin, daß Sie zunehmend auch zu Hause Verspannungen wahrnehmen und abbauen lernen. Deshalb ist regelmäßiges Üben der Entspannung zu Hause äußerst wichtig. Die Biofeedbacksitzung hier ist nur eine von 168 Stunden in der Woche; wenn Sie die Entspannung nur in dieser Sitzung, aber nicht zu Hause üben, wird sich keine Veränderung ergeben.

Sie werden im Verlauf des Trainings verschiedene Hilfen kennenlernen, die die Übertragung dieser Fähigkeit in den Alltag erleichtern. So werden wir Sie bitten, zu Hause Tagebücher über Streßsituationen zu führen und auch genau Ihre Entspannungsübungen aufzuzeichnen. In den Biofeedbacksitzungen wird bei verschiedenen Durchgängen die Rückmeldung abgeschaltet, so daß Sie lernen, sich ohne die Tonrückmeldung zu entspannen. Dies soll Ihnen helfen, auch zu Hause entspannt zu sein, wo Sie das Gerät ja nicht verfügbar haben; d.h. Sie werden im Verlauf des Trainings lernen, auch ohne die Rückmeldung des Gerätes Unterschiede in Ihrer Anspannung zu erkennen und sich dann zu entspannen.

Außerdem werden im Verlauf des Trainings in zunehmendem Maße Streßsituationen eingeführt. Ihre Aufgabe ist es dann, sich bei der Vorstellung einer Streßsituation zu entspannen. Am Anfang wird das recht schwierig für Sie sein, da Sie aber häufig üben werden, wird es eine immer leichtere Aufgabe werden. Wir werden Sie auch bitten, Ihre Entspannungsfähigkeiten zu Hause in Streßsituationen einzusetzen. Mögliche Schwierigkeiten, die dabei auftreten, aber auch die Fortschritte, die Sie machen, werden in den Behandlungssitzungen besprochen. Generell ist es sehr wichtig, daß Sie bei diesem Trainingsverfahren viel zu Hause üben. Für das Erlernen von Entspannung trifft auch zu, was für das Erlernen des Autofahrens oder des Radfahrens gilt: ohne Übung werden Sie diese Fähigkeit nie so gut lernen, daß sie zur Gewohnheit wird.

Ziel dieses Trainings ist es zu lernen, in ganz unterschiedlichen Situationen mit Entspannung statt mit Verspannung zu reagieren. Je länger Sie diese Fertigkeit üben, desto mehr wird sie zu Gewohnheit, und Sie werden sie ganz automatisch einsetzen. Sie haben damit ein Mittel an der Hand, nicht nur Streß wie auch Schmerz zu kontrollieren, sondern sogar Schmerzsituationen dadurch zu vermeiden, daß Sie Verspannungen rechtzeitig reduzieren können, bevor diese zu Schmerzen führen. Ziel des Trainings wird also sein, Schmerz zu verhindern oder, falls Schmerzen bereits aufgetreten sind, diese zu reduzieren. Um dieses Ziel erreichen zu können, ist es wichtig, daß Sie sehr frühzeitig Verspannungen wahrnehmen, sich entspannen und auf diese Weise den Aufbau und ein Aufschaukeln der Verspannung zum Schmerz frühzeitig unterbinden. Der Erfolg dieses Trainingsprogramms ist bislang sehr überzeugend. Etwa 80 - 90% der Patienten, die an diesem Training teilnehmen, berichten Verbesserungen; viele Patienten berichten sogar Schmerzfreiheit nach Abschluß des Trainings. Wir haben allerdings festgestellt, daß Verbesserungen nur bei den Patienten eintreten, die aktiv am Trainingsprogramm mitarbeiten und die gelernten Fertigkeiten auch zu Hause einsetzen.

17.7. Kurzentspannung durch Zwerchfellatmung

Eine gute Möglichkeit, sich zu entspannen, ist die Konzentration auf richtige Atmung. Die meisten Menschen atmen falsch. Sie ziehen den Bauch beim Einatmen ein und schieben ihn beim Ausatmen heraus, d.h. sie atmen im Brustraum. Chronische Verspannungen blockieren die freie Atmung noch mehr. Äußere Streßbedingungen und emotionale Konflikte können diese Verspannungen auslösen und eine tiefe, entspannte Atmung verhindern.

Die richtige Atmung ist die sogenannte Zwerchfell- oder Bauchatmung. Wenn wir die Hand auf den Bauch legen und tief einatmen, wobei wir die Bauchdecke nach außen schieben, können wir spüren, wie das Zwerchfell von der Bauchmuskulatur nach unten gedrückt wird. Dadurch kann die Lunge mehr Sauerstoff aufnehmen und eine tiefere Entspannung ist möglich. Außerdem wird die verbrauchte Luft besser ausgeatmet und man kann mehr Sauerstoff aufnehmen und Verspannungen abbauen. Langsame, tiefe Atmung fördert auch die Durchblutung verspannter Körperteile und reduziert somit Verspannungen.

Bitte versuchen Sie jetzt die Bauchatmung. Legen Sie die Hand auf den Bauch, spüren Sie, wie die Bauchdecke sich hebt, wenn Sie einatmen, langsam ... und wie sie sich wieder senkt, wenn Sie ausatmen. Atmen Sie durch die Nase, nicht durch den Mund. Atmen Sie ohne Anspannung ein und aus dem Bauch. Ziehen Sie nicht die Schultern hoch.

Machen Sie die Übung so oft wie möglich zuhause. Wählen Sie eine Tätigkeit, die Sie tagsüber häufig ausüben (Kaffee trinken, telefonieren). Prüfen Sie jedesmal, wenn Sie diese Tätigkeit beginnen, Ihre Anspannung und entspannen Sie sich dann durch Bauchatmung - ganz kurz, in nur ein paar Sekunden. Oder kleben Sie blaue "Entspannungspunkte" (als Markierungspunkte im Laden zu kaufen) oder kleine Zettel mit dem Wort "ruhig" oder "entspannt" an eine Stelle, auf die Ihr Blick oft fällt, und üben Sie die Wahrnehmung Ihrer Anspannung und die Bauchatmung, wenn Sie die Punkte oder Zettel sehen. Denken Sie daran: diese tiefe Atmung wird nur automatisch, wenn Sie sie oft genug einüben. Wenn Sie Schmerzen haben, hilft die Bauchatmung Ihnen, sich zu entspannen und den Spannungsschmerz zu reduzieren. Stellen Sie sich vor, wie bei jedem Ausatmen die Spannung aus ihrem Körper fließt und etwas vom Schmerz mitnimmt und wie bei jedem Einatmen Ruhe und Entspannung sich ausbreitet und den Schmerz mehr und mehr verdrängt.

Therapiebegleitbogen 1

Streßtagebuch

Name: _____ Datum: _____

Bitte machen Sie jedes Mal eine Entragung in dieses Tagebuch, wenn Sie sich getreßt fühlen, d.h. wenn Sie traurig, wütend, ärgerlich, ängstlich sind, sich unter Druck fühlen oder ein anderes negatives Gefühl empfinden. Bitte geben Sie genau das Datum und die Uhrzeit an, was passiert ist, was Sie gedacht, gefühlt und getan haben, und wie angespannt Sie in der Situation waren (von 0= ganz entspannt bis 10= sehr angespannt). Diese Eintragungen sind für Ihre Behandlung sehr wichtig.

Datum, Zeit	was passierte?	was haben Sie gedacht?	was haben Sie gefühlt?	was haben Sie getan?	wie angespannt waren Sie? (0-10)

Therapiebegleitbogen 2

Streßtagebuch und Protokollierung der Entspannung

Name: _____   Datum: _____

Bitte machen Sie jedes Mal eine Eintragung in dieses Tagebuch, wenn Sie sich gestreßt fühlen, d.h. wenn Sie traurig, wütend, ärgerlich, ängstlich sind, sich unter Druck fühlen oder ein anderes negatives Gefühl empfinden. Bitte geben Sie genau das Datum und die Uhrzeit an, was passiert ist, was Sie gedacht, gefühlt und getan haben, und wie angespannt Sie in der Situation waren (von 0= ganz entspannt bis 10= sehr angespannt). Diese Eintragungen sind für Ihre Behandlung sehr wichtig.

Datum, Zeit	was passierte?	was haben Sie gedacht?	was haben Sie gefühlt?	Anspannung vorher? (0-10)	was haben Sie getan?	Anspannung danach? (0-10)

371

18. Literaturverzeichnis

Ahern, D. K., Follick, M. J., Council, J. R., LaserWollston, N., & Litchman, H. (1988). Comparisons of lumbar paravertebral EMG patterns in chronic low back pain patients and non-patient controls. *Pain, 34*, 153-160.

Ahles, T. A., Ruckdeschel, J. C., & Blanchard, E. B. (1984). Cancer-related pain. 2. Assessment with visual analogue scales. *Journal of Psychosomatic Research, 28*, 121-124.

Alexander, F. (1950). *Psychosomatic medicine. Its principles and applications*. New York: Norton.

Alexander, A. B. (1975). An experimental test of assumptions related to the use of electromyogram biofeedback as a general relaxation technique. *Psychophysiology, 12*, 656-662.

Almay, B. G. L., Johannson, F., Knorring, L. v. von, Terenius, L., & Wahlström, A. (1978). Endorphins in chronic pain: 1. Differences in CSF endorphin levels between organic and psychogenic pain syndromes. *Pain, 5*, 153-162.

American Psychiatric Association. (1987). *Diagnostic and Statistical Manual of Psychiatric Disorders*. Washington, DC: Author.

Anderson, D., & Pennebaker, J. (1980). Pain and pleasure: Alternative interpretations of identical stimulation. *European Journal of Social Psychology, 10*, 207-212.

Anderson, J. R. (1986). *Language, memory, and thought*. Hillsdale, NJ: Erlbaum.

Anderson, T. P., Cole, T. M., Gullickson, G., Hudgens, A. Roberts, A. H. (1977). Behavior modification of chronic pain: A treatment program by a multidisciplinary team. *Clinical Orthopaedics and Related Research, 129*, 96-100.

Andersson, B.J.G., Örtengren, R., & Nachemson, A. (1977). Intradiscal pressure, intrabdominal pressure and myoelectric back muscle activity related to posture and loading. *Clinical Orthopaedics and Related Research, 129*, 156-167.

Andrasik, F. A., Blanchard, E. B., Arena, J. G., Teders, S. J., Teevan, R.C., & Rodichok, L.D. (1982). Psychological functioning in headache sufferers. *Psychosomatic Medicine, 44*, 191-195.

Apley, J., & Hale, B. (1973). Children with recurrent abdominal pain: How do they grow up? *British Medical Journal, 870*, 7-9.

Arena, J. G., Blanchard, E. B., Andrasik, F., & Meyers, P. E. (1983). Psychophysiological responding as a function of age: The importance of matching. *Journal of Behavioral Assessment, 5*, 131-141.

Arena, J. G., Blanchard, E. B., Andrasik, F., Appelbaum, K., & Myers, P. E. (1985). Psychophysiological comparison of three kinds of headache subjects during and between headache states: Analysis of post-stress adaptation periods. *Journal of Psychosomatic Research, 29*, 427-442.

Arena, J. G., Follick, M. J., Council, J. R., Laser-Wol-ston, N. (1986). Reliability of lumbar paraventral EMG assessment in chronich low back pain. *Archives of Physical Medicine and Rehabilitation, 67*, 762-765.

Arena, J. G., Sherman, R. A., Bruno, G. M., & Young, T. R (1989). Electromyographic recordings of 5 types of low back pain subjects and non-pain controls in different positions. *Pain, 37*, 57-66.

Arena, J. G., Sherman, R. A., Bruno, G. M., & Young, T. R. (im Druck). Temporal stability of paraspinal electromyographic recordings in low-back pain and non-pain subjects. *Pain*.

Averill, J. R. (1973). Personal control over aversive stimuli and its relationship to stress. *Psychological Bulletin, 80,* 286-303.

Ax, A. F. (1953). The physiological differentiation between anger and fear in human. *Psychosomatic Medicine, 15,* 433-442.

Ax, A. F. (1964). Goals and methods of psychophysiology. *Psychophysiology, 1,* 8-25

Baekeland, F., & Lundwall, L. (1975). Dropping out of treatment: A critical review. *Psychological Bulletin, 82,* 738-783.

Bakal, D. (1982). *The psychobiology of chronic headache.* New York: Springer.

Bandura, A. (1969). *Principles of behavior modification.* New York: Holt, Rinehart, & Winston.

Bandura, A. (1977a). *Social learning theory.* New York: Prentice-Hall.

Bandura, A. (1977b). Self-efficacy: Toward a unifying theory of behavioral change. *Psychological Review, 84,* 191-215.

Bandura, A., O'Leary, A., Barr Taylor, C., Gauthier, J., & Gossard, D. (1987). Perceived self-efficacy and pain control: opioid and nonopioid mechanisms. *Journal of Personality and Social Psychology, 53,* 563-571.

Baranowski, T., & Nader, P. R. (1985). Family health behavior. In D. C. Turk, & R. D. Kerns (Eds.), *Health, illness, and families: A lifespan perspective* (S. 51- 80). New York: Wiley-Interscience.

Barber, T. X., & Hahn, K. W. (1964). Experimental studies in "hypnotic" behavior: Physiological and subjective effects of imagined pain. *Journal of Nervous and Mental Disease, 139,* 416-425.

Bartko, J. J., & Carpenter, W. T. (1976). On the methods and theory of reliability. *Journal of Nervous and Mental Disease, 163,* 307-317.

Basbaum, A., & Fields, H. (1984). Endogenous pain control systems; brainstem spinal pathways and endorphin circuitry. *Annual Review of Neuroscience, 7,* 309-380.

Basmajian, J. V. (1984). *Muscles alive: Their function revealed by electromyography* (2nd ed.). Baltimore: Williams & Wilkins.

Beck, A. T. (1972). *Depression: Courses and treatment.* Philadelphia: University of Pennsylvania Press.

Beck, A. T., Rush, A. J., Shaw, B. F., & Emery, G. (1981). *Kognitive Therapie der Depression.* München: Urban & Schwarzenberg.

Beck, A. T., Ward, C. H., Mendelson, M., Mock, J, & Erbaugh, I. (1961). An inventory for measuring depression. *Archives of General Psychiatry, 56,* 561-571.

Beck, A. T., & Weissman, A. (1974). The measurement of pessimism: The Hopelessness Scale. *Journal of Consulting and Clinical Psychology, 42,* 861-865.

Beck, P. W., Handwerker, H. D., & Zimmermann, M. (1974). Nervous outflow from the cat's foot during noxious radiant heat stimulation. *Brain Research, 67,* 373-386.

Beecher, H. K. (1959). *Measurement of subjective responses: Quantitative effects of drugs.* New York: Oxford University Press.

Belar, C. D., & Cohen, J. L. (1979). The use of EMG feed back and progressive relaxation in the treatment of a woman with chronic back pain. *Biofeedback and Self-Regulation, 4,* 345-355.

Bergner, M., Babitt, R. A., Carter, W. B., & Gilson, B. S. (1981). The Sickness Impact Profile: Development and final revision of a health status measure. *Health Care, 19,* 787-805.

Berne, E. (1964). *Games people play.* New York: Grove.

Besette, R. W., Mohl, N. D., & DiCosimo, C. J. (1974). Comparisons of results of electromyographic and radiographic examinations in patients with myofascial pain-dysfunction syndrome. *Journal of the American Dental Association, 89,* 1358-1364.

Bernstein, D. E., & Borcovec, T. D. (1973). *Progressive Muskelentspannung.* München: Pfeiffer.

Besson, J. M., Guilbaud, G., Abdelmoumene, M., & Chaoch, A. (1982). Physiologie de la nociception. *Journal de Physiologie (Paris), 78,* 7-107.

Beutler, L. E., Engle, D., Oró-Beutler, M. E., Daldrup, R., & Meredith, K. (1986). Inability to express intense affect: A common link between depression and pain. *Journal of Consulting and Clinical Psychology, 54,* 752-759.

Biedermann, H. J., McGhie, A., Monga, T. N., &Shanks, G. L. (1987). Perceived and actual control in EMG treatment of back pain. *Behaviour Research and Therapy, 25,* 137-147.

Bille, B. (1981). Migraine in childhood and its prognosis. *Cephalgia, 1,* 71-75.

Birbaumer, N. (1975). *Physiologische Psychologie.* München: Urban & Schwarzenberg.

Birbaumer, N. (1977). *Psychophysiologie der Angst.* München: Urban & Schwarzenberg.

Birbaumer, N. (1984). Psychologische Analyse und Behandlung von Schmerzzuständen. In M. Zimmermann, & H. O. Handwerker (Hrsg.), *Schmerz, Konzepte und ärztliches Handeln* (1. Auflage) (S. 114-153). Heidelberg: Springer.

Birbaumer, N., & Flor, H. (im Druck). Psychologische Analyse und Behandlung von Schmerzzuständen. In M. Zimmermann, & H. O. Handwerker (Hrsg.), *Schmerz, Konzepte und ärztliches Handeln* (2. Auflage). Heidelberg: Springer.

Birbaumer, N., & Schmidt, R. F. (1990). *Biologische Psychologie.* Heidelberg: Springer.

Bischoff, C. (1988). *Wahrnehmung der Muskelspannung.* Verlag für Psychologie. Göttingen: Hogrefe.

Bischoff, C., & Traue, H. (1983). Myogenic headache. In K. Holroyd, B. Schlote, & H. Zenz (Eds.), *Perspectives in research on headache* (S. 66-90). Lewiston, NY: Hogrefe.

Blanchard, E. B., Andrasik, F., Arena, J. G., Neff, D. F., Saunders, N. L., Jurish, S. E., Teders, S. J., & Rodichok, L. D. (1983). Psychophysiological responses as predictor of response to behavioral treatment of chronic headache. *Behavior Therapy, 14,* 353-374.

Blitz, B., & Dinnerstein, A. J. (1968). Effects of different types of instruction on pain parameters. *Journal of Abnormal Pychology, 73,* 276-280.

Block, A. R. (1981). An investigation of the response of the spouse to chronic pain behavior. *Psychosomatic Medicine, 4,* 422-425.

Block, A. R., Kremer, A. F., & Gaylor, M. (1980). The spouse as a discriminative cue for pain behavior. *Pain, 9,* 245-252.

Bloom, J. R., & Spiegel, D. (1983). Pain in metastatic breast cancer. *Cancer, 52,* 341-345.

Blumer, D., & Heilbronn, M. (1982). Chronic pain as a variant of depressive disease. The pain-prone disorder. *Journal of Nervous and Mental Disease, 170*, 381-406.

Bonica, J. J. (1983). Current status of postoperative pain therapy. In T. Yokota, & R. Dubner (Eds.), *Current Topics in Pain Research and Therapy, Excerpta Medica* (S. 169-189). Amsterdam: Elsevier.

Bonica, J J. (1986). Past and current status of pain research and therapy. *Seminars in Anesthesiology, 5*, 82-99.

Borkovec, T. D., & Nau, S. D. (1973). Credibility of analogue therapy rationales. *Journal of Behavior Therapy and Experimental Psychiatry, 3*, 257-260.

Borgeat, F., Hade, B., Elie, R., & Larouche, L. M. (1984). Effects of voluntary muscle tension increases in tension headache. *Headache, 24*, 199-202.

Boucher, J D. (1969). Facial displays of fear, anger, sad ness, and pain. *Perceptual and Motor Skills, 47*, 379.

Bradley, L. A. (1988). Assessing the psychological profile of the chronic pain patient. In R. Dubner, G. F. Gebhart, & M. R. Bond (Eds.), *Proceedings of the Vth World Congress on Pain: Vol. 3. Pain research and clinical management* (S. 251-262). Amsterdam: Elsevier.

Bradley, L. A., Prokop, C. K., Gentry, W. D., Hopson, L. A., & Prieto, E. J. (1981). Assessment in chronic pain. In C. P. Prokop, & L. A. Bradley (Eds.), *Medical psychology: Contributions to behavioral medicine*. New York: Academic Press.

Bradley, L. A., & Van der Heide, L. H. (1984). Pain- related correlates of MMPI profile subgroups among back pain patients. *Health Psychology, 3*, 157-174.

Bradley, L. A., Young, L. D., Anderson, K. O., , R. A., Agudelo, C. A., McDaniel, L. K., Pisko, E. J., Semble, E. L, & Morgan, T. M (1987). Effects of psychological therapy on pain behavior of rheumatoid arthritis patients: Treatment outcome and six-month-follow up. *Arthritis and Rheumatism, 30*, 1105-1114.

Brena, S. F., & Koch, D. L. (1975). A "pain estimate" model for quantification and classification of chronic pain states. *Anesthesiology Review, 2*, 8-13.

Brena, S. F., Koch, D. L., & Moss, R. M. (1976). The reliability of the "pain estimate" model. *Anesthesiology Review, 3*, 28-29.

Brener, J. (1986). Operant reinforcement, feedback, and the efficiency of learned motor control. In M. Coles, E. Donchin, & S. Porges (Eds.), *Psychophysiology: Systems, processes, and application* (S. 309-327). New York: Guilford.

Bromm, B., & Treede, R. D. (1984). Nerve fibre discharges, cerebral potentials and sensations induced by CO^2 laser stimulation. *Human Neurobiology, 3*, 33-36.

Brown, G. K., & Nicassio, P. M. (1987). Development of a questionnaire for the assessment of active and passive coping strategies in chronic pain patients. *Pain, 31*, 53-64.

Budzinsky , T. H., Stoyva, J. M., Adler, C. S., & Mullaney, P. J. (1973). EMG biofeedback and tension headache. A controlled outcome study. *Psychosomatic Medicine, 35*, 484-496.

Burckhardt, C. S. (1984). The use of the McGill Pain Questionaire in assessing arthritis pain. *Pain, 13*, 193-201.

Burgess, P. R., & Perl, E. R. (1967). Myelinated afferent fibers responding specifically to noxious stimulation of the skin. *Journal of Physiology, 190*, 541-562.

Burgess, P. R., & Perl, E. R. (1973). Cutaneous mechanoreceptors and nociceptors. In A. Iggo (Ed.), *Handbook of sensory physiology: Vol. 2. Somatosensory systems* (S. 29-78). Heidelberg: Springer.

Burish, T. G., & Schwartz, D. P. (1980). EMG-biofeedback training: Transfer of training and coping with stress. *Journal of Psychosomatic Research, 24*, 85-96.

Burrows, G. D., Elton, D., & Stanley G. F.(Eds.). (1987). *Handbook of chronic pain management*. Amsterdam: Elsevier.

Bush, C., Ditto, B., & Feuerstein, M. (1985). A controlled evaluation of paraspinal EMG biofeedback in the treatment of chronic low back pain. *Health Psychology, 4*, 307-321.

Buytendijk, F. J. (1948). *Über den Schmerz*. Bern: Huber.

Byrne, M., Troy, A., Bradley, L. A., Marchisello, P. J., Geisinger, K. F., Van der Heide, L. H., & Prieto, E. J. (1982). Cross validation of the factor structure of the McGill Pain Questionnaire. *Pain, 13*, 193-201.

Cacioppo, J. T., Marshall-Goodell, B., & Dorfman, D. P. (1983). Skeletal muscle patterning: Topographical analysis of the integrated electromyogram. *Psychophysiology, 20*, 269-283.

Cailliet, R. (1986). *Low back pain syndrome*. Philadelphia: F. Davis.

Cairns, D., & Pasino, J. A. (1977). Comparison of verbal reinforcement and feedback in the operant treatment of disability due to chronic low back pain. *Behavior Therapy, 8*, 621-630.

Cannon, J. T., Prieto, G. J., Lee, A., & Liebeskind, J. C. (1982). Evidence for opioid and non-opioid forms of stimulation-produced analgesia in the rat. *Brain Research, 243*, 315-321.

Carlsson, S. G., & Gale, E. N. (1977). Biofeedback in the treatment of long-term temporomandibular joint pain. *Biofeedback and Self-Regulation, 2*, 161.

Casey, K. L. (1988). Toward a rationale for the treatment of painful neuropathies. In R. Dubner, G. F. Gebhart, & M. R. Bond (Eds.), *Proceedings of the Vth World Congress on Pain: Vol. 3. Pain research and clinical management* (S. 165-174). Amsterdam: Elsevier.

Cervero, F. (1988). Visceral pain. In R. Dubner, G. F. Gebhart, & M. R. Bond (Eds.), *Proceedings of the Vth World Congress on Pain: Vol. 3. Pain research and clinical management* (S. 216-226). Amsterdam: Elsevier.

Chapman, C. R., Casey, K. L., Dubner, R., Foley, K. M., Gracely, R. H., & Reading, A. E. (1985). Pain measure ment: An overview. *Pain, 22*, 1-31.

Chapman, C. R., Colpitts, Y. H., Benedetti, C., & Butler, S. (1982). Event-related potential correlates of analgesia: Comparison of fentanyl, acupuncture and nitrous oxide. *Pain, 14*, 327-347.

Chapman, C. R., & Jacobson, R. C. (1984). Assessment of analgesic states: Can evoked potentials play a role? In B. Bromm (Ed.), *Pain measurement in man* (S. 233-256). Amsterdam: Elsevier.

Chapman, L. F., Ramos, A. O., Goodell, G., & Wolff, H. G. (1961). Neurohumoral features of afferent fibers in man: Their role in vasodilatation, inflammation, and pain. *Archives of Neurology, 4*, 617-650.

Chapman, S. L. (1986). A review and clinical perspective on the use of EMG and thermal feedback for chronic head aches. *Pain, 27*, 1-44.

Charter, R. A., & Nehemkis, A. M. (1983). The language of pain intensity and complexity: New methods of scoring the McGill Pain Questionaire. *Perceptual and Motor Skills, 56*, 519-537.

Chen, A. C. N., Treede, R.-D., & Bromm, B. (1984). Modulation of pain evoked cerebral potential by concurrent subacute pain. In B. Bromm (Ed.), *Pain measurement in man* (S. 301-310). Amsterdam: Elsevier.

Christensen, L. V. (1971). Facial pain and internal pressure of masseter muscle in experimental bruxism in man. *Archives of Oral Biology, 16*, 1021-1031.

Christensen, L. V. (1986a). Physiology and pathophysiology of skeletal muscle contraction: Part I. Dynamic activity. *Journal of Oral Rehabilitation, 13*, 451-461.

Christensen, L. V. (1986b). Physiology and pathophysiology of skeletal muscle contraction: Part II. Static activity. *Journal of Oral Rehabilitation, 13*, 463-477.

Christensen, M. F., & Mortensen, O. (1975). Long-term prognosis in children with recurrent abdominal pain. *Archives of Disorders of Childhood, 50*, 110-114.

Ciccone, D. S., & Gresziak, R. C. (1984). Cognitive dimensions of chronic pain. *Social Science and Medicine, 19*, 1339-1346.

Cicetti, D. V., & Heavens, R. (1981). A computer program for determining the significance of the difference between pairs of independently derived values of kappa or weighted kappa. *Educational and Psychological Measurement, 41*, 189-193.

Cinciripini, P. M., & Floreen, A. (1983). An assessment of chronic pain behavior in a structured interview. *Journal of Psychosomatic Research, 27*, 117-124.

Cobb, C. R., deVries, H. A., Urban, R. T., Leukens, C. A., & Bagg, R. J. (1975). Electrical activity in muscle pain. *American Journal of Physical Medicine, 54*, 80-87.

Cohen, F., & Lazarus, R. S. (1979). Coping with the stresses of illness. In G. C. Stone, F. Cohen, & N. E. Adler (Eds.), *Health Psychology: A Handbook* (S. 217-254). San Francisco: Jossey-Bass.

Cohen, M. J., Swanson, G. A., Naliboff, B. D., Schandler, S. L., & McArthur, D. L. (1986). Comparison of electromyographic response patterns during posture and stress tasks in chronic low back pain patients and controls. *Journal of Psychosomatic Research, 30*, 135-141.

Cohen, R. A., Williamson, D. A., Monguillot, J. E., Hutchinson, P. C., Gottlieb, J., & Waters, W. F. (1983). Psychophysiological response patterns in vascular and muscle contraction headaches. *Journal of Behavioral Medicine, 6*, 93-107.

Collins, G. A., Cohen, M. J., Naliboff, B. D., & Schandler, S. L. (1982). Comparative analysis of frontal EMG, heart rate and skin conductance in chronic low back pain patients and normals to various postures and stress. *Scandinavian Journal of Rehabilitation Medicine, 14*, 36-46.

Comings, D. E., & Amronin, G. D. (1974).Autosomal dominant insensitivity to pain with hyperplastic myeloinopathy and autosomal indifference to pain. *Neurology (Minneapolis), 24*, 838-848.

Council, J. R., Ahern, D. K., Follick, M. J., & Kline, C. L. (1988). Expectancies and functional impairment in chronic low back pain. *Pain, 33*, 323-340.

Craig, K. D. (1986). Social modeling influences: pain in context. In R. A. Sternbach (Ed.), *The psychology of Pain* (S. 67-95). New York: Raven Press.

Craig, K. D. (1987). Consequences of caring: Pain in the human context. *Canadian Psychology/Psychologie Canadienne, 28*, 311-321.

Craig, K. D., & Mense, S. (1983). The distribution of afferent fibers from the gastrocnemius-solus muscle in the dorsal horn of cat, as revealed by the transport of horseradish peroxidase. *Neuroscience Letters, 41,* 233-238.

Craig, K. D., & Prkachin, K. M. (1983). Nonverbal measures of pain. In R. Melzack (Ed.), *Pain measurement and assessment* (S. 173-179). New York: Raven Press.

Cram, J. R. (1988). Surface EMG recordings and pain-related disorders: A diagnostic framework. *Biofeedback & Self-Regulation, 13,* 123-138.

Cram, J. R., & Steger, J. L. (1983). EMG scanning in the diagnosis of chronic pain. *Biofeedback & Self-Regulation, 8,* 239-241.

Crisson, J., Keefe, F. J., Wilkins, R. H., Cook, W. A., & Muhlbaier, L. H. (1986). Self report of depressive symptoms in low back pain patients. *Journal of Clinical Psychology, 42,* 425-430.

Crockett, D. J., Prkachin, K. M., & Craig, K. D. (1977). Factors of the language of pain in patients and volunteer groups. *Pain, 4,* 175-182.

Crockett, D. J., Prkachin, K. M., Craig, K. D., & Greenstein, H. (1986). Social influences on factored dimensions of the McGill Pain Questionnaire. *Journal of Psychosomatic Research, 30,* 461-469.

Crockett, J. D., Foreman, M. E., Alden, L., & Blasberg, B. (1986). A comparison of treatment modes in the management of myofascial pain dysfunction syndrome. *Biofeedback & Self-Regulation, 11,* 279-291.

Dahlström, L. (1989). Electromyographic studies of craniomandibular disorders: A review of the literature. *Journal of Oral Rehabilitation, 16,* 1-20.

Dahlström, L., Carlsson, S. G., Gale, E. N., & Jansson, T. G. (1985). Stress-induced muscular activity in mandibular dysfunction: Effects of biofeedback training. *Journal of Behavioral Medicine, 8,* 191-199.

Damkot, D. K., Pope, M. H., Lord, J., & Frymoyer, J. W. (1982). The relationship between work history, work environment and low back pain in men. *Spine, 9,* 385-399.

Danchick, K., & Drury, T. (1986). *Unpublished data from the National Health Interview Survey, 1970-1981, on the epidemiology of pain.* Washington, DC: National Center for Health Statistics.

Davey, G. C. (Ed.). (1987). *Cognitive processes and Pavlovian conditioning in humans.* New York: Wiley.

DeLuca, M. (1984) Towards understanding the EMG-signal. In J. V. Bsmajian (Ed.), *Muscles alive: Their function revealed by electromyography* (S. 53-78). Baltimore: Williams & Wilkins.

Demjen, S., & Bakal, D. (1986). Subjective distress accompanying headache attacks: Evidence for a cognitive shift. *Pain, 25,* 194-197.

Derogatis, L. R. (1977). *The SCL-90-R: Administration, scoring and procedures manual I.* Baltimore: Clinical Psychometric Research.

Devor, M., Inbal, R., & Govrin-Lippman, R. (1982). Genetic factors in the development of chronic pain. In M. Lieblich (Ed.), *Genetics of the brain.* Amsterdam: Elsevier Biomedical.

Devor, M., & Jänig, W. (1981). Activation of myelinated afferents ending in a neuroma by stimulation of the sympathetic supply in the rat. *Neuroscience Letters, 24,* 43-47.

Deyo, R. A. (1986). Early diagnostic evaluation of low back pain. *Journal of General Internal Medicine, 1*, 328-338.

Deyo, R., Diehl, A., & Rosenthal, M. (1986). How many days of bed rest for acute low back pain? *New England Journal of Medicine, 315*, 1064-1070.

Diener, H. C., & Dichgans, J. (1988) Dauerkopfschmerz durch Analgetikamißbrauch. In K. H. Grotemeyer & G. Brune (Hrsg.), *Migränekopfschmerz* (S. 27-34). München: Arcis..

Dohrenwend, B. S., Dohrenwend, B. P., Dodson, M. P., & Shrout, P. E. (1984). Symptoms, hassles, social support and life events: Problems of confounded measures. *Journal of Abnormal Psychology, 93*, 222-230.

Dohrenwend, B. P., & Shrout, P. E, (1985). "Hassels" in the conceptualization and measurement of life stress variables. *American Psychologist, 40*, 780-785.

Dohrman, R. J., & Laskin, D. M. (1978). An evaluation of electromyographic biofeedback of myofascial pain-dysfunction syndrome. *Journal of the American Dental Association, 96*, 656.

Dolce, J. J. (1987). Self-efficacy and disability beliefs in behavioral treatment of pain. *Behaviour Research and Therapy, 25*, 289-299.

Dolce, J. J., Doleys, D. M., Raczynski, J. M., Lossie, J., Poole, L., & Smith, M. (1986). The role of self-efficacy expectancies in the prediction of pain tolerance. *Pain, 27*, 261-272.

Dolce, J. J., & Raczynski, J. M. (1985). Neuromuscular activity and electromyography in painful backs: Psychological and biomechanical models in assessment and treatment. *Psychological Bulletin, 97*, 502-520.

Doleys, D. M., Crocker, M., & Patton, O. (1982). Response of patients with chronic pain to exercise quotas. *Physical Therapy, 62*, 1111-1114.

Domino, J. V., & Haber, J. (1987). Prior physical and sexual abuse in women with chronic headache: Clinical correlates. *Headache, 27*, 310-314.

Dorpat, T. L., & Holmes, T. H. (1962). Backache of muscle tension origin. In W. S. Kroger (Ed.), *Psychosomatic obstretics, gynecology and endocrinology* (S. 425-436). Springfield, IL.: Lippincott.

Droste, C. (1988). Schmerzperzeption und periphere Schmerzlokalisation bei Angina pectoris. *Zeitschrift für Kardiologie, 77*, Suppl. 5, 15-33.

Droste, C., Greenbee, M. W., & Roskamm, H. (1986). A defective angina pectoris pain warning system: Experimental findings of ischemic and electrical pain test. *Pain, 26*, 199-210.

Droste, C., & Roskamm, H. (1983). Experimental pain measurement in patients with asymptomatic myocardial ischemia. *Journal of the American College of Cardiology, 1* , 940-945.

Dubner, R., & Bennett, G. J. (1983). Spinal and trigeminal mechanisms of nociception. *Annual Review of Neuroscience, 6*, 381-418.

Dubner, R., Ruda, M. A., Miletic, V., Hoffert, M.J., Bennett, G. J., Shikawa, N., & Coffield, J. (1984). Neural circuitry mediating nociception in the medullary and spinal dorsal horns. In L. Kruger & J. C. Liebeskind (Eds.), *Advances in pain research and therapy, Vol. 6* (S. 283-303). New York: Raven.

Dubner, R., Bushnell, M. C., & Duncan, G. H. (1986). Sensory-discriminative capacities of nociceptive pathways and their modulation by behavior.In T. L. Yaksh (Ed.), *Spinal afferent processing* (S. 331-344). New York: Plenum.

Duckro, P. N., Margolis, R. B., & Tait, R. C. (1985). Psychological assessment in chronic pain. *Journal of Clinical Psychology, 41,* 499-504.

Duffy, E. (1972). Activation. In N. S. Greenfield, & R. A. Sternbach (Eds.), *Handbook of psychophysiology.* New York: Rinehart & Winston.

Egle, U. T., & Hoffmann, S. O. (1989). Psychotherapie und ihre Wirksamkeit bei chronischen Schmerzzuständen. Eine kritische Zwischenbilanz. *Der Schmerz, 3,* 8-21.

Eich, E., Reeves, J. L., Jaeger, B., & Graff-Radford, S. B. (1985). Memory for pain: Relation between past and present pain intensity. *Pain, 23,* 375-380.

Ekman, P., & Friesen, W. V. (1978). *Manual of the Facial Action Coding System.* Palo Alto, CA: Consulting Psychologists Press.

Ekman, P., Levenson, R., & Friesen, W. V. (1983). Autonomous nervous system activity distinguishes between emotions. *Science, 221,* 1208-1210.

Engel, B. T. (1960). Stimulus-response and individual- response specificity. *Archives of General Psychiatry, 2,* 305-313.

Engel, G. L. (1959). Psychogenic pain and the pain prone patient. *American Journal of Medicine, 76,* 899-918.

Fahrenberg, J.(1967). *Psychophysiologische Persönlichkeitsforschung.* Göttingen: Hogrefe.

Fahrenberg, J. (1986). Psychophysiological individuality: A pattern analytic approach to personality research and psychosomatic medicine. *Advances in Behaviour Research and Therapy, 8,* 43-100.

Ferreira, S. H. (1986). Peripheral and central analgesia. In J J. Bonica, U. Lindblom & A. Iggo (Eds.), *Advances in pain research and therapy, Vol. 5* (S. 627-634). New York: Raven.

Feuerstein, M., Bush, C., & Corpisiero, R. (1982). Stress and chronic headache: A psychophysiological investigation of mechanisms. *Journal of Psychosomatic Research, 26,* 167-182.

Feuerstein, M., Greenwald, M., Gamache, M. P., Papciak, A. S., & Cook, E. W. (1985b). The pain behavior scale: modification and validation for outpatient use. *Journal of Psychopathology and Behavioral Assessment, 4,* 301-315.

Feuerstein, M., Papciak, A. S., & Hoon, P. E. (1987). Biobehavioral mechanisms of chronic low back pain. *Clinical Psychology Review, 7,* 243-273.

Feuerstein, M., Sult, S., & Houle, M. (1985a). Environmental stressors and chronic low back pain: life events, family and work environment. *Pain, 22,* 295-307.

Fields, H. L. (1987). *Pain.* New York: Raven.

Fields, H. L., Basbaum, A. I. (1989). Endogenous pain control mechanisms. In P. D. Wall, & R. Melzack (Eds.), *Textbook of Pain* (2nd. ed.) (S. 206-219). Edinburgh: Churchill Livingstone.

Fink, J. B. (1954). Conditioning of muscle action potential increments accompanying instructed movement. *Journal of Experimental Psychology, 47,* 61-68.

Finneson, B. (1980). *Low back pain.* Philadelphia: Lippincott.

Fishbein, M. & Ajzen, J. (1975). *Belief, attitude, intention and behavior. An introduction to theory and research.* New York: Wesley.

Fischer, A. A., & Chang, C. H. (1985). Electromyographic evidence of muscle spasm during sleep in patients with low back pain. *Clinical Journal of Pain, 1*, 147-154.

Fitzgerald, M. (1979). The spread of sensitization of polymodal nociceptors in the rabbit from nearby injury and by antidromic nerve stimulation. *Journal of Physiology, 297*, 207-216.

Fleetwood-Walker, S. M., Mitchell, R., Hope, P. J., Moloney, V., & Iggo, A. (1985). An alpha-2 receptor mediates the selective inhibition by noradrenaline of nociceptive responses of identified dorsal horn neurons. *Brain Research, 334*, 243-254.

Fleiss, T. L. (1981). In *Statistics for rates and proportions*. (2. Auflage) (S. 212-236). New York: Wiley.

Flor, H. (1984). *A diathesis-stress model of chronic back pain: empirical evaluation and theoretical implications*. Unveröffentlichte Dissertation, Universität Tübingen.

Flor, H. (1986). *Die deutsche Fassung des West Haven-Yale Multidimensionalen Fragebogens (MPI-D*. Unveröffentlichter Fragebogen, Universität Tübingen.

Flor, H. (1987, Mai). *Allgemeine und schmerzspezifische Kognitionen bei Patienten mit schmerzhaften chronischen Erkrankungen*. Vortrag bei der Tagung Klinisch-Experimentelle Psychologie, Rheinbreitbach.

Flor, H., Behle, D., & Birbaumer, N. (1991). Assessment of pain-related cognitions in chronic pain patients. Submitted for publication.

Flor, H., & Birbaumer, N. (1988, October). *Stress-related responses in chronic pain patients*. Paper presented at the Annual Meeting of the Society for Psychophy-siological Research, San Francisco.

Flor, H., & Birbaumer, N. (1990a). Psychologische Behandlung bei akutem Schmerz. In K. A. Lehmann (Hg.), *Handbuch der postoperativen Schmerztherapie* (S. 383-401). Heidelberg: Springer.

Flor, H., Birbaumer, N., Schugens, M., & Lutzenberger, W. (1990b). Symptom-specific responding in chronic pain patients and healthy controls. *Psychophysiology,* in press.

Flor, H., Birbaumer, N., Schulte, W., & Roos, R. (in press). Stress-related EMG responses in chronic tempo-romandibular pain patients. *Pain*.

Flor, H., Birbaumer, N., Turk, D.C. (1987a). Ein Diathese- Streß-Modell chronischer Rückenschmerzen: Empirische Überprüfung und therapeutische Implikationen. In W.D. Gerber, W. Miltner & K. Mayer (Hrsg.), *Verhaltensmedizin: Ergebnisse und Perspektiven empirischer Forschung*. Weinheim: Edition Medizin.

Flor, H., Birbaumer, N., & Turk, D. C. (1990c). *Psychobiology of pain*. Manuscript submitted for publication.

Flor, H., & Fydrich, T. (1990d). Die Roller der Familie bei chronischem Schmerz. In Basler, H. D., Franz, C., Kröner-Herwig, B., Rehfisch, H. P., & Seemann, H. (Hrsg.), *Psychologische Behandlung chronischer Schmerzen: Grundlagen, Diagnose, Therapie* (S. 135-143). Berlin: Springer.

Flor, H., Fydrich, T., & Turk, D. C. (1991). Multidisciplinary treatments for chronic back pain: Are they efficacious?. Submitted for publication.

Flor, H., Haag, G., & Turk, D. C. (1986). Long-term efficacy of EMG biofeedback for chronic back pain. *Pain, 21*, 195-202.

Flor, H., Haag, G., Turk, D. C., & Koehler, H. (1983). Efficacy of EMG biofeedback, pseudotherapy, and conventional medical treatment for chronic rheumatic back pain. *Pain, 17,* 21-31.

Flor, H., Kerns, R. D., & Turk, D. C. (1987b). The role of spouse reinforcement, perceived pain, and activity levels of chronic pain patients. *Journal of Psychosomatic Research, 31,* 251-259.

Flor, H., Rudy, T. E., Birbaumer, N., Streit, B., & Schugens, M. M. (1990e). Zur Anwendbarkeit des West Haven-Yale Multidimensional Pain Inventory im deutschen Sprachraum: Daten zur Reliabilität. *Der Schmerz, 4,* 82-87.

Flor, H., Schugens, M. M., & Birbaumer, N. (1989). Discrimination of EMG levels in patients and controls. *Psychophysiology, 26,* S25.

Flor, H., & Turk, D. C. (1984). Etiological theories and treatments for chronic back pain: 1. Somatic models and interventions. *Pain, 19,* 105-121.

Flor, H., & Turk, D. C. (1988). Rheumatoid arthritis and back pain: Predicting pain and disability form cognitive variables. *Journal of Behavioral Medicine, 11,* 251-265.

Flor, H., & Turk, D. C. (1989). Psychophysiology of chronic pain: Do chronic pain patients exhibit symptom-specific psychophysiological responses? *Psychological Bulletin, 105,* 215-259.

Flor, H., & Turk, D. C. (1989). Fibromyalgia > tender points: Toward a multiaxial perspective. *Journal of Rheumatology, 16,* 80-86.

Flor, H., & Turk, D. C. (1990). Der kognitiv-verhaltenstherapeutische Ansatz und seine Anwendung. In Basler, H. D., Franz, C., Kröner-Herwig, B., Rehfisch, H. P., & Seemann, H. (Hrsg.), *Psychologische Behandlung chronischer Schmerzen: Grundlagen, Diagnose, Therapie* (S. 501-518). Berlin: Springer.

Flor, H., Turk., D. C., & Birbaumer, N. (1985). Assessment of stress-related psychophysiological reactions in chronic back pain patients. *Journal of Consulting and Clinical Psychology, 53,* 354-364.

Flor, H., Turk, D. C., & Rudy, T. E. (1987c). Pain and families: 2. Assessment and treatment. *Pain, 30,* 29-45.

Flor, H., Turk, D. C., & Scholz, O. B. (1987d). Impact of chronic pain on the spouse: Marital, emotional and physical consequences. *Journal of Psychosomatic Research, 31,* 63-71.

Folkman, S., & Lazarus, R. S. (1980). An analysis of coping in a middle-aged community sample. *Journal of Health and Social Behavior, 21,* 219-239.

Follick, M. J., Ahern, D. K., & Laser-Wollston, N. (1984). Evaluation of a Daily Activity Diary for chronic pain patients. *Pain, 19,* 373-382.

Follick, M. J., Smith, T. W., & Ahern, D. K. (1985). The Sickness Impact Profile: A global measure of disability in chronic low back pain. *Pain, 21,* 67-76.

Fordyce, W. E. (1976). *Behavioral methods in chronic pain and illness.* St. Louis: Mosby.

Fordyce, W. E. (1978). Learning processes in pain. In R. A. Sternbach (Ed.), *The psychology of pain.* New York: Raven.

Fordyce, W. E (1988). Pain and suffering. A reappraisal. *American Psychologist, 43,* 276-283.

Fordyce, W. E., Brockway, J. A., Bergman, J. A., & Spengler, D. (1986). Acute back pain: A control-group comparison of behavioral versus traditional management methods. *Journal of Behavioral Medicine, 9,* 127-140.

Fordyce, W. E., Fowler, R. S., & DeLateur, B. J. (1968). An application of behavior modification techniques to a problem of chronic pain. *Behavior Research and Therapy, 6*, 105-109.

Fordyce, W. E., Fowler, R. S., Lehmann, J. F., DeLateur, B. J., Sand, P. L., & Trieschmann, R. B. (1973). Operant conditioning in the treatment of chronic pain. *Archives of Physical Medicine and Rehabilitation, 54*, 399-408.

Fordyce, W. E., Roberts, A. H., & Sternbach, R. A. (1985). The behavioral management of chronic pain: A response to critics. *Pain, 22*, 113-125.

Förster, F., Schneider, H. J., & Walschburger, P. (1983). The differentiation of individual-specific, stimulus-specific, and motivation-specific response patterns in activation processes: An inquiry investigating their stability and possible importance in psychophysiology. *Biological Psychology, 17*, 1-26.

Fowles, D. C., Christie, M J., Edelberg, R., Grings, W. W. Lykken, D T., & Venables, P. H. (1981). Publication recommendations for electrodermal measurements. *Psychophysiology, 18*, 232-239.

Fox, E. J., & Melzack, R. (1976). Transcutaneous electrical stimulation and acupuncture: Comparison of treatment for low back pain. *Pain, 2*, 141-148.

France, R. D., Krishnan, K. R. R., & Trainor, M. (1986). Chronic pain and depression: 3. Family history study of depression and alcoholism in chronic low back pain patients. *Pain, 24*, 185-190.

Franz, C., Paul, R., Bautz, M., Choroba, B, & Hildebrandt, J. (1986). Psychosomatic aspects of chronic pain: A new way of description based on MMPI item analysis. *Pain, 26*, 33-44.

Freeman, C. W., Calsyn, D. A., Paige, A. B., & Halar, E. M. (1980). Biofeedback with low back pain patients. *American Journal of Biofeedback, 3*, 118-122.

Frenk, H., Cannon, J. T., Lewis, J. W., & Liebeskind, J. C. (1986). Neural and neurochemical mechanisms of pain inhibition. In R. A. Sternbach (Ed.), *The psychology of pain* (2nd ed.). New York: Raven.

Freud, S. (1952) Studien über Hysterie. In *Gesammelte Werke: Vol. 1*. London: Imago.

Frey, M. von (1896). *Untersuchungen über die Sinnesfunktion der menschlichen Haut.* Leipzig: S. Hirzel.

Fridlund, A. J., & Cacioppo, J. T. (1986). Guidelines for human electromyography research. *Psychophysiology, 23*, 567-589.

Frymoyer, J. W., & Cats-Basil, W. (1987). Predictors of low-back disability. *Clinical Orthopaedics and Related Research, 221*, 84-98.

Fürst, M., Schugens, M., & Flor, H. (März, 1991). *Klassische Konditionierung von Muskelspannungsanstiegen mit nociceptiven Reizen.* Vortrag auf dem 3. Kongreß der Deutschen Gesellschaft für Verhaltensmedizin, Trier.

Gaffney, A. (1988). How children describe pain: A study of words and analogies used by 5-14 year olds. In R. Dubner, G. F. Gebhart, & M. R. Bond (Eds.), *Proceedings of the Vth World Congress on Pain* (S. 341-347). Amsterdam: Elsevier.

Gannon, L. R., & Haynes, S. N. (1986). Cognitive-physiological discordance as an etiological factor in psychophysiologic disorders. *Advances in Behaviour Research and Therapy, 8*, 223-236.

Gannon, L. R., Haynes, S. N., Safranek, R., & Hamilton, J. A. (1981). Psychophysiological investigation of muscle-contraction and migraine headache. *Journal of Psychosomatic Medicine*, 25, 271-280.

Garwood, M., & Engel, B. T. (1981). Age differences in individual specifity. *Psychophysiology*, 18, 139.

Geissner, E. (1988). Schmerzmessung mittels Fragebogen. *Zeitschrift für Klinische Psychologie*, 7, 334-340.

Gellhorn, E. (1957). *Autonomic imbalance and the hypothalamus*. Minneapolis: University of Minnesota Press.

Gentry, W. D., & Bernal, G. A. A. (1977). Chronic pain. In R. Williams and W. D. Gentry (Eds.), *Behavioral Approaches to Medical Treatment* (S.173-182). Cambridge, MA: Ballinger.

Gentry, W. D., Shows, W. D., & Thomas, M. (1974). Chronic low back pain: A psychological profile. *Psychosomatics*, 15, 174-177.

Gerber, W. D., & Haag, G. (Hrsg.). (1982). *Migräne*. Berlin: Springer.

Glass, D. C., Krakoff, L. R., Contrada, R., Hilton, W. F., Kehoe, K., Manucci, E. G., Collins, C., Snow, B., & Elting, E. (1980). Effect of harassment and competition upon cardiovascular and plasma catecholamine responses in Type A and Type B individuals. *Psychophysiology*, 17, 453-463.

Glass, G. W., McGaw, B., & Smith, M. (1981). *Meta-analysis in social research*. Beverley Hills, CA: Sage.

Glynn, C. J., Basedow, R. W., & Walsh, J. A. (1981). Pain relief following postganglionic sympathetic blockade with with IV guanethidine. *British Journal of Anesthesia*, 53, 1297-1302.

Götestam, G. & Linton, S. (1985). Pain. In M. M. Hersen & A. S. Bellack (Eds.), *Handbook of clinical behavior therapy with adults* (S. 353-379). New York: Plenum.

Goldscheider, A. (1894). *Über den Schmerz in physiologischer und klinischer Hinsicht*. Berlin: Hirschwald.

Gottlieb, H., Strite, L. C., Koller, R., Madorsky, A., Hockersmith, V., Kleeman, M., & Wagner, J. (1977). Comprohensive rehabilitation of patients having chronic low back pain. *Archives of Physical Medicine and Rehabilitation*, 58, 101-108.

Graber, G. (1971). Neurologische und psychosomatische Aspekte der Myoarthropathien des Kauorgans. *Zahnärztliche Welt/Reform*, 80, 997-1000.

Gracely, R. H., McGrath, P., & Dubner, R. (1978). Ratio scales of sensory and affective verbal pain descriptors. *Pain*, 5, 5-18.

Grau, J. W. (1987). Activation of the opioid and nonopioid analgesic systems: Evidence for a memory hypothesis and against the coulometric hypothesis. *Journal of Experimental Psychology: Animal Behavior Processes*, 13, 215-225.

Grau, J. W., Hyson, R. L., Maier, S. F., Maddan, J. W., & Barches, J. D. (1981). Long-term stress-induced analgesia and activation of the opiate system. *Science*, 213, 1409-1411.

Gray, J. (1982). *The neurophysiology of anxiety*. Oxford: Oxford University Press.

Green, D. M., & Swets, J. A. (1966). *Signal detection theory and psychophysics*. New York: Wiley.

Gregor, M, & Zimmermann, M. (1972). Characteristics of spinal neurons responding to cutaneous myelinated and unmyelinated fibers. *Journal of Physiology (London), 221*, 555-576.

Griffith, R. H. (1983). Report of the president's conference on the examination, diagnosis, and management of temporomandibular disorders. *Journal of the American Dental Association, 107*, 75-77.

Grupe, O. (1984). *Grundlagen der Sportpädagogik: Körperlichkeit, Bewegung und Erfahrung im Sport (3. Aufl.)*. Schorndorf: Karl Hoffmann.

Guck, T. P., Skultety, F. M., Meilman, P. W., & Dowd, E. T. (1985). Multidisciplinary pain center follow-up study: Evaluation with a no-treatment control group. *Pain, 21*, 295-306.

Guilbaud, G. (1988). Peripheral and central electro physiological mechanisms of joint and muscle pain. In R. Dubner, G. F. Gebhart, & M. R. Bond (Eds.), *Proceedings of the Vth World Congress on Pain: Vol. 3. Pain research and clinical management* (S. 201-215). Amsterdam: Elsevier.

Guilbaud, G., Gantrob, U., & Peschinski, U. (1981). Electrophysiological responses of neurons of the ventrobasal complex of the thalamus to cutaneous and articular stimulation in rats with inflammatory polyarthritis. *Proceedings of the National Academy of Science, 292*, 227-230.

Guilbaud, G., Iggo, A., & Tegner, R. (1985). Sensory receptors in ankle joint capsules of normal and arthritic rats. *Experimental Brain Research, 58*, 29-40.

Haber, J. D., Kuczmierczyk, A. R., & Adams, H (1985). Tension headaches: Muscle overactivity or psychogenic pain. *Headache, 25*, 23-29.

Hagberg, M. (1984). Occupational musculoskeletal stress and disorders of the neck and shoulder; A review of possible pathophysiology. *International Archives of Occupational Environmental Health, 53*, 269-279.

Hanlon, R. B., Turk, D. C., & Rudy, T. E. (1987). A collaborative approach in the treatment of chronic pain. *British Journal of Guidance and Counseling, 15*, 37-49.

Hardy, J., Wolff, H. G., & Goodell, H. (1952). *Pain sensation and reaction* (S. 83-91). Baltimore: Williams & Wilkins.

Harvey, N., & Greer, K. (1982). Force and stiffness: Further considerations. *Behavioral and Brain Science, 5*, 547-548.

Haynes, S. N., Gannon, L. R., Cuevas, J., Heiser, P., Hamilton, J., & Katranides, M. (1983). Assessment of muscle-contraction headache and nonheadache conditions. *Psychophysiology, 20*, 393-399.

Haynes, S. N., Griffin, P., Mooney, D., & Parise, M. (1985) Electromyographic biofeedback and relaxation instructions for the treatment of muscle contraction headache. *Behavior Therapy, 6*, 672-678.

Head, H. (1893). On disturbances of sensation with special reference to th pain of visceral disease. *Brain, 16*, 1-132.

Heaton, R., Getto, C., Lehman, R. A., Fordyce, W. E., Brauer, E. & groban, S. E. (1982). Standardized evaluation of psychosocial factors in chronic pain. *Pain, 12*, 165-174.

Hefferline, R.F. (1958). The role of proprioception in the control of behavior. *Transactions of the New York Academy of Sciences, 20*, 739.

Hefferline, R. F., Keenan, B., & Harford, R. A. (1958). Escape and avoidance conditioning in human subjects without their obvservation by the subject. *Science, 130*, 1338-1339.

Hefferline, R. F., & Perera, T. B. (1963). Proprioceptive discrimination of a covert operant without its observation by the subject. *Science, 139*, 834-835.

Heimerdinger, K. (1988). *Erfassung von Schmerzverhalten bei Patienten mit chronischen Schmerzen mit dem Tübinger Bogen zur Erfassung von Schmerzverhalten (TBS): Eine Validierungsstudie.* Unveröffentlichte Diplomarbeit, Psychologisches Institut der Eberhard-Karls-Universität Tübingen.

Hendler, N. (1982). Depression caused by chronic pain. *Journal of Clinical Psychiatry, 45*, 30-36.

Hendler, N., Derogatis, L., Avella, J., & Long, D. (1977). EMG biofeedback in patients with chronic pain. *Diseases of the Nervous System, 38*, 505-511.

Henriksson, K. G., & Bengtsson, A. (1988). Muscle pain with special reference to primary fibromyalgia. In R. Dubner, G. F. Gebhart, & M. Bond (Eds.), *Proceedings of the Vth World Congress on Pain: Vol. 3. Pain research and clinical management* (S. 232-237). Amsterdam: Elsevier.

Henry, J. P., & Meehan, J. P. (1981). Psychosocial Stimuli, Physiological Specificity and Cardiovascular Disease. In H. Weiner, M. A. Hofer, & A. J. Stunkard (Eds.), *Brain, Behavior and Bodily Disease*. New York: Raven Press.

Henry, J. P., & Stephens, P. M. (1981). *Stress, health and the social environment. A sociobiologic approach to medicine.* New York: Springer-Verlag.

Heppelman, B., Hebert, M. K., Schaible, H. G., & Schmidt, R. F. (1987). Morphological and physiological characteristics of the innervation of cat's normal and arthritic knee joint. In L. S. Pubol, B. J. Senle, & A. R. Liss (Eds.), *Effects of injury in trigeminal and spinal somatosensory system* (S. 19-27). New York: Alan R. Liss.

Herz, A., Albus, K., Metys, J., Schubert, P., & Teschemacher, H. (1970). On the central sites for the antinociceptive action of morphine and fentanyl. *Neuropharmacology, 9*, 539-551.

Hijzen, T. H., Slangen, J. L., & Houweligen, H. C. van (1986). Subjective, clinical and EMG effects of biofeedback and splint treatment. *Journal of Oral Rehabilitation, 13*, 529-539.

Hilgard, E. (1969). Pain as a puzzle for psychology and physiology. *Amererican Psychologist, 24*, 103-113.

Hoffmann, S. O. & Egle, U. T. (1990). Psychodynamische Konzepte bei psychogenen und psychosomatischen Schmerzzuständen. In Basler, H. D., Franz, C., Kröner-Herwig, B., Rehfisch, H. P. & Seemann, H. (Hrsg.), *Psychologische Behandlung chronischer* Schmerzen: *Grundlage, Diagnose, Therapie* (S. 104-117). Berlin: Springer.

Hollis, K. L. (1982). The biological function of Pavlovian conditioning: The best defense is a good offense. *Journal of Experimental Psychology: Animal Behavior Processes, 10*, 413-425.

Holmes, T. H., & Rahe, R. H. (1967). The social readjustment rating scale. *Journal of Psychosomatic Research, 11*, 213-218.

Holmes, T. H., & Wolff, H. G. (1952). Life situations, emotions, and backache. *Psychosomatic Medicine, 14*, 18-33.

Holroyd, K. A., Andrasik, F., & Westbrook, T. (1977). Cognitive control of tension headache. *Cognitive Therapy and Research*, 1, 121-133.

Holroyd, K. A., Penzien, D. B., Holm, J., & Hursey, K. G. (1984). *Client and treatment-related variables in the evaluation of the behavioral treatment of recurrent headache.* Paper presented at the 18th Annual Meeting of the American Association for the Advancement of Behavior Therapy, Philadelphia, PA.

Holroyd, K. A., Penzien, D.B., Hursey, K.G., Tobin, D.U., Rogers, L., Holm, J. E., Marcile, P. J., Hall, J. R., Chila, A. G. (1984). Change mechanisms in biofeedback training: Cognitive changes underlying improvement in tension headache. *Journal of Consulting and Clinical Psychology, 52,* 1039-1053.

Holzman, A. D., Turk, D. C., & Kerns, R. D. (1986). The cognitive-behavioral approach to the management of chronic pain. In A. D. Holzman, & D. C. Turk (Eds.), *Pain Management* (S. 31-50). New York: Pergamon Press.

Hölzl, R. (1988, Juni). *Untersuchungen zum viszeralen Schmerz.* Vortrag bei der Tagung Psychophysiologische Methodik, München.

Hoon, P. W., Feuerstein, M., & Papciak, A. S. (1985). Evaluation of the chronic low back pain patient: Conceptual and clinical considerations. *Clinical Psychologoy Review, 5,* 377-401.

Hoppe, F. (1986). *Direkte und indirekte Suggestion in der hypnotischen Beeinflussung chronischer Schmerzen.* Frankfurt: Peter Lang.

Howlett, T. A., Tomlin, S., Ngahloong, H., Rees, L. H., Bullen, B. A., Skrinar, G. S., & McArthur, J. W. (1984). Release of beta-endorphin and met-enkephalin during exercise training in normal women. Response to training. *British Journal of Medical Psychology, 288,* 1950-1952.

Hoyt, W. H., Hunt, H. H., DePauw, M. A., Bard, D., Shaffer, F., Passias, J. N., Robbins, D. H., Runyon, D. G., Semrad, S.E. Symonds, J. T., & Watt, K. C. (1981). Electromyographic assessment of chronic low back pain syndrome. *Journal of the American Osteopathic Association, 80,* 57-59.

Hughes, J., Smith, T. W., Kosterlitz, H. W., Fothergill, L. A., Morgan, B. A., & Morris, H. R. (1975). Identification of two related pentapeptides from the brain with potent opiate agonist activity. *Nature, 258,* 577-580.

Hursey, K. G., Holroyd, K. A., Penzien, D. B., & Holm, J. E. (1985). The influence of pain state on physiological reactivity of tension headache sufferers. *Headache, 25,* 79-84.

Hussar, A. E., & Guller, E. J. (1956). Correlation of pain and roentgenographic findings of spondylosis of the cervical and lumbar spine. *The American Journal of Medical Science, 232,* 518-527.

Inbal, R., Devor, M., Tuchendler, D., & Lieblich, I. (1980). Autotomy following nerve injury: Genetic factors in the development of chronic pain. *Pain, 9,* 327-337.

Jacobs, A., & Felton, G. S. (1969). Visual feedback of myoelectric output to facilitate muscle relaxation in normal persons and patients with neck injuries. *Archives of Physical Medicine and Rehabilitation, 50,* 34-39.

Jäck, E. (1988). *Beobachtung von Schmerzverhalten bei Patienten mit chronischen Wirbelsäulensyndromen und Kiefergelenksmyoarthropatien.* Unveröffentlichte Diplomarbeit, Universität Tübingen.

Jäckel, W., Cziske, R., Schochat, T., & Jacobi, E. (1985). Messung der körperlichen Beeinträchtigungen und psychosozialen Konsequenzen (patient outcome) bei rheumatoider Arthritis. *Aktuelle Rheumatologie, 10,* 43-52.

Jamner, L. D., & Tursky, B. (1987). Syndrome-specific descriptor profiling: A psychophysiological and psychophysical approach. *Health Psychology, 6*, 417-430.

Janke, W., Erdmann, G., & Callus, W. (1984). *Die Streßverarbeitungsfragebogen (SVF) nach Janke, Erdman und Boucsein*. Göttingen: Hofgrefe.

Jayson, M. I .V. (Ed.).(1987). *The lumbar spine and back pain* (3rd ed.). Tunbridge Wells, Kent: Pitman Medical.

Jennings, J. R. C. (1987). Editorial policy on anlyses of variance with repeated measures. *Psychophysiology, 24*, 474-475.

Jensen, M. P., Karoly, P., & Braver, S. (1986). The measurement of clinical pain intensity: A comparison of six methods. *Pain, 27*, 117-126.

Jessell, T. M. (1983). Substance P in the nervous system. In L. I. Iversen, S. M. Snyder, & S. D. Iversen (Eds.), *Handbook od psychopharmacology* (S. 225-248). London: Plenum.

Jessell, T. M., & Jahr, C. E. (1985). Fast and slow excitatory transmitters at primary afferent synapses in the dorsal horn of the spinal cord. In H. L. Fields et al. (Eds.), *Advances in Pain Research and Therapy: Vol. 9*. New York: Raven Press.

Jöreskog, K. G., & Sörbom, D. (1987). *Lisrel VI. Analysis of linear structural relationships by maximum likelyhood, instrumental variables and least squares methods*. Mooresville, Indiana: Scientific Software.

Jones, A., & Wolf, S. (1980). Treating chronic low back pain: EMG biofeedback training during movement. *Physical Therapy, 60*, 58-63.

Kabat-Zinn, J., Lipworth, L., Burnley, R., & Sellen, W. (1986). Four year follow-up of a meditation-based program for the self-regulation of chronic pain: treatment outcomes and compliance. *Clinical Journal of Pain, 2*, 59-173.

Kabat-Zinn, J., & Chapman-Waldrop, A. (1988). Compliance with an outpatient stress reduction program: rates and predictors of program completion. *Journal of Behavioral Medicine, 11*, 333-352.

Kanner, A. D. Coyne, J. C., Schaefer, C., & Lazarus, R. S. (1981). Comparison of two modes of stress measurement: Daily hassles and uplifts versus major life events. *Journal of Behavioral Medicine, 4*, 1-39.

Karoly, P., & Jensen, M. P. (1987). *Multimethod assessment of chronic pain*. New York: Pergamon.

Kearney, B. G., Wilson, P. H., & Haralambous, G. (1987). Stress appraisal and personality characteristics of headache patients: Comparisons with tinnitus and normal control groups. *Behaviour Change, 4*, 25-32.

Keefe, F. J. (1982). Behavioral assessment and treatment of chronic pain: Current status and further directions. *Journal of Consulting and Clinical Psychology, 50*, 896-911.

Keefe, F. J., & Block, A. R. (1982). Development of an observation method for assessing pain behavior in chronic low back pain patients. *Behavior Therapy, 13*, 363-375.

Keefe, F. J., Block, A. R. , Williams, R. B. Jr., & Surwitt, R. S. (1981b). Behavioral treatment of chronic low back pain: Clinical outcome and individual differences in pain relief. *Pain, 11*, 221-231.

Keefe, F. J., Brantley, A., Manuel, G., & Crisson, J. E. (1985). Behavioral assessment of head and neck cancer pain. *Pain, 23*, 327-336.

Keefe, F. J., Coldwell, D. S., Queen, K., Gil, K. M., Martinez, S., Crisson, J. E., Ogden, W., & Nunley, J. (1987). Osteoarthritis knee pain: a behavioral analysis. *Pain, 28*, 309-321.

Keefe, F. J., Crisson, J. E., Maltbie, A., Bradley, L., Gil, K. M. (1986). Illness behavior as a predictor of pain and overt behavior patterns in chronic low back pain patients.

Keefe, F. J., Schapira, B., Williams, R. B., Brown, C. & Surwit, R.S. (1981a). EMG-assisted relaxation training in the management of chronic low back pain. *American Journal of Clinical Biofeedback, 4*, 93-103.

Keefe, F. H., Wilkins, R. H., & Cook, W. A. (1984). Direct observation of pain behaviors in low back pain patients during physical examination. *Pain, 20*, 59-68.

Keefe, F. J., Wilkins, R. H., Cook, W. A., Crisson, J. E., & Muhlbaier, L. H. (1986). Depression, pain and pain behaviors. *Journal of Consulting and Clinical Psychology, 54*, 665-669.

Kendall, P. C., Williams, L., Pechaceck, T. F., Graham, L. E., Schisslak, C., & Herzoff, N. (1979). Conitive-behavioral and patient education intrventions in cardiac catherization procedures. The Palo Alto medical psychology project. *Journal of Consulting and Clinical Psychology, 47*, 49-58.

Kerns, R. D., Finn, P., & Haythornthwaite, J. A. (1988). Self-monitored pain intensity: Psychometric properties and clinical utility. *Journal of Behavioral Medicine, 11*, 71-82.

Kerns, R. D., & Haythornthwaite, J. A. (1988). Depression among chronic pain patients: cognitive-behavioral analysis and effect on rehabilitation outcome. *Journal of Consulting and Clinical Psychology, 56*, 870-876.

Kerns, R. D., Turk, D. C., Holzman, A. D., & Rudy, T. E. (1986). Efficacy of a cognitive-behavioral group approach for the treatment of chronic pain. *Clinical Journal of Pain, 4*, 195-203.

Kerns, R. D., Turk, D. C., & Rudy, T. E. (1985). The West-Haven Multidimensional Pain Inventory (WHYMPI). *Pain, 23*, 345-356.

Kiesler, S., & Finholt, T. (1988). The mystery of RSI. *American Psychologist, 43*, 1004-1015.

Kiss, I. Müller, H., & Abel, M. (1987). The McGill Pain Questionnaire - German version. A study on cancer pain. *Pain, 29*, 195-207.

Kniffki, K. D., Mense, S., & Schmidt, R. F. (1977). The spinocervical tract as a possible pathway for muscular nociception. *Journal of Physiology (Paris), 73*, 359-366.

Knorring, L. v., Almay, B. G. L., Johansson, F., & Terenius, L. (1978). Pain perception and endorphin levels in cerebrospinal fluid. *Pain, 5*, 359-365.

Kobal, W. (1984). Pain-related electrical potentials of the human respiratory and nasal mucosa elicited by chemical stimulation. In In B. Bromm (Ed.), *Pain measurement in man* (S. 463-468). Amsterdam: Elsevier.

Köhler, H., Mai, N., & Brengelmann, J. C. (1985). Psychologische Schmerztherapie bei chronischer Polyarthritis. In H.-U. Wittchen & J. C. Brengelmann (Hrsg.), *Psychologische Therapie bei chronischen Schmerzen* (S. 139-162) Berlin: Springer.

Kravitz, E. A. (1978). EMG feedback and differential relaxation training to promote pain relief in chronic low back pain patients. *Dissertation Abstracts International, 39B*, 1485-1486.

Kravitz, E. A., Moore, M. E., & Glaros, A. (1981). Paralumbar muscle activity in chronic low back pain. *Archives of Physical Medicine and Rehabilitation, 62*, 172-176.

Kremer, E., Atkinson, J. H., & Ignelzi, R. J. (1981). Measurement of pain: Patient preference does not confound pain measurement. *Pain, 10*, 241-248.

Kremer, E. F., Atkinson, J. H., & Kremer, A. M. (1982). The language of pain: Affective descriptors of pain are a better predictor of psychological disturbance than patterns of sensory and affective descriptors. *Pain, 16*, 185-192.

Kroger, W. S., & Fezler, W. D. (1976). *Hypnosis and Behavior Modification: Imgagery Conditioning.* Philadelphia, Toronto: Lippincott.

Kröner, B. (1984). Psychophysiologische Korrelate chronischer Kopfschmerzen. *Zeitschrift für Experimentelle und Angewandte Psychologie, 31*, 610-639.

Kröner-Herwig, B. (im Druck). Die Persönlichkeit des Schmerzpatienten: Eine kritische Übersicht. In Basler, H.D., Franz, C., Kröner-Herwig, B., Rehfisch, H. P., & Seemann, H. (Hrsg.), *Psychologische Behandlung chronischer Schmerzen: Grundlagen, Diagnose, Therapie.* Berlin: Springer.

Kröner-Herwig, B., & Sachse, R. (1989). *Biofeedbacktherapie.* Stuttgart: Kohlhammer.

Lacey, J. I. (1967). Somatic response patterning and stress: some revisions of activation theory. In M. H. Apley, & R. Trumball (Eds.), *Psychological stress.* New York: Appleton-Century-Crafts.

Lacey, J. I, & Lacey, B. C. (1958). Verification and extension of the principle of autonomic response stereotypy. *American Journal of Psychology, 71*, 50-73.

LaMotte, R. H., Simone, D. A., Baumann, T. K., Shain, C. N., & Alreja, M. (1988). Hypothesis for novel classes of chemoreceptors mediating chemogenic pain and itch. In R. Dubner, G. F. Gebhart, & M. Bond (Eds.), *Proceedings of the Vth World Congress on Pain: Vol. 3. Pain research and clinical management* (S. 529-535). Amsterdam: Elsevier.

LaMotte, R. H., & Thalhammer, J. G. (1982). Response properties of high treshold cutaneous cold receptors in the primate. *Brain Research, 244*, 279-281.

LaMotte, R. H., Thalhammer, J. G., Torebjork, H. E., & Robinson, C. J. (1982). Peripheral neural mechanisms of cutaneous hyperalgesia following mild injury by heat. *Journal of Neuroscience, 2*, 765-781.

Lang, P. J. (1979). A Bio-informational theory of emotional imagery. *Psychophysiology, 16*, 495-511.

Lang, P. J., Kozak, M. J., Miller, G. A., Levin, D. N., & McLean, A. (1980). Emotional imagery: Conceptual structure and pattern of somato-visceral response. *Psychophysiology, 17*, 179-192.

Langford, L. A., & Schmidt, R. F. (1983). Afferent and efferent axons in the medial and posterior articular nerves of the cat. *Anatomical Record, 206*, 71-81.

Laskin, D. M. (1969). Etiology of myofascial pain-dysfunction syndrome. *Journal of the American Dental Association, 79*, 147-153.

Lazarus, A. & Fay, A. (1977). *I can if I want to.* New York: Warner Books. (deutsche Übersetung (1985): *Ich kann, wenn ich will.* München: dtv/Klett-Cotta.

Lazarus, R. S. (1966). *Psychological stress and the coping process.* New York: McGraw-Hill.

Lazarus, R. S., & DeLongis, A. (1983). Psychological stress and coping in aging. *American Psychologist, 40,* 770-779.

Lazarus, R. S., DeLongis, A., Folkman, S., & Gruen, R. (1985). Stress and adaptional outcomes. *American Psychologist, 40,* 770-779.

Lazarus, R. S., & Folkman, S. (1984). *Stress, appraisal and coping.* New York: Springer.

Lazarus, R. S., & Launier, R. (1978). Stress-related transactions between the person and the environment. In L. A. Pervin & M. Lewis (Eds.), *Perspective in interactional psychology.* New York: Plenum.

Lazarus, R. S. et al. (1985). *The Ways of Coping-Scale - revised form.* Unpublished manuscript, University of Berkeley, CA.

Leavitt, F. (1982). Comparisons of three measures for detecting psychological disturbance in patients with low back pain. *Pain, 13,* 299-305.

Leavitt, F. (1983). Detecting psychological disturbance using verbal pain measurement: The back pain classification scale. In R. A. Melzack (Ed.), *Pain measurement and assessment* (S. 79-84). New York: Raven.

Leavitt, F., Garron, D., Whisler, W., & Sheinko, P. M. (1978). Affectivce and sensory dimensions of back pain. *Pain, 4,* 273-281.

Lee, W. (1969). Relationship between Thurstone category scaling and signal detection theory. *Psychological Bulletin, 71,* 101-107.

Lefebvre, M. F. (1981). Cognitive distortion and cognitive errors in depressed psychiatric and low back pain patients. *Journal of Consulting and Clinical Psychology, 49,* 517-525.

Lehrl, S., & Cziske, R. (1980). Messung von Schmerzen durch Adjektiv-Skalen und Untersuchungen zur faktoriellen Stabilität der Schmerzsprache. *Medical Psychiatry, 6,* 163.

Lehrl, S., & Cziske, R. (1983). Faktoren des Schmerzerlebens und ihre Messung. Revidierte Mehrdimensionale Schmerzskala. *Diagnostica, 1,* 61-74.

LeResche, L., & Dworkin, S. F. (1984). Facial expression accompanying pain. *Social Science Medicine, 19,* 1325-1330.

LeResche, L., & Dworkin, S. F. (1988). Facial expressions of pain and emotions in chronic TMD patients. *Pain, 35,* 71-78.

Lethem, J., Slade, P. O., Troup, J. P. G., & Bentley, G. (1983). Outline of a fear-avoidance model of exaggerated pain perception. *Behaviour Research and Therapy, 21,* 401-408.

Levenson, R. W. (1979). Effects of thematically relevant and general stressors on specificity of responding in asthmatic and nonasthmatic subjects. *Psychosomatic Medicine, 41,* 28-39.

Levenson, R. W., & Gottman, J. M (1983). Marital interaction: Psychological linkage and affective exchange. *Journal of Personality and Social Psychology, 45,* 587-597.

Leventhal, H., & Everhart, D. (1979). Emotion, Pain and Physical Illness. In: C.E. Izard (Ed.), *Emotions in personality and psychopathology.* New York: Plenum Press.

Levine, J. D., Coderre, T. J., & Basbaum, A. I. (1988). The peripheral nervous system and the inflammatory process. In R. Dubner, G. F. Gebhart, & M. Bond (Eds.), *Proceedings of the Vth World Congress on Pain: Vol. 3. Pain research and clinical management* (S. 33-43). Amsterdam: Elsevier.

Levitt, S. R., McKinney, M., & Lundeen, T. (1988). The TMJ scale: cross-validation and reliability studies. *Journal of Craniomandibular Practice, 6*, 17-25.

Lichstein, L., & Sackett, G. P. (1971). Reactions by differentially raised rhesus monkeys to noxious stimulation. *Developmental Psychobiology, 4*, 339-352.

Linton, S. J. (1986). Behavioral remediation of chronic pain: A status report. *Pain, 24*, 289-294.

Linton, S. J. (1985). The relationship between activity and chronic back pain. *Pain, 21*, 285-294.

Linton, S. J., & Götestam, K. G. (1985). Operant conditioning of pain reports: Laboratory validation and a model of chronic Pain. *Perceptional and Motor Skills, 60*, 427-437.

Linton, S. J., & Melin, L. (1982). The accuracy of remembering chronic pain. *Pain, 13*, 281-285.

Linton, S. J., & Melin, L. (1983). Applied relaxation in the management of chronic pain. *Behavioural Psychotherapy, 11*, 337-350.

Linton, S. J., Melin, L., & Götestam, K. G. (1985). Behavioral Analysis of Chronic Pain and Its Management. *Progress in Behavior Modification: Vol. 18*. New York: Academic Press.

Lippold, O. C. J. (1967). Electromyography. In P. H. Venables, & J. Martin (Eds.), *A manual of psychophysiological methods* (S. 38-69). Amsterdam: North-Holland.

Litt, M .D. (1988). Self-efficacy and perceived control: cognitive mediators of pain tolerance. *Journal of Personality and Social Psychology, 54*, 149-160.

Livingston, W. K. (1943). *Pain mechanisms. A physiological interpretation of causalgia and its related states*. New York: McMillan.

Lloyd, M. A., & Wagner, M. K. (1976). Signal detection theory and the psychophysics of pain: an introduction and review. *Psychosomatic Medicine, 38*, 79-94.

Loeser, J. D., & Chapman, C. R. (1989). *The measurement of pain*. New York: Raven Press.

Long, C. (1981). The relationship between surgical outcome and MMPI profiles in chronic pain patients. *Journal of Clinical Psychology, 37*, 744-749.

Love, A. W., & Peck, C. L. (1987). The MMPI and psychological factors in chronic low back pain: A review. *Pain, 28*, 1-12.

Lundeen, T. F., Levitt, S. R., & McKinney, M. W. (1985). *The discriminative ability of the TMJ scale: age and gender differences*. American Pain Society, Fifth Annual Meeting, Dallas, TX.

Lynn, B., & Hunt, S. P. (1984). Afferent C-fibers: Physiological and biochmical correlates. *Trends in Neuroscience, 7*, 186-188.

Magora, A., & Schwartz, A. (1973). Investigation of the relation between low back pain and occupation. 2. Psychological aspects. *Scandinavian Journal of Rehabilitation Medicine, 5*, 191-196.

Magora, A., & Schwartz, A. (1976). Relation between low back pain syndrome and x-ray findings: 1. Degenerative Osteoarthritis. *Scandinavian Journal of Rehabilitation Medicine, 8*, 115-125.

Magora, A., & Schwartz, A. (1978). Relation between the low back pain syndrome and x-ray findings: 2. Transitional vertebra (mainy sacralization). *Scandinavian Journal of Rehabilitation Medicine, 10,* 135-145.

Magora, A., & Schwartz, A. (1980a). Relation between the low back pain syndrome and x-ray findings: 3. Spina bifida acculta. *Scandinavian Journal of Rehabilitation Medicine, 12,* 9-15.

Magora, A., & Schwartz, A. (1980b). Relation between low back pain and x-ray changes: 4. Lysis and olisthesis. *Scandinavian Journal of Rehabilitation Medicine, 12,* 47-52.

Maier, S. F., Dugan, J. W., Grau, R., & Hyson, A. S. (1984). Learned helplessness, pain inhibition and the endogenous opioids. In M. Zeiler, & P. Harzem (Eds.), *Advances in the Analysis of Behavior: Vol. 7.* New York: Wiley.

Maier, S. F, & Keith, J. R. (1987). Shock signals and the development of stress-induced analgesia. *Journal of Experimental Psychology: Animal Behavior Processes, 13,* 226-238.

Main C. J. (1987). Psychological approaches to management and treatment. In M. I. V. Jayson (Ed.), *The lumbar spine and back pain.* Tunbridge Wells, Kent: Pitman Medical.

Main, C. J., & Waddell, G. (1987). Psychometric construction and validity of the Pilowski Illness Behavior Questionnaire in British patients with chronic low back pain. *Pain, 28,* 11-25.

Maixner, W., Dubner, R., Bushnell, M. C., Kenshalo, D. R., & Oliveras, J. L. (1986). Wide-dynamic-range dorsal horn neurons participate in the encoding process by which monkeys perceive the intensity of noxious heat stimuli. *Brain Research, 374,* 385-388.

Malmo, R. B., & Shagass, C. (1949). Physiologic study of symptom mechanisms in psychiatric patients under stress. *Psychosomatic Medicine, 11,* 25-29.

Malmo, R. B., Shagass, C., & Davis, F. H. (1949). Specificity of bodily reactions under stress. *Association of Research in Nervous and Mental Disorders, 29,* 231-261.

Malmo, R. B., Shagass, C., & Davis, F. H. (1950). Symptom specificity and bodily reactions during psychiatric interview. *Psychosomatic Medicine, 12,* 362-372.

Manning, M. M., & Wright, T. L. (1983). Self-efficacy expectancies, outcome expectancies and the persistence of pain control in childbirth. Journal of Personality and Social Psychology, 45, 421-431.

Mark, A. L., Victor, R. G., Neshed, C., & Wallin, B. G. (1985). Microneurographic studies of the mechanisms of sympathetic nerve responses to static exercise in humans. *Circulation Research, 57,* 461-469.

Martin, P. R., & Nathan, P. R. (1987). Differential Prevalence Rates for Headaches: A Function of Stress and Social Support. *Behaviour Change, 4,* 33-39.

Mayer, T. G., Gatchel, R. J., Kishino, N. D., Keeley, J. & Mooney, V. (1987). A prospective two-year study of functional restoration in industrial low back injury. *Journal of the American Medical Association, 13,* 1763-1764.

McArthur, D. L., Cohen, M. J., Gottlieb, H. J., Naliboff, B. D., & Schandler, S. L. (1987). Treatting chronic back pain. II. Long-term follow-up. *Pain, 29,* 23-38.

McCaul, K. D., & Malott, J. M. (1984). Distraction and coping with pain. *Psychological Bulletin, 95,* 516-533.

McCauley, J. P., Thelen, M. H., Frank, R. G., Willard, R. R., & Callen, K. E. (1983). Hypnosis compared to relaxation in the outpatient management of chronic low back pain. *Archives of Physical Medicine and Rehabilitation, 64,* 548-552.

McCleary, R., & Hay, R. A. (1980). *Applied time series analysis.* Beverley Hills, CA: Sage.

McCreary, C., Turner, J. & Dawson, E. (1979). The MMPI as a predictor of conservative treatment for low back pain. *Journal of Clinical Psychology, 35,* 398-408.

McDaniel, L.K., Anderson, K. D., Bradley, L. A., Young, L. D, Turner, R. A., Agudelo, C. A., & Keefe, F. J. (1986). Development of an obsevation method for assessing pain behavior in rheumatoid arthritis patients. *Pain, 24,* 165-184.

McGuigan, F. J. (1979).*Psychophysiological measurement of covert behavior. A guide for the laboratory.* Hillsdale, NJ: Lawrence Erlbaum.

McGuigan, F. J., & Bertera, J. (1973). In F. J. McGuigan & D. B. Lumsden (Eds.), *Contemporary approaches to conditioning and learning.* Washington, DC: V. H. Winston.

Meenan, R. F., Gertman, P. M., Mason, J. H., & Dunaif, R. (1982). The impact of chronic disease: A sociomedical profile of rheumatoid arthritis. *Arthritis and Rheumatism, 24,* 544-549.

Meichenbaum, D. H. (1975). A self-instructional approach to stress mangement: A proposal for stress inoculation training. In D. Spielgerger, & I. Sarason (Eds.), *Stress and anxiety: Vol 1* (S. 237-264). Washington, D. C.: Hemisphere.

Meltzer, H. (1987). *Psychopharmacology. The Third Generation of Progress.* New York: Raven Press.

Melzack, R A (1974) *The puzzle of pain.* New York: Basic Books.

Melzack, R. A. (1975). The McGill Pain Questionnaire: Major properties and scoring methods. *Pain, 1,* 277-279.

Melzack, R. (Ed.). (1983). *Pain measurement and assessment.* New York: Raven.

Melzack, R. (1984). The myth of painless childbirth. The J. J. Bonica lecture. *Pain, 19,* 321-337.

Melzack, R. A. (1986). Neurophysiological foundations of pain. In R. A. Sternbach (Ed.), *The psychology of pain* (2nd ed.). New York: Raven Press.

Melzack, R. A. (1987). The short form McGill Pain Questionnaire. *Pain, 30,* 191-197.

Melzack, R. (Hg.). (1978). *Das Rätsel des Schmerzes* Stuttgart: Hippokrates.

Melzack, R. A., & Dennis, S. G. (1978). Neurophysiological foundations of pain. In R. A. Sternbach (Ed.), *The psychology of pain.* New York: Raven Press.

Melzack, R. A., & Scott, T. H. (1957). The effects of early experience on the response to pain. *Journal of Comparative Physiological Psychology, 59,* 155-161.

Melzack, R. A., & Torgerson, W. S. (1971). On the language of pain. *Anesthesiology, 34,* 50-59.

Melzack, R. A., & Wall, P. D. (1965). Pain mechanisms: A new theory. *Science, 150,* 3699-3709.

Melzack, R. A., & Wall, P. D. (1983). *The challenge of pain.* New York: Basic Books.

Mense, S. (1986). Slowly conducting afferent fibres from deep tissues: Neurobiological properties and central nervous system action. *Progress in Sensory Physiology, 6,* 139-219.

Mense, S., & Meyer, H. (1985). Different types of slowly conducting afferent units in cat skeletal muscle and tendon. *Journal of Physiology (London)*, *363*, 305-310.

Mense, S., & Schmidt, R. F. (1974). Activation of group IV afferent units from muscle by algesic agents. *Brain Research*, *72*, 305-310.

Mense, S., & Stahnke, M. (1983). Responses in muscle afferent fibres of slow conduction velocity to contractions and ischemia in the cat. *Journal of Physiology (London)*, *342*, 383-397.

Mercuri, L. G., Olson, R. E., & Laskin, D. M. (1979). The specifity of response to experimental stress in patients with myofascial pain and dysfunction syndrome. *Journal of Dental Research*, *58*, 1866-1871.

Merskey, H. (Ed.). (1986). Classification of chronic pain: Descriptions of chronic pain syndromes and definitions of pain terms. *Pain*, (Suppl. 3), S1-S225.

Merskey, H., & Spear, F. G. (1967). *Pain: Psychological and psychiatric aspects*. London: Balliere, Tindell & Cassell.

Meyer, R. A., & Campbell, J. N. (1981). Myelinated nociceptive afferents account for the hyperalgesia that follows a burn to the hand. *Science*, *213*, 1527-1529.

Millan, M. H. (1986). Multiple opoid systems and pain. *Pain*, *27*, 303-347.

Miller, S. M. (1981). Controllability and human stress. method, evidence, and theory. Behaviour Research and Therapy, 17, 287-304.

Miltner, W., Larbig, W., & Braun, C. (1988). Biofeedback of somatosensory event-related potentials: Can individual pain sensations be modified by biofeedback-induced self-control of event-related potentials? *Pain*, *35*, 205-214.

Minuchin, S. (1974). *Families and family therapy*. Cambridge, MA: Cambridge University Press.

Minuchin, S., Baker, L., Rosman, B., Liebman, L., Milman, L., & Todd, T. C. (1975). A conceptual model of psychosomatic illness in children. Family organization and family therapy. Archives of general Psychiatric, 32, 1031-1038.

Morell, E. M., & Keefe, F J. (1988). The actometer: an evaluation of instrument applicability for chronic pain patients. *Pain*, *32*, 265-270.

Morishima, H. O., Pedersen, H., & Finster, M. (1978). The influence of maternal stress on the fetus, *American Journal of Obstetrics and Gynecology*, *131*, 286-290.

Morley, S. (1985). An experimental investigation of some assumptions underpinning psychological treatments of migraine. *Behavior Research and Therapy*, *23*, 65-74.

Morpurgo, C. V., Gavazzi, G., Pollin, B., Amsallem, B., & Lombard, M. C. (1983). Changes of somatic organization in thalamic ventrobasal nucleus of chronic awake cats associated with persistent nociceptive stimulation. In J. J. Bonica, U. Lindblom, & A. Iggo (Eds.), *Advances in pain research: Vol. 5*. New York: Raven Press.

Moss, R. A., & Adams, H. E. (1984). Physiological reactions to stress in subjects with and without myofascial pain dysfunction symptoms. *Journal of Oral Rehabilitation*, *11*, 219-232.

Müller, J. (1837). *Handbuch der Physiologie des Menschen*. Koblenz: Hölscher.

Müller, W., & Schilling, F. (1982). *Differentialdiagnose rheumatischer Erkrankungen*. Wiesbaden: Aesopus.

Naliboff, B. D., Cohen, M. J., Yellen, A. (1982). Does the MMPI differentiate chronic illness from chronic pain. *Pain, 13*, 333-341.

Nerenz, D. R., & Leventhal, H. (1983). Self regulation theory in chronic illness. In D. H. Meichenbaum & J. E. Jaremko (Eds.), *Stress reduction and prevention*. New York: Plenum.

Newman, R., Seres, J., Yospe, L. P., & Garlington, B. (1978). Multidisciplinary treatment of chronic pain: Long-term follow-up of low back pain patients. *Pain, 4*, 283-292.

Newmark, J., & Hochberg, F. H. (1987). "Doctor, it hurts when I play": Painful disorders among instrumental musicians. *Medical Problems of Performing Arts*, 93-97.

Nigl, A. J. (1980). Electromyographic biofeedback procedures of treating chronic low-back pain patients. *Stress, 1*, 13-19.

Nigl, A. J., & Fischer-Williams, M. (1980). Treatment of low back strain with electromyographic biofeedback and relaxation training. *Psychosomatics, 21*, 495-499.

Nottermann, J. M., Schoenfield, W. N., & Bersh, P. J. (1952). A comparison of three extinction procedures following heart rate conditioning. *Journal of Abnormal Psychology, 47*, 674-677.

Nouwen, A. (1983). EMG biofeedback used to reduce standing levels of paraspinal muscle tension in chronic low back pain. *Pain, 17*, 353-360.

Nouwen, A., & Solinger, J. W. (1979). The effectiveness of EMG biofeedback training in low back pain. *Biofeedback and Self-Regulation, 4*, 103-111.

O'Brian, R. G., & Kister-Kaiser, M. (1985). MANOVA method for analyzing repeated mearsure designs. *Psychological Bulletin, 97*, 316-333.

Obrist, P. A. (1976). The cardiovascular-behavioral interaction - as it appears today. *Psychophysiology, 13*, 95-107.

O'Connel, M. F., Frecker, D. L., & Russ, K. L. (1979). The effects of feedback sensory modality, feedback information content and sex on short term biofeedback training of three responses. *Psychophysiology, 16*, 438-445.

Paintal, A. S. (1960). Functional analysis of group III afferent fibers of mammalian muscle. *Journal of Physiology (London), 152*, 250-270.

Passchier, J., Helm-Hylkema, H. von der, & Orlebeke, J. F. (1984). Psychophysiological characteristics of migraine and tension headache patients: Differential effects of sex and pain state. *Headache, 24*, 131-139.

Payne, & Norfleet (1986). Chronic pain and the family: A review. *Pain, 26*, 1-22.

Pawlow, I. P. (1941). *Lectures on conditioned reflexes. Vol. 2. Conditioned reflexes and psychiatry*. New York: International Publishers.

Peck, C. L., & Kraft, G. H. (1977). Electromyographic biofeedback for pain related to muscle tension. *Archives of Surgery, 112*, 889-895.

Pennebaker, J. W. (1982). *The psychology of physical symptoms*. New York: Springer Verlag.

Pennebaker, J. W., & Epstein, D. (1983). Implicit psychophysiology: Effects of common beliefs and idiosyncratic physiological responses on symptom reporting. *Journal of Personality, 5*, 468-496.

Pennebaker, J. W., Gonder-Frederick, L., Cox, D. J., & Hoover, C. W. (1985). The Perception of general versus specific visceral activity and the regulation of health-related behavior. *Advances in Behavioral Medicine, 1*, 165-198.

Pert, C. B., & Snyder, S. (1973). Opiate receptor: Demonstration in nervous tissue. *Science, 179*, 1011-1014.

Philips, C. (1977). A psychological analysis of tension headache. In S. Rachman (Ed.), *Contributions to medical psychology: Vol. 1.* Oxford, England: Pergamon.

Philips, H. C. (1987). Avoidance behavior and its role in sustaining chronic pain. *Behavior Research and Therapy, 25*, 273-279.

Phillips, R.B., Frymoyer, J. W., Pherson, B. V. M., & Newburg, A.H. (1986). Low back pain: A radiographic enigma. *Journal of Manipulative and Physiological Therapeutics, 9*, 183-187.

Pilowski, I., Bassett, D., Barrett, R., Petrovic, L.& Minitti, R. (1983). The Illness Behaviour Schedule: reliability and validity. *International Journal of Psychiatry in Medicine, 13*, 11-28.

Pilowski, I., & Spence, N. D. (1975). Patterns of illness behavior in patients with intractable pain. *Journal of Psychosomatic Research, 19*, 279-287.

Pilowski, I., Spence, N., Cobb, J., & Katsikitis, M. (1984). The Illness Behaviour Questionnaire as an aid to clinical assessment. *General Hospital Psychiatry, 6*, 123-130.

Pincus, T., Callahan, L. F., Bradley, L. A., Vaughn, W. K., & Wolfe, F. (1986). Elevated MMPI scores for hypochondriasis, depression, and hysteria in patients with rheumatoid arthritis reflect disease rather than psychological status. *Arthritis and Rheumatism, 29*, 1456-1466.

Pöllmann, L. (1983). *Myoarthropathien.* Heidelberg: Hüthig.

Posselt, U. (1971). The temporomandibular joint syndrome and occlusion. *Journal of Prosthetic Dentistry, 25*, 432-438.

Pope, M. H., Rosen, J. C., Wilder, D. G., & Frymoyer, J. W. (1980). The relation between biomechanical and psychological factors in patients with low back pain. *Spine, 5*, 173-178.

Price, D. (1987). *Neural and psychological mechanisms of pain.* New York: Raven Press.

Price, D. B., McGrath, P. A., Rafii, A., & Buckingham, B. (1983). The validation of visual analogy scales as ratio scales measures for chronic and experimental pain. *Pain, 17*, 45-56.

Price, D. D., & Dubner, R. (1977). Neurons that subserve the sensory-discriminative aspects of pain. *Pain, 3*, 307-338.

Rachlin, H. (1985). Pain and behavior. *The Behavioral and Brain Sciences, 8*, 43-83.

Rachman, J., Levitt, K., & Lopatka, C. (1987). Panic: the links between cognition and bodily symptoms. *Behaviour Research and Therapy, 25*, 411-423.

Radvila, A., Adler, R. H., Galeazzi, R. L., & Vorkauf, H. (1987). The development of a German language (Berne) pain questionnaire and its application in a situation causing acute pain. *Pain, 28*, 185-195.

Raspe, H. H., Wasmus, A., Greif, G., Kohlmann, T., Kindel, P., & Mahrenholtz, M. (1989). *Rückenschmerzen in Hannover.* Unveröffentlichtes Manuskript der Abteilung Rheumatologie der Medizinischen Hochschule Hannover.

Reeh, P. W., Bayer, J., Kocher, L., & Handwerker, H. O. (1987). Sensitization of nociceptive cutaneous nerve fibers from the rat tail by noxious mechanical stimulation. *Experimental Brain Research, 65*, 505-512.

Reich, W. P., Parella, D. P., & Filstead, W. J. (1988). Unconfounding the hassles scale: External sources versus internal responses to stress. *Journal of Behavioral Medicine, 11*, 239-249.

Revenstorf, D. (1988). Hypnose. Grundlagen und klinische Anwendungen bei Schmerz. In W. Miltner, W. Larbig, & J. C. Brengelmann (Hrsg.), *Psychologische Schmerzbehandlung für die Praxis, Bd. 8* (S. 38-56). München: Röttger Verlag.

Rexed, B. (1952). The cytoarchitectonic organization of the spinal cord in the cat. *Brain Research, 51*, 415-495.

Richards, J. S., Nepomuceno, C., Riles, M., & Suer, Z. (1982). Assessing pain behavior: The UAB pain behavior scale. *Pain, 14*, 393-398.

Rickard, K. (1988). The occurrence of maladaptive health-related behaviors and teacher-related conduct problems in children of chronic low back pain patients. *Journal of Behavioral Medicine, 11*, 107-116.

Rimehaug, T., & Svebak, S. (1987). Psychogenic muscle tension: The significance of motivation and negative affect in perceptual-cognitive task performance. *International Journal of Psychophysiology, 5*, 97-106.

Rimm, D.C., & Litvak, S.B. (1969). Self-verbalization and emotional arousal. *Journal of Abnormal Psychology, 74*, 181-187.

Ritchie, J. (1973). Pain from distension of the pelvic colon by inflating a balloon in the irritable colon syndrome. *Gut, 14*, 125-132.

Roberts, A. H., & Reinhart, L. (1980). The behavioral management of chronic pain: Long-term follow-up with comparison groups. *Pain, 8*, 151-162.

Röhrle, B (1988). *Fragebogen zur verhaltenstherapeutischen Diagnostik depressiver Störungen. Ein Kompendium.* Tübingen: Deutsche Gesellschaft für Verhaltenstherapie.

Rollman, G. B. (1977). Signal detection theory measurement of pain: a review and critique. *Pain, 3*, 187-211.

Romano, J. M., & Turner, J. A. (1985). Chronic pain and depression: Does the evidence support a relationship? *Psychological Bulletin, 97*, 18-34.

Rosenfeld, P. J., Dowman, R., Silvia, R., & Heinricher, M. (1984). Operant controlled somatosensory brain potentials: specific effects on brain processes. In T. Elbert, B. Rockstroh, W. Lutzenberger, & N. Birbaumer (Eds.), *Self-regulation of the brain and behavior* (S. 164-179). Heidelberg: Springer.

Rosenstiel, A., & Keefe, F. J. (1983). The use of coping strategies in chronic low back pain patients. Relationship to patient characteristics and emotional adjustment. *Pain, 17*, 33-44.

Ross, D. M., & Ross, S. A. (1988). *Childhood pain. Current issues, research and practice.* Baltimore: Urban & Schwarzenberg.

Rotter, J. B. (1966). Generalized expectancies for internal versus external control of reinforcement. *Psychological Monographs, 80*, whole No. 609.

Roy, R. (1988). Impact of chronic pain on marital partners: A systems perspective. *Pain Research and Clinical Management*, *3*, 286-297.

Roy, R., Thomas, M., & Matas, M. (1984). Chronic pain and depression: A review. *Comprehensive Psychiatry*, *25*, 96-105.

Rudy, T. E., Kerns, R. D., & Turk, D. C. (1988). Chronic pain and depression: toward a cognitive-behavioral mediation model. *Pain*, *35*, 129-140.

Rudy, T. E., Turk, D. C., & Brena, S. F. (1988). Differential utility of medical procedures in the assessment of chronic pain patients. *Pain*, *34*, 53-60.

Rudy, T. E., Turk, D. C., Zaki, H. S., & Curtin, H. D. (1989). An empirical taxometric alternative to traditional classification of temporomandibular disorders. *Pain*, *36*, 311-370.

Rugh, J. D., & Solberg, W. K. (1985). Oral health status in the United States: Temporomandibular disorders. *Journal of Dental Education*, *49*, 398-405.

Rush, D. B. (1987). *Individual versus group contingencies in enhancing physical rehabilitation.* Unpublished manuscript, Georgia State University, Atlanta.

Rybstein-Blinchik, E. (1979). Effects of different cognitive strategies on chronic pain experience. *Journal of Behavioral Medicine*, *2*, 93-101.

Sanders, S. H. (1979). Behavioral assessment and treatment of clinical pain: Appraisal of current status. In M. Hersen, R. M. Eisler, & P. M. Miller (Eds.), *Progress in behavior modification: Vol 8* (S. 249-284). New York: Academic Press.

Sanders, S. H. (1983a). Automated versus self-monitoring of "up-time" in chronic low back pain patients: a comparative study. *Pain*, *15*, 399-405.

Sanders, S. H. (1983b). Component analysis of a behavioral treatment rpogram for chronic low back pain patients. *Behavior Therapy*, *14*, 697-705.

Sanders, S. H. (1985). The role of learning in chronic pain states. *Clinics in Anaesthesiology*, *3*, 1-33.

Sargent, C. (1984). Between death and shame: Dimensions of pain in Bariba culture. *Social Science and Medicine*, *19* 1299-1304.

Schaepe, J. L. (1982). Low back pain. An occupatonal perspective. In M. Stanton-Hicks & R. A. Boas (Eds.), *Chronic low back pain* (S. 15-23). New York: Raven.

Schaible, H. G., & Schmidt, R. F. (1983). Activation of group III and IV memory units in medical articular nerve by local mechanical stimulation of knee joint. *Journal of Neurophysiology*, *49*, 35-44.

Schiefenhövel, W. (1980). Verarbeitung von Schmerz und Krankheit bei den Eipo, Hochland von West-Neuguinea. *Medizinische Psychologie*, *6*, 219-234.

Schmidt, A. J. M. (1985a). Cognitive factors in the performance level of chronic low back pain patients. *Journal of Psychosomatic Research*, *29*, 183-189.

Schmidt, A. J. M. (1985b). Performance level of chronic low back pain patients in different treadmill test conditions. *Journal of Psychosomatic Research*, *29*, 639-645.

Schmidt, A. J. M. (1987). The behavioral mannagement of pain. A criticism of a response. *Pain*, *30*, 285-291.

Schmidt, A. J. M., & Brand, A. (1986). Persistence behavior of chronic low back pain patients in an acute pain situation. *Journal of Psychosomatic Research, 30*, 334-336.

Schmidt, A. J. M., Gierlings, R. E. H., & Peters, M. L. (1989). Environmental and interoceptive influences on chronic low back pain behavior. *Pain, 38*, 137-143.

Schmidt, R. F. (1972). The gate control theory of pain: An unlikely hypothesis. In R. Jansen, W. D. Keidel, A. Herz, C. Steichele, J. P. Payne, & R. A. P. Burt (Eds.), *Pain: Basic principles, pharmacology, therapy*. Stuttgart: Thieme.

Schmidt, R. F. (1985). Somato-viscerale Sensibilität: Hautsinne, Tiefensensibilität, Schmerz. In R. F. Schmidt & G. Thews (Eds.), *Physiologie des Menschen* (S. 229-255). Berlin: Springer.

Schmidt, R. F. & Thews, G. (Hrsg., 1987). *Physiologie des Menschen*. Berlin: Springer.

Schüldt, K., Ekholm, J., Harms-Ringdahl, K., Arborelius, U., & Nemeth, G. (1987). Influences of sitting postures on neck and shoulder EMG during arm-hand work movements. *Clinical Biomechanics, 2*, 126-139.

Schulte, W. (1966). Die Muskelentspannung zur Therapie der Arthropathie des Kiefergelenks. *Deutsche Zahnärztliche Zeitschrift, 21*, 858.

Schulte, W. (1981). Kiefergelenkerkrankungen und Funktionsstörungen. In N. Schwenzer & G. Grimm, G. (Hrsg.), *Zahn-, Mund- und Kieferheilkunde. Bd. 2. Spezielle Chirurgie* (S. 118-196). Stuttgart: Thieme.

Schulte, W. (1988). Conservative treatment of occlusal dysfunction. *International Dental Journal, 38*, 28-39.

Schulte, W., Lukas, D, & Sauer, G. (1981). Myoarthropathien. Epidemologische Gesichtspunkte, analytische und therapeutische Ergebnisse. *Deutsche Zahnärztliche Zeitschrift, 36*, 343-353.

Schwartz, G. E., & Weiss, S. M. (1978). Behavioral medicine revisited: An amended definition. *Journal of Behavioral Medicine, 1*, 249-251.

Schwartz, G. E., Weinberger, D. M., & Singer, J. E. (1981). Cardiovascular differentiation of happiness, sadness, anger, and fear following imagery and exercise. *Psychosomatic Medicine, 43*, 346-364.

Schwartz, L., & Chayes, C. N. (1969). *Facial pain and mandibular dysfunction*. Philadelphia: Saunders.

Scott, D. S., & Gregg, J. M. (1980). Myofascial pain of the mandibular joint: a review of the relaxation therapies. *Pain, 9*, 231.

Seemann, & Zimmermann (1984). Schmerzdokumentation in der ärztlichen Praxis. Das Heidelberger Schmerztagebuch. In R. Seithel (Hg.), *Neuraltherapie 2*. Stuttgart: Hippokrates.

Seligman, M. E. P. (1975). *Learned helplessness*. San Francisco: W. Freeman.

Selye, H. (1957). *The stress of life*. New York: McGraw-Hill.

Seres, J., & Newman, R. (1976). Results of chronic back pain at the Portland Pain Center. *Journal of Neurosurgery, 45*, 32-35.

Sherman, R. A., Sherman, S. J., & Bruno, G. M. (1987). Psychological factors influencing chronic phantom limb pain: an analysis of the literature. *Pain, 3*, 285-296.

Simons, D. G., Travell, J. (1983). Common myofascial origins of low back pain. *Postgraduate Medicine, 73*, 66-108.

Sinclair, D. C. (1955). Cutaneous sensation and the doctrine of specific nerve energies. *Brain, 78*, 584-594.

Sinclair, D. C., Weddell, G., & Feindel, W. H. (1948). Referred pain and associated phenomena. *Brain, 71*, 181-211.

Skinner, B. F. (1953). *Science and human behavior*. New York: Macmillan.

Smith, T. W., Follick, M. J., Ahern, D. K., & Adams, A. (1986). Cognitive distortion and disability in chronic low back pain. *Cognitive Therapy and Research, 10*, 201-210.

Soderberg, G. L., & Barr, J. O. (1983). Muscular function in chronic low-back dysfunction. *Spine, 8*, 79-85.

Solberg, W. W., Flint, R. T., & Brantner, J. P. (1970). temporomandibular joint pain and dysfunction: a clinical study of emotional and occluasal components. *Journal of Prosthetic Dentistry, 44*, 412-422.

Solberg, K. B., Tyre, T. E., & Stinson, G. M. (1972). Ivanov-Smolensky conditioning in adults and children using an electronic response measure. *Psychonomic Science, 8*, 365-366.

Spanos, N. P., Radtke-Bodorik, H. L., Ferguson, J. D., & Jones, B. (1979). The effect of hypnotic susceptibility, suggestions for analgesia, and the utilization of cognitive strategies on the reduction of pain. *Journal of Abnormal Psychology, 88*, 282-292.

Spielberger, C., Gorsuch, R., & Lushene, N. (1970). *Manual for the State Trait Anxiety Inventory*. Palo Alto: Consulting Pychologists Press.

Stein, N., Fruchter: H. J., & Trief, P. (1983). Experiences of depression and illness bahevior in patients with intractable chronic pain. *Journal of Clinical Psychology, 39*, 31-33.

Stein, C., & Mendl, G. (1988). The German counterpart to McGill Pain Questionnaire. *Pain, 32*, 251-255.

Stenn, P. G., Mothersill, K. J., & Brook, R. I. (1979). Biofeedback and a cognitive behavioral approach to the treatment of myofascial pain dysfunction syndrome. *Behavior Therapy, 10*, 29-36.

Sternbach, R. A. (1966). *Principles of psychophysiology*. New York: Academic Press.

Sternbach, R. A. (1974). *Pain patients: Traits and treatments*. New York: Academic Press.

Sternbach, R. A. (1989). Acute versus chronic pain. In P. D. Wall, & R. Melzack (Eds.), *Textbook of Pain* (2nd. ed.) (S. 242-246). Edinburgh: Churchill Livingstone.

Stone, W. E. (1983). Repetitive strain injuries. *Medical Journal of Australia, 24*, 616-618.

Stuckey, S. J., Jacobs, A., & Goldford, J. (1986). EMG biofeedback training, relaxation training, and placebo for the relief of chronic back pain. *Perceptual and Motor Skills, 63*, 1023-1036.

Sutton, E. P., & Belar, C. D. (1982). Tension headache patients versus controls: A study of EMG parameters. *Headache, 22*, 133-136.

Swanson, D. W., Maruta, T., & Swenson, M. (1979). Result of behavior modification in the treatment of chronic back pain. *Psychosomatic Medicine, 41*, 51-61.

Syrjala, K. L., & Chapman, R. C. (1984). Measurement of clinical pain. A review and integration of research findings. In C. Benedetti, R. C. Chapman, & G. Moricca (Eds.), *Advances in Pain Research and Therapy: Vol. 7*. New York: Raven Press.

Tasker, R. R., & Dostrovsky, J. O. (1989). Deafferentiation and central pain. In P. D. Wall, & R. Melzack (Eds.), *Textbook of pain* (2nd. ed.) (S. 154-180). Edinburgh: Churchill Livingstone.

Taylor, H., & Curran, N. M. (1985). *The Nuprin pain report*. Study No. 851077. New York: Louis Harris.

Taylor, C., Zlutnick, S., Corley, M., & Flora, J. (1980). The effects of detoxification, relaxation, and brief supportive therapy on chronic pain. *Pain, 8,* 319-329.

Terenius, L. (1975). The effects of peptides and amino acids on dihydromorphine binding to the opiate receptor. *Journal of Pharm. Pharmacology, 27,* 540-551.

Terman, G. W., Shavit, Y., Lewis, J. W., Cannon, T., & Liebeskind, J. C. (1984). Intrinsic mechanisms of pain inhibition: Activation by stress. *Science, 226,* 1270-1277.

Tesler, M., Savedra, M., Ward, J.A., Holzemer, W. L., & Wilkie, D. (1988). Children's language of pain. In R. Dubner, G. F. Gebhart, & M. R. Bond (Eds.), *Proceedings of th Vth World Congress on Pain: Vol. 3. Pain research and clinical management* (S. 348-352). Amsterdam: Elsevier.

Thomas, L. J., Tiber, P. D., & Schireson, S. (1983). The effects of anxiety and frustration on muscular tension related to the temporomandibular joint syndrome. *Oral Surgery, 5,* 763.

Thompson, J. K., & Adams, H. E. (1984). Psychophysiological characteristics of headache patients. *Pain, 18,* 41-52.

Thompson, S. C. (1981). Will it hurt less if I can control it? A complex answer to a simple question. *Psychological Bulletin, 90,* 89-101.

Thorndike, E. L. (1935). *The psychology of wants, interests, and attitudes*. New York: Appleton Century Crofts.

Thurstone, J. L. (1959). *The measurement of values*. Chicago: Chicago University Press.

Timko, C., & Janoff-Bulman, R. (1985). Attributions, vulnerability, and psychological adjustment: The case of breast cancer. *Health Psychology, 4,* 521-544.

Todd, J., & Belar, C. D. (1980). EMG biofeedback and chronic low back pain: Implications of treatment failure. *American Journal of Clinical Biofeedback, 3,* 114-117.

Torebjörk, H.E., Ochoa, J.L., & Schady, W. (1984). Referred pain from intraneural stimulation of muscle fasciles in the median nerve. *Pain, 18,* 145-156.

Traue, H. C. (1989). *Gefühlsausdruck, Hemmung und Muskelspannung unter sozialem Stress: sozialpsychophysiologische Untersuchungen myogener Kopfschmerzen*. Göttingen: Hogrefe.

Traue, H. C., Gottwald, A., Henderson, P., & Bakal, D. A. (1985). Nonverbal expressiveness and EMG activity in headache sufferers and controls. *Journal of Psychosomatic Research, 29,* 375-381.

Traue, H. C., Bischoff, C., & Zenz H. (1986). Sozialer Stress, Muskelspannung und Spannungskopfschmerz. *Zeitschrift für Klinische Psychologie, 15,* 57-70.

Tukey, J. W. (1977). *Exploratory data analysis*. Reading, MA: Addison-Wesley.

Tunks, E., Crook, J., Norman, G., & Kalaher, S. (1988). Tender points in fibromyalgia. *Pain, 34*, 11-20.

Turk, D. C. (1975). *Cognitive control of pain: A coping skills-training approach*. Unpublished master's thesis, University of Waterloo.

Turk, D. C. (1977). *A coping skills-training approach for the control of experimentally produced pain*. Unpublished doctoral dissertation, University of Waterloo.

Turk, D. C., & Flor, H. (1984). Etiological theories and treatments for chronic low back pain: II. Psychological models and interventions. *Pain, 19*, 209-213.

Turk, D. C., & Flor, H. (1987). Pain behaviors. Utility and limitations of the pain behavior construct. *Pain, 31*, 277-295.

Turk, D. C., Flor, H., & Rudy, T. E. (1987). Pain and families: 1. Etiology, maintenance, and psychosocial impact. *Pain, 30*, 3-27.

Turk, D. C., & Genest, M. (1979). Regulation of pain. The application of cognitive and behavioral techniques for prevention and remediation. In P. C. Kendall & S. D. Hollon (Eds.), *Cognitive-behavioral interventions: Theory, research, and practice*. New York: Academic Press.

Turk, D. C., & Meichenbaum, D. H. (1989). A cognitive-behavioural approach to pain management. In P. D. Wall, & R. Melzack (Eds.), *Textbook of pain* (2nd ed.) (S. 1001-1009). Edingburgh: Churchill Livingstone.

Turk, D. C., Meichenbaum, D. H., & Genest, M. (1983). *Pain and behavioral medicine: A cognitive-behavioral approach*. New York: Guilford.

Turk, D. C., & Rudy, T. E. (1985). *The Pain Experience Scale*. Unpublished manuscript, Yale University, New Haven, CT.

Turk, D. C., & Rudy, T. E. (1986). Assessment of cognitive factors in chronic pain: a worthwhile enterprise? *Journal of Consulting and Clinical Psychology, 54*, 760-768.

Turk, D. C., & Rudy, T. E. (1986). Coping with chronic illness: The mediating role of cognitive appraisal. In S. McHugh, & T. M. Vallis (Eds.), *Illness behavior: A multidisciplinary model* (S. 309-320). New York: Plenum.

Turk, D. C., & Rudy, T. E. (1987a). IASP taxonomy of chronic pain syndromes: preliminary assessment of reliability. *Pain, 30*, 177-190.

Turk, D. C., & Rudy, T. E. (1987b). Toward a comprehensive assessment of chronic pain patients. *Behaviour Research and Therapy, 25*, 237-249.

Turk, D. C., & Rudy, T. E. (1988). Toward an emprirically-derived taxonomy of chronic pain patients: integration of psychological assessment data. *Journal of Consulting and Clinical Psychology, 56*, 233-238.

Turk, D. C., & Rudy, T. E. (1990). Neglected factors in chronic pain treatment outcome studies - referral patterns, failure to enter treatment, and attrition. *Pain, 43*.

Turk, D. C., Rudy, T. E., & Flor, H. (1987, March). *Methodological issues in the psychophysiological assessment of chronic back pain patients: Trends and future directions*. Paper presented at the Annual Meeting of the Society of Behavioral Medicine, Washington, DC.

Turk, D. C., Rudy, T. E., & Flor, H. (1988). Cognitive-behavioral treatment of chronic pain: An integrated treatment approach. In W. Miltner, W. Larbig, & J. C. Brengelmann (Hrsg.), *Psychologische Schmerzbehandlung für die Praxis, Bd. 8* (S. 38-56). München: Röttger Verlag.

Turk, D. C., Rudy, T. E., & Salovey, P. (1985). The McGill Pain Questionnaire reconsidered: Confirming the factor structure and examining appropriate uses. *Pain, 21*, 385-397.

Turk, D. C., Rudy, T. E., & Stieg, E. (1988). The disability determination dilemma: Toward a multiaxial solution. *Pain, 34*, 217-330.

Turk, D. C., Wack, J., & Kerns, R. D. (1985). An empirical examination of the 'pain behavior' construct. *Journal of Behavioral Medicine, 9*, 119-130.

Turner, J. A. (1982). Comparison of group progressive-relaxation training and cognitive-behavioral group therapy for chronic low back pain. *Journal of Consulting and Clinical Psychology, 50*, 757-765.

Turner, J. A., & Chapman, C. R. (1982a). Psychological intervention for chronic pain: A critical review: 1. Relaxation training and biofeedback. *Pain, 12*, 1-21.

Turner, J. A., & Chapman, C. R. (1982b). Psychological interventions for chronic pain: A critical appraisal - 2. Operant conditioning, hypnosis, and cognitive-behavior therapy. *Pain, 12*, 23-46.

Turner, J. A., & Clancy, S. (1986). Strategies for coping with chronic low back pain: Relationship to pain and disability. *Pain, 24*, 355-364.

Turner, J. A.,& Clancy, S. (1988). Comparison of operant behavioral and cognitive-behavioral treatment for chronic low-back pain. *Journal of Consulting and Clinical Psychology, 56,* 261-266.

Turner, J. A., Clancy, St., & Vitaliano, P. P. (1987). Relationships of stress, appraisal and coping to chronic low back pain. *Behaviour Research and Therapy, 25,* (4), 281-288.

Turner, J. A., & Romano, J. M. (1984a). Evaluating Psychologic Interventions for Chronic Pain. Issues and Recent Developments. In C. Benedetti et al. (Eds.), *Advances in Pain Research and Therapy: Vol. 7*. New York: Raven Press.

Turner, J. A., & Romano, J. M. (1984b). Self-report screening measures for depression in chronic pain patients. *Journal of Clinical Psychology, 40*, 909-913.

Tursky, B., Jamner, L. D., & Friedman, R. (1982). The pain perception profile: A psychosocial approach to the assessment of pain report. *Behavior Therapy, 13*, 376-394.

Urban, B. J., Keefe, F. J., & France, R. D. (1984). A study of psychological scaling in chronic back pain patients. *Pain, 20*, 157-168.

Vaitl, D. (1978). Entspannungstechniken. In L. J. Pongratz, (Hrsg.), *Klinische Psychologie. 2. Halbband*. Göttingen: Hogrefe.

Van Buren, J., & Kleinknecht, R. (1979). On evaluation of the McGill Pain Questionnaire for use in dental pain assessment. *Pain, 6*, 23-33.

Varni, J. W., Thompson, K. L., & Hanson, V. (1987). The Varni/Thompson pediatric pain questionnaire: 1. Chronic musculoskeletal pain in juvenile rheumatoid arthritis. *Pain, 28*, 27-38.

Vasey, M. W., & Thayer, J. F. (1986). The continuing problem of false positives in repeated measures ANOVA in psychophysiology: A multivariate solution. *Psychophysiology, 24*, 479-486.

Vaughan, K. B., & Lanzetta, J. T. (1980). Vicarious Instigation and Conditioning of Facial Expressive and Autonomic Responses to a Model's Expressive Display of Pain. *Journal of Personality and Social Psychology, 38* (6), 909-923.

Vaughan, K. B., & Lanzetta, J. T. (1981). The Effect of Modification of Expressive Displays on Vicarious Emotional Arousal. *Journal of Experimental Social Psychology, 17,* 16-30.

Violon, A. (1985). Family etiology of chronic pain. *International Journal of Family Therapy, 7,* 235-246.

Vitaliano, P. P., Russo, J., Carr, J. E., Maiuro, R. D., & Becker, J. (1985). The ways of coping checklist: revision and psychometric properties. *Multivariate Behavioral Research, 11,* 3-26.

Waddell, G. (1982). An approach to backache. *Hospital Medicine, 28,* 187-219.

Waddell, G., Main, C. J., Morris, E. M., Venner, R. W. Rae, P. S., Sharmy, S., & Galloway, H. (1982). Normality and reliability in the clinical assessment of backache. *British Medical Journal, 284,* 1519-1530.

Waddell, G., Bircher, M., Finlayson, D., & Main, C. J. (1984). Symptoms and signs: physical disease or illness behavior? *British Journal of Psychiatry, 111,* 57-66.

Waddell, G., & Main, D. J. (1984). The assessment of severity in low-back disorders. *Spine, 9,* 204-208.

Waddell, G., Main, D. J., Morris, E. W., Dipaola, M., & Gray, I. C. M. (1984). Chronic low back pain, psychological distress and illness behaviours. *Spine, 9,* 209-213.

Waddell, G., McCullock, J. A., Kummel, E. G., & Venner, R. M. (1980). Non-organic physical signs in low back pain. *Spine, 5,* 117-125.

Waddell, G., Bircher, M., Finnlayson, D., & Main C. J. (1984a). Symptoms and signs: Physical diseases or illness behaviour? *Spine, 9,* 209-213.

Waddell, G., Main, C. J., Morris, E. W., DiPaola, M., & Gray, I. C. M. (1984b). Chroic low back pain, psychologic distress and illness behaviour. *Spine, 9,* 209-213.

Wagner, A. R. (1981). SOP: A model of automatic memory processing in animal behavior. In N. E. Spear, & R. R. Miller (Eds.), *Information processing in animals: Memory mechanisms* (S. 5-47). Hilsdale, NJ: Erlbaum.

Walker, B. B., & Sandman, C. A. (1977). Physiological response patterns in ulcer patients: Phasic and tonic components of the electrogastrogram. *Psychophysiology, 14,* 393-400.

Wall, P. D. (1979). On the relation of injury to pain. The John J. Bonica lecture. *Pain, 6,* 253.

Wall, P. D.(1988). Stability and instability of central pain mechanisms. In R. Dubner, G. F. Gebhart, & M. Bond (Eds.), *Proceedings of the Vth World Congress on Pain: Vol. 3. Pain research und clinical management* (S. 13-24). Amsterdam: Elsevier.

Wall, P. D., & Gutnick, M. (1974). Ongoing activity in peripheral nerves: the physiology and pharmacology of impulses originating from neuroma. *Experimental Neurology, 43,* 580-593.

Wall, P. D., & McMahon, S. B. (1985). Microneuronography and its relation to perceived sensation: A critical review. *Pain, 21,* 209-229.

Wall, P. D., & Melzack, R. (Eds.). (1989). *Textbook of pain* (2nd ed.). New York: Churchill Livingstone.

Wallston, K. A., Wallston, B. S., & DeVellis, R. (1978). Development of the multidimensional health locus of control (MHLC) scales. *Health Education Monographs, 6,* 161-170.

Ward, N. G., Bloom, V. L., Dworkin, S., Fawcett, J., Narasimnachari, N., & Friedel, R. O. (1982). Psychobiological markers in coexisting pain and depression: Toward a unified theory. *Journal of Clinical Psychiatry, 43,* 32-49.

Waring, E. M. (1977). The role of the family in symptom selection and perpetuation in psychosomatic illness. *Psychotherapy and Psychosomatic, 28,* 253-259.

Watkins, L. R., & Mayer, D. J. (1982). Organization of endogenous opiate and nonopiate pain control systems. *Science, 216,* 1185-1192.

Weinberg, L. A. (1979). Role of condylar position in TMJ dysfunction-pain syndrome. *Journal of Prosthetic Dentistry, 44,* 532-545.

Weinberger, M., Hiner, S. L., & Tierney, W. M. (1987). In support of hassles as a measure of stress in predicting health outcomes. *Journal of Behavioral Medicine, 10,* 19-31.

Weiner, H. (1977). *Psychobiology and human disease.* Amsterdam: Elsevier.

Weisenberg, M. (1977). Pain and pain control. *Psychological Bulletin, 84,* 1008-1044.

Wernick, R., Taylor, P., & Jaremko, M. (1985). Pain management in severly burnt patients: a test of stress inoculation training. *Journal of Behavioral Medicine, 4,* 103-109.

White, B., & Sanders, S. H. (1985). Differential effects on pain and mood in chronic pain patients with time-versus pain-contingent medication delivery. *Behavior Therapy, 16,* 28-36.

White, M. C., Bradley, C. A., & Prokop, C. K. (1985). Behavioral assessment of chronic pain. In W. W. Tyron (Ed.), *Behavioral assessment in behavioral medicine.* New York: Springer.

Whitehead, W. E. (1980). Interoception. In R. Hölzl, & W. E. Whitehead (Eds.), *Psychophysiology of the gastrointestinal tract.* New York: Plenum.

Whitehead, W. E., Fedoravicius, A. S., Blackwell, B. & Wooley, S. (1979). A behavioral conceptualization of psychosomatic illness: psychosomatic symptoms as learned responses. In J. R. McNamara (Ed.), *Behavioral approaches to medicine.* New York: Plenum Press.

Whitehorn, D., & Burgess, P. R. (1973). Changes in polarization of central branches of myelinated mechanoreceptor and nociceptor fibers during noxious and innocuous stimulation of the skin. *Journal of Neurophysiology, 36,* 226-237.

Willis, W. D. (1985). *The pain system. The neural basis of nociceptive transmission in the mammalian nervous system.* Basel: Karger.

Wolf, S. L., Nacht, M., & Kelley, J. L. (1982). EMG feedback training during dynamic movement for low back pain patients. *Behavior Therapy, 13,* 395-406.

Wolff, B. B. (1984). Methods of testing pain mechanisms in normal man. In P. D. Wall, & R. Melzack (Eds.), *Textbook of pain* (1st ed.) (S. 186-194). Edinburgh: Churchill Livingstone.

Woods, P. J., Morgan, B. T., Day, B. W., Jefferson, T., & Harris, C. (1984). Findings in a relationship between type A behavior and HAS. *Journal of Behavioral Medicine, 7,* 277-286.

Wooley, S., & Blackwell, B. (1975). A behavioral probe into social contingencies on a psychosomatic ward. *Journal of Applied Behavioral Analysis, 8,* 337.

Wooley, S. C., Blackwell, B., & Winget, C. (1978). A learning theory model of chronic illness behavior: Theory, treatment, and research. *Psychosomatic Medicine, 5,* 379-401.

Wooley, S. C., Epps, B., & Blackwell, B. (1975). Pain tolerance in chronic illness behavior. *Psychosomatic Medicine, 37,* 98.

Wynn Parry, C. B. (1989). The failed back. In P. D. Wall, & R. Melzack (Eds.), *Textbook of pain* (2nd ed.) (S. 341-353). New York: Churchill Livingstone.

Yemm, R. (1969). Temporomandibular disorders and masseter muscle response to stress. *British Dental Journal, 127,* 508-510.

Young, R. F., Feldman, R. A., Kroening, R., Fucton, W. & Morris, J. (1984). Electrical stimulation of the brain in the treatmnet of chronic pain in man. In J. Kruger & J. C. Liebeskind (Ed.), *Advances in pain research and therapy, Vol. 6* (S. 289-303). New York: Raven Press.

Zborowski, M. (1969). People in pain. San Francisco: Jossey-Bass.

Zerssen, D. von (1976). *Die Beschwerden-Liste.* Weinheim: Beltz.

Zimmermann, M. (1984). Neurological concepts of pain, its assessment and therapy. In B. Bromm (Ed.), *Pain measurement in man.* Amsterdam: Elsevier.

Zimmermann, M. (1984). Physiologie von Nociception und Schmerz. In M. Zimmermann & H. O. Handwerker (Hrsg.), *Schmerz. Konzepte und ärztliches Handeln* (S. 1-43). Berlin: Springer.

Zimmermann, M. (1988). Physiologische und Pathophysiologische Grundlagen des Nervenschmerzes. In C.-H. Lücking, U. Thoden & M. Zimmermann (Hrsg.), *Nervenschmerz.* Stuttgart: Fischer.

Zimmermann, M., & Handwerker, H. O. (1984). *Schmerz. Konzepte und ärztliches Handeln* . Berlin: Springer.

Zimmermann, M., & Seemann, H. (1986). *Der Schmerz - ein vernachlässigtes Gebiet der Medizin.* Berlin: Springer.

Zung, W. W. K. (1965). A self-rating depression scale. *Archives of General Psychiatry, 12,* 63-70.

19. Autorenverzeichnis

Ahern 83, 84
Ahles 96
Alexander 25, 78
Almay 49
Andersson 43
Andrasik 48
Anderson 35, 50, 112
Andersson 56
Apley 51
Arena 81, 83, 84, 87, 89, 131, 203
Averill 52, 53
Ax 64
Baekeland 260
Bakal 37, 79
Bandura 33, 35, 49, 54
Baranowski 41
Barber 53
Bartko 200
Basbaum 18, 19
Basler 1
Basmajian 78
Beck 11, 100, 103, 132, 184, 187, 195
Beecher 4, 93, 94
Belar 115, 117
Berne 26
Bergner 99
Bernstein 120
Besette 107
Besson 11, 12
Beutler 27
Biedermann 258
Bille 40
Birbaumer 5, 9, 15, 29, 37, 49, 56, 259, 263
Bischoff 37, 51, 55, 59, 130, 254
Blanchard 259
Blitz 94
Block 30, 41, 51, 105, 259
Blumer 25, 27, 28
Bonica 1, 3
Borcovec 217
Borgeat 51
Boucher 106
Bradley 26, 52, 100, 124, 260
Brena 108
Brener 57
Bromm 93
Brown 35, 53, 102
Budzinsky 78
Burgess 10, 11
Burckhardt 98
Burish 219
Burrows 40
Bush 116, 117, 258

Byrne 98
Cacioppo 82, 90
Cailliet 20
Cairns 19, 30, 113, 114
Cannon 19
Carlsson 118
Casey 27
Cervero 12, 27, 78, 96
Chapman 94
Charter 97
Chen 107
Christensen 34, 41, 47, 57, 79, 137
Ciccone 35
Cicetti 181
Cinciripini 105
Cobb 78, 81
Cohen 49, 78, 81, 83, 84, 86
Collins 83, 84, 86, 87
Comings 40
Council 54
Craig 20, 34, 41, 98, 106
Cram 83, 107, 115, 119
Crisson 100
Crockett 98, 124
Dahlström 71, 75, 87, 88, 118, 250
Damkot 43
Danchik 3
Davey 60
DeLuca 115
Demjen 52
Derogatis 100
Devor 40, 45
Deyo 3, 50, 104
Diener 58
Dohrenwend 196
Dohrman 118
Dolce 33, 35, 48, 54, 59, 107, 114, 179
Doleys 30, 113, 114
Domino 599
Dorpat 25
Droste 40, 41, 49, 93
Duban 49
Dubner 10, 13, 19
Duckro 100
Duffy 63
Egle 25
Eich 53
Ekman 64, 106
Engel 25, 63, 64
Fahrenberg 64, 65
Ferreira 19
Feuerstein 22, 37, 48, 81, 106, 130
Fields 9, 12, 18, 40, 47

Finneson 20, 104
Fink 46
Fischer 83
Fishbein 187
Fitzgerald 11
Fleetwood-Walker 19
Fleiss 200
Flor 5, 22, 26, 30, 32, 33, 34, 35, 37, 38, 42, 45, 48, 53, 54, 58, 59, 62, 63, 74, 75, 80, 83, 86, 87, 89, 99, 103, 107, 115, 116, 117, 119, 120, 124, 132, 139, 141, 182, 183, 184, 185, 186, 187, 191, 203, 212, 250, 251, 253, 254, 258, 259
Förster 65
Follick 99, 106
Folkman 198,
Fordyce 6, 2, 29, 30, 31, 43, 45, 56, 88, 106, 111, 112, 112, 114, 194
Fowles 139
Fox 98
France 28
Franz 100
Freeman 117
Frenk 15, 25
Frey 16
Fridlund 81, 139
Frymoyer 43
Gaffney 97
Gannon 82, 151
Garwood 131
Geissner 98
Gellhorn 63
Gentry 26, 32, 34, 115, 117
Gerber 101
Glass 64, 70
Glynn 47
Götestam 101
Goldscheider 16
Gottlieb 119
Graber 23
Gracely 97
Grau 47, 48
Gray 61
Green 95
Gregor 16
Griffith 22
Guck 30
Guilbaud 11, 48
Haber 80
Hagberg 45
Hanlon 122
Hardy 92, 94
Harvey 42
Haynes 81
Head 20

Heaton 101
Hefferline 46, 51
Heimerdinger 200, 201
Hendler 28, 117
Henriksson 47
Henry 46, 55
Heppelmann 11, 20
Herz 18
Hijzen 118
Hilgard 1
Hoffmann 25
Hollis 46
Holmes 63, 195
Holroyd 120, 124, 78
Holzman 122
Hölzl 50
Hoon 97
Hoppe 98
Howlett 47
Hoyt 80, 83
Hughes 18
Hursey 81
Hussar 21
Inbal 40
Jäck 198, 201
Jäckel 99
Jacobs 118
Jamner 53
Janke 198
Jayson 20, 21, 22, 104
Jennings 82
Jensen 96
Jessell 11, 18
Jones 117
Jöreskog 184
Kabat-Zinn 259, 260
Kanner 132, 148, 184, 195, 196
Karoly 101, 106, 122
Kearney 48
Keefe 28, 62, 105, 117, 118, 119, 198, 200, 259, 260
Kendall 193
Kerns 98, 99, 113, 124, 132, 182, 183, 188, 198, 258, 260
Kiesler 43
Kirwan 21
Kiss 98
Kniffki 11
Kobal 93
Köhler 124
Kraft 46
Kravitz 74, 83, 84, 117, 121
Kremer 96, 97, 98
Kroger 345
Kröner 80
Kröner-Herwig 26, 33
Lacey 44, 63, 64, 253
LaMotte 10, 11

409

Lang 53, 135
Langford 19
Laskin 23, 250, 251
Lazarus, A. 335
Lazarus, R. 44, 49, 65, 79, 132, 149, 195, 196, 198
Leavitt 97, 100
Lee 95
Lefebvre 103
Lehrl 98
LeResche 106
Lethem 32, 58
Levenson 64, 133
Leventhal 52
Levine 12, 18
Levitt 104
Lichstein 42
Linton 30, 31, 32, 45, 53, 56, 59, 121
Lippold 139
Litt 35, 54
Livingston 20
Lloyd 95
Long 100
Love 26, 100
Lundeen 104
Lynn 18
Magora 21, 43
Maier 43, 48, 55
Main 43, 102
Maixner 13
Malmo 63, 64
Manning 54
Mark 47
Martin 55
Mayer 125
McArthur 125
McCaul 35
McCauley 121
McCleary 250
McCreary 100
McDaniel 98, 105
McGuigan 31, 46
Meyer 11
Meenan 99
Meichenbaum 221
Meltzer 49
Melzack 1, 2, 6, 9, 14, 15, 16, 17, 42, 88, 97, 98, 122
Mense 11, 19, 20, 47
Mercuri 75, 87, 88
Merskey 4, 6, 28, 74
Minuchin 25, 26
Millan 19
Miller 53
Miltner 93, 94
Moore 113
Morell 105

Morishima 47
Morley 80, 135
Morpurgo 42
Moss 71, 75, 87, 141
Müller 16, 104
Naliboff 100
Nathan 17
Nerenz 41, 50
Newman 125
Newmark 43
Nigl 115
Nottermann 52
Nouwen 115, 117, 119, 258
O'Brian 142
Obrist 253
O'Connel 131
Paintal 19
Passchier 82
Pawlow 32
Payne 26
Peck 115, 117
Pemnebaker 49, 50, 51
Pert 2
Philips 45, 32, 32, 58, 58, 79, 101, 182
Phillips 21
Pilowski 102
Pincus 26, 100
Pöllmann 22
Pope 33, 59
Posselt 23
Price 6, 10, 13, 14, 94, 96, 182
Rachlin 31
Rachman 58
Radvila 98
Raspe 4
Reeh 11
Reich 196
Revenstorf 111
Rexed 13
Richards 105, 106
Rickard 41
Rimehaug 43
Rimm 53
Ritchie 50
Roberts 30, 112
Röhrle 184
Rollmann 95
Romano 27
Rosenfeld 94
Rosenstiel 102
Ross 34
Rotter 187
Roy 25, 27
Rudy 28, 99, 104, 109, 181, 204, 204
Rugh 22
Rush 113

Sanders 32, 37, 57, 105, 113
Sargents 42
Schaepe 43
Schaible 19
Schiefenhövel 42
Schmidt, A. 254
Schmidt, R. 15
Schmidt 16, 31, 33, 35, 46, 52
Schulte 22, 23, 104, 118, 121, 177, 182, 251
Schüldt 43
Schwartz 2, 23, 64
Scott 121
Seemann 101, 180, 182
Seligman 53
Selye 63
Seres 119
Sherman 43
Simons 21
Sinclair 16, 20
Skinner 28
Smith 54, 83, 84, 87, 103
Solberg 23, 46
Spielberger 133
Stein 98, 102
Stenn 118
Sternbach 5, 26, 52, 64, 93, 111
Stone 43
Stuckey 121
Sutton 81
Swanson 259
Syrjala 96
Tasker 27
Taylor 3, 121
Terenius 18
Terman 15
Tesler 97
Thomas 87
Thompson 53, 130
Thorndike 28
Thurstone 95
Todd 117
Torebjörk 10
Traue 37, 45, 55, 80
Tukey 139
Tunks 51
Turk 1, 5, 6, 22, 26, 31, 34, 35, 38, 41, 48, 52, 53, 61, 82, 90, 93, 98, 98, 99, 101, 102, 106, 109, 111, 114, 114, 123, 187, 188, 194, 204, 204
Turner 28, 30, 33, 48, 96, 99, 100, 102, 111, 113, 114, 121, 124, 125, 212, 258
Tursky 93, 95
Urban 97
Vaitl 120
Van Buren 98

Varni 97
Vasey 82, 142
Vaughan 41
Violon 42, 59
Vitaliano 198
Waddell 20, 104, 108
Wagner 48
Walker 45, 64
Wall 9, 47, 94
Wallston 187
Ward 28
Waring 25
Watkins 47
Weinberg 23
Weinberger 196
Weiner 249
Weisenberg 26
Wernick 124
White 30, 97, 113
Whitehead 50, 51
Whitehorn 16
Willis 9
Wolf 115, 117
Wolff 4
Woods 55
Wooley 30
Wynn Parry 21
Yemm 71, 74, 87
Young 18
Zborowski 34
Zerssen 132, 195
Zimmermann 4, 9, 16, 17, 20
Zung 100

20. Sachregister

A/D-Wandler 137, 138
Ablenkung 240
 - Strategien 241
 - Verfahren 35
Abwehrreaktion 156
Acetylcholin (ACh) 12
Adenosintriphosphat (ATP) 12, 22, 47
Adrenalin 47
affektive Verstimmung 216, 228, 230, 235, 238, 239, 243, 244, 246, 242, 246, 251, 252,
Aktivierungsparameter 154, 155
Aktivitäten 30, 32, 39, 40, 45, 57, 58, 59, 98, 99, 101, 106, 108, 109, 112, 113, 121, 123 ,184ff., 201, 202, 232
Aktivitätssteigerung 221
algetische Substanzen 12, 17, 20
Amygdala 19
Analgesie 2, 15, 18
 - stimulationsinduzierte Analgesie (SIA) 15
  - hormonell opioide SIA 47
  - nicht-hormonelle SIA 47
 - Mechanismen (absteigende) 15
 - Streßanalgesie 47
 - Substanzen 18
Analgetika 51, 56, 94, 133, 183, 211, 223, 257
Analogskalen 184
 - visuelle 96, 182
Angst 33, 40, 45, 56ff., 128, 168, 171, 172, 25, 261, 264,
 - antizipatorische 127
 - Angst-Schmerz-Spannungs-Zyklus 33
ANOVA 82, 88, 139, 140, 148, 149, 152, 153, 161, 172, 177, 192, 200, 208, 214, 223, 226, 230, 233, 237, 243, 246
Antidepressiva 133, 216
ARIMA (Autoregressiver Integrierter Moving-Average Prozeß) 82
Artefaktkontrolle 139
Arthritiden 22
Arthritis 22, 45
Arthritis Impact Measurement Scale (AIMS) 99
Asthma bronchiale 64
ASYST 139
ATP s. Adenosintriphosphat
Aufmerksamkeit
 - Umlenkung 221
Bandscheibenschaden 131
Basalganglien 14

Beck-Depressionsinventar(BDI) 132, 184, 195, 206
Befundbogen
 - orthopädisch 180
 - zahnmedizinisch 181
Beschwerdeliste 132, 195, 217, 230
Beta-Endorphin 18, 19, 49
Bewältigung 35, 37, 39, 44, 55, 60, 61, 98, 101, 122, 123, 184, 188, 194, 195
 - aktiv 35, 43, 53, 103
 - Fertigkeiten 127, 263
 - kognitiv 54, 102, 122
 - passiv 35, 198, 211, 253
 - Stil 55, 202, 217, 253
 - Strategien 46, 49, 149, 150, 211, 241, 242
Bezugspersonenfragebogen (s. auch Multidimensionaler Schmerzfragebogen) 195
Biofeedback 119, 125
Biogene Amine 17, 28, 79
Bradykinin 12, 17, 47
Brustwirbelsäulensyndrom (BWS) 20, 129
Carry-over Effekt 135, 159
Catecholamine 47
Caudatum 19
central control trigger 16
Cerebellum 14
chiropraktische Manipulationen 223
Chronifizierung 28, 31, 36, 40, 43, 46, 46, 48, 56
chronische Wirbelsäulensyndrome (CWSS) 20, 21, 63, 74, 75, 78, 83ff, 103, 104, 107, 111, 115, 124, 127, 129, 130, 140, 141, 144, 147, 150, 152, 156, 159, 165, 170, 172ff., 181, 192, 193, 199, 200, 201, 212, 214, 216, 219, 223, 223, 243, 246ff., 260ff.
chronische Rückenschmerzen 54, 117, 128
Clusteranalyse 204, 206, 248, 257, 262, 265
Cognitive Errors Questionnaire 103
Cold Pressor Test 30, 41, 52, 54, 84, 86, 93, 255
Colliculi superiores, inferiores 14
Colon irritabile 8, 50
Compliance 259
Computertomographie (CT) 21, 104, 130, 238
Coping Strategies Questionnaire (CSQ) 102
Cronbach's Alpha 185, 196, 200
Daily Hassles Scale 132, 148, 184, 195, 206, 256, 265
Daily Uplifts Scale 195

Deafferentierungsschmerz 19
Definition - Schmerz 1, 91
- Drei-Ebenen-Modell 4
- IASP-Definition 4
degenerative Veränderungen 21
Dekonditionierung 55
Depression 5, 27, 32, 35, 39, 46,
   100, 103, 108, 180, 185, 239, 243
- larviert 28
Diagnostik 5, 27, 92, 101, 103, 180,
   188, 198, 204, 218, 261, 262
- medizinisch-somatisch 103, 109,
   180
- interdisziplinär 108, 181
- Kriterien 89
- Mehrebenen-Diagnostik 262
- multiaxial 61
- multidimensional 5, 90, 95,
   262, 264
- psychologisch 180
- psychophysiologisch 107, 119,
   180, 202
Diathese 38, 44, 56, 60, 263
- Diathese-Streß Modell 37
Diencephalon 19
Diskopathien mit/ohne Diskushernie 21
Dolorimeter 93
Dopamin 19
Dorsolumbalgie 131, 216
Drei-Ebenen-Modell 27, 38, 263
Druckpunkte 21
Dynorphin 19
Einzelfallanalyse 139
Elektrokardiogramm (EKG) 81
Elektromyogramm (EMG) 27, 43, 46,
   48, 53, 62, 64, 75, 78ff., 107,
   110, 117, 120, 127, 128, 131,
   134, 137, 142, 146, 147, 157,
   158, 160, 163, 165, 167ff., 178,
   179, 202, 204, 206, 233, 242,
   249ff., 264, 265
- Anstiege antizipatorisch 170
- Baseline 204, 217, 232
- Biofeedback 3, 78, 114ff.,
   120, 238, 242, 257ff., 261
- Contour-following Integratoren 139
- Diskrimination 51, 110, 158ff.,
   174, 177, 179, 203ff., 217, 232, 233,
   238, 242, 246, 254, 258, 268
- Dysregulation 151, 152
- Elektrodenplazierung 139
- Hyperreagibilität 264
- Kontrolle 177, 254
- Reagibilität 62, 107, 124, 141,
   142, 144, 145, 151, 173, 179, 242,
   212, 241, 251ff., 258, 259, 264, 266
- Veränderung 224
- Recovery 151, 153, 179, 251,
   252, 264
- Ruhewert (Baseline) 206, 250,
   252, 254, 258
- Variabilität 147, 151, 153
- Veränderungswerte 152
Emory Pain Estimate Modell 108
Emotionsausdruck 55
Endogene Opioide 2, 18, 19, 47,
   48, 55
Endorphine 18, 41
Enkephaline 18, 19
Entspannung 84, 135, 162ff., 174,
   211, 214, 221, 240, 241
- Aufgabe 135, 162ff.
- Training 33, 120, 125
Epidemiologie 3, 4, 43, 263
Ergotamine 49
Evozierte Potentiale 2, 94, 107
Extrapyramidalmotorisches System 20
Facial Action Coding System
   (FACS) 106
Faktorenanalyse
- explorative 184, 196
- Faktorenladungen 185
- Faktorenlösung 185
- Faktorenstruktur 185
- Hauptachsenmethode 188
- konfirmatorische 184
- Promax-Rotation 188
- weighted least squares 184
Fehlhaltungen 20
Fibromyalgie 21, 74
Fluchtverhalten 56
Formatio reticularis 14
FORTRAN 139
Fragebogen zur Erfassung schmerz-
   zogener Kontrollüberzeugungen (FSK)
   103, 184, 186, 188, 190, 194, 195,
   209, 217, 238, 256, 265
Fragebogen zur Erfassung schmerzbezo-
   gener Selbstinstruktionen (FSS)
   103, 184, 186, 188, 189, 194, 195,
   203, 204, 209, 216, 229, 238, 243, 256
Frontalcortex 18
Funiculus dorsolateralis 18
Funktionsprüfung 104, 110, 199
Gate-Control-Theorie 2, 13, 15, 16,
   17, 88, 97, 122
- Kritik 16
Gedächtnisprozesse 48
Gelenkschmerzen 19
genetische Prädisposition 40
Gesichtsschmerz 183
Gewebeschädigung 9
Globus Pallidus 19
Habituation 11, 151
Halswirbelsäulensyndrom (HWS) 20,
   83, 131, 139, 141, 213, 251, 252, 264

Hartspann 33
Hautleitfähigkeit (SCL) 128, 137, 139, 141, 154, 155, 157, 163, 166, 173, 174, 253, 254, 264
Herstellungsmethode 136
Herzfrequenz 154
Herzrate (HR) 128, 139, 141, 154ff., 252, 264
- Reagibilität 155ff., 253, 264
Hilflosigkeit 5, 35, 49, 54, 102, 103, 122, 123, 184, 194, 206, 238, 242, 253, 261
Hinterhorn (Rückenmark) 10, 12, 13, 14, 15, 19
- Hinterhorn-Neurone 13
Hirnstamm 19
Hoffnungslosigkeitsskala (Hopelessness Scale) 187, 188
HWS s. Halswirbelsäulensyndrom
HWS-BWS(Brustwirbelsäulen-)-LWS(Lendenwirbelsäulen-)-syndrom 131
5-Hydroxytryptamin (5-HT) s. Serotonin
Hyperaktivität 116, 117
- muskuläre 212
Hyperalgesie 12
Hyperirritabilität 21
Hyperreagibilität 42, 45, 62, 87, 89, 114, 127
- muskulär 129
- psychophysiologisch 129
Hypertrophie 177
Hypoalgesie
- nichtopioide 47
- opioid-mediiert 47, 55
Hypomobilität 131
- der Wirbelsäule 216
Hypothalamus 14
Hypoxie 20, 22, 47
Illness Behavior Questionnaire (IBQ) 102
Inaktivität 35
Intensitätsmonitor 16
International Association for the Study of Pain (IASP) 3
Interview 101, 102, 109, 110, 132, 194, 198, 199, 201, 218, 231, 240
Ischämie 11, 20, 22, 47, 79, 93
Kalium 12
Kampf-Flucht-Reaktion 46
Kappa-Koeffizient 132
Kappa-Statistik 181, 200
Katamnese 218, 226, 227, 230, 231, 235, 240, 241, 246, 260
Keefe-Beobachtungssystem 198, 201
Kiefergelenk-Myoarthropathie 58, 62, 63, 65, 83, 104, 130, 131, 213, 215, 182, 249, 250
Kiefergelenkschmerzen 22, 40, 124, 188, 213, 263
Kindesmißhandlung 42
Klassifikation von Schmerzsyndromen 1, 6, 263
- IASP 6, 27
- Reliabilität 6
- klinische Relevanz 235
Kneippbehandlungen 223
Kognitionen 36, 37, 39, 48, 64, 92, 120, 122ff., 187, 194, 204, 228, 247, 256, 258, 260, 263
- aktiv bewältigende 194
- schmerzbezogene 35, 102, 120, 184, 191, 192, 194, 230, 239, 246
kognitive Umstrukturierung 123, 221
kognitive Verhaltenstherapie (KVT; s. auch unter Therapie) 243, 266
Kognitive Psychologie 35
Konditionierung 28, 31, 33, 37, 59
- instrumentell 28, 60, 88
- klassisch 32, 40, 57,
- operant 28, 40, 56, 80, 129, 206, 249, 263
- respondent 32, 57, 60, 249, 263
Kontrolle
- Verlust 49, 187
- Überzeugung 41, 49, 187, 193, 230
- schmerzbezogen 193
- gesundheitsspezifisch 187
Kontrollgruppen
- Placebo- 212
- Wartelisten- 212
Kontrollierbarkeit 188, 217
Kopfschmerz 37, 45m 46, 51, 55, 59, 61, 78, 79, 88, 114, 124, 188, 259
körperliche Beschwerden 230
Körpersignale 52
Krankengymnastik 211, 223, 241
Krankheitsverhalten 30
Kruskal-Wallis Rangvarianzanalyse 146, 152, 153
Kur 223
Kurzer Fragebogen zur Erfassung von Belastungen (KFB) 149, 184, 196, 203, 204, 209, 265
KVT s. kognitive Verhaltenstherapie
Kyphose 21, 216
Laborschmerz 30, 93
Lendenwirbelsäulensyndrom (LWS) 20, 83, 131, 137, 141, 213, 215, 264
Lernen 28, 31, 37, 44, 45, 52, 59, 60
- Beobachtungslernen 33, 41
- sozial 187
- Modellernen 263
- Vermeidungslernen 129
- zustandsabhängig 53

Leucin-Enkephalin 18
Leukotriene 12
Life events 195
Limbisches System 14, 18, 20
LISREL 7.12 184
Locus of Control Scale 187
Lumbago 131, 216
Lumbarspondylose 131
Lumbarsyndrom 131
Lumboischialgie 216
LWS s. Lendenwirbelsäulensyndrom
MANOVA 142, 143, 155, 162, 164, 166, 169, 170, 171, 175
Massage 211, 223, 241
McGill Schmerzfragebogen (MPQ) 97, 106
mechanische Störungen
 - degenerativ 21
 - muskulär 21
Mechanoreceptor 46
Medikamente 4, 5, 30, 58, 92, 94, 95, 101, 106, 108, 110ff., 123, 131, 202, 213, 216, 217, 231
medizinischer Befund 238
Medulla 15, 18
 - rostroventral 19
Menstruationsbeschwerden 5
Meta-Analyse 236
 - Effektgröße 236, 224
Methionin-Enkephalin 18
Migräne 5, 40, 53, 62, 107
Mikroinjektion 12, 18
Mikroneurographie 10, 94
Minnesota Multiphasic Personality Inventory (MMPI) 26, 52, 100, 108
Mittelhirn 15
Modalitätsvergleich 95, 97
Morbus Raynaud 107
Morphininjektion 15
Motivationsspezifität 64, 79, 89
MPI-D s. Multidimensionaler Schmerzfragebogen
MPQ s. McGill Schmerzfragebogen
Multiaxial Assessment of Pain (MAP) 109
Multidimensional Health Locus of Control Scale 187, 188
Multidimensionaler Schmerzfragebogen (MPI-D; s. auch WYMPI) 201, 203, 204, 226, 228, 232, 235, 237, 238, 243ff.
Muskelatrophie 32
Muskelrelaxantien 133, 211, 216, 223
Muskelschmerz 19, 20, 47, 93
Muskelspannung 32, 33, 39, 44ff., 51, 55, 57, 58, 79, 116, 118, 120, 127ff., 212, 254, 255, 261

Muskeltonus 20
Muskelverspannung 23, 27, 30, 59, 129
muskuläre Schmerzsyndrome 22
muskuläre Hyperaktivität 55
Mustererkennungstheorie 16
Myoarthopathie 22, 182
 - Diskoordination 23
 - gemischte Form 23
 - Limitation 23
Myocardischämie 41, 49
Myofasciale Schmerzsyndrome 21, 22
Myogelose 20, 177
Naloxon 49, 54
Narkotika 216
Nervenblockade 10, 223
Nervenfasern 10
 - A-beta 16
 - Gruppe IV-Fasern 19
 - myelinisiert (A-delta) 10, 11, 12, 19
 - myelinisiert (Gruppe III-Fasern) 11, 19
 - nociceptive 16
 - unmyelinisiert (C) 10, 12, 13, 20
 - unmyelinisiert (Gruppe IV-Fasern) 11
Neurone 13
 - gamma-Motoneurone 13, 20, 47
 - Interneurone 13
 - präganglionäre 13
 - Übertragungsneurone 13
neuropathischer Schmerz 19
Neuropeptide
 - nichtopioide 17
Nociception 2, 9, 10, 19, 31, 263
Nociceptoren 10, 11, 12, 16, 17, 19, 22, 79
 - C-Faser 10, 11
 - chemosensitiv 11, 47
 - cutan 10
 - freie Nervenendigungen 10
 - Gelenkkapselnociceptoren 11, 20
 - hochschwellige Mechanoreceptoren 10
 - mechanothermal 11
 - Muskelnociceptor 11, 20
 - polymodal 10
 - Sehnennociceptoren 20
 - visceral 11
Nociceptorschmerz 19
Noradrenalin (Norepinephrin) 19, 47
Nucleus coeruleus 16
Nucleus raphé magnus 16, 18
Nuprin Pain Report 3
Locus of Control Skala 191
Okklusion 23
Opiatreceptor 2, 19
Opioidsystem 48, 49

415

organischer Befund 129
Orientierungsreaktion 156, 167
orthopädischer Befund 237
PAIN 3, 183
Pain Behavior Checklist 106, 198
Pain Experience Scale 188
Pain Perception Profile (PPP) 95
"Pain-prone"-Charakter 25
PASCAL 137, 139
Patientencluster 204, 205, 239, 241, 248
Periaquäduktales Grau (PAG) 14, 16, 18
periventrikuläres Diencephalon 14
Phantomschmerz 43
physikalische Therapie 223
Physiotherapie 211, 257
Placebo 266
  - Analgesie 54
  - Effekte 224, 260
Polaritätenprofil 182
Polyarthritis 5, 35, 53, 122, 124
postoperativer Schmerz 34
Prädisposition 38, 44, 48
präsynaptische Hemmung 16, 18
Prävalenz 3
  - Deutschland 4
  - Gelenkschmerzen 3
  - Kopfschmerz 3
  - Muskelschmerz 3
  - Rückenschmerzen 3
  - Skandinavien 3
  - USA 3
PRELIS 1.8 184
Problemlösefähigkeit 150, 186
Prostaglandine 12, 17
Psychophysiologie 128, 209, 262, 264
psychosomatischer Schmerz 19
Putamen 19
QUICKBASIC 139
Ratings 133, 135, 137, 172
Ratingskalen 96, 134ff., 172ff.
  - numerisch 184
  - verbal 97
Reagibilität 156, 250
  - muskuläre 127
  - psychophysiologische 129, 154, 155, 172, 177, 178, 181, 238, 239, 242
Reaktionsspezifität 89, 155
Reaktionsstereotypie 38, 44, 45, 63, 249, 253, 257, 261
Reaktionssystem
  - motorisch-verhaltensbezogen 5
  - organisch-physiologisch 5
  - verbal-subjektiv 5
reaktiver Schmerz 19
Receptive Felder 10, 11
Regressionsanalyse 191, 239, 256

Rehabilitation 104
Rheuma 40, 99
  - rheumatische Entzündungen 20
  - rheumatoide Arthritis 64, 105
Rollenspiel 221
Röntgen 129, 130, 132, 177, 215, 238
Röntgenbefund 181
Rückenmark 16, 46
  - Lamina I 13, 14, 20
  - Laminae II, III, IV 13
  - Lamina V 13, 14, 20,
  - Lamina VI 13, 20
Rückenschmerzen 3, 20, 21, 33, 40, 46, 50, 54, 62, 74, 83, 84, 87, 105, 109, 112, 115, 120, 124, 125, 131, 188, 213
Rückfallprävention 124
Rückzugsreaktionen 46, 55
Running-Median-Glättung 139
Schemata - kognitive 188
Schmerzambulanz 130, 214, 215
Schmerzaufrechterhaltung 23, 62, 101
Schmerzausdruck 41
Schmerzbewältigung
  - Strategien 240
  - Training (s. auch Therapie) 188
Schmerzebene
  - motorisch-verhaltensbezogen 92, 106, 109, 110, 120, 180, 203, 231, 235, 247, 256, 261, 263
  - physiologisch-organisch 92, 108, 109, 120, 179, 180, 204, 217, 232, 235, 247, 256, 261, 263
  - verbal-subjektiv 92, 108, 109, 120, 179, 180, 203, 217, 230, 256, 257, 261, 263
Schmerzempfindlichkeit 35
Schmerzerfahrung 14, 16, 29, 32, 33, 35, 94, 97, 102, 122, 180, 263
  - evaluativ 97
  - kognitiv 122, 188
  - affektiv-motivational 14, 96, 122, 188
  - multidimensional 17, 88
  - sensorisch 14, 88, 93, 97, 122
  - verhaltensbezogen 122
Schmerzerleben 37, 98, 103, 106, 125, 192, 256
Schmerzfamilien 34
Schmerzhemmsystem 16
  - zentrales 16
  - zentrifugales opioidmediiertes 18
Schmerzklinik 3, 114, 125
Schmerzkomponente 31, 58
Schmerzlokalisation 40
Schmerzmechanismen 9
Schmerzmaße
  - verbal-subjektive...242

Schmerzmessung 91, 92, 187, 216, 262
- experimentell 91, 93, 96
- klinisch 96
- verbal-subjektiv 226
Schmerzmodelle 6, 25
- behavioral 6, 28
- Diathese-Streß 219, 221
- Drei-Ebenen-Modell 92, 125
- funktionell 25
- kognitiv-behavioral 34, 183, 187
- Modellernen 33
- multidimensional 91, 109
- multifaktoriell 22, 37
- nichtbehavioral 28
- operant 28
- organisch 25
- psychoanalytisch 263
- psychobiologisch 127, 211, 237, 254, 257, 261ff.
- psychogen 25, 27, 29, 100, 129, 259, 263
- respondent 32, 254
- somatogen 25, 100
- systemisch 25, 263
- verhaltensmedizinisch 37, 40
Schmerzmodulation 15, 18, 19, 263
Schmerzpersönlichkeit 26, 263
Schmerzschwelle 18, 49, 94, 95
Schmerz-Spannungs-Zirkel 22, 32, 47, 58, 114, 120, 211
Schmerztagebuch 95, 101, 110, 132, 180, 182, 184, 198, 213, 218, 243, 246, 247
Schmerztoleranz 30, 33ff., 41, 42, 54, 60, 94, 95
Schmerztypen 5, 98, 104
- akut 5, 52
- chronisch 5
- episodisch 101
- experimentell 93
- fluktuierend 5
- klinisch 93
- sonstige 5
Schmerzverarbeitung 6
Schmerzverhalten 29ff., 37, 38, 40, 42, 58, 105, 106, 110ff., 124, 180, 191, 192, 198, 201ff., 231, 247, 257
Schmerzwahrnehmung 10, 14, 21, 27, 35, 52, 55, 93, 94
Schmitt-Trigger 139
Schobermaß 178, 181
Scree Test 188
Selbstbeobachtung 223
Selbsteffizienz 35, 48, 49, 54, 59, 216, 239, 243
Selbstinstruktionen 35, 184, 188, 189, 192, 205, 206, 240ff., 257, 265

- förderliche 193, 246
- hinderliche 193, 238, 243
Selbstkontrolle 122, 123, 219
- Fertigkeiten 211
Selbstmassage 223
Sensibilisierung 11
Sensory input 9
Serotonin 12, 17, 19
sexueller Mißbrauch 59
Sickness Impact Profile (SIP) 99
Signalerkennung 95, 254
Signalübertragung 11
Situationsbewertung 44, 49
Situationsstereotypie 64, 89
Skin Conductance Level (SCL) 173
Skoliose 21, 216
somatisch-cardiovasculäre Kopplung 253
somatischer Befund 248, 259
Somatosensorischer Cortex 14
- Area S-I und S-II 14
Somatostatin 18
Spannungsanstieg 165
Spannungskontrolle 162
Spannungskopfschmerz 27, 62, 78, 80, 120, 254
Spannungswahrnehmung 127, 136
Spezifitätsmodelle 63
Spezifitätstheorie 16
spinale Stenosen 21
spinaler Tormechanismus 16
Spondylarthrose 21, 216
Spondylitis ankylosans 21, 131
Spondylolisthese 21, 74
Spondylose 21, 74, 130, 216
State-Trait-Angst-Fragebogen (STAI) 133, 137, 171, 173, 174, 179
Stimulation 37, 38, 42ff.
- aversiv 37, 42, 48, 187, 263
- kontrollierbar 43, 48, 53, 93
- nociceptiv 42, 49, 94
- unkontrollierbar 43, 47, 52
Stimuli 42, 135
- chemisch 10
- mechanisch 10, 11, 13, 92, 93
- nociceptiv 11, 13
- Streß 146
- thermal 10, 11, 13
Stoffwechselstörungen 21
stomatognathes System 22
Stressor 38, 84, 88, 89, 118, 135, 148, 184
Streß 44, 123, 127ff., 135, 142, 144, 147, 151, 154, 155, 156, 173, 174, 178, 179, 182, 183, 195, 242, 250, 256, 257, 261, 263, 264
- Bewältigung 122, 132, 148, 150, 184, 212

- Fertigkeiten 221
- Strategien 241
- transaktionales Konzept 195
- Reagibilität 140, 147, 173, 178, 203ff., 211, 217, 232, 233, 238, 265
- Verarbeitung 127
- Vorstellung 173
Streß- und Schmerzbewältigungstraining (s. auch Therapie) 211, 221, 238
Streß-Spannungs-Schmerz-Zirkel 257
Streßimpfung 221
Streßinduktion 65, 77, 79, 82
Streßreaktion 79, 87, 88
Substantia gelatinosa 13, 16
Substanz P 11, 12, 17, 18
Sympathicus 20
sympathische Aktivierung 32, 39, 45, 47, 53, 55, 57, 58, 63
sympathische Reflexe 20, 22
Symptom Checklist (SCL 90) 100
Symptomspezifität 63, 75, 88, 89, 127ff., 151, 154, 178, 249, 250
SYSTAT-Software 139
System von Waddell 108
Taxonomie chronischer Schmerzsyndrome 74
Tegmentum 14
Telencephalon 19
temperomandibuläre Dysfunktionen 46
temporomandibuläres Schmerzsyndrom (TMSS) 22, 63, 78, 87, 88, 103, 106, 107, 111, 114, 115, 118, 121, 124, 127, 128, 129, 140, 142, 145, 150, 156, 159, 162, 165, 170ff., 191ff., 198ff., 213ff., 223, 234, 243, 247, 249, 251, 260ff.
- Diskoordination 251
- Limitation 251
- Mischgruppe 251
- Myofacial Pain Dysfunction Syndrome (MPDS) 250, 251
- Temporomandibular Joint Disorder (TMJD) 250, 251
Tendomyose 216
Thalamus 13, 14, 19, 42, 48
- Nuclei intralaminares 14
- Nucleus parvocellularis 14
- posterior 14
- Nuclei posteriores 14
- Projektionsfelder 13
- Nucleus ventrobasalis 14
Therapie 100, 101, 111, 208, 261, 262, 264
- Abbrecher 224, 230, 248, 250, 272
- Abbruch 260

- Biofeedback 223, 225, 227, 228, 231, 233, 235, 236, 239, 241, 247
- differentielle Effekte 242, 243, 247
- Effizienz 260
- EMG-Biofeedback (EMG-BFB) 211, 212, 214, 219, 247, 257, 258, 262, 265, 266
- Glaubwürdigkeit 224
- kognitiv-behaviorale Interventionen 35
- kognitive Verhaltenstherapie 113, 121, 125, 214, 223, 225, 236, 239, 240, 242, 247, 257, 259, 265
- medizinisch Behandlung (MED) 212, 214, 223, 225, 227, 231, 235, 236, 239, 247, 257, 262, 265
- operante Programme 30, 111, 112, 125, 202, 262
- organmedizinische Intervention 31
- physikalisch 112
- Prädiktoren 239, 238, 247, 259
  - für Therapieabbruch 243
  - psychologische 225
- Streß- und Schmerzbewältigungstraining 213, 257
- Therapieresistenz 212
- Therapieziele 211
- traditionelle Behandlung 211
- verhaltensmedizinische Interventionen 257
TMSS s. temporomandibuläres Schmerzsyndrom
Traktus
- anterolateralis 14
- neospinothalamicus 14
- paleospinothalamicus 13, 14
- spinothalamicus 13
- trigemino-thalamicus 13
Tranquilizer 133, 216, 223
Transduktion 12, 18
Transmission 12, 18
Trauma 42, 43, 44
Trendanalyse 159, 161, 167
Triggerpunkt 21
Tübinger Bogen zur Erfassung des Schmerzverhaltens (TBS) 198, 209, 265
Tumore 21, 22, 61
- Tumorschmerz 120
Typ A Verhalten 55
U-Test 146, 152
UAB Schmerzverhaltensskala 106
übertragener Schmerz 12, 21
Vanderbilt Pain Management Inventory (VPMI) 102
Varianzanalyse (s. auch ANOVA) 158, 164
Varimax-Rotation 188, 196

vasoaktives intestinales Polypeptid
  (VIP) 18
Vasokonstriktion 20
Velicer-MAP-Test 188
verbale Verstärkung 30
Verhaltensanalyse 31, 101
Verhaltensbeobachtung 179, 191,
  198, 200, 201, 204, 209, 217, 231
Verhaltens-Checkliste 198
Verhaltensmedizin 2
Verhaltensrepertoire 39, 56, 123
Vermeidungslernen 56
Vermeidungsverhalten 38, 42, 45,
  53, 56ff., 60, 255
Verspannung 32, 43, 177, 211
Verteidigungsreaktion 156
Viscera 10
  - visceraler Schmerz 12
  - viscerale Wahrnehmung 51
Vorderhorn (Rückenmark) 13
Vulnerabilität 42, 43, 44, 46
Wahlmethode 136
Ways of Coping Check List
  (WCCL) 132, 135, 149, 198
West Haven-Yale Multidimensional
  Pain Inventory (WHYMPI; s. Multi-
  dimensionaler Schmerzfragebogen)
  98, 109, 110, 132, 182, 183, 209, 265
Wilson-Ableitung 139
zahnmedizinischer Befund 217, 236
Zeitkonstante 139
Zeitreihenanalyse 233
Zung Self-Rating Depression Scale
  (SRDS) 100
zweiter Schmerz 13